WELTGESCHICHTE DER KOSTÜME

ALBERT RACINET

Einführung: Dr. Aileen Ribeiro

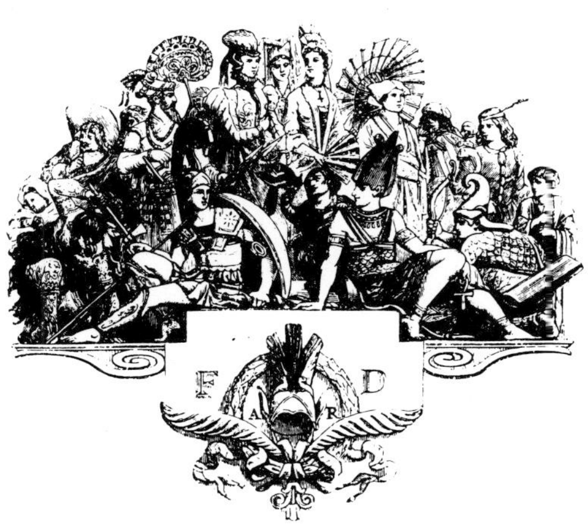

Parkland

Übersetzung: Katharina Friedmann
Umschlag: Klaus Dempel
Printed in Slovenia

ISBN 3-88059-827-4

INHALT

EINFÜHRUNG

Dr. Aileen Ribeiro

Racinet erklärt mit dem für das Europa des auslaufenden 19. Jahrhunderts so typischen Selbstvertrauen, daß *Le Costume Historique* die Kleidung "aller Zeiten und aller Völker" behandelt. Es handelt sich tatsächlich um ein riesiges Werk, das, obwohl es eine sorgfältige Quellenbearbeitung aufweist und auf seinem Gebiet umfassend ist, nicht einer so beschränkten Spezialisierung unterliegt, wie sie das Zeitalter des „Experten" in unserem Jahrhundert kennzeichnet. Racinets Werk umfaßt sowohl die Geschichte *als auch* die Geographie der Kleidung, und zwar nicht nur in Europa, sondern auf der ganzen Welt, die durch Forschungsreisen und Handelstätigkeit erschlossen war.

Le Costume Historique ist Erbe einer langen Tradition illustrierter Kostümbücher, eines Genres, das in den 60 iger Jahren des 16. Jahrhunderts aufkam, um der Nachfrage nach Informationen über Kleidung und Sitten in Europa und in fremden Ländern nachzukommen. Solche Bücher enthielten auch einige historische Kostüme, als Resonanz auf die Wiederentdeckung der klassischen Welt durch die Renaissance und auf das besonders unter Künstlern und Intellektuellen wachsende Bewußtsein der geschichtlichen Vergangenheit. Zweifellos lieferten derartige Kostümbücher praktische Hilfe und Inspiration auch denen, die die aufwendigen und verschwenderischen Feste veranstalteten, die im Hofleben der Renaissancezeit eine bedeutende Rolle spielten. Diese frühen Kostümbücher waren eigentlich nur Sammlungen von Kostümabbildungen, die recht willkürlich und offenbar nur im Hinblick auf ihren modischen Reiz oder als Neuheiten ausgewählt waren. Im 18. Jahrhundert kam ein neues Element hinzu: das der historischen Forschung, die durch das Bedürfnis nach genauerem Wissen über die Vergangenheit angeregt wurde. Dom Bernard de Montfaucons *Monuments de la Monarchie francaise* (1729-33) enthält vielfältige Informationen über Kostüme in seiner eindrucksvollen Untersuchung mittelalterlicher Kostümfunde. Das erste bedeutende Werk, das sich auf die Geschichte der Kleidung konzentrierte, und das „mit Stichen nach absolut authentischen Funden des Altertums" illustriert war, war Joseph Strutts *A Complete View of the Manners, Costume, Arms, Habits, etc. of the People of England, from the Arrival of the Saxons... down to the Present Time* (1775-6); diese höchst nützlichen Quellen sind beide in Racinets umfangreicher Bibliographie aufgeführt.

Das 19. Jahrhundert, das eine Leidenschaft für Tatsachen hatte und dem ein neuer Massenmarkt offenstand, brachte eine wahre Flut von Kostümbüchern. Bei einigen handelte es sich um Neuausgaben früherer Werke, wie beispielsweise das berühmteste Kostümbuch des 16. Jahrhunderts, Vecellios *De gli Habiti antichi et moderni di Diverse Parti del Mondo* (Venedig, 1590), das im Jahre 1859 in einer französischen Ausgabe von Firmin-Didot veröffentlicht wurde, Herausgeber auch von *Le Costume Historique*. Andere ähnelten in ihrer Spannweite eher einer Enzyklopädie, wie Quicherats *Histoire du Costume en France* und J. R. Planchés *A Cyclopaedia of Costume or Dictionary of Dress* (1876-9). Diese beiden Bücher - die wegen ihrer umfangreichen Quellen und scharfsinnigen Kommentare immer noch lesenswert sind - bieten nur schwarz-weiße Illustrationen; Racinets Werk ist das erste großangelegte Kostümbuch, das neue reprographische Techniken zur Herstellung der bezaubernden Farbtafeln ausnützte, die es so besonders anziehend machen.

Im auslaufenden 19. Jahrhundert hatte der informierte und intelligente Leser nicht nur Interesse an den verschiedenen Kulturen der Welt, sondern auch ein gutentwickeltes Geschichtsbewußtsein, vor allem, was sein eigenes Land betraf. In Frankreich waren es wahrscheinlich die erregenden Ereignisse der französischen Revolution, die die Gemüter bewogen, sich nicht nur auf die chronologischen Abläufe der Geschichte zu konzentrieren, sondern auch auf deren Hintergründe. Viele Zeitgenossen fühlten sich von dem Drama des Jahres

1789 und den folgenden stürmischen Jahren an die heroischen Tage des klassischen Altertums erinnert. Während der Revolutionszeit wurde eine Reihe von Büchern über die Kostüme des Altertums veröffentlicht, so daß Künstler auf historischen Gemälden, die die Verbindung zwischen Vergangenheit und Gegenwart glorifizierten, die klassische Tracht genau darzustellen vermochten.

Im späten 19. Jahrhundert waren die erregenden Ereignisse der französischen Revolution bereits Geschichte. Das gleiche galt für das Zweite Kaiserreich, Erbe der Napoleonischen Legende. Männer und Frauen bewunderten die technischen Errungenschaften im westlichen Europa und fühlten aber gleichzeitig, daß sie in einer öden, industrialisierten Welt lebten; sie hatten das Bedürfnis nach dem imaginären Zauber weitentfernter Zivilisationen und nach der Erinnerung an die Vergangenheit. Diese Sehnsucht nach der Romantik der Vergangenheit befriedigten Gemälde (von ruhmreichen und sentimentalen geschichtlichen Episoden), Romane und Theaterstücke mit beliebten geschichtlichen Themen, die sich vom Mittelalter (das ungenau interpretiert war) bis zum 18. Jahrhundert erstreckten. Geschichtliche Genauigkeit in der Bühnenkleidung wurde mehr und mehr zur zwingenden Vorraussetzung für das aufwendige Schauspiel, und wurde von einem anspruchsvollen und visuell bewußten Publikum auch erwartet. Kostümhistoriker spielten in diesem Bildungsprozeß ihre Rolle; zum Beispiel begann J. R. Planché als er den Auftrag bekam, die Kostüme für einige der historischen Dramen Shakespeares zu entwerfen, sich mit dem Studium der Kostümgeschichte zu befassen.

Die Schwärmerei des 19. Jahrhunderts für die Vergangenheit drückte sich auch in *tableux vivants* und *bals costumés* aus. Vor bemaltem Hintergrund posierten viktorianische Familien und ahmten berühmte Kunstwerke oder dramatische Geschichtereignisse nach. Königin Viktoria und Prinz Albert liebten Kostümbälle mit geschichtlichem Motto; das gleiche galt für den Hof während des Zweiten Kaiserreichs in Frankreich, wo das 18. Jahrhundert eine bevorzugte Anregungsquelle für Maskeraden war. Sogar modische Kleidung enthielt „historische" Elemente; Graf Fleury (Aide-de-camp Napoleons III.) bemerkte, wie häufig man „Renaissanceärmel, Krinolinen aus der Zeit Ludwigs XVI., griechische Faltenwürfe und diese kleinen Schößchen, die Damen früher zu Zeiten der Fronde trugen" sehen konnte.

Das von Charles Frederick Worth gegründete große Pariser Modehaus war berühmt für seine prächtig verzierten Kostüme, die von Tracht und Gemälden der Vergangenheit inspiriert waren, und in London bot Liberty's 1884 Kleider an, die dem ästhetischen Geschmack für gedämpfte Farben und fließende Linien entsprachen und die angeblich „mittelalterlich" waren. In den 80 iger Jahren des 19. Jahrhunderts war es für kultivierte Leute unerläßlich, Interesse an und Kenntnis von der Geschichte der Kleidung zu besitzen. Künstler und Kleiderreformer (besonders in England) versuchten auch, der langweiligen Eintönigkeit der maskulinen Geschäftskleidung des späten 19. Jahrhunderts zu entkommen, indem sie die farbenfrohen Trachten der Vergangenheit zu fördern versuchten, zugegeben ohne Erfolg.

Le Costume Historique aus dem Jahre 1888, eim sechsbändiges Werk mit umfangreichem Text und zahlreichen Illustrationen (500 Bildtafeln) wurde gewiß von vielen begrüßt, vom ernsthaften Studenten der Kostümgeschichte, ebenso wie vom Bühnenbildner und dem Liebhaber von Kostümbällen. Unter Racinets Veröffentlichungen waren auch Illustrationen für Bücher unterschiedlichster Themenkreise, wie Prostitution und die Geschichte der Schuhe, oder für Werke geschichtlichen und geographischen Inhalts; auch ein Werk über mehrfarbigen Schmuck war darunter; die Vielseitigkeit seiner Interessen und seines Wissens war die Vorraussetzung für das Verfassen einer Kostümgeschichte, die darauf Anspruch erhebt, alle Völker und alle Zeitalter zu umfassen.

Es überrascht nicht, daß Racinets Hauptinteresse auf der visuellen Seite des Gebietes liegt, und er stützt sich auf existierende originale Farbillustrationen. Wo diese nicht zur Verfügung stehen - wie für die Zeitspanne nach dem Niedergang Roms bis zum Beginn des Mittelalters - beschränkt er sich auf die flüchtigste Behandlung; wo er dazu gezwungen ist, *faute de mieux*, schwarz-weiße Holzschnitte oder Stiche zu verwenden (zum Beispiel von frühen Kostümbüchern oder Modebildern), malt er sie oft selbst farbig aus. So wunderbar die Farbtafeln auch sind, verglichen mit den Originalen sind sie nicht immer genau; bis zum Aufkommen hochqualitativer Farbphotographie war die präzise Reproduktion der Farben von Manuskripten und Gemälden unmöglich.

Die Auswahl der Bildtafeln in dieser Ausgabe (wie im Original aus dem Jahre 1888) spiegelt Racinets Konzentration auf die Kleidung Europas und besonders auf deren Geschichte wider. Die Behandlung ist nicht immer gleich ausführlich, der Autor springt ziemlich unvermittelt von der Tracht des Altertums zu der des feudalen Europas; Byzanz berührt er nur ganz kurz, und Karl der Große wird gerade noch erwähnt. Racinet scheint die im 19. Jahrhundert weitverbreitete Ansicht geteilt zu haben, daß die Tracht des klassischen Zeitalters, die als „zeitlos" galt, und der „kunstvolle" Faltenwurf über alles erhaben sind. Dieser Standpunkt verleitet ihn zur großen Vereinfachung, wenn er zum Beispiel behauptet, daß die Kleidung im alten Griechenland zumeist lose war, denn es ist uns bekannt, daß sie in Schnitt und Zusammenstellung oft äußerst kompliziert, und - unter persischem Einfluß - auf Figur gearbeitet und enganliegend war.

Warum er so wenig über die vormittelalterliche Tracht Frankreichs zu sagen hat, ist nicht klar. Zugegebenermaßen handelt es sich dabei um eine Zeit großer politischer Verwirrung - Frankreich war eigentlich nur eine Ansammlung gallo-romanischer und teutonischer Stämme innerhalb von Grenzen, die sich ununterbrochen verschoben - es gab jedoch genügend Kunstgegenstände, die die Zeit überdauert hatten (Grabmale, illuminierte Manuskripte, Schmuck und ein paar Textilien), und die es einigen anderen Kostümhistorikern zu Racinets Zeit ermöglichten, diese Zeitspanne angemessen zu behandeln. Es drängt sich die Annahme auf, er glaubte, daß es sich hier wahrlich um das finstere Mittelalter handelte, und zwar deshalb, weil die Tracht weder anmutig noch kunstvoll war. Gleich vielen anderen Historikern seiner Zeit fühlte sich Racinet mehr zu den leuchtenden Farben und den feinen gotischen Linien der Kostüme des 14. und 15. Jahrhunderts hingezogen, wie man an den bezaubernden, illuminierten Manuskripten sehen kann, die er reproduziert (obwohl er bezüglich der Daten etwas ungenau ist...). Am meisten gefallen ihm die Eleganz und der Schmuck der Kleidung vom 16. Jahrhundert an, die in der wahrhaft erstaunlichen Extravaganz des *Directoire* gipfeln.

Natürlich erkennt man seine Vorurteile. Einige sind wohlbegründet (obwohl vielleicht überbetont), wie etwa die Bedeutung französischer Mode in der Geschichte der Kleidung. Andere sind etwas exzentrischer, wie zum Beispiel seine Ansicht, daß der Puritanismus ein vorherrschender Zug in der Gesellschaft und der Kleidung Englands im 18. Jahrhundert war (man vermutet hierbei eine boshafte Anspielung auf die Engländer, die während eines Großteils des 19. Jahrhunderts unbequeme Freunde und Kolonialrivalen waren). Einige seiner Kommentare drückten vielleicht geheime Wünsche aus - wahrscheinlich das Resultat eines ziemlich prüden Zeitalters - wenn er behauptet, daß die Frauen im späteren 16. Jahrhundert unter ihren Reifröcken Unterhosen trugen. Solche Kleidungsstücke waren jedoch das Zeichen einer Kurtisane (siehe Bertellis venezianische Kurtisane in *Adelige Frauen und Kurtisanen*) und wurden erst im frühen 19. Jahrhundert übernommen, als enganliegende, durchscheinende neo-klassische Gewänder derartige Unterkleidung notwendig machten.

Gleich vielen anderen Kostümhistorikern des späten 19. Jahrhunderts mag Racinet die Ansicht vertreten haben, daß die Kleidung seiner eigenen Zeit, besonders die der Männer, häßlich und reizlos war. Daher beschließt er die Geschichte der Männerkleidung im frühen 19. Jahrhundert mit der *„admission définitive du pantalon dans la tenue des hommes élégants"*; mit den Hosen kam die Männermode praktisch zum Stillstand.

Wiederum wie viele seiner Zeitgenossen, übersättigt vom dauernden Wechsel, der ja das Wesen der Mode ausmacht, wendet sich Racinet den eher gleichbleibenden, regionalen Trachten im zeitgenössischen Europa mit ihren leuchtenden Farben und traditionellen Verzierungen zu. Sogar im zunehmend industrialisierten Europa wurden solche Trachten in Bauernkreisen weiterhin getragen und - besonders in Mitteleuropa - gefördert durch ein aufkeimendes Nationalbewußtsein.

Die Kleidung außerhalb Europas ist viel enger mit den Stadien des menschlichen Lebens verknüpft, mit Geburt, Ehe und Tod, mit den verschiedenen, je nach Jahreszeiten anfallenden Arbeiten auf dem Lande, mit Religion und Festen; oft ist sie an komplizierte Stammes- und Kastensysteme gebunden. Kostümhistoriker wie Racinet neigen zwangsläufig dazu, ihr Fachgebiet aus der Sicht der sozialen Strukturen in Europa zu betrachten (die Anthropologie steckte noch in den Kinderschuhen), sie sind sich nicht bewußt, wie sehr die Entwicklung der Kleidung außerhalb Europas eine Folge von ganz anderen politischen, religiösen, gesellschaftlichen und kulturellen Erscheinungen ist. Zugegeben, Racinet versucht in vielen Fällen, die Kleidung auf diesem Gebiet in einen gewissen sozialen Zusammenhang zu bringen, es fehlt ihm jedoch die eingehende Kenntnis von Zivilisationen, die deutlich anders sind als seine eigene, und er ist daher gezwungen, sich zu sehr auf Informationen zu verlassen, die ihm aus Reiseberichten zur Verfügung standen. Die Gebiete, die ihn am meisten interessieren, sind die, die entweder in der Vergangenheit (Indien) oder in der Gegenwart (China, Nordafrika) ein Teil der französischen Kolonialgeschichte sind; darüber hinaus gab es in der Kunst eine große Mode für „japonaiserie", die sicher seine Auswahl von zahlreichen Bildtafeln mit japanischen Kostümen beeinflußt hat.

Bei dem riesigen Sachgebiet, das Racinet behandelt, muß wohl kaum extra betont werden, daß der Leser sowohl grobe Vereinfachungen wie auch Fehler – Auslassungen und falsche Bewertungen – finden wird (nicht selten noch verschlimmert durch Auswahl, Raffung und Übersetzung für diese gekürzte Ausgabe). Gelegentlich mag man von seinen Vorurteilen leicht irritiert sein, oder sich über seine Einstellung amüsieren (wie bei vielen Kostümhistorikern des 19. Jahrhunderts zeigt sich gelegentlich die Neigung, moralisierende Betrachtungen anzustellen über die Schwächen der Menschen in bezug auf ihre Kleidung); unterhalten ist man jedoch immer. Vor allen Dingen lernen wir viel, denn Racinets monumentales Werk ist das Resultat sehr umfangreicher Forschungen, wenn auch so manches aus Platzgründen weggelassen werden mußte (Begleittexte, Glossar, Bildtafeln über Kleiderschnitt und -herstellung, Bibliographie etc). Wir hoffen jedoch, daß diese Auswahl aus *Le Costume Historique* eine neue Lesergeneration mit dem Werk eines Schriftstellers bekannt macht, der auch heute noch als einer der großen Klassiker auf dem Gebiet der Kostümgeschichte gilt.

Anmerkung des Herausgebers

Racinets *Le Costume Historique* wurde ursprünglich in Form von Einzelheften über eine Zeitspanne von mehreren Jahren veröffentlicht.

Später, im Jahre 1888, wurde es zu einer Sammelausgabe zusammengestellt, die aus sechs Bänden im Großformat mit ungefähr 2000 Seiten bestand. Diese Ausgabe von Racinets Meisterwerk ist übersetzt, anders angeordnet, redigiert und neu gestaltet worden und ergibt nun das vorliegende Buch.

Die sechsbändige Ausgabe verrät öfter, daß sie ursprünglich in Zeitschriftenform erschien; manchmal werden Bildtafeln von Mobilar und Schmuck mit eingefügt (die andere Hauptarbeit Racinets lag auf diesem Gebiet), vermutlich, um Termine einhalten zu können – die logistischen Probleme müssen außerordentlich schwierig gewesen sein. Wahrscheinlich aus ähnlichen Gründen ist die ungeheure Textmenge manchmal unlogisch angeordnet.

Dieses Problem haben wir gelöst, indem das meiste Material über Möbel und Schmuck ausgelassen wurde, die Beiträge selbst sind so umgestellt worden, daß sie eine Chronologie ergeben; Racinets Anordnung in vier Teilen wurde jedoch beibehalten.

Notwendigerweise wurde auch der Originaltext ediert und gekürzt. Doch der Kern von Racinets Werk - die Texte zu den Illustrationen - wurde beibehalten, und seine Sprache und seine Meinungen wurden unverändert gelassen, selbst da, wo sie umstritten sind. Denn Racinet schrieb vor mehr als 100 Jahren, zu einer Zeit, die sich sehr von der unsrigen unterschied: ein Zeitalter des Kolonialismus und der Forschungsreisen, der Vorurteile und der schlechten Kommunikation und völlig anderer politischer und sozialer Strukturen.

Deshalb haben wir eindeutige, grobe Irrtümer Racinets berichtigt, seine weniger ins Gewicht fallenden Ungereimtheiten jedoch ignoriert. Alles andere hätte die authentische Stimme der 80iger Jahre des 19. Jahrhunderts erstickt und wäre überdies der großartigen Leistung eines bemerkenswerten Mannes nicht gerecht geworden.

TEIL I

DIE ALTE WELT

DIESER EINLEITENDE TEIL des Buches verfolgt die Entwicklung der Kostümgeschichte von den Anfängen der Zivilisation bis zur Endphase der alten Welt, die nach Racinets Definition mit dem Niedergang des Römischen Reiches um etwa 400 n. Chr. zusammenfällt.

Diese Epoche bereitete Racinet offensichtlich Probleme, und deshalb verraten sowohl der Aufbau dieses Teils wie auch einige der ausführlichen Informationen seine Unsicherheit hinsichtlich des zur Verfügung stehenden Materials. Manchmal verrät ihn aber auch die Gewißheit, mit der er Ansichten vertritt, von denen man heute weiß, daß sie falsch waren. Die Beispiele die er für prähistorische Trachten liefert – megalitische, paläolitische und Cro-Magnon – werden mit Illustrationen von Trachten aus dem Europa der Barbaren auf Seite 38 zusammengefaßt. Seine Bezugsquellen für diese Illustrationen sind nicht bekannt, obwohl sie von den prähistorischen Höhlenmalereien beeinflußt sein mögen, die im 19. Jahrhundert in Europa aufgefunden wurden. Gleichermaßen verweist Racinet auf Seite 20 auf die Amazonen – weibliche Krieger, die durch Sagen und Legenden berühmt wurden – als hätten sie tatsächlich exisiert.

Diese Verwirrung ist kaum verwunderlich. Zu Racinets Zeiten war die Archäologie noch bei weitem nicht das akademische Studium von heute, dem alle Hilfsmittel der modernen Wissenschaft und der forensischen Analyse zur Verfügung stehen. Es handelte sich hier um eine neue Art von Enthusiasmus, eine Liebhaberei wohlhabender Männer, deren Vorstellung von einer wissenschaftlichen Untersuchung darin bestand, auf der Suche nach einem Schatz einen Graben quer durch eine vielversprechende Ausgrabungsstätte auszuheben.

Daher standen Racinet also nur wenige zuverlässige Quellen zur Verfügung. Die erste war die Monumentalbildhauerei, auf die auch nicht immer Verlaß war. Er beanstandet zum Beispiel, daß in römischen Skulpturen Damen oft als griechische Göttinnen dargestellt sind. Gelegentlich wird Racinet durch die Beschaffenheit seines Materials zu faszinierenden Abschweifungen von seinem ursprünglichen Thema verleitet: die Szenen, die auf der Trajansäule dargestellt sind, eine Hauptquelle für seine Seiten über Rom, arten in eine weitschweifige Erörterung über Opferungsrituale aus.

Im Falle Ägyptens befindet sich Racinet jedoch auf festerem Boden. Bereits seit vielen Jahren gehörte Ägypten das besondere Interesse der französischen Akademiker; genauer gesagt, seit Napoleon den Stein von Rosette – schließlich der Schlüssel zur Entzifferung der Hieroglyphen – von seiner Ägyptenexpedition zurück nach Frankreich mitgebracht hatte. Dadurch hatte Racinet Zugang zu einer großen Anzahl von Skulpturen und Grabmalereien. Hier liegt die Erklärung für die Ausführlichkeit und Länge seiner Seiten über Ägypten.

Ansonsten verläßt sich Racinet auf die Auslegung seiner Künstler, oder der Künstler vorangegangener Generationen, oder auch auf die Kostümbeschreibungen von klassischen Schriftstellern, Dichtern und Historikern. Seine Seiten über die Trachten der Hohepriester und Leviten von Israel, zum Beispiel, verwenden Auslegungen aus dem 16., 17., 18. und 19. Jahrhundert, die in der Bibel im Zweiten Buch Mosis beschrieben sind. Diese sind aller Wahrscheinlichkeit nach ziemlich akkurat, was von Illustrationen, die von Arbeiten klassischer Schriftsteller übernommen wurden, nicht unbedingt behauptet werden kann. Man muß jedoch im Auge behalten, daß Racinet nicht den Vorteil von 100 Jahren klassischer Forschung hatte, die unsere Sicht von der Geschichte des Altertums seit seiner Zeit verändert hat.

ÄGYPTEN

GÖTTER, GÖTTINNEN UND PHARAONEN

Die zuverlässigste Informationsquelle auf dem Gebiet altägyptischer Tracht liefert die Untersuchung von Skulpturen und Malereien dieses Zeitalters, denn diese Bildnisse waren nicht der willkürlichen Phantasie des Künstlers unterworfen, sondern folgten Konvention und Brauchtum, was die Einheitlichkeit ihres Stils beweist.

Viele dieser Bilder sind Darstellungen von Göttern, Göttinnen und von als Götter gekleideten Herrschern. Damals war es allerdings Brauch diese in menschlicher Form darzustellen; sie liefern uns folglich ein ziemlich genaues Bild eines Volkes, das seine Gottheiten über mehrere Generationen hinweg verehrte.

1.1 Pharao Ptolemäus Philadelphus trägt eine hohe Mitra mit dem Zeichen der königlichen Kobra und einen Lendenschurz, *Schenti* genannt. Die lange Kordel, die von seinem Rücken bis auf den Boden hängt, ist ein besonderes Merkmal der Tracht Amun-Ras, des höchsten Gottes.

Neben einem breiten Halsband und Armreifen trägt Ptolemäus eine Art Schürze, die offensichtlich aus Leder und die auf der Vorderseite nach außen gewölbt ist. Sie ist mit Kordeln an den Körper gebunden und wird entweder von einem Geflecht aus Peddigrohr oder von Metallbändern aufrecht gehalten. Diese Vorrichtung wurde ausschließlich von Königen getragen und war wahrscheinlich ein Symbol der Männlichkeit.

1.2 Diese Kleopatra ist eine der sechs ägyptischen Königinnen dieses Namens. Ihr geflochtenes Haar wird von einem Band zusammengehalten, das die königliche Kobra trägt. Die zwei Federn des Kopfschmuckes bezeichnen den höchsten Rang, wohingegen die Sonnenkugel und das Horn des Widders Symbole der Fruchtbarkeit sind. In ihrer rechten Hand befindet sich ein *Henkelkreuz*, ein Lebenssymbol.

Sie trägt ein eng anliegendes Kleid, das ihre Brüste frei läßt: ein Kostüm, das dazu entworfen ist, die Figur zu betonen und ihr zu schmeicheln.

1.3 Ein eher kriegerischer Ptolemäus Philadelphus. Sein Kopfschmuck ist ein Kriegshelm und eine mit Straußenfedern geschmückte Mitra.

1.4 Osiris, der Gott des Todes, der Unterwelt und des Lebens nach dem Tod. Er wird in einer Tracht dargestellt, die ihn, gleich einer Mumie, vollständig bedeckt. Seine Hände bleiben frei, um eine Peitsche und ein *Redum* tragen zu können. Letzteres war ein Stab, der über die Toten geschwenkt wurde.

1.5 Mut, Frau des Amun und die Mutterfigur des ägyptischen Pantheons. Sie trägt einen mit Federn geschmückten Kopfschmuck und eine eiserne Kobra, einen Helm und eine Mitra. Ihr Kleid ist eng um den Körper gewickelt.

2.6 Die Göttin Anoukis in ihren konventionellen Farben. Sie trägt den für sie typischen Zepter aus Papyrus. Ihr Kopfschmuck besteht aus einem Bündel Federn, und ihre Tracht wirkt überraschend ländlich.

2.7 Eine ungenannte Göttin, deren Kopfschmuck eine hohe Mitra ist, mit einem Paar Widderhörnern, die vorne und hinten hervorstehen. Ihr Kleid wird von einem einfachen, kettenähnlichen Gürtel gehalten.

2.8 Königin Nephertari, Frau Ramses II. Dieses Fragment zeigt eine ägyptische Frau in ihrem feinsten Putz, in einem durchscheinenden Kleid und Augen, die stark mit Kohl vergrößert sind. Die hohe Position des Ohres ist ein Zeichen nobler Herkunft; der Ohrring ist ein einfacher Ring.

2.9 Die Kriegsfahne Ramses III. Die zwei erhobenen Arme symbolisieren die Siegesfreude.

2.10 Der große Gott Horus, der die ewige Natur des Göttlichen versinnbildlicht.

2.11 Movi, das ägyptische Gegenstück zu Hermes, wird von Ibis, dem heiligen Vogel, symbolisiert, dessen Feder die Spitze seines Kopfschmuckes ziert.

2.12 Amun-Ra, der höchste Gott, mit seinem charakteristischen Kopfschmuck, der zwei lange, gerade Federn enthält. Der Zepter mit dem Kopf eines Windhundes ist ein Lebenssymbol.

2.13 Mandulis, ein Sonnengott, dessen Kult in Nubien verankert war. Er trägt einen gestreiften Kopfschmuck und eine hohe, rote Mitra mit einer gelben Scheibe.

2.14 Khnum, der „Schöpfer von Göttern und Menschen", der Natur und Menschheit in der kleinen Schale in seiner rechten Hand erschaffen hat. Er trägt den Kragen, die Kette und die Armbänder eines erhabenen Geschöpfs.

3 Der Innenhof des Hauses eines reichen Ägypters, der so entworfen ist, daß er maximalen Schatten spendet.

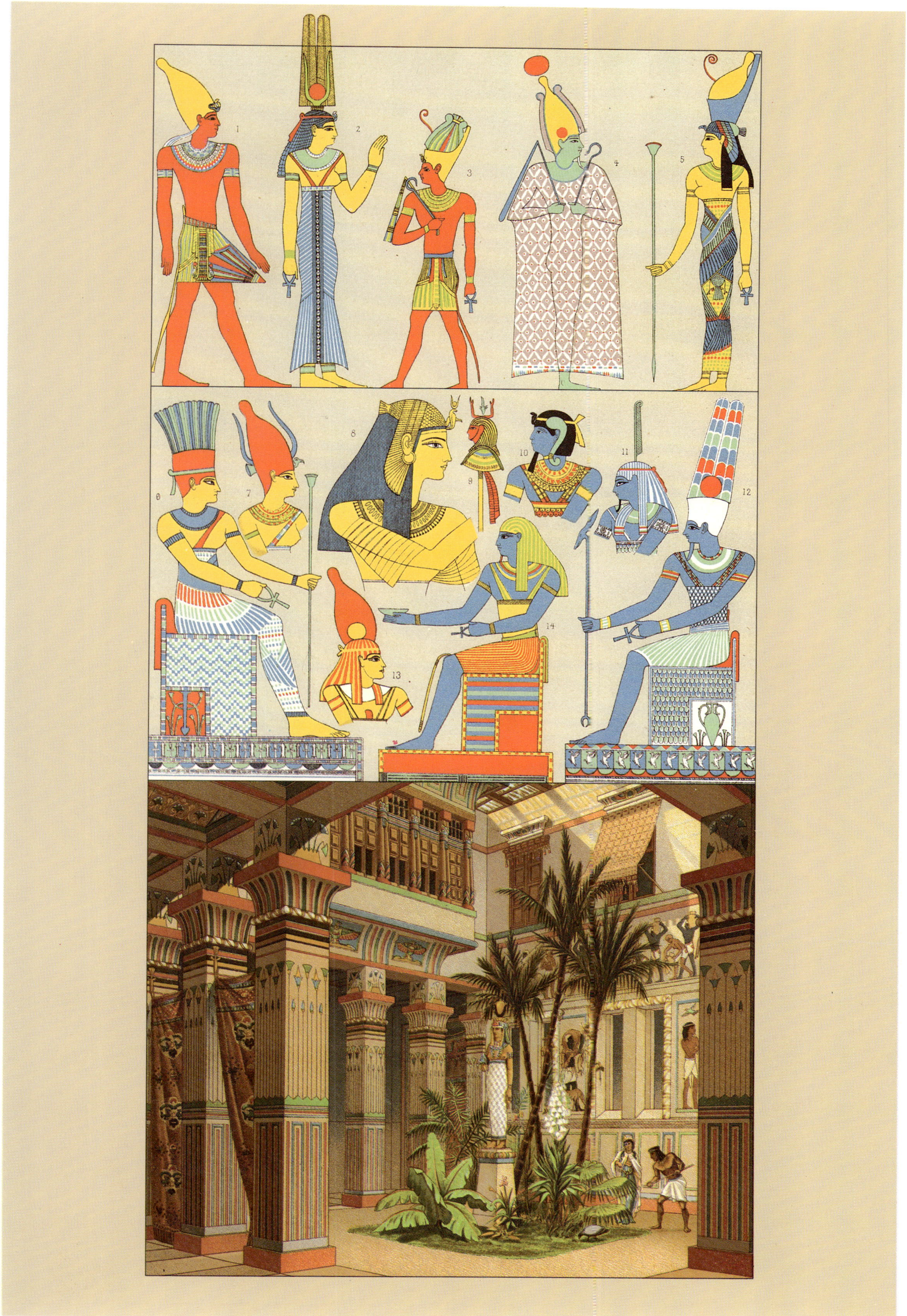

KOPFSCHMUCK UND FRISUREN

Altägyptische Kleidung war zum großen Teil von dem heißen Klima und der sengenden Sonne beeinflußt. Frauen trugen oft nur eine *Klaft*, um den Kopf zu bedecken, und einen Gürtel. Die *Klaft* war normalerweise aus einem dicken, gestreiften Stoff, wurde an den Schläfen befestigt und fiel in Falten über die Schultern, wobei sie manchmal die Ohren bedeckte und sie manchmal frei ließ. Einige Frauen jedoch trugen einen Kopfschmuck, der speziell so entworfen war, daß er ihre Kopfform betonte: Beispiele dafür in Bild **2**.

Ägyptische Frauen ölten ihre Körper ein, um ihre Haut in der starken Hitze geschmeidig zu halten, und benutzten außerdem eine große Anzahl von Kosmetika. Sie färbten ihre Augenlider grün oder schwarz, um ihre Augen größer erscheinen zu lassen, und bemalten ihre Wangen weiß und rot. Die Adern auf der Stirn wurden blau nachgezeichnet, während sie ihre Lippen karminrot schminkten und ihre Finger mit Hilfe von Henna orangerot färbten.

Die häufigste Farbe der Kleider war Weiß in all seinen Schattierungen, hingegen war der Kopfschmuck aus gestreiftem oder besticktem Material. Man verwendete sowohl Baumwolle als auch Leinen und Wolle. Hälse und Fußgelenke blieben normalerweise unbedeckt, wurden aber mit prächtig gearbeiteten Ketten und Armbändern aus Gold, Koralle, Perlen, Achat, Onyx und Chalzedon geschmückt.

Die Hauptfigur in Bild **2** ist eine Frau, die eine Mandola spielt, ein antikes Saiteninstrument, von der Nekropolis in Theben übernommen. Sie trägt einen Halsschmuck aus sechs Perlenschnüren und zwei Armreifen an jedem Unterarm. Ihr Kleid, das bis auf den Boden reicht, ist aus Leinen und so dünn, daß es wohl eher in Asien als in Ägypten angefertigt wurde.

Die Hauptfigur zu ihrer Rechten ist die Ramses II., des Königs der 19. Dynastie. Seine Krone ist mit einer Kobra, dem Zeichen der Oberherrschaft, verziert.

Die Kopfschmuckvariationen in Bild **1** verdecken das Haar, wohingegen die in Bild **2** das Haar eher zur Schau stellen. Die Ägypter gaben sich große Mühe mit ihrer Haartracht, wobei sie es oft kompliziert flochten, künstliches Haar hinzufügten oder es in Löckchen trugen. Wohlhabende trugen Perücken aus echtem Haar, wohingegen die Armen mit Wolle auskommen mußten.

Ramses und die Dame zur Linken der Mandolaspielerin haben beide dick geflochtenes Haar, dessen Fülle wahrscheinlich durch den Gebrauch von Haarteilen aufgebessert wurde.

Manchmal war das zusätzliche Haar am Kopfschmuck befestigt, wie es wahrscheinlich bei der Figur zu Ramses' Rechten der Fall ist, deren Kopfschmuck wie ein Käppchen aussieht. Bei anderen Gelegenheiten ist das zusätzliche Haar am natürlichen Haar befestigt, wie bei der Figur in der unteren Mitte. Der Kopfschmuck ist hier eine spitze Haube, die nicht mit dem geflochtenen Haar verbunden ist.

Unmittelbar über dieser Figur befindet sich eine andere Haartracht, die aus Löckchen oder aus sehr feinen Zöpfen besteht. Ganz unten links im Bild ist das Haar lang und glatt, was zeigt, wie radikal die Ägypter es abschneiden lassen mußten, wenn sie es kurz trugen.

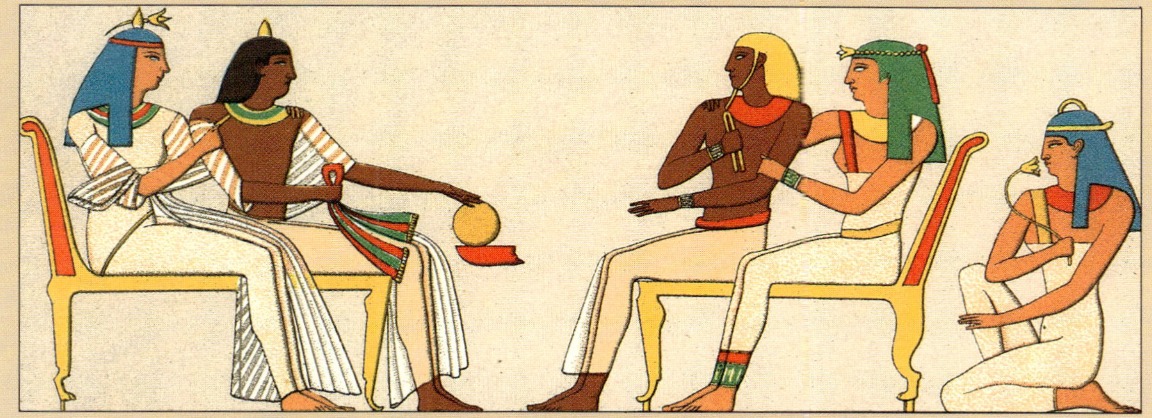

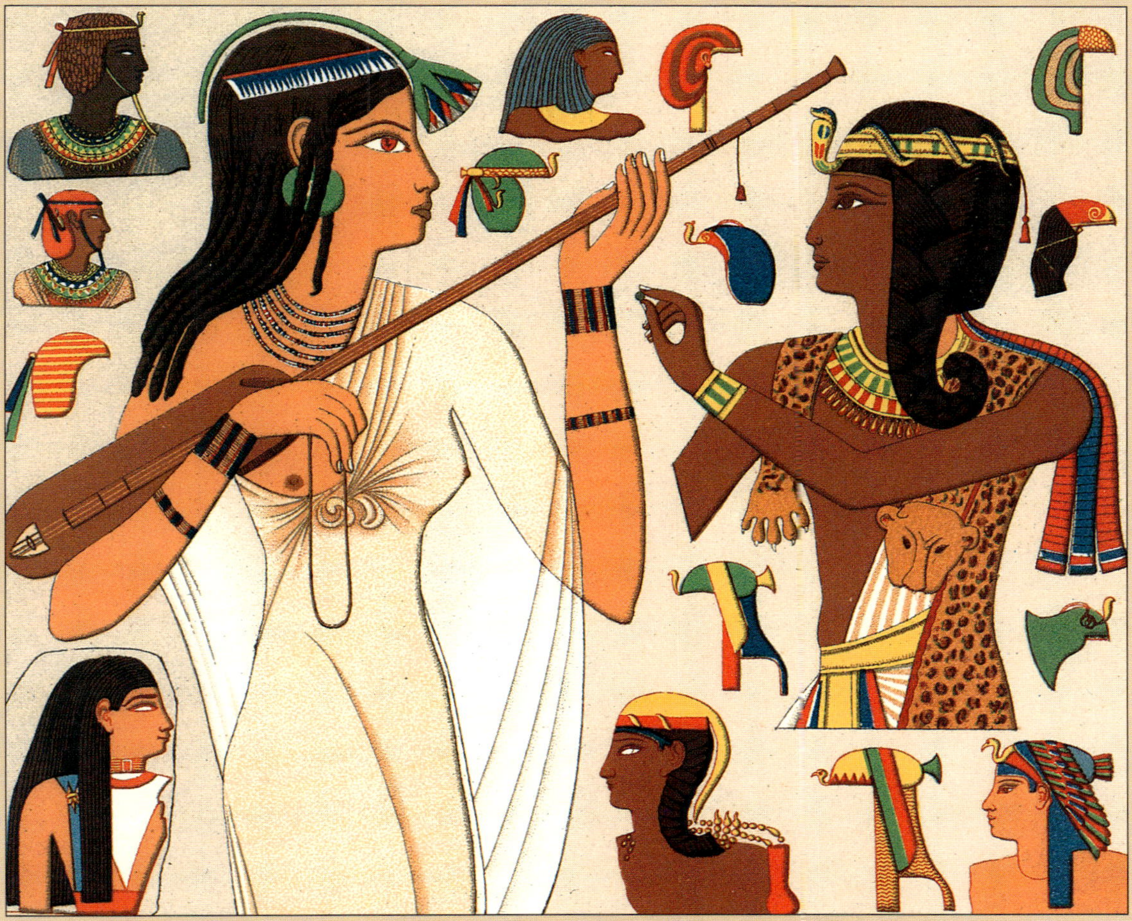

DIE ÄGYPTER IM KRIEG

Die kriegerischen Könige Ägyptens führten ihre Heere persönlich in den Kampf, wobei sie auf Streitwagen fuhren und Pfeil, Bogen und Streitäxte schwangen. Ein zahmer Löwe, wie für den Kampf ausstaffiert, lief gewöhnlich vor oder hinter dem Streitwagen des Königs her.

1 Ramses II. trägt einen Helm, der mit der königlichen Kobra und eingelegten Edelmetallen verziert ist. Breite Bänder flattern hinter ihm.

Sein Körper ist mit einem ledergefütterten, bronzenen Küraß bedeckt, und ein metallener Stulpenhandschuh schützt seinen Unterarm vor dem Einschneiden der Bogensaite. Ein emaillierter Brustschild (*Pectoral*) wird von seinem sechsringigen Kragen gestützt.

Ein typischer Streitwagen hat zwei Räder und ist hinten offen. Auf diesem Bild sind jedoch auch die Seiten offen. Der Streitwagen ist wahrscheinlich genau wie Ramses' Pfeil und Bogen aus Bronze, wohingegen die Pfeilspitzen aus Eisen sind.

Gewöhnlich hat der Krieger einen Wagenlenker zu seiner Linken, aber hier hat er die Zügel an seinem eigenen Körper befestigt. Die Pferde tragen einen mit Fransen verzierten Kopfschmuck, der halb den Hals hinunterreicht, und einen mit Quasten versehenen Überwurf, der an der Brust gebunden wird. Dieser Überwurf war oft farbig und im babylonischen Stil gewebt oder manchmal mit Stickereien versehen.

Die anderen Figuren in Bild **1** illustrieren mehrere verschiedene Arten von Kopfschmuck und Haartracht: einige tragen offenes, andere geflochtenes Haar mit Metall- oder Lederhauben.

2 Das Fehlen der Kavallerie in der Malerei und den Bas-Reliefs Ägyptens deutet darauf hin, daß es keine Kavallerietruppe gab. Die Hauptstütze der Armee war die Infanterie, die von Streitwagen, die vor, hinter und an den Seiten des marschierenden Truppenkörpers postiert waren, geschützt wurde.

Hier trägt der Streitwagen eine Flagge. Jede Einheit besaß eine; sie befand sich hoch auf einem Mast, so daß sie für alle Umstehenden sichtbar war. Das Emblem war gewöhnlich religiöser Art, und der Gott wurde entweder in menschlicher Form dargestellt oder durch ein entsprechendes Tieremblem wie zum Beispiel den Spatzen oder den Löwen symbolisiert. Auf diesem Bild zeigt die königliche Standarte einen Geier. Links von dem Streitwagen steht ein Priester, der Weihrauch verbrennt.

Die Soldaten, die den Streitwagen begleiten, sind schwer bewaffnet. Ihre Schilde sind mit einem kleinen Guckloch versehen, so daß die Soldaten Ausschau halten können, ohne ihre Gesichter zeigen zu müssen.

Ihre weißen Tuniken sind an der Taille gebunden, ihre Köpfe sind unbedeckt. Ihre Zehen sind durch spitze Schuhe geschützt, die *Tabteds* genannt werden. Diese sind aus geflochtenen Palmwedeln gefertigt und werden mit Kordeln geschnürt.

3 Siegreiche Kriegskönige beim Abschlachten ihrer geschlagenen Gegner. In Bild **3**.13 tötet ein weit überproportionierter Ramses III. Gefangene unterschiedlicher Rassen; die Hände wurden ihnen zusammengebunden.

Ramses trägt einen Bronzehelm, sein Küraß ist mit den Schwingen des siegreichen Sperbers geschmückt. Die Bänder seines Köchers sind um den Körper gewickelt und werden vorne eingehakt. Er ist mit einem Bogen und einer Streitaxt bewaffnet und trägt einen gepanzerten Stulpenhandschuh als Gelenkschutz.

3.20 Ramses II. beim Töten eines Äthiopiers mit seiner Streitaxt. Hier trägt er nur die *Klaft* und die gestreifte *Kalasiris,* welche die nationale Militäruniform war. Nur die Kobra auf seiner Stirn hebt ihn als Herrscher hervor.

3.14 & 15 Bronzene Streitäxte, die mit Lederriemen am Griff befestigt sind.

3.16 Ein Knüppel aus Akazienholz.

3.17 & 18 Stäbe, die ungefähr 30cm lang, mit Hieroglyphen beschriftet und am Ende mit einem kleinen Daumenhaken versehen sind. Man nimmt an, daß sie als Amtszeichen verwendet wurden.

3.19 Ein asiatischer Gefangener und

3.12 ein schwarzer Sklave, der eine Häuptlingsfeder, ein breites Bandelier und große Ohrgehänge trägt.

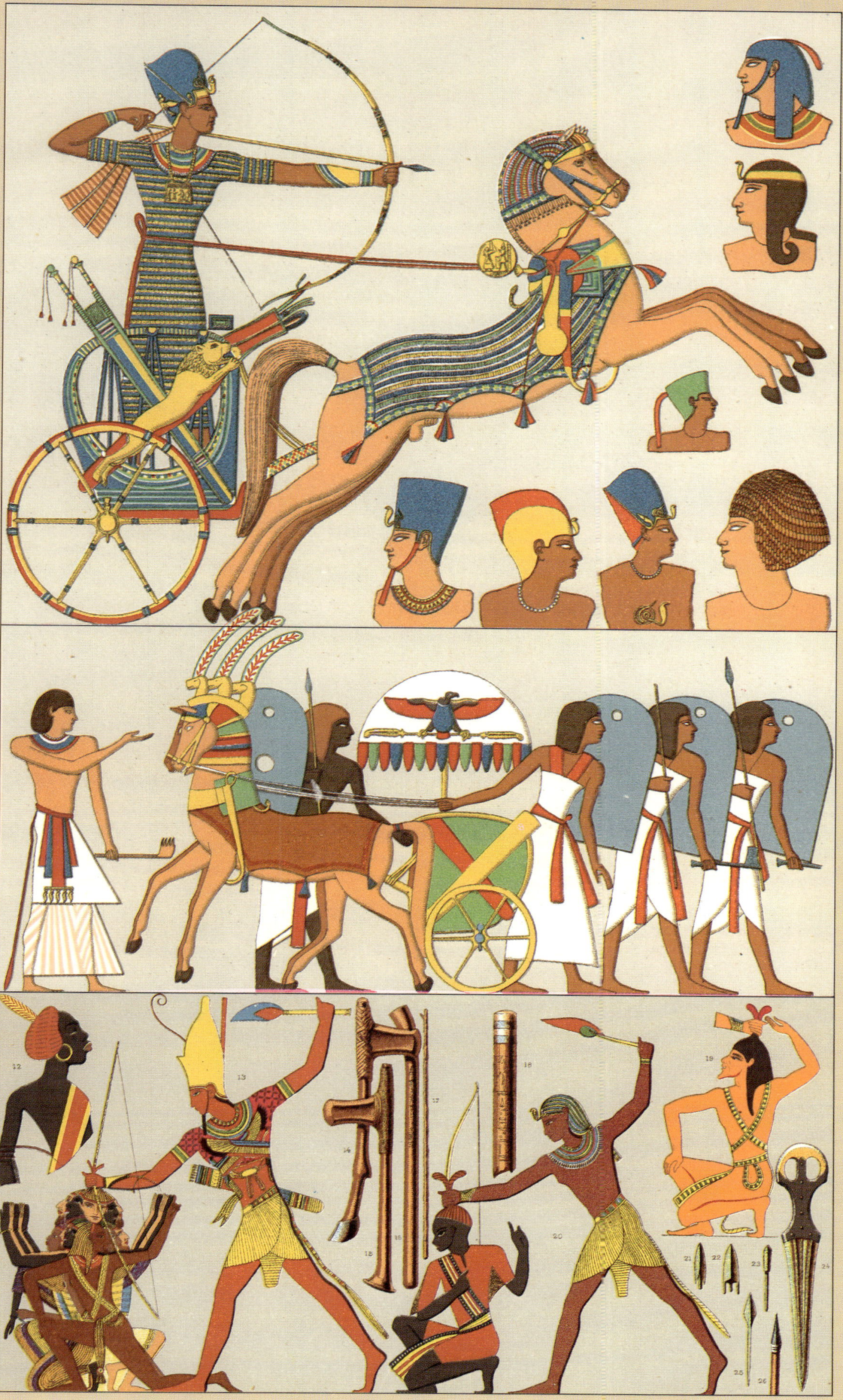

ASSYRIEN

ASSYRER, PERSER UND MEDER

Die assyrische Bildhauerei unterscheidet sich insofern von der Ägyptens, als die Gegenstände ihrer Kunst nicht allen Schichten der Gesellschaft entnommen sind. Die Standardbilder sind Kriegs- und Jagdszenen und religiöse Zeremonien, in denen der König immer die Hauptperson ist. Diese Illustrationen stammen von Denkmälern der Perser, die die Bräuche ihrer besiegten Gegner annahmen: Die Perser bezwangen die Meder, und diese wiederum hatten sich die Assyrer unterworfen.

Plutarch zufolge konnten nur die persischen Könige die aufrechte Tiara tragen, die von einem Diadem eingefaßt war. Bei anderen Gelegenheiten wurde sie schief getragen. Die königliche Tiara hatte die Form eines stumpfen Kegels mit einer aufgesetzten Spitze. Die gewöhnliche, kegelförmige Kappe, die von den Persern getragen wurde, war aus Wolle und ihre Spitze nach hinten oder nach vorne gebogen.

Die königliche Stola war karminrot gefärbt, mit Gold eingefaßt und mit Edelsteinen besetzt. Die lange medopersische Amtstracht, *Candys* genannt, war aus Leinen oder Baumwolle und wurde nur vom König, seinen höchsten Amtsträgern und seinen Eunuchen getragen. Der Gürtel war ein wesentlicher Teil der persischen Tracht: der des Königs war aus Gold. Die Fußbekleidung war jedoch nicht so elegant. Die Griechen warfen den Persern ihre verheerend aussehenden Sandalen vor, welche nicht zu ihrer übrigen feinen Aufmachung paßten.

1 Eine Jagdszene mit einem König, der von zwei Pagen begleitet wird; einer von ihnen trägt die mit Federn versehenen Pfeile, der andere die Lanze. Alle drei tragen geschnürte Stiefel einen doppelten Gürtel, der König dazu ein goldenes Diadem, von dem lange Bänder herabhängen. Sein Kostüm unterscheidet sich nur in seiner Pracht von dem seiner Bediensteten.

2 Links befinden sich zwei Ausländer mit Geschenken: Ihre Kleider sind denen der Assyrer nicht ähnlich, und ihre Kleidungsstücke sind nicht mit Quasten eingefaßt. Ihre Stiefel mit den nach oben gebogenen Spitzen ähneln Schuhen, wie sie noch heute in Persien getragen werden.

Die Zentralfigur ist ein König, der eine Tiara, ein Diadem und den königlichen Zepter trägt, der an der Spitze zu einem Apfel geformt ist. Zur Rechten des Königs befindet sich ein Eunuch mit Waffen und dem Zepter, der einen Armgelenkriemen am Ende und eine glänzende Scheibe an der Spitze hat. Die geflügelte Figur, die den Eunuchen begleitet, ist ein Gott. Er trägt einen viereckigen Korb in der einen Hand und einen Pinienzapfen, ein Natursymbol, in der anderen.

3 Ein Streitwagen, der von drei Pferden gezogen wird, gefahren von einem Wagenlenker. Die Pferdeköpfe sind mit fächerförmigen Federn geschmückt.

Der König trägt seine übliche aufrechte Tiara und sein Diadem. Er hält einen geschwungenen Bogen und einige Pfeile. Hinter ihm befinden sich zwei Eunuchen mit Zeptern. Sie tragen beide Köcher; einer trägt außerdem noch den Zepter des Königs und der andere einen Sonnenschirm, um den König vor der Sonne zu schützen.

4 Der König, gefolgt von zwei Eunuchen. Der König stützt sich auf seinen Bogen und hält ein Gefäß hoch, um ein Opfer darzubringen. Ein Eunuch wedelt mit einer Fliegenklatsche, um Insekten von dem Gefäß fernzuhalten; neben ihm assistiert ein Priester bei den Riten.

Die Figur zu ihrer Rechten ist möglicherweise eine Frau, gefolgt von zwei Musikanten.

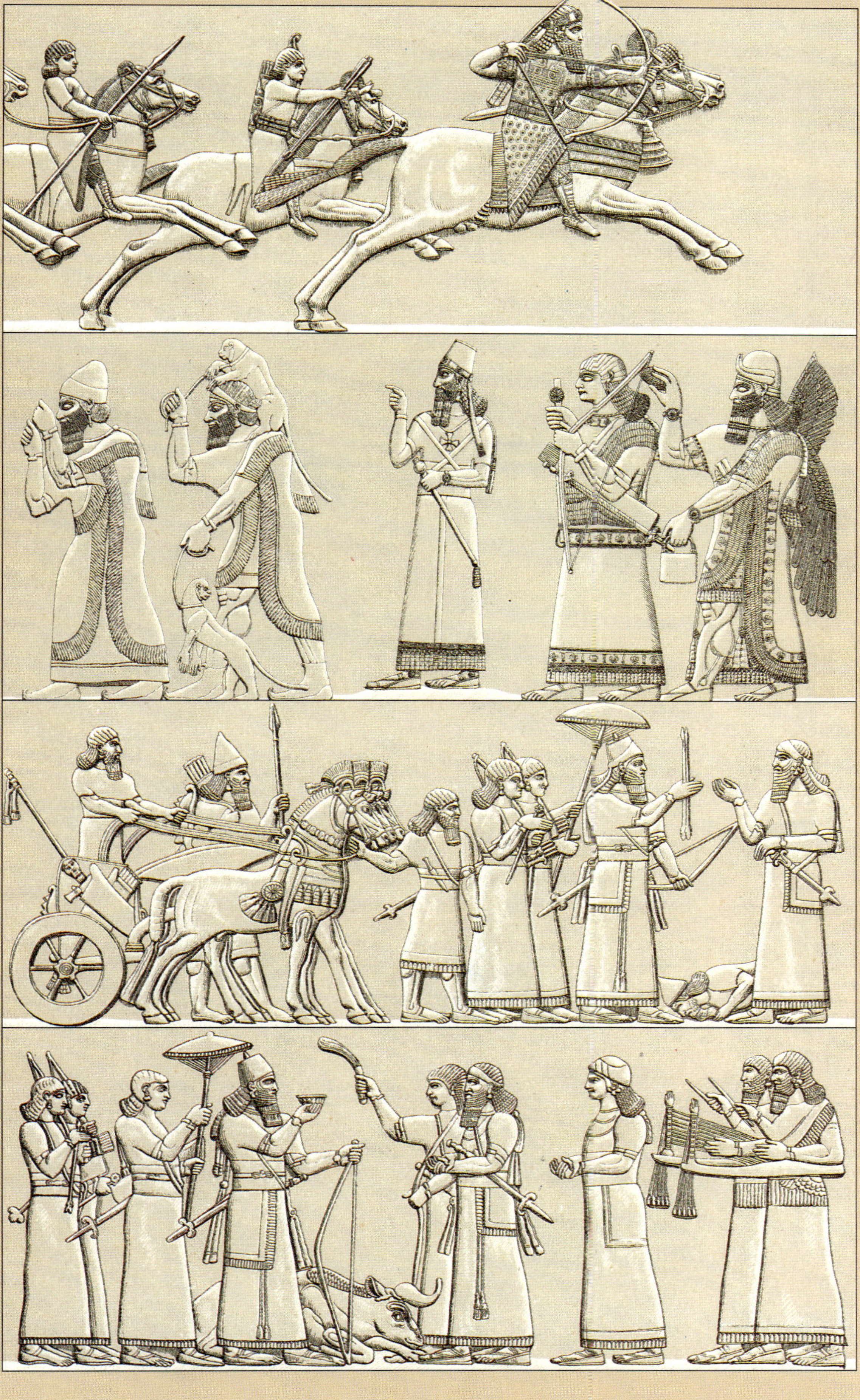

ISRAEL

PRIESTER UND LEVITEN

Die Darstellungen der Hohenpriester und Leviten in den Figuren 8, 9, 10, 18, 20 und 21 stammen aus dem Zeitraum zwischen Ende des 16. und Mitte des 19. Jahrhunderts. Ihre Quelle ist das Zweite Buch Mosis. Uns ist sehr wenig bekannt über die Auswirkungen, die die Unruhen und der Umbruch dieser Zeiten auf die heilige Tracht der Hebräer hatte: Ägypten, Babylon, Assyrien und Griechenland müssen alle ihren Einfluß darauf gehabt haben.

Was wir jedoch wissen, ist die Tatsache, daß Moses diejenigen, die im innersten Heiligtum dienen sollten, ausschließlich vom Stamm Levi wählte, wegen ihres beispielhaften Verhaltens in der Geschichte um das goldene Kalb. Sie waren in zwei Klassen aufgeteilt: in die Klasse der Priester und die der Leviten.

Der Hohepriester, oder der „gesalbte Priester," (so genannt, weil sein Kopf mit heiligem Öl gesalbt wurde), war mit der allgemeinen Verwaltung des innersten Heiligtums und der Gestaltung der Gottesdienste beauftragt. Einige Teile seiner Kleidung waren allen Priestern gemeinsam: hohe Beinlinge, eine Tunika, ein Gürtel und eine hohe Haube. Der Hohepriester trug zusätzlich noch eine violette Tunika mit hängenden Schellen, die die Leute auf seine Anwesenheit im Tempel aufmerksam machen sollten, einen *Ephod* (13 & 14), eine Art Korsett ägyptischen Ursprungs, das an den Schultern befestigt, aus Leinen und mit Goldbrokat verziert war, und einen *Brustschild* (14). Moses nannte diesen eine Zierde der Gerechtigkeit: Er war viereckig und mit Edelsteinen besetzt.

Laut dem Zweiten Buch Mosis trug Aaron, der erste Hohepriester, einen *Ephod*, der mit zwölf Edelsteinen geschmückt war, die die zwölf Stämme Israels symbolisierten.

Die Bilder 1, 2, 11 & 12 zeigen den Einfluß ägyptischen Kopfschmucks auf den des hebräischen Hohenpriesters. Die Bilder 1 und 2 zeigen die symbolische Schwertlilie, die zu Zeiten des Exils in Ägypten die Kobra als königliche Zierde auf dem Diadem der *Klaft* ersetzte.

8 Ein Mann, der eine Tunika trägt, die der ähnelt, die Aaron unter seinem *Ephod* getragen haben würde. Im Hebräischen wird diese Tunika *Mehil* genannt.

Der Halsausschnitt des Kleidungsstücks war gesäumt und gewebt wie der Küraß, damit die Enden nicht einrissen. Es hat Fransen aus kleinen Schellen, so daß derjenige, der sie trug, im heiligen Tempel gehört werden konnte. Auf Abbildungen königlicher Kleidung durch die Jahrhunderte finden sich zahlreiche Beispiele für diesen Schmuck, und er wurde auch in ägyptischen Grabmälern entdeckt.

3, 4, 5, 6 & 7 Eine Auswahl von kleinen Schellen. Einige waren emailliert, andere aus Metall, so daß sie beim Aneinanderschlagen verschiedene Töne erzeugten.

13, 14, 16 & 17 Das *Calecon*, das wichtigste Kleidungsstück der levitischen Tracht. Es ist kürzer als das der Ägypter, und deshalb bestimmte Moses, daß eine lange Tunika darüber getragen werden sollte.

19 Eine maßgeschneiderte Unterkleidung mit engen Ärmeln, die in diesem Fall nicht weiter als bis zum Knie reicht. Sie wurde von den Priestern unter ihrer zeremoniellen Tracht getragen, um die Schlichtheit des Menschen in seinem nackten Zustand zu bewahren.

15, 16 & 17 Eine Auswahl von Gürteln, wie sie von den Leviten getragen wurden. Sie waren oft aus Schlangenhaut (15 & 16), was ein ägyptischer Brauch war. Moses machte keine bestimmten Vorschriften darüber, ob diese die gleiche Farbe wie die der Hohenpriester haben sollten oder ob sie ganz weiß zu sein hatten. Die Gürtel wurden mehrere Male um den Körper geschlungen, und die Enden hingen herunter.

Bei einer Opferung warfen die Priester diese Enden über ihre Schultern zurück, so daß sie nicht vom Blut des Tieres beschmutzt wurden.

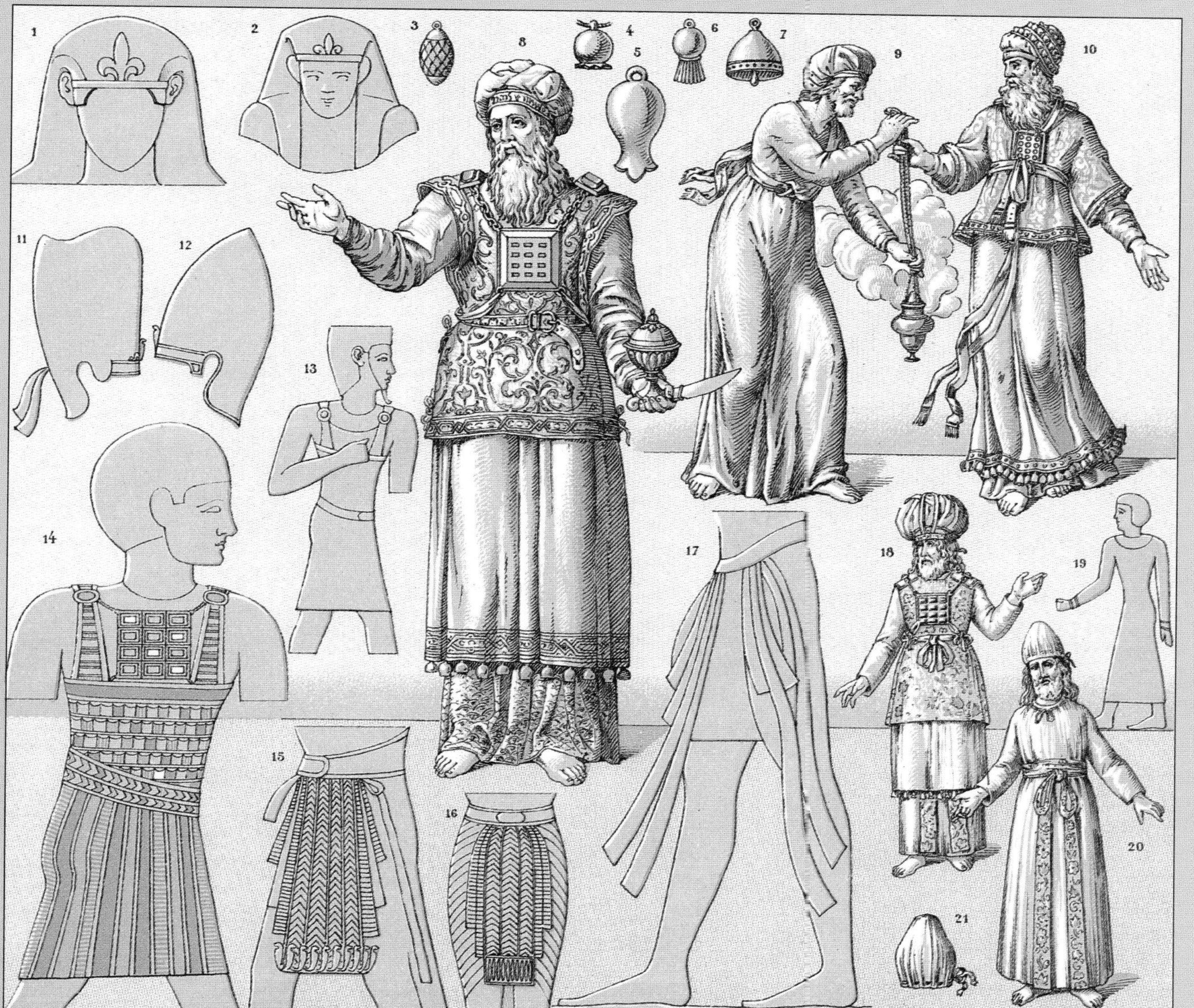
1
2
3
4
5
6
7
8
9
10
11
12
13
14
15
16
17
18
19
20
21

PERSIEN UND PHRYGIEN

AMAZONEN, PARTHER, PERSER UND PHÖNIZIER

Die römischen Dichter machten keinen rechten Unterschied zwischen den Parthern, den Persern und den Medern und die Bezeichnung „phrygisch" gleichbedeutend mit „trojanisch", genügte für die Gruppe als Ganzes. So wiederholte Strabo Xenophons Worte, indem er sagte, daß die Meder und die Perser viele ähnliche Bräuche haben. Diese Verwirrung und die begrenzte Anzahl von Fundstücken, die für die Untersuchung zur Verfügung stehen, erschweren die Bestimmung im Bezug darauf, welcher Gruppe gewisse Kostümteile zugeschrieben werden sollten.

Die wesentlichen Kleidungsstücke waren die einfache Tunika, zusammengehalten von einem oder zwei Gürteln, mit oder ohne Ärmel, das lange Gewand mit langen Ärmeln und der vorne offene Mantel, mit oder ohne Ärmel, in unterschiedlichen Längen. Der Kopfschmuck bestand aus Kappen, Mitren, Tiaren, Kronen und Diademen.

1, 23 & 24 Amazonen: Diese drei Kriegerinnen zeigen eine Auswahl amazonenhafter Kostüme. Sie trugen nicht immer Lederhelme und die Doppelaxt, auch war ihre rechte Brust nicht immer entblößt.

5 & 6 Parther: Ihr Kopfschmuck ist fraulich, womit sie den Stil der Meder und der Perser nachahmen. Die Spitze der Tiara ist auf phrygische Art nach hinten gebogen.

7 Ein Phryger oder, um genauer zu sein, ein Armenier. Er trägt eine lange Tunika mit Ärmeln unter einer kurzen, ärmellosen, wie sie von Frauen getragen wird.

8 Paris mit zwei Gürteln, von denen einer von seinen Kleidern verdeckt ist. Seine Tunika ist blau und seine *Chlaina* hellblau. Die Mitra hat die goldene Farbe des Saffrans.

10 & 19 Perser, von denen einer eine Kappe, der andere eine Mitra oder Tiara trägt; beide tragen eine sackartige Tunika, die an den Seiten von einem Gürtel zurückgehalten wird, und die weite Ärmel hat; darunter werden enganliegende Ärmel sichtbar.

11 & 25 Mitren im echt phönizischen Stil. Die Zusatzteile, *Redimicula* genannt, werden unter dem Kinn geschnürt.

17 Der König von Persien zur Zeit des oströmischen Kaiserreichs. Er trägt eine mit Perlen besetzte Krone, die sich im architektonischen Stil strahlenförmig nach außen biegt und vorne mit einem Diadem befestigt ist.

18 Dieser schöne Kopfschmuck phrygischen Stils, der mit einem Zierband aufgebunden wird, ist typisch für die phönizische Tracht.

20 Parthamaspare, König der Parther. Er trägt die zwei Tuniken, die Strabo den Persern zuschreibt (sie können an den zwei Ärmeln identifiziert werden). Der Mantel ist an drei Seiten gefranst und scheint eine rechteckige Form zu haben.

22 Ein gefangener Armenier auf den Knien. Er trägt eine lange Tunika mit Ärmeln. Man beachte die Krone, die sich auf der Spitze der Mitra befindet. Diese Darstellung sowie Bild 16, welches einen ähnlichen Kopfschmuck zeigt, stammen von einer römischen Münze.

26 Ein junger Mann, Teil eines palmyrenischen Bas-Reliefs, der eine kurze Tunika, die von einem schmalen Gürtel zusammengehalten wird, und einen leichten Mantel mit kurzen Ärmeln trägt, der wahrscheinlich dem persischen *Candys* entspricht. Seine Hosen sind schmalgeschnitten und reichen ihm bis an die Fußgelenke.

Andere Illustrationen schließen unter anderem ein: 2 – eine Fliegenklatsche; 3 – ein Fragment, das eine Frauentracht zeigt; 4 & 13 – Throne; 9 – eine armenische Krone mit Pfeil und Bogen; 12 – Tigrane, König der Armenier; 14 – eine typische partherische Krone, Waffen und Pfeil und Bogen in einem Köcher; 15 – ein persischer Schuh; und 21 – ein phrygischer Schäfer: der schöne Attis, Geliebter der Cybele.

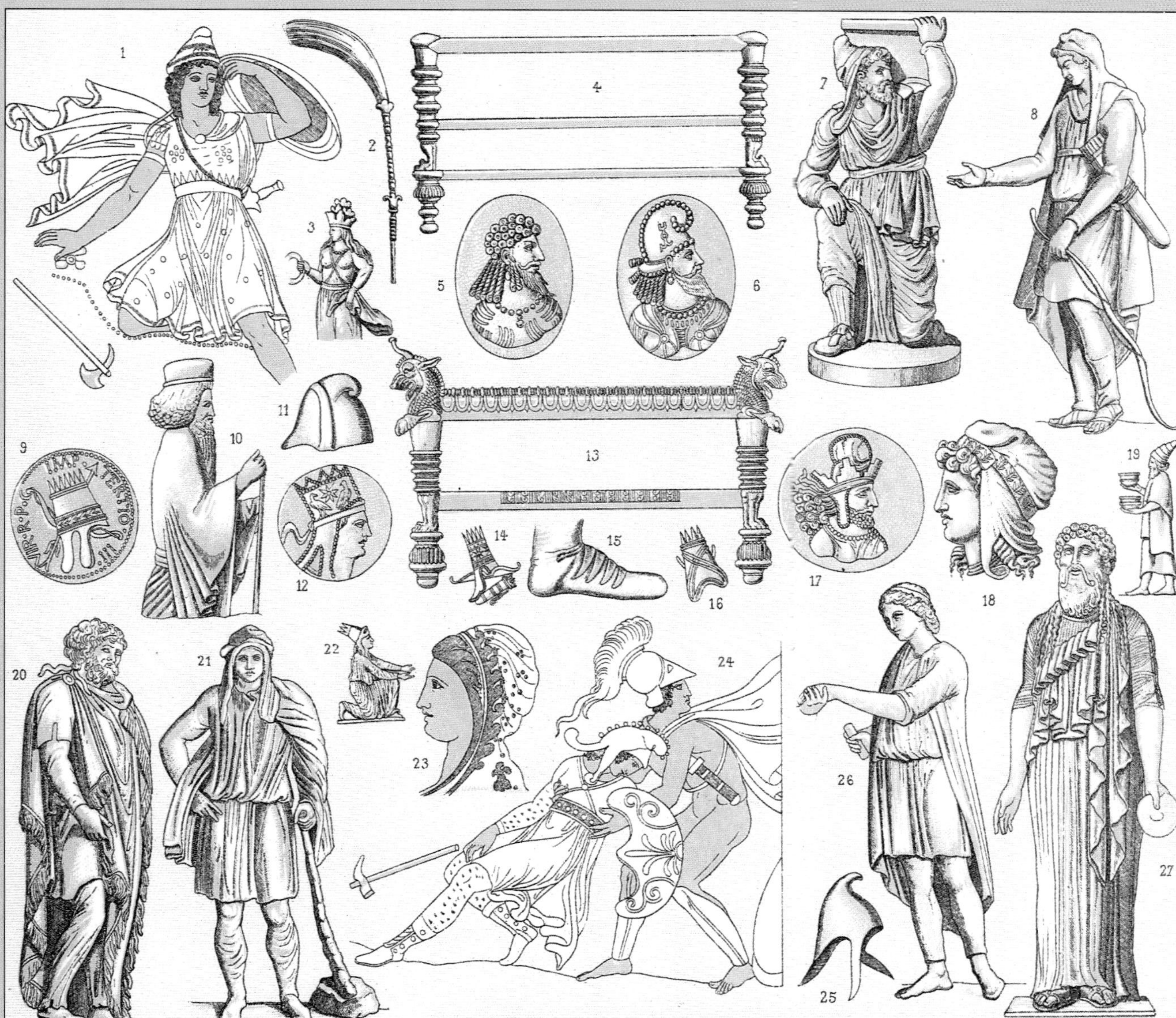
1
2
3
4
5
6
7
8
9
10
11
12
13
14
15
16
17
18
19
20
21
22
23
24
25
26
27

GRIECHENLAND

DIE HEIMAT HOMERS

Die alten Griechen trugen Kleider, die, anders als unsere heutigen, nicht vorne geöffnet wurden. Sie lagen auch nicht am Körper an, außer dort, wo sie mit einem Gürtel befestigt waren, oder dort, wo die Weichheit des Stoffes an den Konturen des Körpers Halt fand. Das Grundkleidungsstück ihrer Tracht war die Tunika oder *Chiton*, aus Leinen oder Wolle.

Eine der interessantesten Oberbekleidungen ist die *Palla*, da es keine richtige Oberbekleidung ist, sondern eigentlich zwischen einer solchen und dem *Chiton* liegt. Sie wird an den Schultern befestigt, läßt die Arme frei und ist an den Seiten nicht verbunden, sondern wird mit einem Gürtel auf der Taille gehalten und an der Hüfte geschlossen. Auf den Bildern 1, 4, 6 & 14 sind Frauen zu sehen, die *Pallulae* tragen, die nur bis zur Taille reichen. Eines ist gewiß: ob die *Palla* von Musikanten, Schauspielern oder Göttern getragen wird, sie ist in jedem Fall ein ausgesprochen weibliches Kleidungsstück.

2, 7 & 11 Die *Talaris* Tunika. Die Ärmel konnten kurz oder lang sein und waren gewöhnlich weit, so daß sie anmutig von den Armen hängen konnten. Das Kleidungsstück war aus Leinen und mit einem Gürtel befestigt. Sowohl Männer als auch Frauen trugen die *Talaris* in Griechenland, aber die Römer hielten sie für ein unwürdiges Männergewand und übernahmen sie nie.

6 Eine Art Umhang, der wohl zu derselben Familie wie der *Pharos* gehörte.

7 & 11 Die kleine *Chloene*. Sie ist eine Oberbekleidung, die von Homer oft erwähnt wurde. Sie ist sehr einfach gehalten und aus einem quadratischen Stück warmen Stoffes gefertigt. An jeder Ecke war ein Stück Metall befestigt, so daß das Gewand in schöne Falten fiel.

8 Ein *Himation*, eine kleinere Ausgabe der *Chlamys*. Die lange *Chlamys* reichte bis auf den Boden und entwickelte sich zum römischen *Paludamentum*.

Dieses Kleidungsstück scheint ein rechteckiges Stück Stoff zu sein, das zwei zusätzlich eingenähte Falten hat, die spitz zulaufen. Es wird sowohl an der Schulter als auch am Arm mit Haken befestigt, die die Enden des Stoffes verbinden, und die Falten werden durch einen Saum gehalten. Diese Falten sind charakteristisch für das *Himation*. Die Tunika, die darunter getragen wird, ist aus bemerkenswertem Krepp- oder Plisseestoff.

9 Die dorische *Podere* Tunika. Dieses Kleidungsstück ist mit Sternen bestickt; der Stoff selbst ist durchscheinend. Die Frau, die dieses Kostüm trägt, hat ein Halsband aus Perlen und schlangenartig verflochtene Arm- und Fußreifen. Das leichte Schultertuch, das ebenfalls mit Sternen bestickt ist, wird *Pharos* genannt. Dieses war ein feines, farbenfrohes Kleidungsstück, das normalerweise mit einer Nadel befestigt wurde. Homer behauptet, daß es von Frauen und Kindern getragen wurde.

12 Eine lange Tunika, von einem Gürtel gerafft, wobei das Fehlen der Ärmel auf dorische Herkunft schließen läßt. Sie wird an den Seiten über der Taille offen getragen. 15 zeigt einen *Chiton* ähnlichen, aber einfacheren Stil in einem, und ohne die Öffnungen an den Seiten.

Andere Illustrationen zeigen:
16 & 17 – Männer und Frauen, die sich bei einem Fest entspannen. 18 – eine Vase mit einem Stöpsel und einer Beschriftung; 19 – eine Geldbörse; 20 & 21 – Glasschalen für Früchte; 22 – ein Brotkorb.

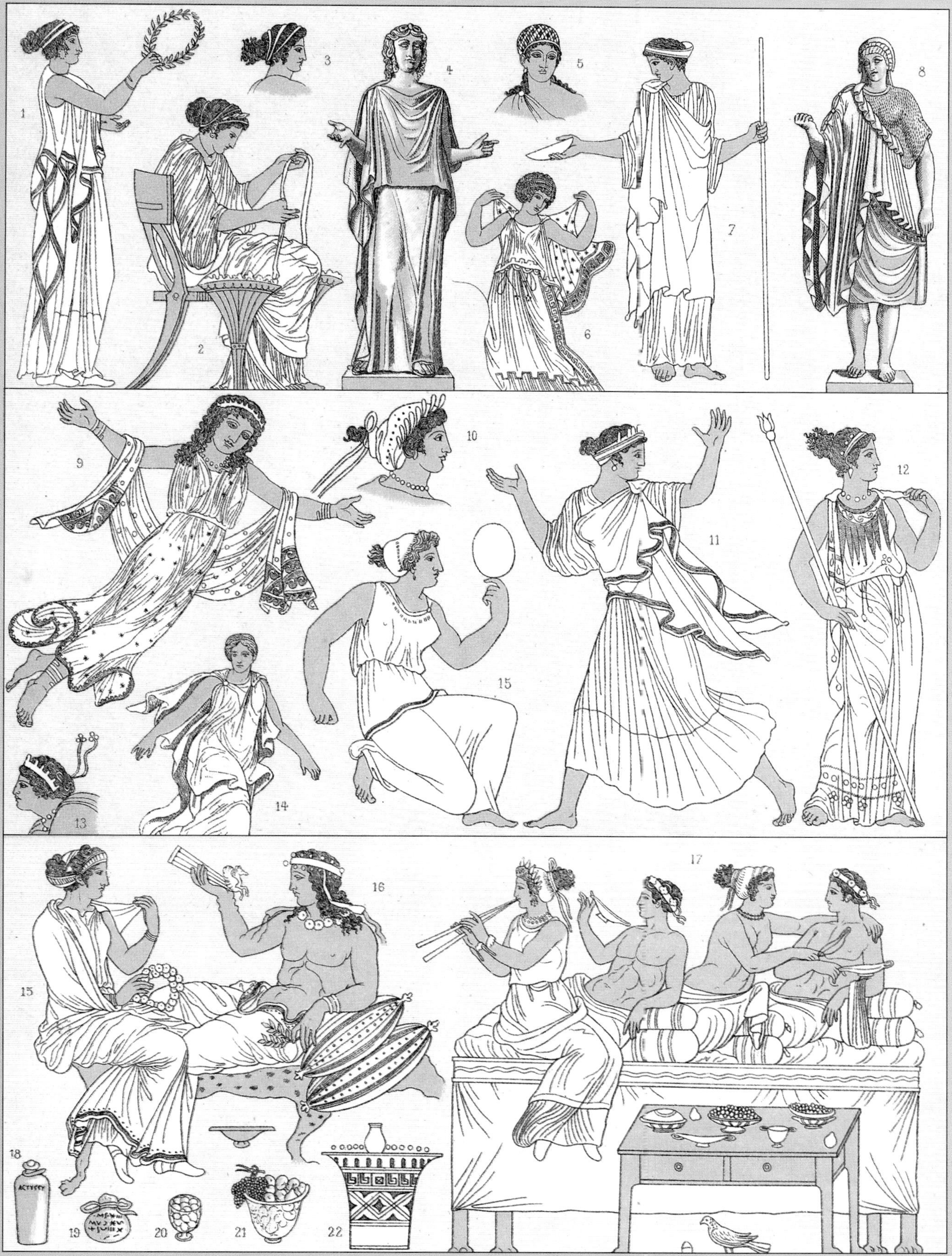
1
2
3
4
5
6
7
8
9
10
11
12
13
14
15
15
15
16
17
18
19
20
21
22

1.1 & 6 Griechen, die die *Chlamys* tragen, das übliche Gewand der jungen Leute in Athen. Diese war aus einem rechteckigen Stück Stoff, fiel jedoch in dreieckigen Spitzen. Kleine Gewichte, zum Beispiel Münzen, wurden oft an den Enden befestigt, damit sie richtig fiel.

Die *Chlamys* konnte auf verschiedene Art und Weise getragen werden. In Bild 1 wird sie an der rechten Schulter von einer Brosche gehalten, so daß der linke Arm bedeckt ist, während der rechte frei bleibt. In Bild 6 ist sie auf der Brust, fast am Hals befestigt und wird dann über die Schulter zurückgeworfen.

Beide Männer tragen Hüte aus Thessalien im Nacken, was zeigt, daß sie Reisende sind. Einer trägt Filzstiefel, die ihm bis zum Knie reichen, während der Mann in Bild 6 ein Bote ist, der den Heroldsstab, den *Caduceus*, hält und statt Beinlingen Schuhe trägt.

1.2 Eine Frau, in ein leichtes *Pallium* gewickelt.

1.3 Ein Mann, der ein *Podere* unter einem Pallium trägt.

1.4 Eine Frau, die zwei äußere Gürtel trägt, das *Strophium* und die *Zona*.

1.5 Die *Catastictos* oder *Zodiote*. Diese war ein vielfarbiges Gewand, „getupft wie das Fell eines Panthers".

1.7 Das *Pallium*, die berühmte Oberbekleidung, die Homer den Göttern und Helden zuschrieb und *Pharos* nannte. In seinen Epen wird der *Pharos* manchmal als strahlend weiß und manchmal als farbenfroh beschrieben.

Er war aus einem rechteckigen Stück Wollstoff, das am Hals oder auf der Schulter mit einer Brosche befestigt wurde. Hier jedoch ist der *Pharos* nicht mit einer Brosche befestigt, sondern wird über die linke Schulter zurückgeworfen, so daß er hinten wie eine römische Toga herunterhängt.

2 Die Toilette der griechischen Frau war ein wichtiger Teil ihres täglichen Arbeitsablaufes. Frauen behandelten ihren ganzen Körper täglich mit Parfüms und Salben, Pomaden und Ölen.

2.1 & 2 Sich waschende Frauen. Frischwasser wurde mit parfümiertem Wasser und ambrosischen Flüssigkeiten gemischt.

Zuerst wuschen sich die Frauen die Farbe und den Puder vom Vorabend aus dem Haar, das unterschiedliche Farben haben konnte: schwarz, himmelblau, honigfarben, mit Goldpuder bestäubt oder sogar rot. Was immer auch die Haarfarbe sein mochte, die Augenbrauen wurden immer schwarz nachgezeichnet.

Hier ist das saubere Haar fertig zum Lockenbrennen. Die Frau in Bild **2**.2 hält einen Spiegel oder möglicherweise eine Lehmverbindung, die wie Seife benutzt wurde. Die Kräuter und Blumen unter ihr sind die Zutaten für die feinen Puder, mit denen die Frauen ihre Körper bestäubten.

2.10, 11 & 12 Frauen in verschiedenen Stadien des Ankleidens. Der feine Stoff ihrer Tracht verdeckt kaum ihre Körper.

Einst wurden solche durchscheinenden Kleidungsstücke als zusätzliche Accessoires getragen: so zum Beispiel der Schleier, den die Dienerin auf Bild 10 ihrer Herrin reicht. Unter Perikles' Herrschaft lockerten sich die moralischen Maßstäbe und die durchscheinenden Stoffe wurden für Tuniken verwendet.

3 Der erste Schritt beim Ankleiden war es, ein Stoffband unter die Brüste zu wickeln (ganz rechts). Dann wurde die aus durchscheinendem Stoff gefertigte Tunika übergezogen. Es gab mehrere Arten: lange, ohne Gürtel oder Ärmel im ionischen Stil (links in der Mitte), oder kurze, mit einem Gürtel (rechts in der Mitte).

Über die Tunika wurde eine zweite kurze, ärmellose Tunika angezogen. Auch hier gibt es mehrere Arten, wie man links auf Bild **3** und **4** sehen kann. Die dritte Tunika von rechts auf Bild **3**, die mit Tieren und Blumen verziert ist, wird *Zodiote* genannt.

Die *Palla* war eine Art Übertunika, die an den Schultern mit Broschen befestigt wurde und auf ihnen so gerafft war, daß sie in Doppelfalten über die Brüste fiel. Diesen Vorgang sieht man auf Bild **4** ganz rechts, in der Mitte und links.

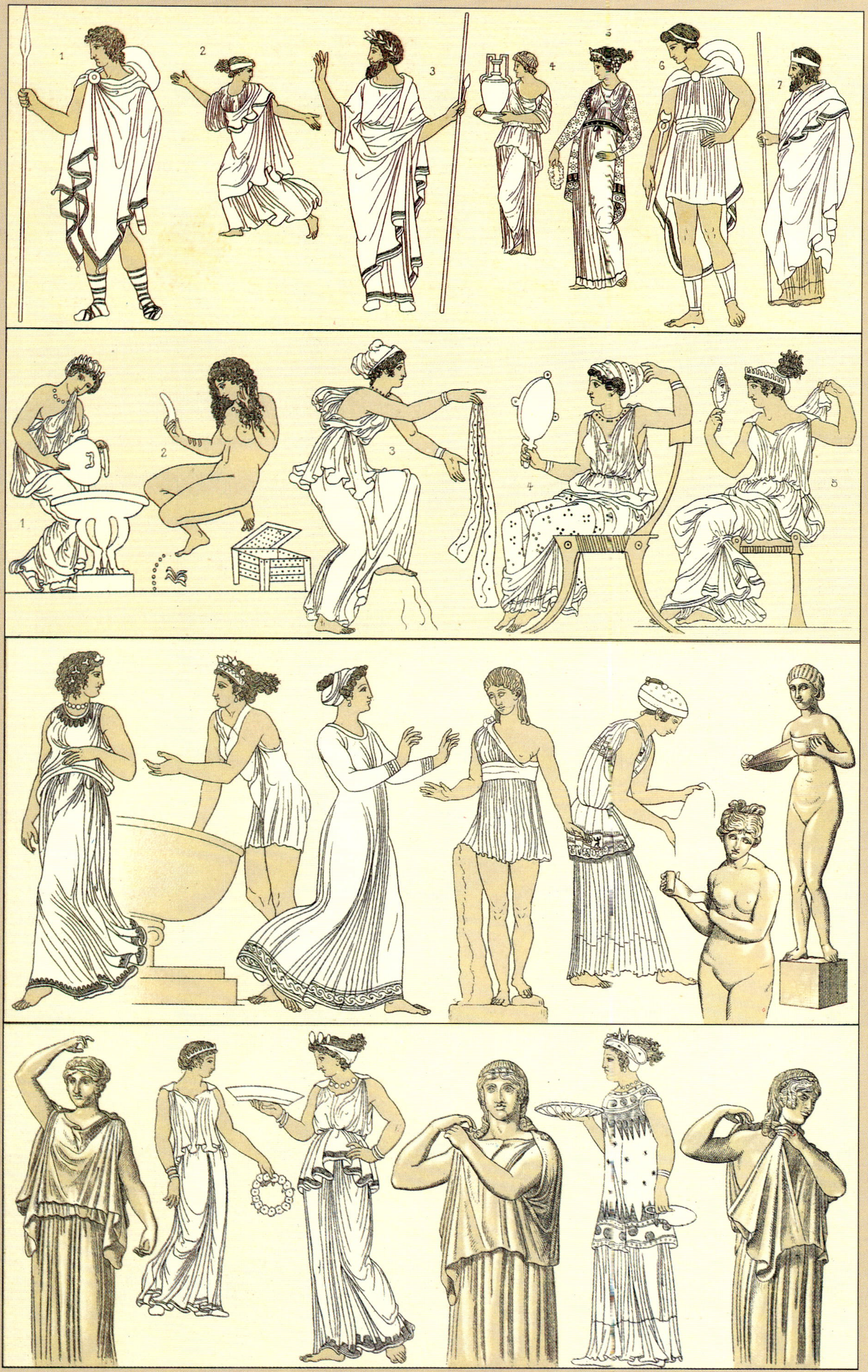

DAS HEROISCHE UND DAS HISTORISCHE ZEITALTER

Die verschiedenen Epochen in der Entwicklungsgeschichte der militärischen Tracht der alten Griechen können an der Größe, wenn auch nicht unbedingt an der Art der Waffen, die von griechischen Soldaten getragen wurden, identifiziert werden. Der große Schild des Argos, die Lanze, die nur so lang wie ein Speer war, das kurze Schwert: sie alle stammen aus einem Zeitalter, das man als heroisch bezeichnet. Die Reduktion der Größe und des Gewichtes des Schildes und die zunehmende Länge der Lanze und des Schwertes bis auf ein Doppeltes ihrer ursprünglichen Länge sind Veränderungen, die in ein Zeitalter fallen, das als historisch bezeichnet wird.

18 Ein Offizier, dessen Rüstung aus Bronzeteilen besteht, die von lederbezogenen Stricken zusammengehalten werden, und die von einem doppelten *Lambrequin*, auch aus Leder, verlängert wird. Die Unterkleidung ist eine kurzärmelige, wollene Tunika – ein einfaches Kleidungsstück, das die Bewegungsfreiheit des Kriegers nicht einschränkt.

Er trägt einen niedrigen, gerundeten Helm, dessen Visier samt seinen ledernen Kinnriemen nach oben geklappt ist, und eine fächerartige rote Feder. Sein Bandelier ist aus Leder, und sein Schwert hat einen Elfenbeingriff (26).

Sein Schild ist rund, konvex und aus zwei Holzstücken mit einer schmückenden, bronzenen Zierplatte gefertigt. Auf der Innenseite sind rote Quasten zu sehen, deren Bedeutung in Bild 48 deutlich wird. Dieses Bild stammt von einer Vasenmalerei, die den Arm des Kämpfers zeigt, der sich durch einen Griff hindurch an einem zweiten Griff festhält, und es sich somit ermöglicht, den Schild mit größerer Gewandtheit zu benutzen.

20 Ein gepanzerter Infanteriesoldat, ein *Hoplit*, der einen Bronzehelm mit einem starken, weiten Kinnriemen aus demselben Metall, einen schmückenden Helmbusch und einen Wedel aus Roßhaar trägt. Brustpanzer, Beinharnisch und Schild sind alle aus Bronze.

5, 10, 29 & 55 Abgerundete Helme im heroischen Stil, ohne Visier und mit hohen Helmbüschen. Eine Ausnahme bildet Bild 29, wo der Helmbusch zum Zeichen der Niederlage entfernt worden ist.

1 & 16 bestätigen die Theorie, daß die Griechen einen Umhang über ihrem linken Arm trugen, wenn sie keinen Schild bei sich hatten.

21 & 22 Vasenmalereien zeigen marschierende Soldaten. Der lange Schritt mit gestreckten Beinen resultiert aus dem Tragen schwerer, mit groben Nägeln beschlagener Stiefel.

50 Ein *Peltast*, ein Soldat der leichten Infanterie. Die *Pelte*, wie zuerst die Amazonen einen kleinen Schild nannten, war aus Holz oder aus mit Leder bezogenem Bastgeflecht. 49 zeigt die Doppelschnalle seines Gürtels im Detail, und 34 zeigt seinen Helm mit der hohen Feder; siehe auch 52, 57 & 59.

23 Ein Kavalleriesoldat, der möglicherweise ohne Steigbügel und nur mit einem Stück Tuch auf dem Rücken des Pferdes ritt. Er trägt drei schützende Bronzescheiben auf seinem Küraß und Ledergamaschen; an seinen Sandalen sind Sporen angebracht; dazu ein Schwert (im Detail 35).

39 Ein *Phalangit* – so genannt, weil er als ein Teil der Phalanxformation kämpfte – der den Helm der Minerva trägt. Dieser war ein Kopfschmuck aus Leder mit drei Lederbändern, die den Nacken bedeckten (38). Sein einteiliger Küraß ist aus Bronze und auf der Taille mit einem Bronzegürtel befestigt (28). Der Helm ähnelt dem des Perikles im Vatikanischen Museum (27). Andere Helme dieser Art, bei denen ein Gesicht auf dem Visier nachgezeichnet ist, sind in 2, 4, 8, 9, 11, 14 und 33 zu sehen.

46 Ein siegreicher Soldat. Auf die Spitze der Lanze gesteckt befinden sich der Küraß und der Gürtel seines bezwungenen Feindes.

41 Ein Bogenschütze, der einen Lederhut mit einem Nackenschutz, der weit über seinen Rücken fällt, und Ledergamaschen trägt (44).

19 Die Göttin Pallas Athene, mit einer goldenen Lanze und einer Ägis bewaffnet. In der Mitte ihres Brustschildes (*Pectoral*) befindet sich der Kopf einer Gorgo.

17 Die Jägerin Diana.

40 Eine Hand, mit dem *Coestus* bekleidet. Dieser bestand aus Lederriemen, die um die Hand manchmal bis zum Ellenbogen hinauf gewickelt wurden und deren Zweck es war, dem Boxer im Nahkampf behilflich zu sein.

25 & 37 Mumien bürgerlicher Männer und Frauen. Die Mumifizierung dürfte wohl in Ägypten stattgefunden haben. Die schmückende Pracht ihrer Kostüme kennzeichnet ihre hohe Stellung.

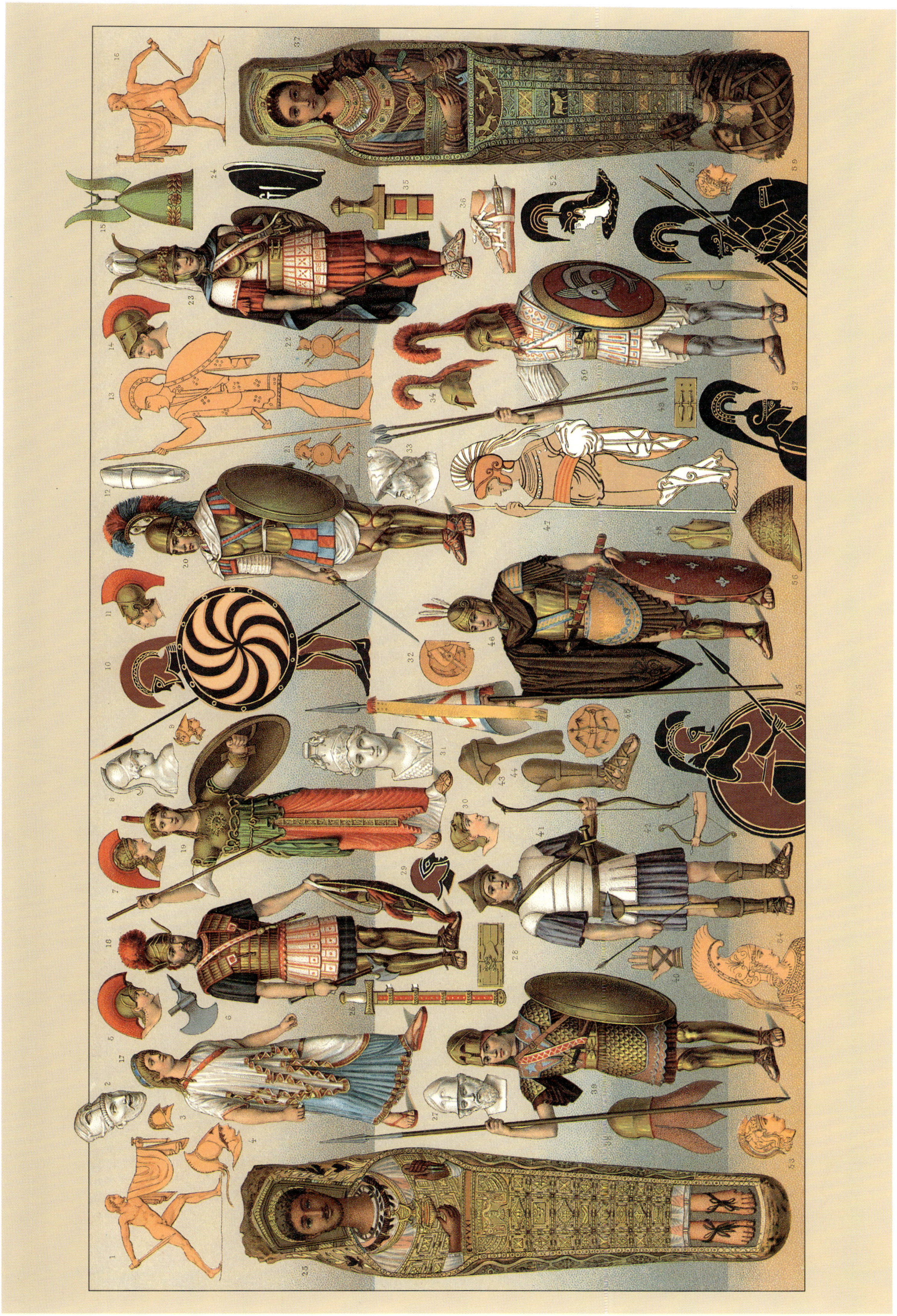

DIE ETRUSKER

EINE UNBEKANNTE ZIVILISATION

Alte Historiker wie Herodot glaubten, daß die Etrusker asiatischen Ursprungs waren, und die Etrusker selbst behaupteten in ihren Annalen, daß sie aus Lydien kamen. Man ist sich jedoch nicht sicher, obwohl bekannt ist, daß sie einen Teil der Toskana im Nordwesten Italiens besetzten.

Dort hinterließen die Etrusker Totenstädte, Malereien, Skulpturen, Möbel, Vasen, Schmuck und viele andere Gebrauchsgegenstände. Auffallende Parallelen können zwischen den Etruskern und den Lydern gezogen werden, besonders in Bezug auf die Grabstätten. Zwar ist das Geniale des hellenischen Einflusses in diesen alten Kunstwerken ganz offensichtlich, aber Archäologen meinen trotzdem, anhand vieler Unterschiede die asiatische Herkunft der Etrusker erkennen zu können.

1 & 5 Amazonen, die sich aus dem Kampf zurückziehen. Eine von ihnen trägt einen mit Federn versehenen Helm, während die andere einen Helm mit doppeltem Helmbusch trägt. Ihre Tuniken sind in bogenförmige Falten gelegt.

2 & 3 Achilles mit seinem Kriegswagen, geführt von seinem Wagenlenker Automedon und begleitet von Patroklus. Dieses Bild entspricht der Beschreibung in der *Ilias*.

4 Ein Perser mit dem geflügelten Helm des Hades, der den Träger unsichtbar machte. Er trägt einen skythischen Bogen.

6 Iris, die Götterbotin, die ihr Emblem, den Heroldsstab, oder *Caduceus* trägt.

7, 9, 11 & 12 Helena und ihre jungen Mädchen, von Menelaos verfolgt. Die Kostüme sind griechisch, wohingegen die lebhafte Wiedergabe der Bewegung für den etruskischen Stil typisch ist.

8 Ein Musikant, der die Doppelflöte spielt. Die Etrusker führten neben diesem Instrument auch die bronzene Trompete in Italien ein.

10 Merkur, der Götterbote, mit einem Bart, einer gegürteten Tunika und kleinen Stiefeln. Sein Umhang wird auf diese Weise getragen, damit er ihn nicht in seiner Bewegung beeinträchtigt.

13 Der Leiter eines Gymnasiums, wahrscheinlich beim Beaufsichtigen eines Kräftemessens.

14 Ein Krieger, der einen spitzen Helm trägt, wie er ähnlich auch in Thrakien getragen wurde. Die Form dieses Schutzhelms erinnert an den mongolischen oder circassischen Helm. Er scheint mit einer Filzhaube bedeckt zu sein; ein üblicher Brauch, wenn sich der Krieger nicht im Kampf befand. Die Figur hier trägt geschnürte Stiefel, die als die *tyrrhenischen* Stiefel bekannt sind.

15 Ein Streitwagen, der von einem vierköpfigen Pferdegespann gezogen wird. Er wird von einem Phryger gelenkt und seine breiten, beschlagenen Räder mit den acht Speichen gleichen denen der assyrischen Streitwagen auf den Skulpturen in Ninive. Die Entführung des jungen Mädchens, das traurig hinter sich blickt, verleiht dem Bild eine schwermütige Stimmung.

16 & 18 Beispiele für Männerfrisuren.

17 Ein Helm mit einem langen, wogenden Helmbusch.

19 Ein typischer Bauer, gekleidet in eine Tunika und einen Umhang. Sein niedriger, breitrandiger Hut wird *Petasos* genannt. Seine Beinlinge sind Lederriemen, die um seine Waden gewickelt sind. Er trägt einen Stab mit einem gegabelten Ende, das Zeichen des Arbeiters.

20 Ein etruskischer Krieger, der einen böotischen Helm mit einem erhöhten Helmbusch trägt.

21 Ein Helm oder eine Kappe.

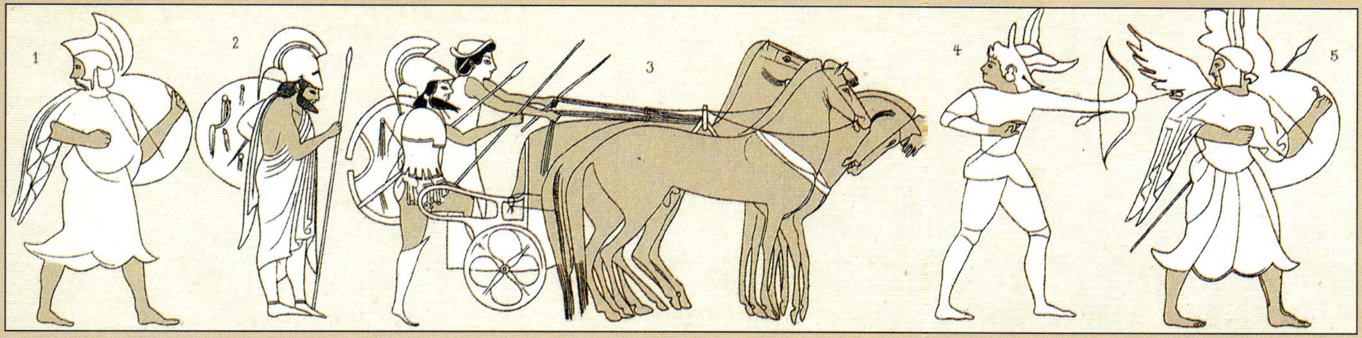
1
2
3
4
5

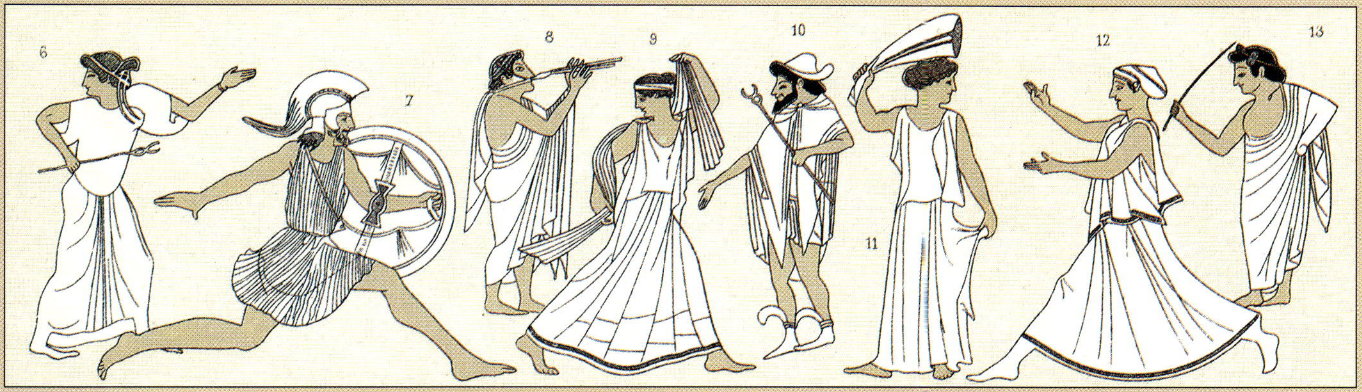
6
7
8
9
10
11
12
13

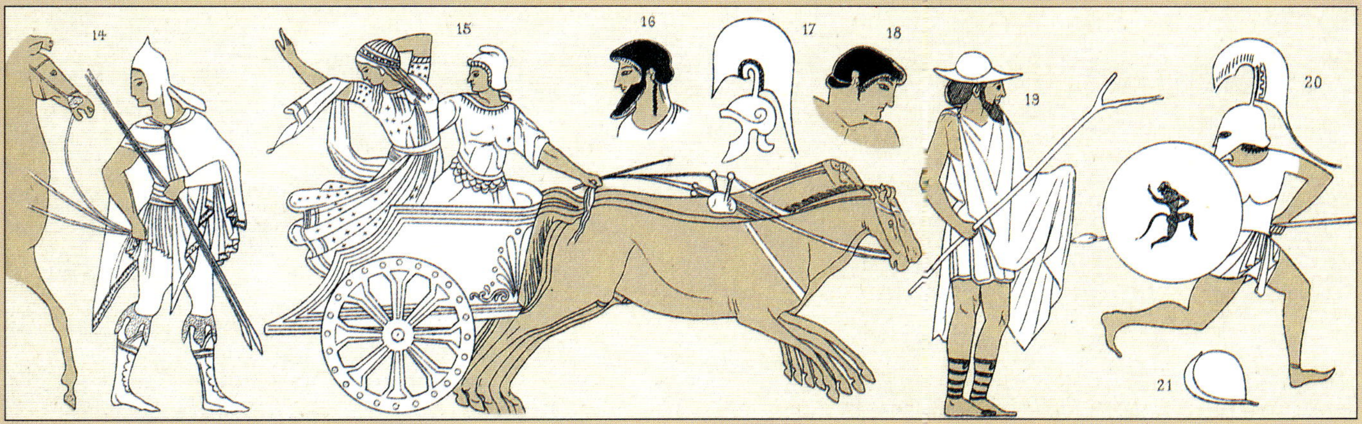
14
15
16
17
18
19
20
21

GRIECHISCH-RÖMISCH

EIN GEDANKENAUSTAUSCH

Die griechisch-römische Phase in der Kostümgeschichte kennzeichnet die Übergangsperiode vom heroischen Griechenland bis zur Gründung des römischen Reiches. Rom etablierte seine Herrschaft über Italien um 275 vor Christus, aber es blieb solange eine Republik, bis Augustus 27 vor Christus zum ersten Mal den kaiserlichen Purpur trug. Vergil zufolge wurde Rom, das viele Aspekte griechischer Kultur übernahm, von Aeneas gegründet, der der Plünderung und Vernichtung Trojas durch die Griechen entflohen war. Griechische Götter und Göttinnen wurden unter lateinischem Namen verehrt und die Tracht – und Veränderungen daran – wurde von einer Kultur an die nächste weitergegeben.

1 Ein Streitwagen mit einem Wagenlenker in phrygischer Tracht. Dies ist eine Darstellung der Entführung Helenas aus der heroischen Zeit griechischer Geschichte. Die Szene wird von einer sitzenden Muse beobachtet.

2 Skulpturen der den Römern als Juno, Vulkan, Venus, Mars und Diana bekannten Gottheiten, die die Griechen Hera, Hephaestus, Aphrodite, Ares und Artemis nannten.

3.6 Juno, die ein römisches Kostüm trägt und in ihrer linken Hand einen Zepter hält, sitzt auf einem Thron.

3.7, 9, 10 & 11 Der *Klismos* oder *Clismos*, ein Stuhl mit einer niedrigen Sitzfläche und einer hohen, konkaven Rückenlehne, von dem aus die griechischen Philosophen ihren Unterricht hielten. Die Römer gebrauchten ihn auch als Lehrerstuhl, die *Cathedra strata*. Der Sitz war, wie in Bild 7, oft mit einem Kissen bedeckt.

3.8 Eine Gruppe von Frauen, die sich unterhalten und von einer Sklavin bedient werden. Die Sklavin, die einen Fächer aus Federn hält, trägt ihr Haar als Zeichen der Knechtschaft kurz. Ihr Kleid wird ohne Gürtel getragen und hat schmale Ärmel, die am Handgelenk eng anliegen. Die Reinheit des Schnittes zeugt von römischer Herkunft.

Die oberste Dame auf diesem Bild trägt einen großen Schleier, der ihre Gesichtszüge fast völlig verdeckt. Es ist das strenge und schlichte Kostüm einer griechischen Jungfrau und entspricht den alten Bräuchen.

4.14 Ein ungewöhnlicher Kopfschmuck, der einer römischen Filzkappe (*Pileus*), dem üblichen Kopfschmuck der Matrosen, Fischer und Künstler ähnelt. Sie wird ohne Bänder getragen und leicht zurückgeschoben, so daß das Haar sichtbar wird. Für gewöhnlich ist ein Schleier daran befestigt.

Filzkappen wurden ausschließlich von Männern getragen. Ihre Form unterschied sich zwar von Nation zu Nation, hatte aber immer denselben allgemeinen Charakter einer Kappe ohne Krempe. Phrygische und griechische Hauben hatten, genau wie die der freien Römer, die Form eines Eies.

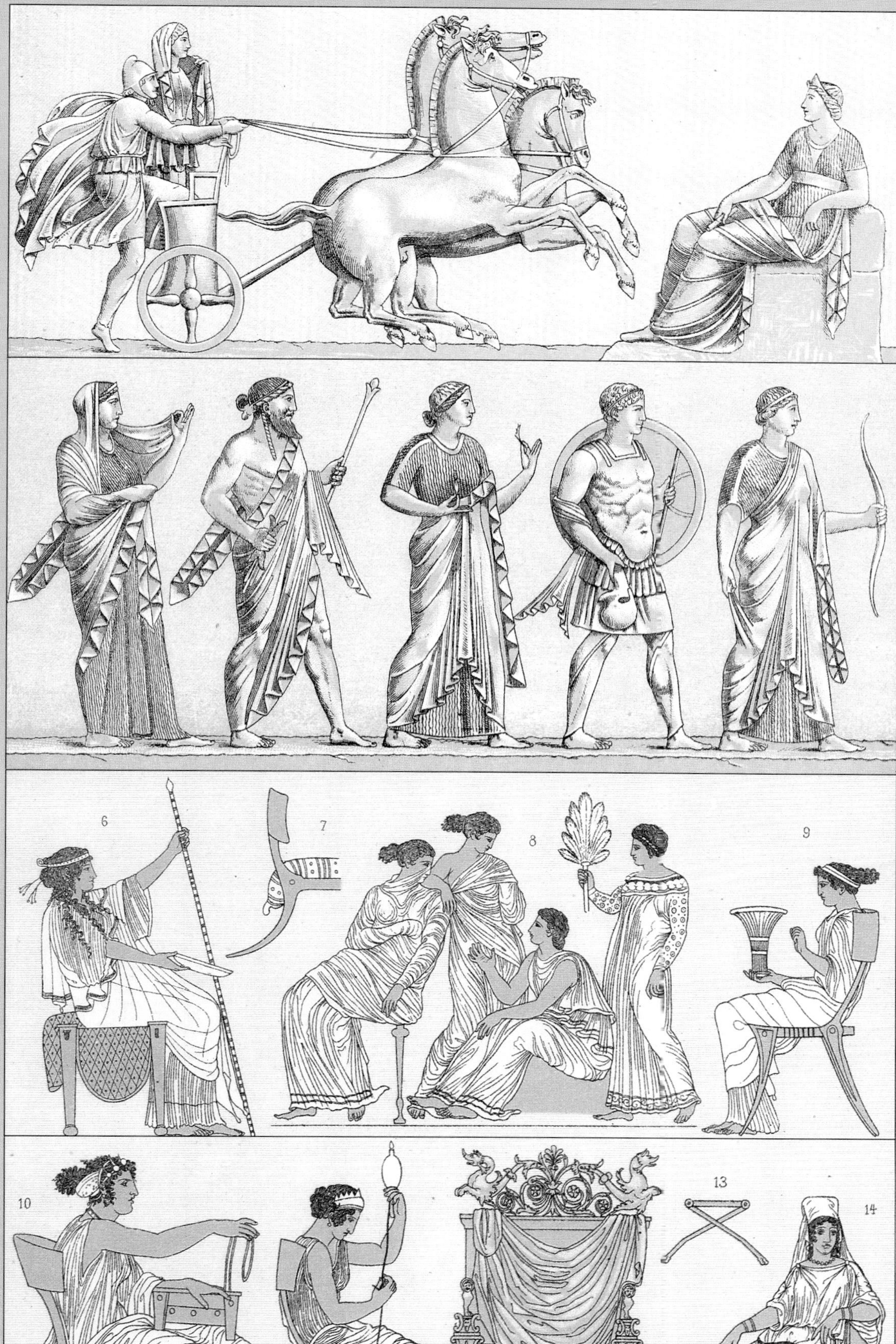
6
7
8
9
10
11
12
13
14

ROM

DAS PRIVILEG DER TOGA

Die Toga war die Hauptoberbekleidung der römischen Bürger. Es handelte sich dabei um eine Ziviltracht. In der Armee wurde ein militärischer Umhang hinzugefügt – entweder das *Sagum* oder das größere *Paludamentum*. Ein römischer Bürger, der eine Toga trug, wurde *Togatus* genannt, und zur Zeit des römischen Imperiums war die Toga ein Statussymbol; der Arbeiterklasse war es nur an Festtagen erlaubt, diese zu tragen. Einem Ausländer oder Sklaven war es nie erlaubt, wohingegen es einem freigelassenen Sklaven gestattet war, die Toga zu tragen. Ein Römer, der seine Bürgerrechte verlor, büßte damit auch das Recht, die Toga zu tragen, ein.

Zur Zeit der römischen Kaiser war es auch Brauch, das Hochzeitsbett mit einer Toga zu bedecken. Außer bei privaten Trauerfällen war die Toga des wohlhabenden Bürgers aus qualitativ sehr guter, weißer Wolle. Handwerker und arme Leute trugen Togen aus dunkelgefärbter Wolle. Die kaiserliche Toga war purpurn. Die Toga *Candida* war in einem besonderen Weiß gefärbt und wurde von denen getragen, die darauf hofften, siegreich aus den Wahlen hervorzugehen – daher der Begriff „Kandidat". Die frühzeitliche Toga war nicht das weitgefaltete, wehende Gewand wie in den Beispielen gegenüber dargestellt, sondern viel einfacher gehalten. Leider ist nicht bekannt, wie sie sich veränderte und zu dem großartigen, symbolischen Gewand des kaiserlichen Rom entwickelte.

1.3 Ein Kaiser, dessen Kopf von einem Lorbeerkranz gekrönt wird und der eine purpurne Toga trägt.

1.5 Ein Senator, der seine Toga über die Schulter geschlagen trägt, um seine Hände frei zu halten.

1.6 Alexander der Große, zu Pferd im Kampfe.

1.1 Ein Senator in seiner Toga.

1.11 Nero, von dem Sueton behauptete, daß er ein Kleidungsstück nie mehr als einmal getragen habe. Hier erscheint er in einem sehr fraulichen Kostüm.

Seine Tunika, ein *Collobium*, hat halblange Ärmel und reicht ihm kaum bis an die Knie. Über diesem zivilen, unmännlichen Kostüm trägt er einen Feldherrenmantel.

1.13 Ein Redner, der seine Toga über seinen Kopf geschlagen trägt, wobei jedoch sein Gesicht sichtbar bleibt.

Trotz der großen Anzahl von Kunstwerken, die römische Frauen darstellen, ist nicht viel über ihre Kleidung bekannt. Das liegt daran, daß bei einem Großteil römischer Standbilder Frauen in den Kostümen griechischer Göttinnen gezeigt werden. Das weibliche Hauptoberkleidungsstück war die *Palla*. Diese war manchmal über den Kopf geschlagen (**1**.8) und gerade so kurz, daß der Ziersaum, die *Instita*, des Kleides oder der *Stola* sichtbar blieb. Letztere wurde über einem Hemd getragen und von zwei Gürteln gerafft, von denen der eine unter der Brust und der andere um die Hüften getragen wurde, um eine hängende Falte zu erzielen (**1**.4).

1.7 Eine sitzende Frau in einer *Palla*, die ihre Arme völlig bedeckt. Die Frau hält die Falten hoch, so daß ihr Gesicht teilweise verschleiert ist.

1.9 Die Muse Calliope trägt ihre kompliziert arrangierte *Palla* wie eine Toga.

2 Die meisten dieser Beispiele für Kopfschmuck stammen von römischen Kunstwerken. Einige sind jedoch griechischen Ursprungs.

Sie sind im Uhrzeigersinn von oben links numeriert:

1 – eine Perücke; 2 – eine Skulptur der Faustina, der Gattin des Antonius; 3 – Plotina, Gattin des Trajan; 4 – Julia, Tochter des Titus; 5 – eine Frau, nach Caylus; 6 – Zonobia, Königin von Palmyra; 7 – Livia, Gattin des Augustus; 8 & 9 – derselbe griechische Kopf, von verschiedenen Seiten gezeigt; 10 – die Skulptur einer griechischen Frau, die einen Schleier trägt; 11 – Faustina, Frau des Mark Aurel.

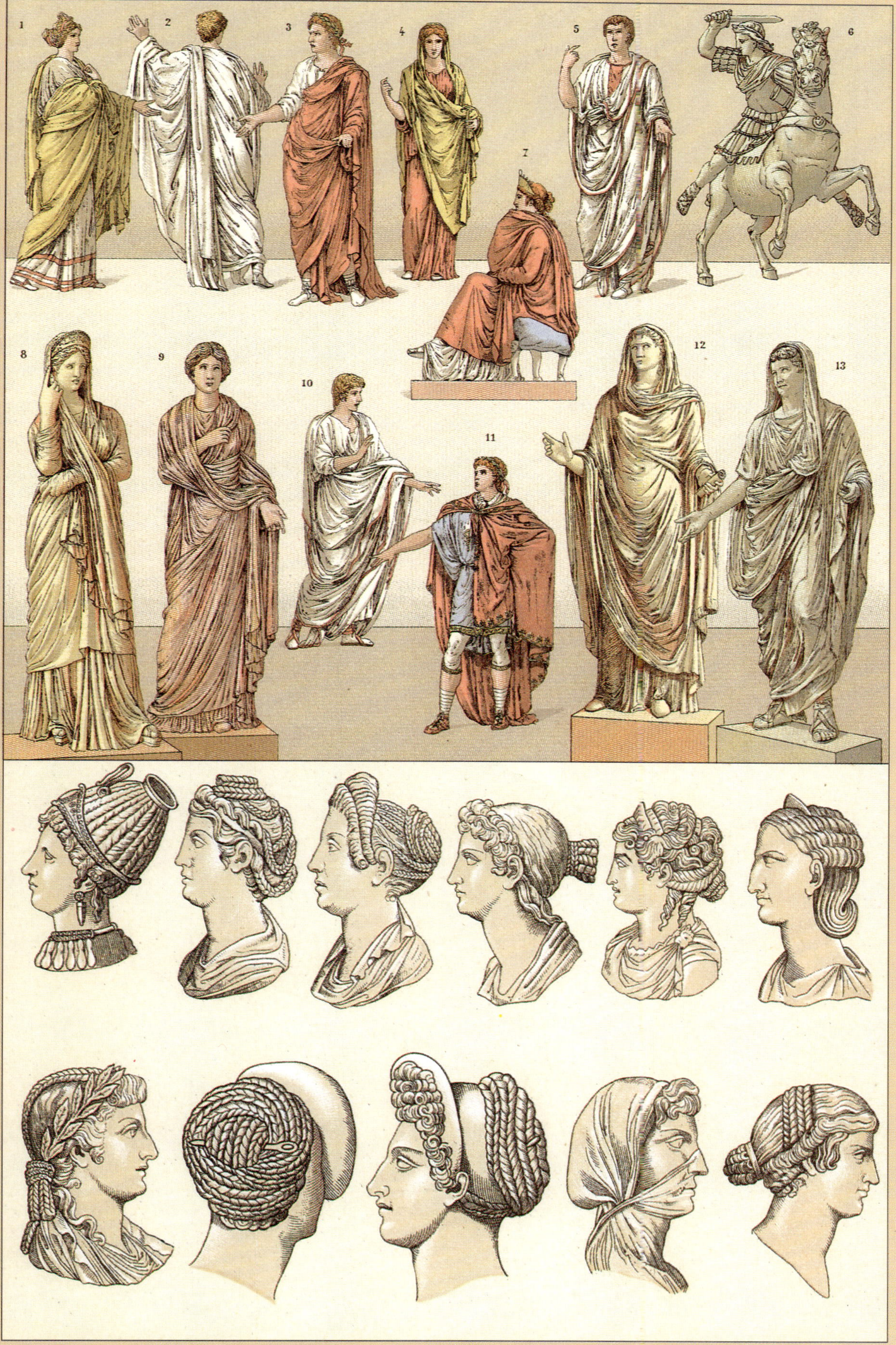
1
2
3
4
5
6
7
8
9
10
11
12
13

OPFERUNGSRITUALE

Opferungen spielten im religiösen und privaten Leben der Römer eine große Rolle. Sie hatten eine doppelte Funktion: zum einen die Besänftigung der Götter und Göttinnen, denen alle ausgeliefert waren, und zum anderen die Voraussage der Zukunft mit Hilfe des Orakels. Weitreichende Entscheidungen wurden von dem Gesundheitszustand tierischer Eingeweide abhängig gemacht.

Aus diesem Grunde wurde das Ritual oft von der höchststehenden Persönlichkeit des Landes vollzogen oder zumindest überwacht. Diese stilisierten Szenen aus dem römischen Leben stammen von der Trajansäule.

1 Ein dem Gott Mars gewidmetes Opfer, für das drei Tiere geschlachtet werden müssen, ein Schwein, eine Kuh und ein Stier.

Die Tiere wurden dreimal um die Opferstelle geführt, um sie zu reinigen, dann wurden ihnen die Kehlen durchgeschnitten. Hier findet gerade die Prozession um das Lager statt. Kaiser Trajan spielt die Rolle des *Martialis* und des Priesters, wobei er Wein in das Feuer schüttet, das auf dem aus Ziegeln gebauten Altar brennt.

Der Mann, der den Stier führt und eine Axt trägt, wird *Popa* genannt. Ihm folgt der *Cultrarius*, der den Opfern mit einem geheiligten Messer den letzten Stoß versetzt. Beide Männer tragen ein Opfergewand, das *Limus* genannt wird. Dieses wurde auf der Taille mit einem Gürtel gehalten und war mit einem purpurnen Band eingesäumt.

2 Die Opferung eines Stieres und einiger Früchte, darunter eine Ananas. Da diese meist der Cybele gewidmet war, ist es anzunehmen, daß das Opfer ihr galt. Wiederum überwacht Kaiser Trajan das Ritual.

2 in der Mitte: Trajan erscheint noch einmal in einem anderen Gewand. Das deutet darauf hin, daß für diese Zeremonien keine rituelle Tracht vorgeschrieben war.

2 rechts: die *Victimarii*, die Diener des Priesters, der die Opferung leitet, halten das Tier nach unten, so daß der *Popa* mit der Rückseite der Axt seinen Stoß ausüben kann. Alle Teilnehmer tragen den zeremoniellen Lorbeerkranz.

3 Das Fragment einer Neptun gewidmeten Opferung. Wie es der Brauch war, wird diesem Gott ein schwarzer Stier dargebracht.

Oben rechts: Ein *Popa*, mit einem Schlegel bewaffnet, hält einen Stier.

3 in der Mitte: Eine Opfergabe ohne Tiere, bei der auf einem Altar als Weihgabe an die Götter Weihrauch verbrannt wird. Weihrauch war ein Bestandteil aller Opferungen, aber in diesem Fall sind keine Tiere beteiligt. Das Ritual wird von einer Frau ausgeführt, der ein kleines Mädchen assistiert.

Die zwei Säulen mit den Köpfen des Hermes im Hintergrund deuten darauf hin, daß das Opfer wahrscheinlich Merkur galt.

3 rechts: Eine Opferung für Cybele oder Bacchus. Anscheinend versuchen die Priester anhand der Untersuchung der Eingeweide, die auf dem Altar verbrannt werden, die Zukunft vorherzusagen.

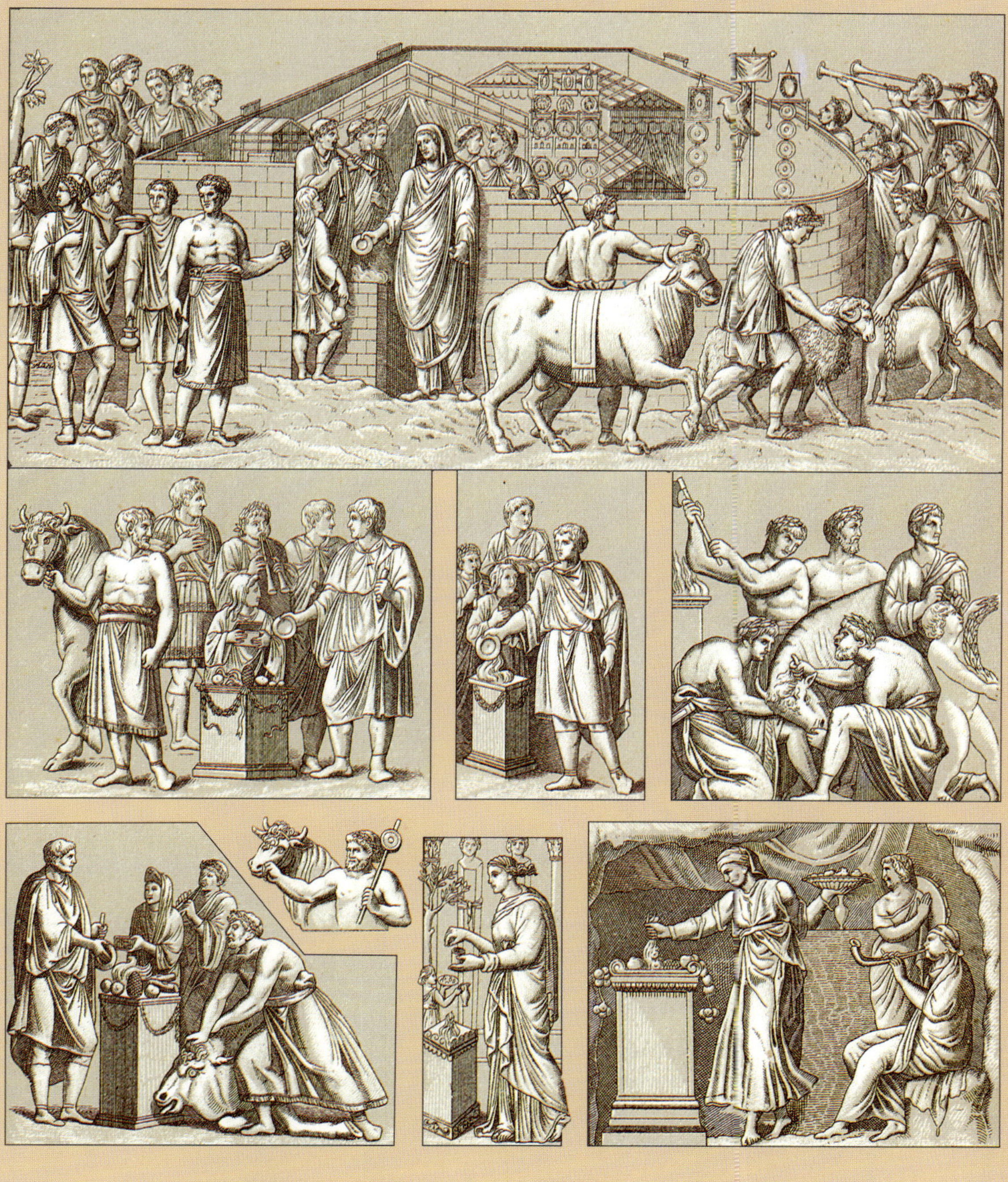

DIE MACHT ROMS

Die wahre Macht Roms lag in der Stärke seiner Legionen. Rund 400 Jahre lang beherrschten diese ausdauernden und disziplinierten Truppen, von ein paar Rückschlägen abgesehen, die bis dahin bekannte Welt. In den Städten unterhielten unterdessen professionelle Gladiatoren den Pöbel.

1 Der römische Militärsalut: das gezogene Schwert wird gerade nach oben gehalten.

8 Ein *Zenturio*, der einen Weinstock, sein Rangzeichen, trägt. Seine Schwertscheide ist mit Beschlagnägeln verziert und sein Helm hat einen silbernen Helmbusch mit einem Wedel aus dunklen Federn.

9 & 22 Ein Infanteriesoldat, *impeditus*, das heißt „beladen" beim Marschieren. Sein Eisenhelm ist an einem Metallstück auf der rechten Seite seiner *Lorica* (Panzer) befestigt – den zwei Metallplatten, die die Brust bedecken, mit stählernen Schulterstücken und einem Stahlband um die Taille. Er trägt die traditionellen Sandalen der Soldaten, die *Caligulae* genannt werden.

10 Ein Tribun der Rheinarmee. Es gab normalerweise sechs Tribune in einer Legion, von denen jeder eine Kohorte kommandierte. Er trägt eine *Phaleroe*. Diese war griechischer Herkunft und aus runden Gold-, Silber- oder anderen Metallplaketten hergestellt, auf denen der Kopf eines Gottes, Kaisers oder eines militärischen Führers eingraviert war.

11, 12, 17 & 32 Gladiatoren; die auf den Bildern 11, 12 & 17 dargestellten tragen Helme mit Sehschlitzen für die Augen, die ihre Köpfe vollständig bedecken.

Dazu die *Campestra*, eine Art Rock, der um die Hüften gefaltet ist, um Bewegungsfreiheit zu gewähren.

21 Ein Kavallerieoffizier, der eine *Dalmatik* trägt. Sein Schwert ist länger als das des Infanteriesoldaten, damit er den Feind vom Pferderücken aus erreichen kann. Sein Schild, *Parma* genannt, ist aus bemaltem Holz und mit Bronze verziert. Ein solcher wurde auch von den Truppen, die leichte Waffen trugen, benutzt.

23 Cäsar, der den Purpurmantel des *Imperators*, oder des „führenden Feldherrn" der Republik, trägt.

Sein *Parazonium* (26) hat eine Lederscheide, die mit Bronze verziert ist. Sein *Cinctorium* ist ebenfalls aus Bronzeteilen (im Detail in 27). Seine Rüstung ist aus Leder mit kunstvoll dekorierten Schulterstücken und kurzen, gefransten Ärmeln (Details in 19).

24 Der *Triare*, der einfache Infanteriesoldat. Zu dieser Zeit war seine Ausrüstung noch fast genau die gleiche wie die eines griechischen Kriegers.

Er trägt einen Bronzehelm mit Kinnriemen und einen Helmbusch mit einer hängenden Feder. Sein Überrock erinnert an den griechischen Küraß aus Tierfell oder Leinen. Seine Unterkleidung, *Subarmale* genannt, ist aus Wolle mit weiten, kurzen Ärmeln. Der Brustschild ist aus Bronze.

Sein Schwert, *Gladius*; hat einen Elfenbeingriff und eine Elfenbeinscheide (25). Anders als die Griechen trugen die Römer ihre Schwerter immer an der rechten Seite. Der Schultergurt ist aus bemaltem Leder und die Beinschienen, *Cnemides* genannt, sind aus Eisen. In der rechten Hand hält er ein *Pilum*.

30 Ein Wappenträger. Das höchste Wappen der Legion war der Adler. Jede Kohorte wie auch jeder Manipel, eine Unterabteilung der Kohorte, hatte ein eigenes Wappen. Hier ruft die geöffnete rechte Hand den heiligen Eid in Erinnerung, der von den Soldaten geschworen wurde. Sie wird somit zum Symbol der Treue und der Eintracht und gibt diesem Wappen den Namen *Concordia*. Die Hand ist von einem Lorbeerkranz umgeben.

33 Ein Fußsoldat aus den östlichen Provinzen des Kaiserreichs. Anstelle einer metallenen *Lorica* trägt er eine *Dalmatik* aus zahlreichen Lederstücken in Doppelschichten und mit Bronzenieten bedeckt. Diese gewährte mehr Bewegungsfreiheit.

34 Ein Fahnenträger der Kavallerie, *Vexillarius* genannt. Das *Vexillium* war ein Banner oder eine Flagge (Detail in 29) der Kavallerie. Es bestand aus einem viereckigen Stück Tuch, das an einer horizontalen Stange befestigt war und von zwei bronzenen Adlern überragt wurde. Die *Parma* ist aus bemaltem Holz und in der Mitte mit einem kegelförmigen Eisenstück versehen.

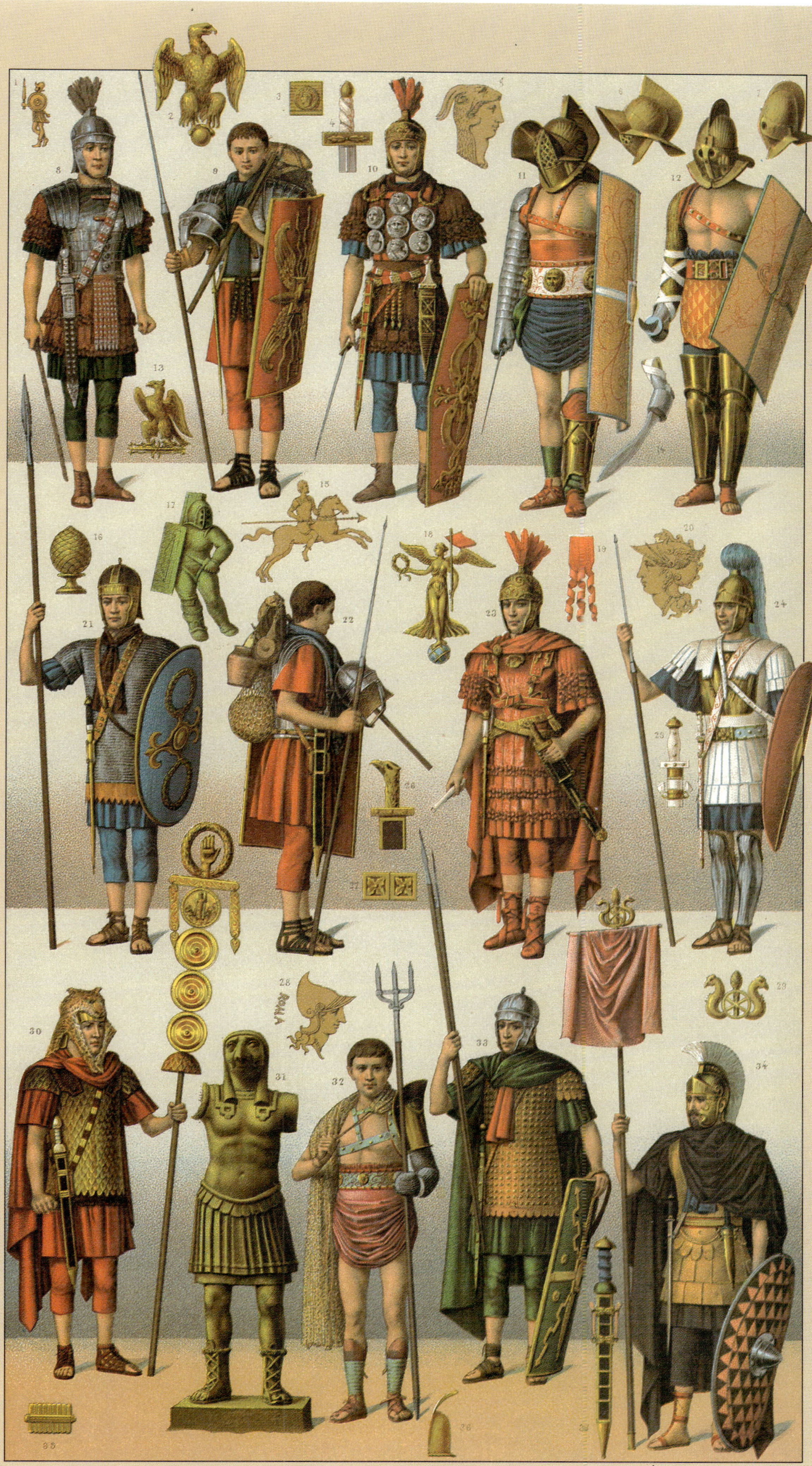

DAS EUROPA DER BARBAREN

DIE FEINDE DER RÖMER

Die Figuren auf diesen Illustrationen sind alles andere als Zeitgenossen. Die Krieger, mit Bronze und Eisen bewaffnet, kommen aus den unterschiedlichen Völkergruppen, die das römische Kaiserreich bekämpften: es sind Kelten und Gallier, Germanen, Teutonen, Slawen, Skythen, Finnen und Tartaren. Ebenfalls abgebildet sind Asiaten, die sich zu der Zeit der großen Invasion der Barbaren vom Norden her im vierten und fünften Jahrhundert unseres Zeitalters unter den Namen Goten, Westgoten, Hunnen und Vandalen zusammenschlossen. Ihre wiederholten Angriffe brachten fünfhundert Jahre nach der Schlacht von Aktium und zwölfhundert Jahre nach Romulus das alte westliche Kaiserreich zu Fall.

Und doch existierte Rom noch nicht einmal zu der Zeit, als einige der hier dargestellten Steinzeitvölker schon über europäischen Boden streiften.

1 Ein megalithischer Krieger, mit einer Axt, deren Steinkopf durchbohrt wurde, um den hölzernen Griff festmachen zu können (4).

2 Ein Mann, ebenfalls megalithisch, der eine rauhe Wollmütze, ein Hemd, eine Hose, eine Fellweste und eine Halskette aus Keilerzähnen trägt.

3 Ein Mann des Tumulusstammes, der nach seinen Hügelgräbern benannt ist. Seine Fellmütze ist mit Lederriemen aufgebunden, und sein Schwert hat eine Eisenklinge.

5, 7 & 8 Cro-Magnonmänner aus dem paläolithischen Zeitalter.

5 Dieser Cro-Magnonmensch trägt ein Messer aus Feuerstein nebst einer Tasche mit Feuersteinen. Seine Schuhe sind aus Tierhaut und mit Haaren gefüttert (10).

Der Mann in 7 trägt einen Holzspeer, sein Holzknüppel ist am Gürtel befestigt. Seine Tunika ist aus Bären– die Mütze und die Weste aus Rentierfell.

Der Mann in 8 scheint ein Häuptling zu sein. Er hält einen Speer mit Widerhaken, eine Lanze mit einem hölzernen Schaft, einen Dolch aus dem Elfenbein eines Mammuts (8) und einen Führerstab aus Hirschgeweih (9).

22 Ein Soldat aus dem Bronzezeitalter mit einem Helm aus dickem Leder mit herunterhängenden Federn. Sein Küraß ist aus Hanf, der hohe, elliptisch geformte Schild aus bemaltem Holz und mit Bronzestreifen verstärkt.

25 Ein Krieger mit einem langen Küraß, der sich auf der Vorderseite überkreuzt. Sein Helm ist aus Leder mit Bronzebeschlägen. Er trägt ein langes Schwert mit einer Eisenklinge und einem Knochengriff. Seine Unterarme sind durch Bronzearmbänder geschützt (27).

26 Ein Häuptling mit einem goldenen Helm, der mit einem Helmbusch und einem Roßhaarwedel versehen ist (Seitenansicht, 28). Sein militärischer Umhang und seine Tunika sind aus roter Wolle. Der Umhang ist an beiden Seiten oben an der Brust mit einer bronzenen Fibel befestigt, die aus einem diamantenbesetzten Halbkreis besteht, von dem feine Ketten mit Bronzeanhängern hängen, was einen schimmernden Effekt erzielt (29).

30, 35 & 37 Krieger des Bronzezeitalters. Der Krieger auf Bild 30 trägt ein kurzes Bronzeschwert, auch die Spitze seiner Lanze ist aus Bronze. Sein Küraß ist aus widerstandsfähigem Leder (Details 43, 44 & 36). Der Krieger auf Bild 35 zeigt einen Bronzehelm mit Flügeln aus Federn. Sein mit Bronze verzierter Schultergurt stützt sein Bronzeschwert. (Details 31, 39 & 41). Auf Bild 37 wird der gefranste Umhang des Kriegers mit einer Bronzespange befestigt. (Details 31, 39 & 41).

33 Ein Häuptling des Bronzezeitalters. Sein Bronzehelm ist spitz und mit der Feder eines weißen Reihers geschmückt. Sein Umhang, seine Kniehosen und Tunika sind aus weißer Wolle. Sein Panzer ist sehr lang und aus widerstandsfähigem Leder mit Bronzebeschlägen, während der Gürtel eine Bronzeschnalle hat, an der sein Schwert, sein Messer und seine Dolche hängen (Details 32 & 40).

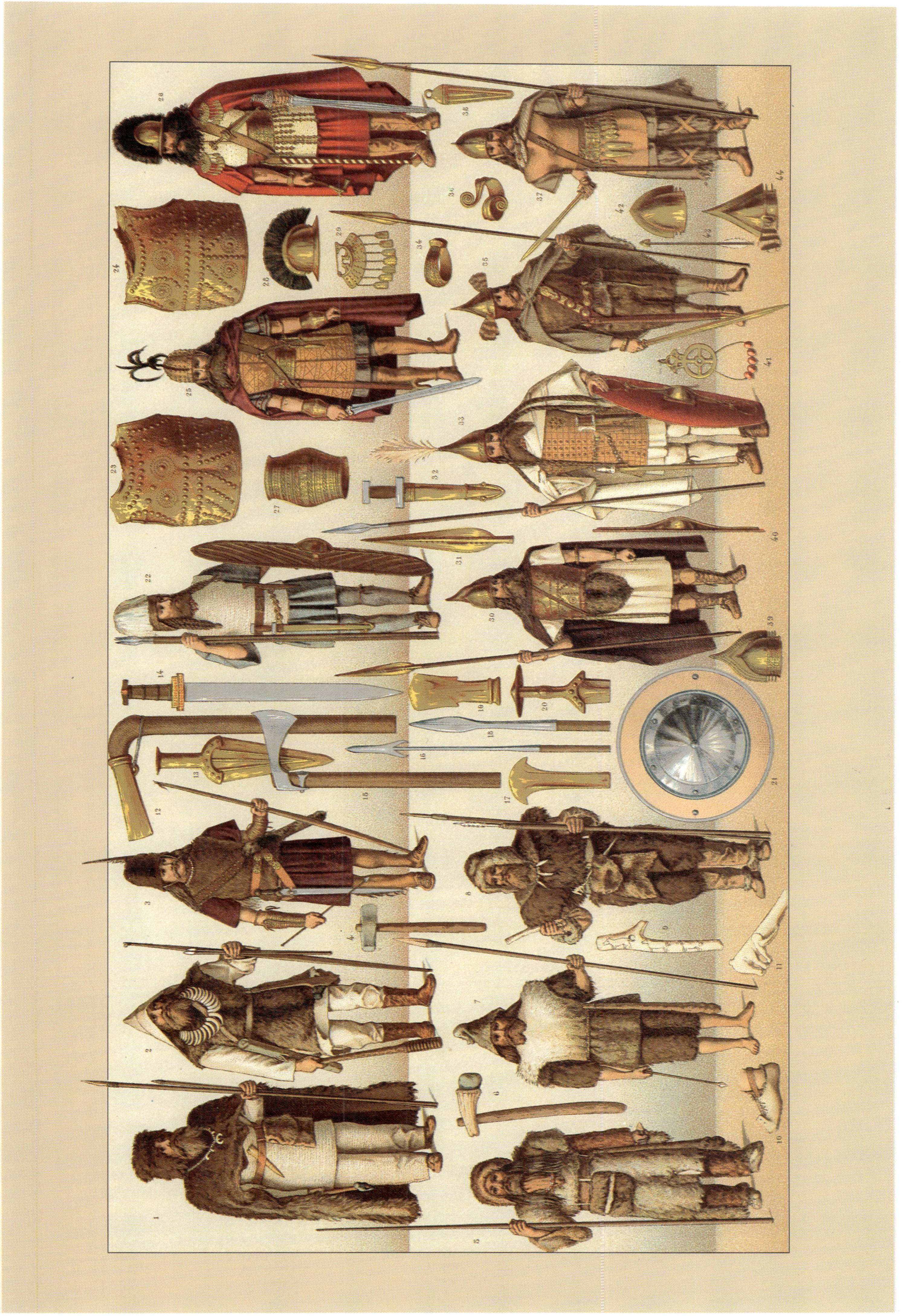

BRITEN UND GALLIER

WIRKUNGSLOSER PUTZ

Die Gallier und die alten Briten, die Kelten, erfüllten die gesamte alte Welt mit dem Klang ihrer Waffen. Einmal siegreich, erwiesen sie sich allerdings als unfähig, ein organisiertes Nationalgefühl zu entwickeln. Daher verfielen sie zwei oder drei Jahrhunderte vor Christus in einen Zustand militärischer Dekadenz.

Die militärischen Anführer trugen herrliche Waffen und besaßen prächtige Pferde und Streitwagen. Über eine mit Goldblumen bestickte Tunika trug ein Häuptling einen vergoldeten Küraß oder einen glänzenden eisernen Panzermantel, der eine gallische Erfindung war. Dieser war zwar schön, jedoch unpraktisch. 58 vor Christus wurden die Gallier von Julius Cäsar besiegt.

1 Der Häuptling *Sutticos de Rouen*, der sein Haar kampfbereit zu einem Pferdeschwanz zurückgebunden hat und einen goldenen Halsschmuck trägt.

2 Ein Häuptling in Alltagskleidung: Er trägt sein Haar offen und außerdem ein Halsband aus farbigen Perlen, die aus Stein, Ton oder Glas sind.

3 Ein Krieger mit aufgebundenem Haar.

4, 5, 6 & 8 Gallische Frauen. Wie die Römerinnen benutzten auch sie Kosmetika: Ihr Haar war oft mit weißer Asche gepudert; sie wuschen ihre Gesichter mit Bierschaum und dunkelten ihre Augenbrauen mit einer Flüssigkeit nach, die sie aus der Seenadel gewannen. Sie trugen lange Kleider, oft mit Schürzen und hatten, wie auch die gallischen Männer, eine Leidenschaft für Schmuck.

Die barfüßige Frau auf Bild 4 trägt offenes Haar und eine Tunika mit langen, weiten Ärmeln. Die Frau auf Bild 5, die ebenfalls barfüßig ist, trägt eine Tunika, die mit einem roten, fransig gezackten Band eingesäumt ist. Ihre rechte Hand hält eine Schürze.

Die Frau in 6 trägt Schuhe, aber ihr Kopf ist von ihrem Umhang bedeckt, der dem *Pallium* römischen Stils ähnelt. Das könnte ein Zeichen des Alters, der Witwen- oder Gefangenschaft sein. Der Stil des Kopfschmuckes auf Bild 8 war in Gallien allgemein üblich und wurde dann von den Sklavinnen in Rom übernommen.

7 Ein Bauer, der eine Tunika mit zwei vertikalen Streifen trägt, die mit einem Gürtel befestigt ist. Sein Halsband ziert ein Anhänger, und er trägt eine Krummaxt.

10 Ein Krieger, der an einem Menhir lehnt. Sein Helm, Küraß und Schild sind mit Beschlagnägeln und Zacken verziert. Seine Schuhe, die *Gallica*, haben dicke Sohlen und werden am Rist des Fußes gebunden.

11 Ein bewaffneter Bauer, der eine phrygische Mütze trägt. Seine Oberbekleidung ist die berühmte *Caracalla*, die von Strabo als die „gallische *Palla*" bezeichnet wird.

9, 12, 13 & 14 Bauern, die verschiedene Arten des *Bardocunulle* tragen: ein Umhang mit Kapuze. Dieser war ein Vorläufer der Mönchskutte.

16 Ein Krieger, der einen Helm trägt, der *Berru* genannt wird, da er 1872 bei Berru in Frankreich gefunden wurde.

Auf seinem Rücken befindet sich ein runder, keltischer Schild; die Beinschienen, die er über seinen Kniehosen trägt, sind griechischen Ursprungs.

21 Ein Infanteriesoldat, der die Standarte des goldenen Keilers trägt, ein gallisches Symbol für Vortrefflichkeit. Seine Tunika ist in leuchtenden Farben gestreift, und sein Umhang ist ein militärisches Kleidungsstück, das von den Römern *Sagum* genannt wurde.

22 & 23 Gallische Reiter waren berühmt für ihre Tapferkeit. Hier wird die Standarte des goldenen Keilers auch als Waffe benutzt.

33 Ein kampfbereiter Krieger, der einen Eisenhelm (39) mit Kinnriemen, Hörnern und einem Helmaufsatz in der Form eines kleinen Rades trägt.

34 Ein Soldat, der ein *Carnyx*, das Kriegshorn und Signal für eine blutige Schlacht trägt.

35 Ein gallischer Häuptling mit einem Bronzehelm, der mit den zwei großen Flügeln eines Raubvogels geschmückt ist.

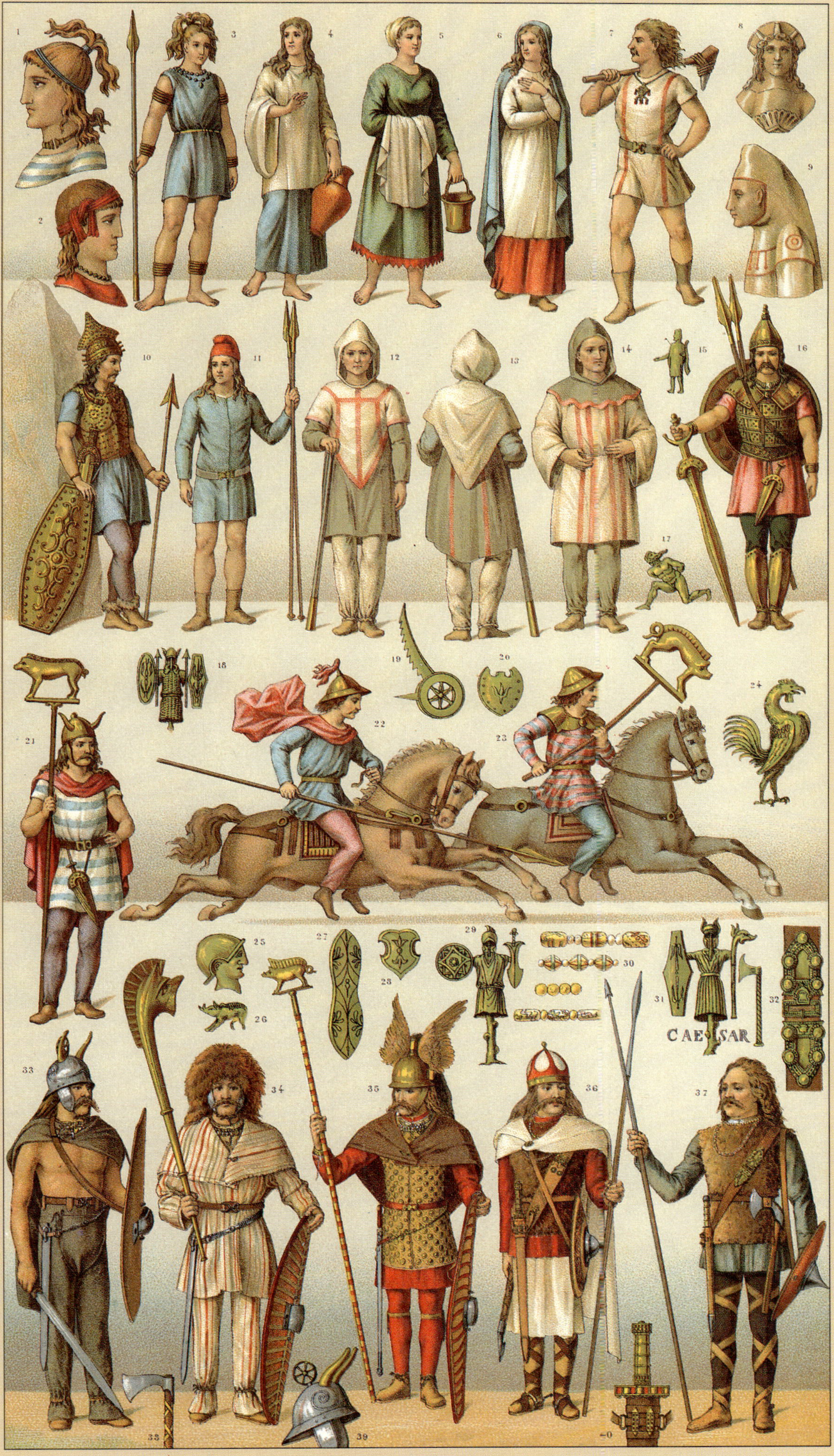
CAESAR

TEIL ZWEI

ALTERTÜMLICHE KULTUREN DES 19. JAHRHUNDERTS

RACINETS TITEL FÜR DIESEN TEIL ist etwas ungeschickt, es ist jedoch schwierig, einen besseren zu finden. Er schließt damit alle Gebiete der Welt ein, deren Kostüme sich in den 80 iger Jahren des 19. Jahrhunderts nicht mit seiner Vorstellung vom Stil und von der Mode Europas in Einklang bringen ließen.

Dieser Begriff schafft eine Reihe von seltsamen Anomalien. Racinet scheint damit angefangen zu haben, den Ausdruck "altertümliche Kulturen" für die Gesellschaften zu benutzen, die in seinen Augen tatsächlich unzivilisiert waren, obwohl er sich selten herablassend äußert: dementsprechend ist seine Behandlung der Ureinwohner von Ozeanien (ein Begriff, der mißverständlich verwendet wird und sowohl Teile des Fernen Ostens als auch Australien und die Pazifischen Inseln mit einschließt), der amerikanischen Indianer und der Afrikaner. Racinet teilte offensichtlich die im 19. Jahrhundert übliche Faszination für Trachten und Bräuche von Gesellschaften, die in vielen Fällen erst weniger als 100 Jahre bekannt waren, und die zu seiner Zeit immer noch entdeckt und erforscht wurden. Er teilte außerdem das Interesse an Rousseaus Begriff des "Edlen Wilden" – eine Anerkennung der grundlegenden, natürlichen Tugenden der Menschheit, noch unberührt von einer zusehens gewinnsüchtigeren Industriegesellschaft.

Plötzlich muß Racinet jedoch eine andere Richtung eingeschlagen haben, da er von der Schlichtheit nomadischer Stammesmitglieder zur Komplexität und zur feinen Differenziertheit von Kulturen, die älter und andersartig sind als seine eigene, umschwenkt: China, Japan und Indien. Hier wird er überraschend kritisch – zumindest was deren Dekadenz angeht. Er entrüstet sich besonders über die Gewohnheit des Opiumrauchens – ob sie nun existierte oder nicht – am chinesischen Kaiserhof; dabei scheint er die berüchtigte Beteiligung der europäischen Mächte am chinesischen Opiumhandel völlig außer acht zu lassen. Aber viele von Racinets Informationen und Kommentaren auf diesem Gebiet – und in diesem ganzen Teil des Buches – stammen von Erzählungen und Berichten Reisender. Dieser Teil des Buches enthält noch eine weitere Kategorie "altertümlicher Kulturen": die des Mittleren Ostens und der Türkei. Diese Gesellschaften sind wiederum andersartig. Die Türkei wird hier zum Beispiel umfassend behandelt. Zu dieser Zeit war die Türkei noch immer der Mittelpunkt des ottomanischen Kaiserreichs, das an seinem Einflußbereich in Europa – einst in seinem Besitz – festhielt, und hatte eine gutentwickelte und festbegründete Bürokratie. Da sich der Kleidungsstil jedoch stark von der allgemeinen europäischen Tradition unterschied, wird die Türkei hier behandelt. Racinet nimmt sich trotzdem noch die Zeit, sich mit mißbilligendem Vergnügen über die persischen Tänzerinnen und die Rituale des Kaffeekochens auszulassen.

Die Quellen für die Illustrationen in diesem Teil scheinen sowohl zeitgenössische Drucke als auch Gravierungen zu sein und – im frühen Stadium dieses Mediums – die Photographie. Er bezieht sich im Text mehrmals auf Photographien als Quellen, und zwar hauptsächlich in Kommentaren über die Art und Weise, in der sich ein Illustrator von dem Original entfernt hat.

OZEANIEN

MALAIEN, PAPUAS, EINGEBORENE

Der Anthropologe Rienzi behauptete, vier individuelle Rassen auf den Archipeln und Inseln des Pazifischen Ozeans identifiziert zu haben. Später wurde jedoch allgemein anerkannt, daß es drei Hauptrassen gibt: die Malaien, die die Küsten bewohnten, bis Eindringlinge sie ins Inland zurückdrängten; die Papuas, die Fischer sind und vorwiegend entlang der Ufer leben, und die nomadischen Ureinwohner Australiens.

1, 15 & 17 Papuas. Der Krieger auf Bild 1 trägt nur einen Lendenschurz und hat ein Amulett in der Form einer menschlichen Figur um den Hals. Sein Haar ist mit einem Holzkamm und einem Büschel Federn geschmückt, während der Säbel oder *Peda* um den Hals getragen wird.

15 Eine einfache wollene Tunika mit einem gefransten Saum. Der Schultergurt ist mit Federn, der halbkugelige Blätterhut mit Muscheln geschmückt.

17 Ein Krieger mit einem Grasrock; sein Haar ist mit einer Lösung aus gelöschtem Kalk (Kalkmilch) rot gefärbt und dann mit einem Pulver, das aus pulverisierter Koralle gewonnen wird, gebleicht worden. Es wird mit einem Diadem aus Kasuarfedern und einem Stirnband aus kleinen Muscheln gekrönt. Der Kamm des Kriegers ist mit einem Büschel Federn des Paradiesvogels verziert.

3 & 18 Angehörige des Kanakenstammes aus Neukaledonien, für einen Festtag gekleidet. Die Frisuren waren individuell verschieden, aber die meisten Kanaken banden ihr Haar mit farbenfrohem Stoff, der oben mit einem Federbüschel versehen war, hoch. Einige trugen Bärte, während andere sich mit geschliffenen Austernschalen rasierten; fast alle hatten durchstochene Ohrläppchen. Der Krieger (18) trägt eine Maske, die seine Feinde abschrecken soll.

8 & 10 Australische Ureinwohner, die Pfeil und Bogen nicht kannten, sondern sich auf Holzspeere und Bumerangs (13 & 14) verließen. Die Körperbemalung war ein Bestandteil ihrer Riten.

9 Ein Arossiener aus San Kristobal von den Salomonischen Inseln. Die Arossiener, ein kriegerischer Stamm mit Pfeil und Bogen, Speeren und Knüppeln (5) ausgerüstet, durchstachen sich oft die Nasen und hängten Schmuckgegenstände wie etwa Papageienfedern daran. Hier wird das Haar mit Hilfe eines Bambuskammes hochgehalten und mit Fransen verziert, die zu beiden Seiten des Scheitels herunterhängen. Die Armbänder und der Gürtel sind aus weißen, roten und schwarzen Perlen aus Muschelschalen und werden als Zahlungsmittel benutzt.

11 Ein Eingeborener von den Admiralitätsinseln. Hier ist das Gesicht des Kriegers bemalt und sein Haar mit Hibiskusblüten und Federn geschmückt. Er trägt einen Halsschmuck aus kleinen Muscheln, an denen feine Schuppen befestigt sind. An seinem Hals hängt der Armknochen eines Feindes. Seine Armreifen sind aus großen Muscheln, und er trägt einen fein gearbeiteten Lendenschurz.

12 Ein vitienischer Krieger, dessen Haar entweder mit Kalkmilch oder mit der in Kokosöl eingelegten Rinde eines Baumes rot gefärbt wurde. Dann wurde es in Locken um den Kopf gelegt, zurückgenommen und mit einem Kamm aus Papageienfedern geschmückt. Der Krieger trägt einen Halsschmuck aus Muscheln, Schweinezähnen und Ratten- oder Fledermauskiefern.

19 Ein Krieger von den Neuen Hebriden mit einem hölzernen Helm, dessen Visier mit einem menschlichen Gesicht bemalt ist. Diese Maske wird auf Höhe des Mundes geöffnet und endet in der Form eines Bartes. Seine Brust ist mit einer Verzierung aus geflochtenen Binsen bedeckt, von der drei Anhänger, die aus Zähnen hergestellt sind, herunterhängen. Sein Speer ist mit vielen Widerhaken aus Menschenknochen versehen.

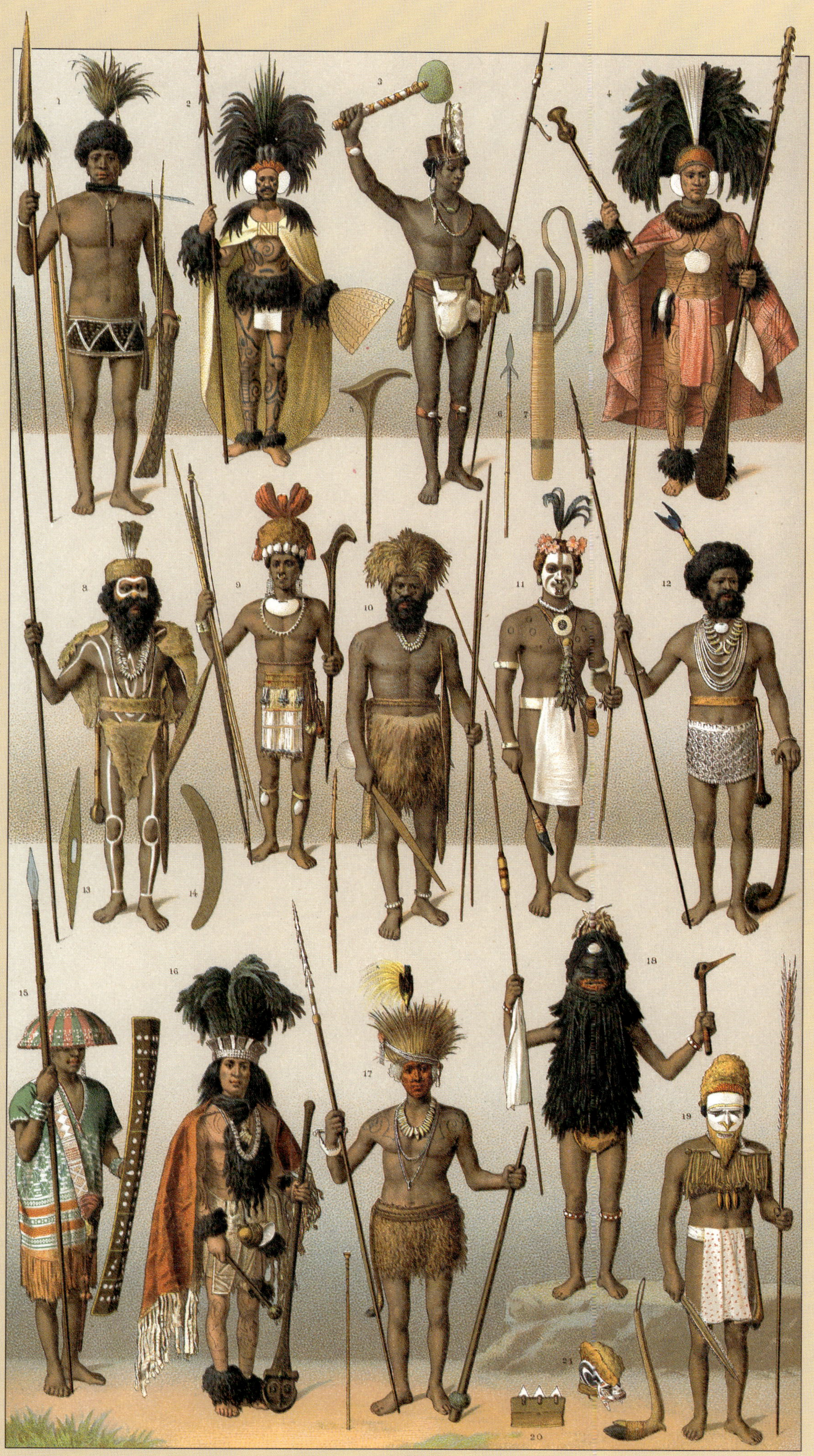
1
2
3
4
5
6
7
8
9
10
11
12
13
14
15
16
17
18
19
20
21

JAVA, BORNEO, SINGAPUR, DIE PHILIPPINEN

Bei den Stämmen Ozeaniens war es unter den Müttern Brauch, ihren Kindern die Nasen künstlich abzuflachen und sie zum Gebrauch von Färbemitteln zum Nachdunkeln ihrer Zähne zu ermutigen. Die Männer des Stammes verschönerten sich – und machten auf ihre Feinde dadurch einen furchterregenden Eindruck – indem sie ihre Körper tätowierten.

1 & 9 Ein Paar aus Java. Die Frau trägt einen leichten Turban und eine lange, pluderige Hose, die um die Taille mit einem schmalen Ledergurt gerafft ist. An ihrem goldenen Halsband hängen zwei Ketten, die mit Edelsteinen besetzt sind.

Der Mann (9) ist ähnlich gekleidet, trägt jedoch eine kegelförmige, oben abgeschnittene Haube und eine Blumengirlande.

2 & 19 Eingeborene aus Borneo in Kampfkleidung. Der Oberkörper (2) wird von einer Brustplatte aus Fischhaut geschützt. Der Lendenschurz unter der Brustplatte endet vorne in einer kleinen Schürze. Der Helm, der einem Schiffchen gleicht, ist aus gewebtem Schilf. Der Kriegsschmuck besteht aus einem Halsband und Armreifen aus Tigerklauen.

Der zweite Eingeborene (19) zeigt mehrere Kleidervariationen. Die Vorderseite seines Helms stellt ein menschliches Gesicht dar, während die Spitze aus dem Schädel eines Madenhackers gefertigt und mit den Arguspfauenfedern geschmückt ist. Den Griff seines Schwertes zieren die Haare von ihm besiegter Feinde. Am Boden befindet sich ein Korb, der zum Tragen abgetrennter Köpfe verwendet wurde.

5 & 7 Karenen aus Borneo. Der Mann trägt Alltagskleidung, wohingegen die Frau in voller zeremonieller Tracht auftritt.

12 Ein Krieger der königlichen Wache von den Hawaiischen Inseln.

15 Ein Binua aus Singapur , in voller Kampfkleidung. Die Lanze ist ganz aus Holz; das Blasrohr, die Nationalwaffe, ist viel kürzer und unpräziser gearbeitet als die späteren Ausführungen, wie zum Beispiel die mit Eisenspitzen versehenen auf den Bildern 19 und 24.

Die Kleidung und der Schmuck des Binuas sind ganz aus natürlichen Materialien: ein Leopardenfell hängt über der einen Schulter, und sein Hut ist mit Federn gekrönt.

16 Ein Malaie aus Borneo. Er hat den geschorenen Schädel eines Mohammedaners und trägt einen Hut in der Form einer umgedrehten Schale, der als Sonnenschirm fungiert. Malaien trugen gewöhnlich zwei Dolche, einen vorne und einen über der Schulter.

18 Eine Frau von der Insel Timor. Ihr Oberkörper wird von einem mit Gold durchwirkten Seidengewebe bedeckt. Sie trägt eine Seidenkappe und einen Rock aus gefärbter Baumwolle in javanischem Stil. Ein Rock ist ihr einziges Kleidungsstück, es sei denn, sie befindet sich in der Anwesenheit von Fremden.

23 & 24 Dayas in Jagd- und Kampfkleidung. Die Frisur mit dem Haarknoten (23) zeigt polynesischen Einfluß. Die Brustplatte (24) ist aus Pflanzenfasern.

25 Die Fliegenklatsche eines Kindes.

30 Ein indianischer Fischer von den Philippinen. Diese Rüstung sieht wie ein eisernes Panzerhemd aus, ist jedoch in Wirklichkeit aus Pflanzenfasern hergestellt.

38 & 39 Frauen aus Daya. Die ärmellose Jacke (38) ist ganz aus Baumwolle. Die kleine Holzkiste, die mit Kordeln befestigt ist, dient als Tasche. Die zweite Frau (39) trägt nur einen Lendenschurz, der ihr bis zu den Knien reicht. Ihr Hut ist aus geflochtenem Stroh und ihr Armband aus Messingdraht.

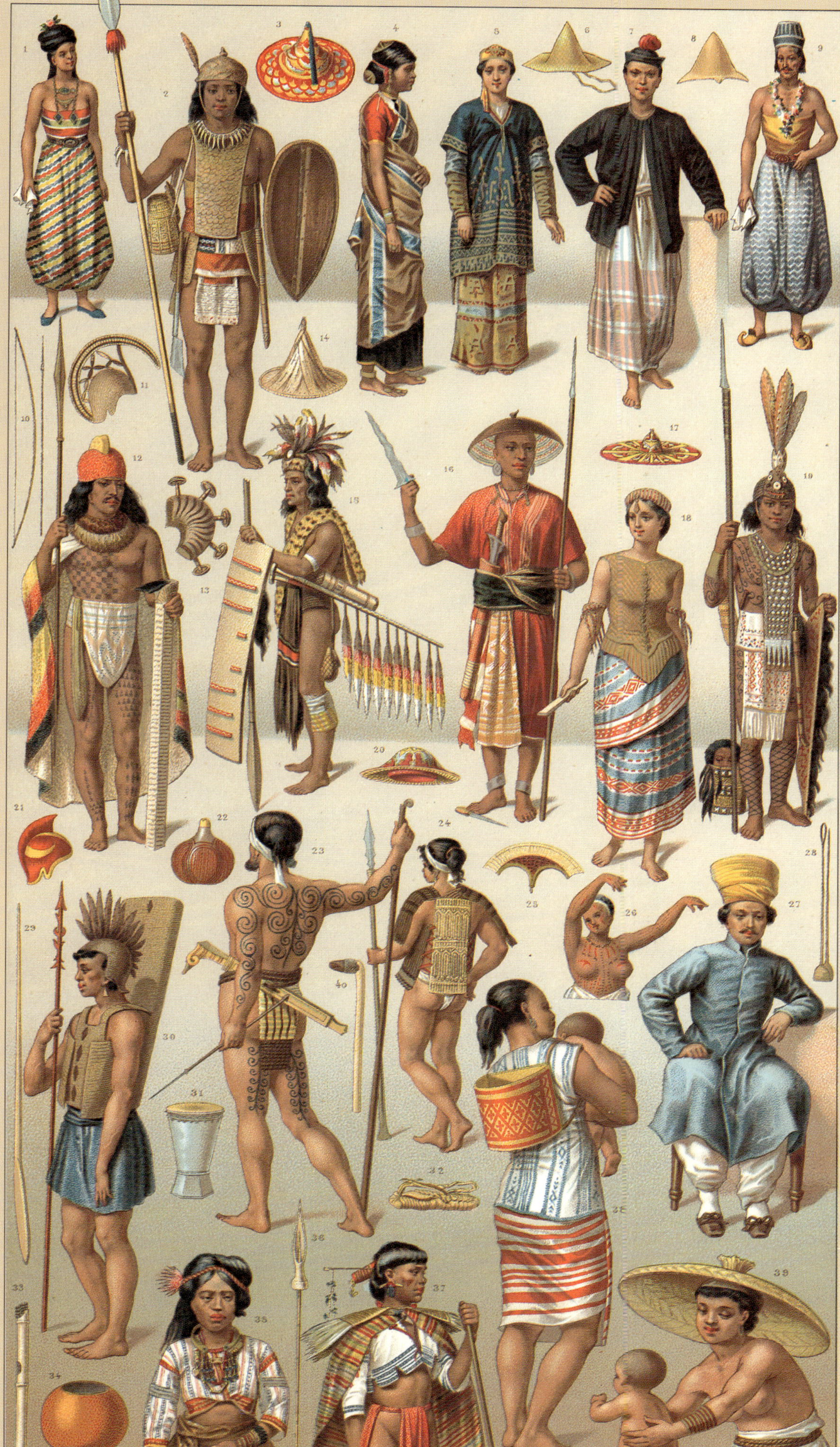

MALAYSIA UND INDONESIEN

Die malaiischen Völker, bei denen ein schlechtgekleideter Mann mit Verachtung gestraft wird, sind die bestangezogenen in Ozeanien: sogar auf den ärmsten und entlegensten Inseln gehen die Malaien nie nackt. Ihre Kleider sind meistens aus heimischen Produkten hergestellt, aber es wurden auch Baumwolle und blaue Stoffe aus Nord- und Südamerika eingeführt.

Das Hauptkleidungsstück der männlichen Tracht ist der *Sarong*. Es handelt sich hierbei um ein Stück Stoff, das *Pagne* genannt wird und etwa 2m lang und 90cm breit ist. Es wird um die Hüften gewickelt und manchmal mit einem Gürtel befestigt.

Wie die Männer tragen auch die Frauen *Pagnes*, diese werden jedoch am Hals geknotet und hängen bis zu den Fußgelenken herunter. Das Haar wird normalerweise am Hinterkopf aufgebunden und mit einer Nadel aus Horn, Büffelhorn oder Messing befestigt.

Alle Illustrationen auf den Bildern **1** und **2** stellen Eingeborene aus Gorontalo, einer Stadt in der Bucht von Tomini in Celebes, dar.

1.1 Alfour de Tondano, Herrscher von Gorontalo, in zeremonieller Kleidung, die die alte Nationaltracht nachahmt. Er trägt einen eleganten Lendenschurz aus prächtig gefärbter Seide. Ein weißes Kopftuch verdeckt das Haar, das vorne von einem seidenen, mit einer Paradiesvogelfeder versehenen Stirnband hochgehalten wird.

1.2 Zeitgenössische zeremonielle Kleidung. Der Schal, der sich über Schultern und Brust kreuzt, wird von einem Gürtel in Position gehalten. Diese Vorrichtung wurde in der Gesellschaft von christlichen Frauen als Glaubenssymbol getragen. Das Kostüm ist aus Baumwolle und der Schal aus Seide.

1.3 & 4 Matrosen in Baumwollkostümen und mit seidenen Schärpen. Eines der Kopftücher (3) ist aus Baumwolle, das andere aus Seide.

1.5 & 6 und **2**.1 Katholische Frauen, die Hemdkleider, eine Art Halstuch um ihre Hälse und Schürzen tragen. Es handelt sich bei diesen um Andachtsgewänder, die sowohl europäische als auch orientalische Einflüsse aufweisen.

1.5 & 6 zeigen ein und dieselbe Frau aus zwei verschiedenen Blickwinkeln. Sie trägt einen enormen hölzernen Haarkamm, der sich über ihrem Kopf in der Form eines Kreuzes erhebt. Er ist mit künstlichem Blumenschmuck versehen, an den kleine, mit Muscheln versetzte Messingketten gehängt sind.

2.1 Diese Frau trägt einen vergoldeten Gürtel und einen Fächer aus vergoldeten Blättern. Ihre Halskette ist aus Glasperlen.

2.2 Ein Reisender berichtet, daß „die Häuptlinge entweder ein christliches Kostüm, das ihnen für gewöhnlich ein ziemlich steifes Aussehen verlieh, oder ein mohammedanisches Kostüm trugen, welches ihnen weitaus besser stand."

Der Häuptling hier hat den mohammedanischen Kleidungsstil angenommen, aber die Schärpen auf den Schultern, die über der Brust gekreuzt sind, mögen darauf hindeuten, daß der Mann ein Christ und möglicherweise der Gatte der Frau an seiner Seite ist.

2.4 Ein Krieger, gekleidet in einen karierten, malaiischen Sarong, eine kurze, offene Jacke und ein Kopftuch, das wie ein Turban um den Kopf gewickelt ist. Diese Kleidungsstücke sind alle aus Baumwolle. In seiner linken Hand trägt er einen *Kampilan*, eine Art Säbel, dessen Klinge an der Spitze breiter ist als am Griff. Der hohe, schmale Schild wird *Salawako* genannt.

2.5 Ein Soldat aus Gorontalo in seiner Uniform.

3 Die Mehrzahl der ozeanischen Stämme schneiden ihr Haar nicht kurz und tragen keine Kopfbedeckung. Links wird die charakteristische Haartracht gezeigt: das Haar ist lang gewachsen und hinten mit einer Bambusspange befestigt. Stirn und Nase sind mit Zeichnungen verziert. Rechts werden Kurzhaarfrisuren mit und ohne Kopfschmuck gezeigt.

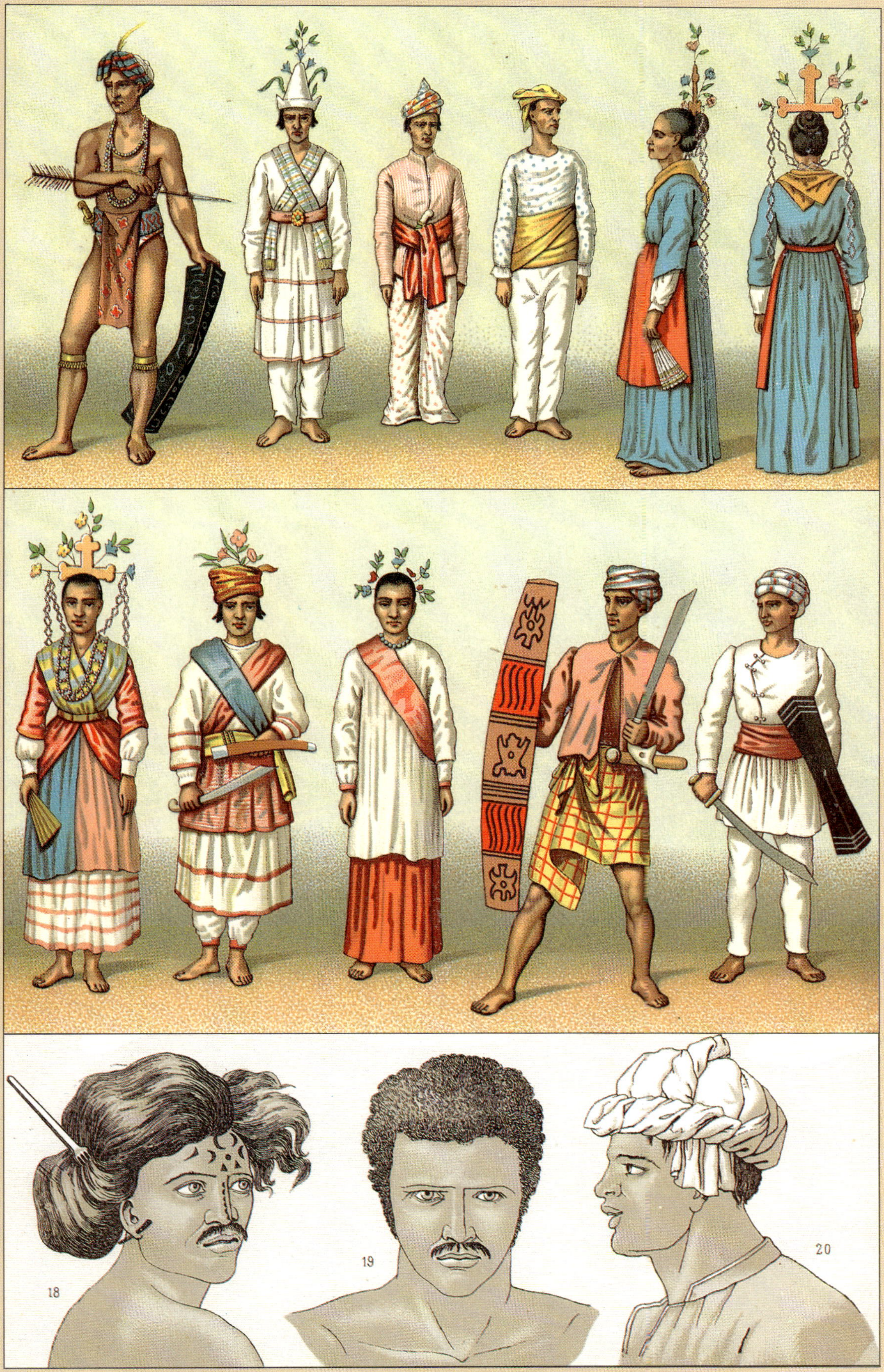
18
19
20

AFRIKA

SENEGAMBIEN, DIE KÜSTE VON GUINEA, WESTAFRIKA, ABESSINIEN, DAS SÜDLICHE AFRIKA

Es gab eine Vielzahl von Unterschieden zwischen den afrikanischen Stämmen, die sich in den verschiedenartigen Kostümstilen manifestierten. Die größten Variationen im Bezug auf die Tracht gab es jedoch zwischen den Einwohnern von Senegambien und der Küste Guineas im Westen, den Abessiniern im Osten Afrikas und den Eingeborenen Südafrikas.

1, 6, 8 & 14 M'Ponguefrauen aus Gabun, die entweder ein Stück Tuch um die Hüften gewickelt oder faltige Pantalons mit Gürteln tragen. Ihre Brüste sind bloß, jedoch mit Ketten aus sorgfältig ausgewählten Perlen geschmückt. Sie befestigen ein *Moondah* oder Ornament an diesen Halsketten; das beliebteste Motiv ist eine Tigerklaue.

3 Ein Häuptling des Yoloffstammes aus Senegambien. Er trägt ein blaues Gewand aus Baumwolle, die in diesem Teil Afrikas der gängige Kleiderstoff ist. Sie ist aller Wahrscheinlichkeit nach aus Indien gekommen.

7 Ein Abessinier. Er trägt einen militärischen Baumwollumhang, der mit Hilfe eines schwarzen Pantherfells in Position gehalten wird. Dieses ist mit einem großen Stück roten Leders geschmückt, das die Form eines Kreuzes hat und teilweise mit Silber eingefaßt ist. Er trägt baumwollene Beinlinge und ein breites Stück Baumwollstoff um seinen Körper gewickelt.

9 Ein Häuptling des nomadischen Peulstammes aus Senegambien. Der Peulstamm ist für seinen Schmuck berühmt: Glasstücke, goldene Münzen, rote Perlen und vor allen Dingen große weiß-blaue Halsbänder.

10 Ein Gallahäuptling. Diese grimmigen Wilden verdecken ihre Blöße nur mit einem Lendenschurz aus Leder oder Tierfell. Ihr Haar, das stark eingefettet wird, tragen sie entweder offen oder zu Zöpfen geflochten. Die Elfenbeinarmreifen geben Auskunft über die Anzahl der besiegten Feinde.

11 Ein Berta vom Oberen Nil. Die berühmten Berta-Krieger benutzen Speere mit Eisenspitzen, geschwungene Dolche (12) und kurze Messer (13). Die Mütze ist aus dem Fell eines schwarzen Affen gefertigt und an der Spitze mit einer Straußenfeder versehen.

15 Ein Basotho aus Südafrika, der einen kurzen Umhang aus Pantherfell trägt, der auf der Brust mit einem Riemen befestigt ist. Dieser Riemen wird von einem großen bronzenen Halsband verdeckt. Der Lendenschurz und die Kniehosen sind aus Antilopenfell, der Kopfschmuck besteht aus Straußenfedern, den Zeichen eines tapferen Kriegers.

20 Ein Krieger von der Küste Guineas. Sein zylinderförmiger Kopfschmuck ist aus geflochtenen Binsen, roter Wolle und Muscheln.

21 Ein bakalaischer Medizinmann aus Gabun. Zukünftige Medizinmänner müssen von Kindheit an einen besonderen Lendenschurz tragen, der um die Hüften herum mit einem Gürtel aus weißen Perlen befestigt und mit einer Art roter Chenille verziert ist. Er trägt außerdem Ketten aus großen, farbigen Perlen um den Hals und auf der Brust.

22 Ein Zuluhäuptling aus Natal. Die Tierfellstreifen an seinen Armen und Beinen weisen darauf hin, daß er ein Jäger und Krieger ist; das Leopardenfell auf seiner Brust zeichnet ihn außerdem als Häuptling aus. Sein Kopfschmuck aus Otterfell ist mit großen Geierfedern geschmückt und sein Umhang aus Büffelfell.

23 Ein pahouinischer Krieger aus Gabun. Diese waren berühmte Jäger und verstanden sich darauf, Eisen zu bearbeiten. Sie stellten Assagaie (afrikanische Wurfspieße) und Äxte her. Dieser Krieger trägt einen Lendenschurz aus dem Fell eines schwarzen Affen und führt eine Tasche mit sich, die mit Fransen verziert ist, die aus der Kakaopflanze hergestellt wurden.

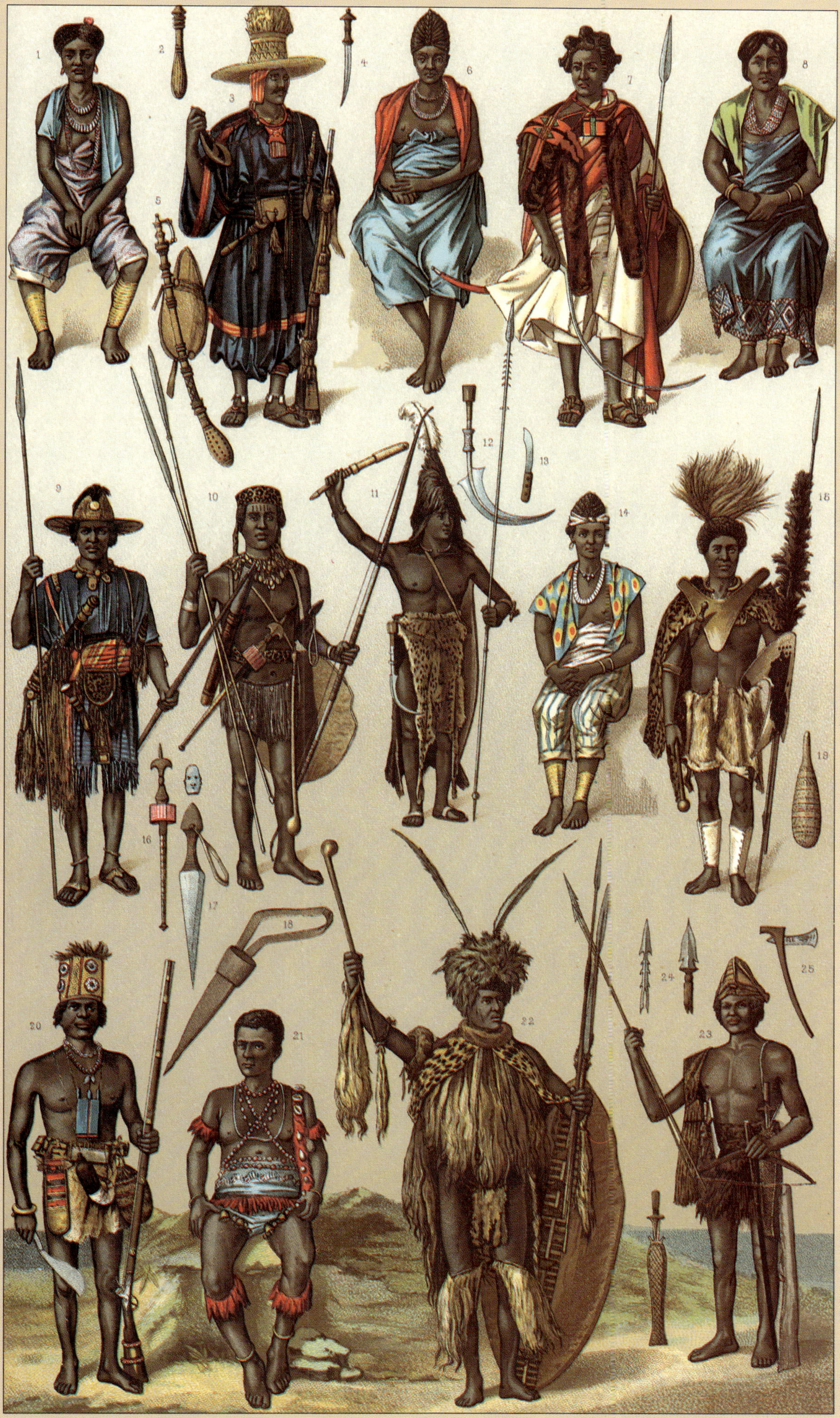

TIMBUKTU – AFRIKAS SCHEIDEWEG

Timbuktu wurde wegen seiner geographischen Lage die Hauptstation für Karawanen, die Afrika durchquerten. Die Mehrzahl der ursprünglichen Einwohner Timbuktus sind Schwarze, aber Seite an Seite mit ihnen leben auch Araber und Mauren, die aus Geschäftsgründen in Nordafrika verweilen. Deshalb ist die hier getragene Tracht derjenigen ähnlich, die man an der Mittelmeerküste Afrikas findet.

1 Links die *Gandoura*, mit weiten Ärmeln, Korallenschmuck und einer Mütze, die mit Seiden- oder Baumwollschleifen verziert ist. Frauen sind nicht gezwungen, Schleier zu tragen, was für diesen Teil Afrikas ungewöhnlich ist.

Ganz rechts befindet sich ein *Tarboosh*, ein Unterhemd und eine mit Seidenstickerei versehene Jacke.

Die mittleren Figuren auf Bild 1 sind Chillouks vom Oberen Nil. Sie tragen wenige Kleider, schenken aber dafür ihrem Kopfschmuck bemerkenswert viel Aufmerksamkeit. Die Männer bedecken ihr Haar mit Lehm, Kautschuk und Viehdung, um es zum Beispiel zu Helmen oder Fächern formen zu können.

Die rechte der beiden Figuren ist ein König, der den königlichen Kopfschmuck aus Fell trägt. Dieser ist mit großen Haarnadeln befestigt. Sein Begleiter trägt ein Pantherfell und Halsketten aus Muscheln und Elfenbein.

2 Links ein Chir vom Oberen Nil, mit geflochtenem Haar, das teilweise von einer Baumwollkappe verdeckt wird. Sein Lendenschurz ist aus Feigenblättern, seine Halskette und Armreifen aus Elfenbein. In der einen Hand trägt er eine Pfeife mit einer Tonschale und einem langen, hölzernen Stiel und in der anderen einen Wurfspieß.

Zu seiner Rechten befinden sich zwei Wilde des *Niams-Niamsstammes* (der Name bedeutet „große Esser"), die mit Linien-, Zickzack- und Vierecksmustern tätowiert sind. Ihre Lendenschürze sind aus Tierfell und werden an der Taille gegürtet. Die Strohmütze links, die ausschließlich von Männern getragen wird, hat eine flache, mit Federn verzierte Oberseite. Sie tragen Wurfspieße, mit Widerhaken versehene Lanzen und, rechts, den *Troumbache*, einen Säbel mit vielen geschwungenen Klingen.

Zu ihrer Rechten befinden sich zwei Bazy (manchmal Bary) aus der Gegend des Weißen Nils. Die Bazymänner tragen keine Kleider, sondern beschmieren ihre Körper mit gelber Ockerfarbe. Ihr Kopfschmuck ist dem der Niams-Niams und der Chillouks sehr ähnlich: aufgetürmtes, gelocktes und geflochtenes Haar, das links mit den Zähnen von Nagern geschmückt ist. Die Frau rechts trägt einen schönen Lendenschurz, der mit Muscheln und Glasstücken verziert ist.

3 Ein Hottentotte. Er trägt einen Umhang aus gefärbtem Leder, Hosen, eine Halsperlenkette und einen runden, metallenen Anhänger. Die hottentottischen „Schneider" schneiden ihre Kleider nur mit einem Messer und einer Nadel aus Vogelknochen zu.

Rechts von ihm befindet sich eine reiche Frau mit einem zweiseitig tragbaren Umhang: Die Außenseite ist rot gefärbt und die Innenseite aus Pantherfell. Ihr Gürtel ist aus Glasperlen, und ihre Halskette besteht aus zwei Perlenschnüren.

Daneben befindet sich ein hottentottischer Krieger, der eine Tunika aus Pantherfell und einen Kopfschmuck aus langen Federn trägt, der von einem Stirnband gehalten wird. Sein Ohr ist von einem Knochen durchbohrt; bewaffnet ist er mit einem Assagai.

Sarah Bartmann, rechts, in der Nationaltracht, wurde 1815 auf der Pariser Weltausstellung unter dem Namen „Hottentottische Venus" berühmt.

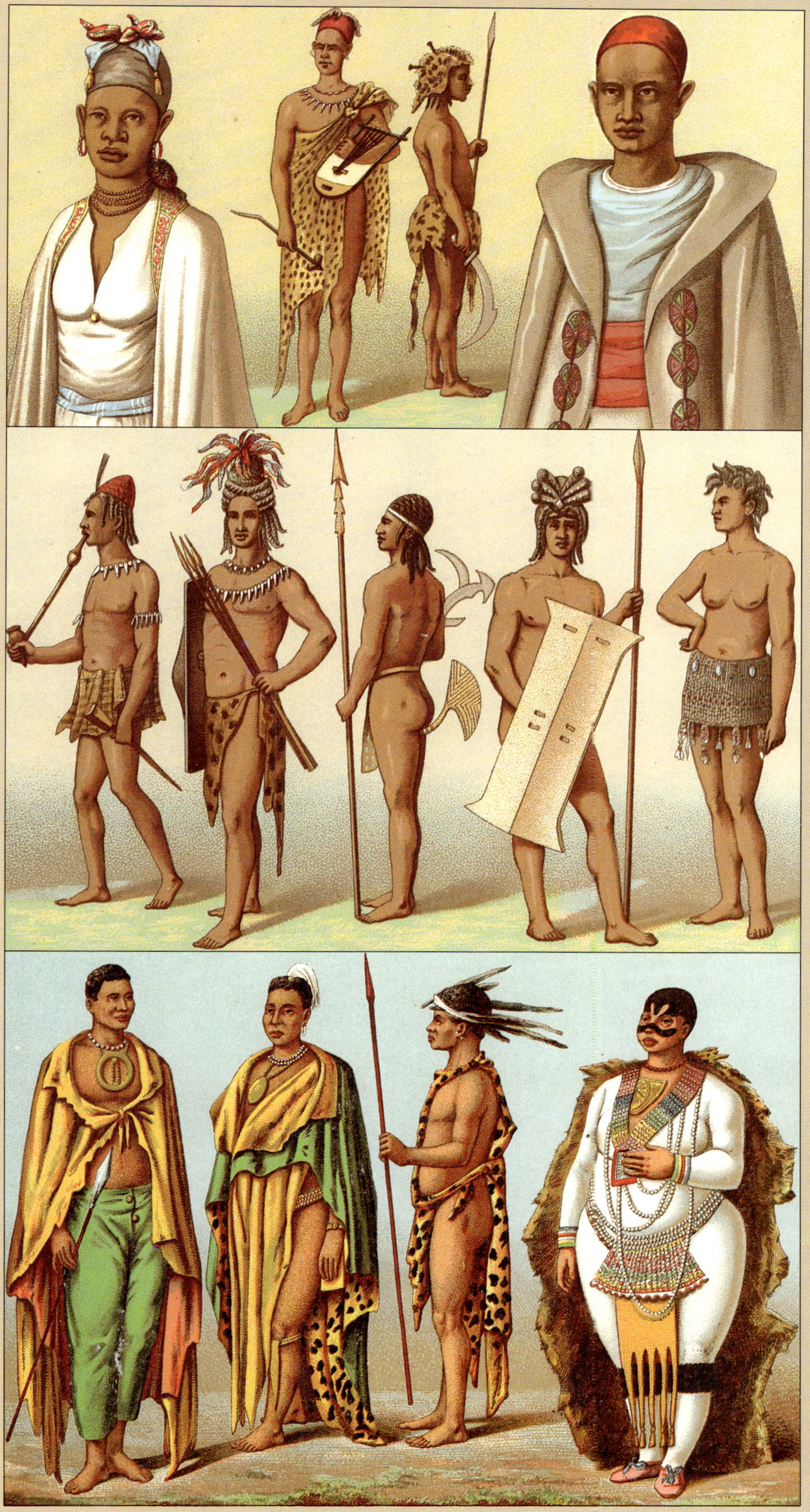

DER SÜDEN AFRIKAS UND DER SUDAN

Die Xhosas aus Südafrika sind ein attraktives Volk, das sehr auf sein Äußeres achtet. Wegen des äquatorialen Klimas benötigen sie nicht viel Kleidung. Die Grundlage der Tracht sowohl für Männer als auch Frauen bilden Tätowierungen. Diese Tätowierungen haben eine heraldische Funktion. Jeder einzelne Stamm hat sein besonderes Muster. Sowohl die Männer als auch die Frauen ölen ihre Körper stark ein; hierbei bedeutet es für die Frauen die höchste Eleganz, ihre Haut nicht nur mit parfümiertem Öl einzureiben, sondern ihren Körper stark zum Glänzen zu bringen. Bevor die Männer das Öl auf ihre Körper auftragen, beschmieren sie ihre Gesichter und Körper mit einer roten Farbe, die die Frauen mit dem Zucker einer süßlich riechenden Pflanze versetzen.

Die Körperpflege reicht bis zur Enthaarung aller Körperteile außer den Achselhöhlen: sowohl Männer als auch Frauen rasieren ihre Augenbrauen.

Männer und Frauen tragen die unterschiedlichsten Frisuren. Einige schneiden ihr Haar, so daß nur ein großes Büschel übrigbleibt. Dieses wird mit Holzstücken verwebt, so daß es die Form eines gitterartigen Kegels bekommt. Andere rasieren das obere Haar und verflechten die Seitenhaare mit feinen Streifen oder lassen Haarbüschel an den Seiten stehen und weben sie durch Messingstücke hindurch.

Viele Frauen lassen ihr Haar lang und natürlich gelockt wachsen. Sie benutzen es als eine Art Nadelkissen, in dem sie ein Messer oder eine Pfeife aufbewahren. Manchmal flechten sie ihr Haar um Streifen aus Baumrinde. Dieses Arrangement kann viele Tage Arbeit bedeuten, doch einmal vollendet kann es sechs Monate oder länger halten.

Das Hauptkleidungsstück der Eingeborenen ist ein Stück Tierfell, wobei die haarige Seite auf der Haut getragen wird. Für den Mann ist das normalerweise der Lendenschurz; für die Frau hat es eine rundere Form und bedeckt manchmal ihren ganzen Körper.

Die Jäger tragen Assagaie und Schilde aus Tierfellen. Um den Hals hängen Messer mit Griffen aus Elfenbein oder dem Holz des Trompetenbaums und mit abgerundeten Klingen. Für lange Märsche oder Jagden tragen sie Ledersandalen, die von Lederriemen gehalten werden, die über den Rist des Fußes und neben der großen Zehe verlaufen.

1.1 Ein betschuanischer Krieger.

1.2 Ein Basotho-Jäger. Die mit Federn versehene Vorrichtung soll das Wild täuschen: sie wird in den Boden gesteckt, um neugierige Tiere anzulocken, und kann dann schnell herausgezogen werden, um sie zu durchbohren.

1.3 Ein Xhosa aus Grahamstown.

1.4 Ein Betschuane.

1.5 Ein Matabele.

2.1 & 2 Zulus.

2.3 Eine betschuanische Wilde in zeremonieller Kleidung. Sie trägt einen Schirm aus Straußenfedern.

2.4 Eine matabelische Wilde.

2.5 Eine Xhosafrau.

3 Senegalneger beiderlei Geschlechts aus den Gebieten am Senegalfluß im westlichen Senegal. Es gibt eine große Anzahl verschiedener Stämme im Senegal. Alle haben einen unterschiedlichen Kleidungsstil.

Eine Stilart, links, ist eine lange Tunika, die hier mit Talismanen um den Hals getragen wird. Daneben ein Mann, in einem *Pagne* aus getrockneten Blättern. Wie der Mann rechts neben ihm trägt er Schultergurte aus Leopardenfell mit Waffentaschen, die an der Taille befestigt sind.

Die Frau rechts von den beiden trägt einen gelben Turban mit einem blauweiß gestreiften Rand. Die bunte Kopfbedeckung ist charakteristisch für diese Tracht aus dem Senegal. Ihr Hemdkleid, das unter einer sorgfältig gefalteten *Ferda*, einem anderen Eingeborenengewand, getragen wird, hat weite, bequeme Ärmel.

Der Mann ganz rechts trägt die weiten Ärmel seiner Tunika über die Schultern gekrempelt.

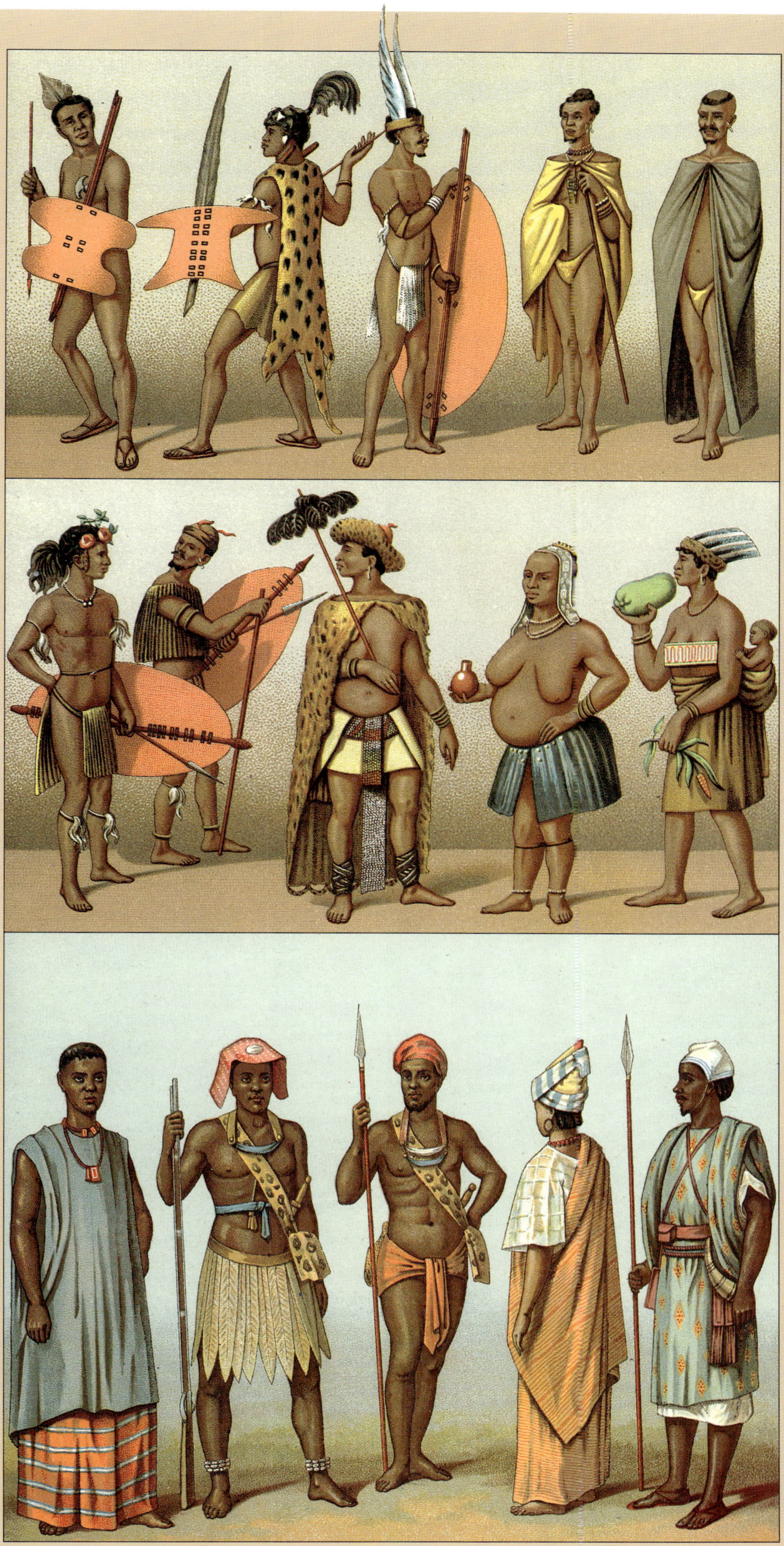

DIE BERBER: KABYLEN UND KROUMIREN

Die Berber werden oft als die ältesten Einwohner Afrikas angesehen und spalten sich in viele Gruppen. Laut Jules Duval sind jedoch die *Kabylen*, die das Atlasgebirge bewohnen oder in Algerien und Tunesien leben, der Hauptstamm der Berber.

Die Kabylen, die tapfere Krieger und fleißige Handelsleute sind, bewerten ihre nationale Identität höher als ihr Leben. Seit dem 7. Jahrhundert, in dem sie von Eindringlingen überfallen wurden, sind sie Mohammedaner. Kabylischen Frauen ist es jedoch erlaubt, ohne Gesichtsverschleierung auszugehen, an Festen teilzunehmen und sogar mit Männern zu tanzen. Diese Freiheiten gestatten es ihnen, eine wichtige Rolle in der Gesellschaft zu spielen.

Die kabylische Nationaltracht ist äußerst einfach gehalten. Sie besteht aus einer Kappe, einem wollenen Hemd, das *Derbal* genannt wird und mit oder ohne Gürtel getragen werden kann, und einer Lederschürze. Die Staßenkleidung besteht aus einem Umhang mit Kapuze und wird *Burnus* genannt. Das lockige Haar der Mädchen wird nie geschnitten, wohingegen die Jungen geschorene Schädel haben.

1.1 Eine Wasserträgerin. Vom zwölften Lebensjahr an sind die Mädchen dazu verpflichtet, zweimal täglich Wasser in Gefäßen wie diesem zu holen. Es wiegt ungefähr 50 Pfund. Das barfüßige Mädchen trägt es auf dem Rücken, wobei ihr Gürtel um die untere Hälfte des Gefäßes geschnallt ist.

1.2 Eine Frau, die Milch und ihr Kind trägt. Das Baby wird in einer Art Gürtel, der als Hängematte dient, auf dem Rücken getragen. Die Frau trägt eine kissenähnliche Kopfbedeckung, um das Gewicht besser abstützen zu können.

1.3 Ein Mann, der das einfache Gewand eines Arbeiters trägt. Es besteht aus einem kurzen *Derbal*, einer langen Lederschürze, die vom Hals herunterhängt, und einem hohen Strohhut, dessen breiter Rand als Sonnenschutz dient.

1.4 & 5 Ein einfaches und trotzdem feminines Kostüm, das von vorne und von hinten gezeigt wird.

2.2 Eine kabylische Frau, die das ruhmreiche *Thibeximin* auf ihrer Stirn trägt. Es handelt sich dabei um ein rundes Amulett, das mit Anhängern verziert ist und sie als Mutter eines Sohnes auszeichnet. Sie trägt außerdem große, baumelnde Korallenohrringe und eine doppelte Brosche, die ihren Umhang festhält.

2.1 & 2 Die Kroumiren leben zusammen mit den Kabylen, den Mzabiten und den Ouchettettas in Numidien. Sie wohnen in Hütten und nicht in Zelten wie die Araber. Wie bei den Kabylen lebt die Familie jedoch in einem gemeinsamen Zimmer.

Die Tracht der Kroumiren ähnelt der der Kabylen. Sie besteht aus einem langen Hemd aus Wolle oder Baumwolle, das je nach Jahreszeit, unter einem oder zwei *Burnussen* getragen wird. Arme, Beine und Hals werden nie bedeckt, und wenn sie nicht barfuß gehen, tragen sie Schuhe aus Lederstücken, deren Enden über die Fersen und Zehen zurückgeschlagen und mit Kordeln, die sich über dem Rist des Fußes kreuzen, geschnürt werden.

Das Kostüm der kroumirischen Frauen unterscheidet sich nicht wesentlich von dem der Kabylen. Die Frau auf Bild **2**.1 ist eine Maurin. Sie trägt weder eine doppelte Brosche noch eine *Palla*, aber ihr Kostüm ist im wesentlichen dem ihrer Nachbarn ähnlich.

3.2 & 4 Jeden Tag mußte eine kabylische Frau Kuskus zubereiten und Wasser holen. Hier sieht man sie außerdem mit einem Krug und einem langen Stab, der mit einem Haken versehen ist. Dieser sollte ihr beim Einsammeln von Oliven behilflich sein. Eine andere Frau (**3**.4) sammelt Feigen, die für die Kabylen eine der Hauptnahrungsquellen waren.

3.3 Die Tochter des Großen Kabylen. Sie trägt eine traditionelle, altertümliche Kappe, die früher schwarz war, heute aber kaum mehr zu sehen ist. Ihr Gesicht wurde wahrscheinlich in ihrer Kindheit tätowiert. Derartige Muster können oft zwischen den Augen und auf den Nasenflügeln gesehen werden. Häufig hat die Tätowierung die Form eines Kreuzes, was unter Umständen ein Hinweis darauf ist, daß die Kabylen früher dem Christentum anhingen.

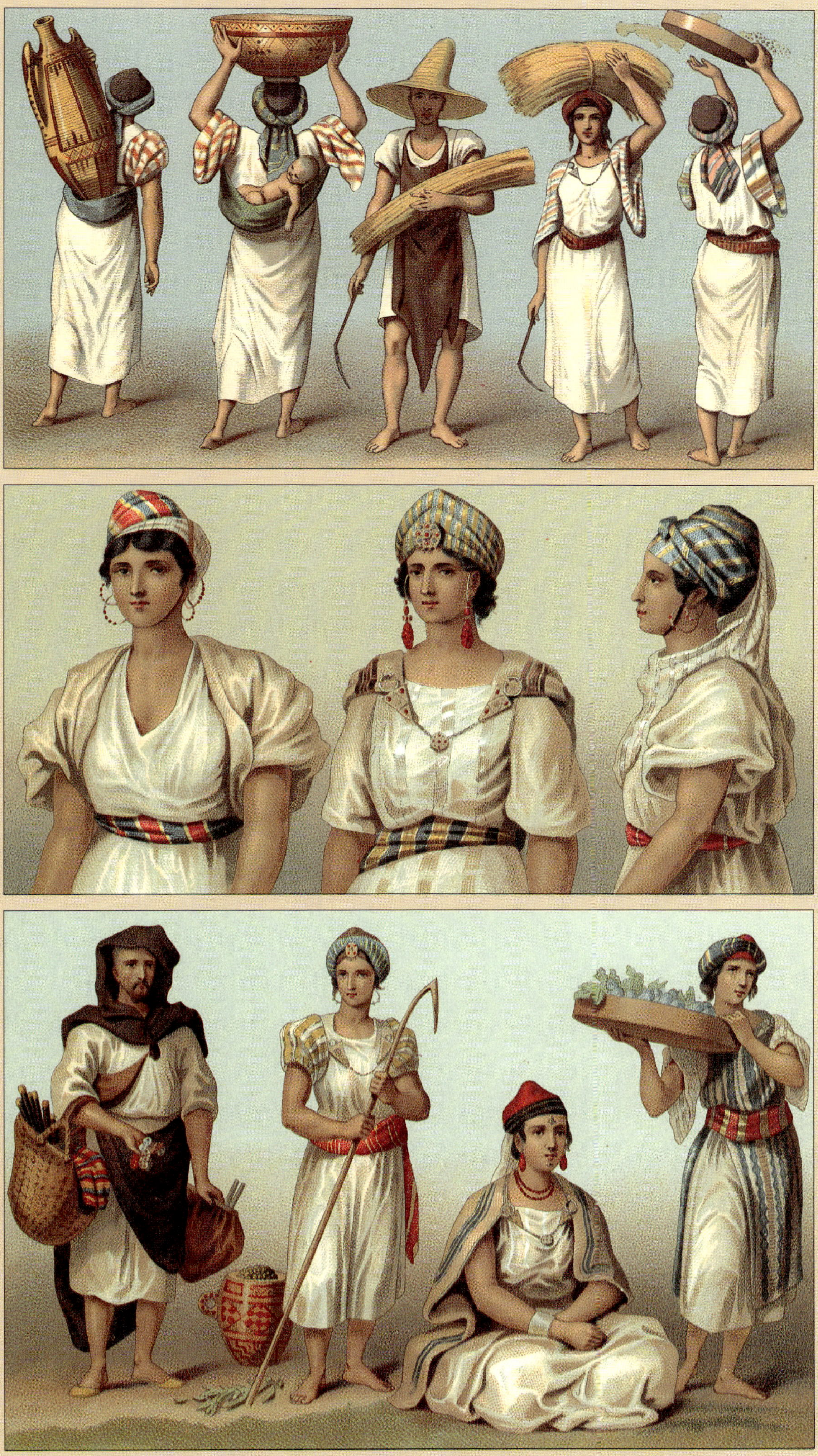

ARABER, ALGERIER UND MAUREN

„Möge Gott es fügen, daß deine Frau dir fünf Söhne schenkt!" So lautet ein bekannter arabischer Spruch. Die Zahl fünf ist bedeutungsvoll, da sie an die fünf Finger der rechten Hand erinnert, die die Macht hat, alles Teuflische des bösen Blickes abzuwehren. Demzufolge soll die Zahl Fünf glücksbringend sein. Sie wird oft an die Türen der Häuser gemalt oder ist auf dem Fes eines Kindes zu sehen. Die Reichen sticken dieses Muster mit Gold oder Silber auf und versinnbildlichen es manchmal durch den Gebrauch von fünf Münzen.

Die Ungleichheit zwischen den Geschlechtern wird bereits von frühester Kindheit an betont: allem, was den Jungen betrifft, wird besondere Bedeutung beigemessen: der erste Haarschnitt im Alter von zwei Jahren – ab dann darf er auch den *Burnus* tragen – und die Beschneidung im Alter von sieben Jahren. Alle diese Zeremonien werden mit großer Feierlichkeit vollzogen.

Im Gegensatz dazu werden die Mädchen von ihren Müttern schon vom Kleinkindalter an auf körperliche Arbeit als Zeichen ihrer untergeordneten Stellung vorbereitet.

1 Ein arabisches Zelt. Die Araberinnen verstecken ihre Schätze am Fuße der Hauptstütze des Zeltes in einer Ziegenhaut, die Ohrringe, Halsketten, Korallenperlen und vielerlei Juwelen enthielt.

2 & 3 Eine Reihe algerischer, arabischer und maurischer Trachten.

Das algerische Hemd ist kurz und hat pluderige Ärmel, die am Handgelenk geschlossen werden. Die Alltagskleidung dieses Volkes ist der *Haik*, ein Paar kurzer Beinlinge und, bei entsprechenden Gelegenheiten, ein Turban oder eine rotwollene Kappe. Der *Haik* wird oft zusammen mit einer kurzen Jacke mit oder ohne Ärmel getragen. Man trägt pluderige Hosenröcke mit großen Falten, die bis zu den Füßen reichen; Uhren und Geldbeutel werden an den Gürtel gehängt. An den Füßen tragen sie Pantoffeln, aber ihre Waden bleiben meistens frei. Nur alte Leute tragen lange Strümpfe, aber auch das nur bei kaltem Wetter.

Die Mauren in Tunesien tragen einen Fes oder eine rote Mütze mit einer Quaste aus blauer Seide und einer kleinen weißen Kattunhaube darunter. Als nächstes kommt eine Weste: mit Knöpfen, eine *Farmela*, oder ohne, eine *Sadria*; dann eine bestickte Jacke, Hosen, die am Unterhemd mit Bändern, befestigt sind, und lange Strümpfe. Schuhe, die *Sebbat* genannt werden, werden außerhalb und Pantoffeln innerhalb des Hauses getragen. Die Schriftgelehrten tragen einen Kaftan, einen großen Mantel, der bis an die Fersen reicht. Eine *Zouka* ist eine Art Kaftan, der an den Knien endet. Eine andere Ausführung ist die *Gefara*, eine Art kleiner *Burnus*.

2 Die mittlere Figur ist ein maurisches Mädchen, das ein *Sarmah* trägt, eine Haube mit abgestumpfter Spitze. Diese ist so entworfen, daß sie nur zwei Haarlocken zeigt. Sie ist mit Bändern, seidenen Quasten und Goldketten verziert. Die Reichen würden außerdem noch Perlen und Diamanten hinzufügen. Sie ist mit einem Stück Gaze bedeckt, das hinten am Rücken herunterhängt.

Die Photographie, von der dieser Ausschnitt stammt, zeigte fünf Teile des Palmwedels im Vordergrund: ein weiteres Beispiel für die Symbolik dieser Zahl.

3 Ein Araber auf dem Rücken eines Esels, der ein großes Bündel trägt; daneben arabische Männer und ein Junge, alle in dem Stil gekleidet, der typischerweise auf den Früchte- und Kräutermärkten Tunesiens zu sehen ist.

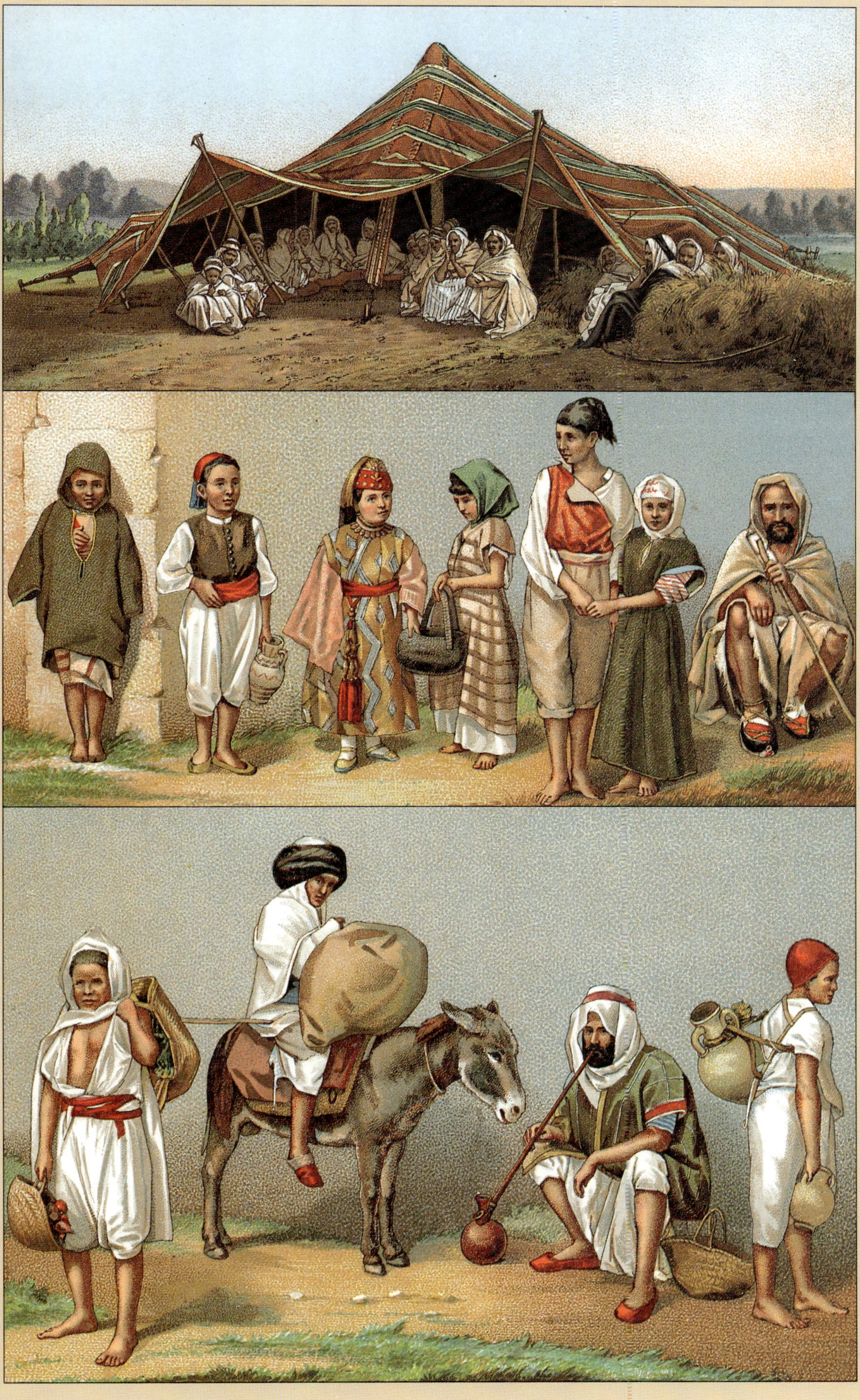

DIE SIEBEN VÖLKER ALGERIENS

Die ursprüngliche Bevölkerung von Algerien ist aus sieben Volksstämmen zusammengesetzt: in erster Linie sind es Araber und Berber, einschließlich der Kabylen; dazu kommen die Mauren, die Türken, die Kouloughlis, die Juden und die Neger. Der Stil ihrer Kleidung jedoch weist in Farbe und Muster gewisse Parallelen in der gesamten algerischen Bevölkerung auf.

1 Kabylische Frauen in zeremonieller Kleidung. Die Frisur der mittleren Figur zeigt an, daß sie verheiratet ist, aber das Fehlen des *Thibeximins*, des runden Juwels auf ihrer Stirn, bedeutet, daß sie entweder noch keinen Sohn hat, oder nach ihrem Sohn eine Tochter bekommen hat und deshalb gezwungen war, es zu entfernen.

Ihr Kleid hat gefranste Enden und ist mit emaillierten Juwelen und farbenfrohen, gemusterten Tüchern geschmückt. Diese sind so angeordnet, daß sie in weichen Falten fallen. Sie sind an Hüfte und Schultern befestigt und wie ein Schleier über den Kopf geworfen. Der flache Kopfschmuck ist charakteristisch für die Stämme, die in den Bergen leben und Gegenstände auf ihren Köpfen tragen.

Die Toilette bei zeremoniellen Anlässen ist sehr gewissenhaft. Das Haar wird mit einer Mischung aus Gallapfel, Antimonsulfid und Kupferkies so dunkel wie möglich gefärbt. Diese Substanzen werden mit Olivenöl vermischt und danach solange erhitzt, bis sich eine Paste bildet.

Das Haar wird drei Tage lang mit dieser Paste bedeckt und dann durchgekämmt. Die Augenbrauen werden auf die gleiche Weise gefärbt. Jede Frau trägt irgendwo in den Falten ihres Gewandes eine kleine Schachtel aus bearbeitetem Schilf mit einem Röhrchen aus Silber oder Eisen. Dieses enthält Antimonpulver (Kohl) für die Augen. Das Rouge, das auf die Wangen aufgetragen wird, ist aus zerkauten Walnußschalen hergestellt.

2.1 Ein Neger aus Oran; er trägt einen *Haik* unter seinem *Tarbusch*, außerdem goldene Ohrringe und einen wollenen *Burnus*.

2.3 Ein Berber, der einen seidenen Turban mit einer bestickten Borte, aber keinen *Haik* trägt. Der graue *Burnus* ist blau gefüttert.

2.2 und **3**.2 & 4 Kouloughlische Frauen. Der Kopfschmuck der Frau auf Bild **2** ist fast so hoch wie der eines Mannes, der zwei oder drei *Tarbusche* übereinander trägt. Ein Baumwollband ist viele Male um den Kopfschmuck gewunden und sichert damit den Halt des *Haiks* aus Musselin, der über die Schultern fällt und das Gesicht so umrahmt, daß das Haar auf einer Seite lose fallen kann.

Über ihrem Kleid trägt sie ein Gewand aus gestreiftem Baumwollstoff. Es hat ein Halsloch, durch das der Kopf schlüpfen kann wie bei einer *Kasel*. Die junge Frau auf Bild **3**.4, deren Unterarm fast vollständig mit einem Muster aus Quadraten tätowiert ist, trägt ebenfalls dieses Gewand, aber in diesem Fall ist es ganz aus Musselin.

3.2 Eine Frau, die Hauskleidung trägt. Ihr Gewand hat sehr weite Ärmel, und ihr Mieder besteht aus einer Weste mit langen Schulterstücken, die mit einem gelben Seidengürtel gebunden wird.

2.4 & 5 und **3**.1 & 2 Ein maurischer kleiner Junge und drei maurische Frauen. Der Junge trägt einen roten Fes aus Tunesien. Seine Weste ist aus bestickter Seide und sein Hemd aus Baumwolle.

Die Frau neben ihm trägt eine Haube, die mit einem goldenen Halsriemen befestigt ist. Ein flacher Turban aus gestreifter Seide ist um die Haube gewickelt. Darunter befindet sich ein Stück Stoff, das unter dem Kinn gebunden wird und den Hals ganz verdeckt.

Rechts von ihr befindet sich eine Maurin aus Andalusien, die eine einfache Weste aus orangefarbener Seide trägt, die an der Brust mit einem Knopf zusammengehalten wird. Ihr Haar fällt offen; ihr Kopf ist mit einem lässig gebundenen Stück blauen Baumwollstoffes bedeckt.

Die kegelförmige Haube, die das Mädchen in dem blauen Kleid zu ihrer Rechten trägt, sitzt am Hinterkopf und bedeckt kaum das Haar. Das Kleid ist an der Brust und an den kurzen Ärmeln mit goldbestickter Seide verziert. Darunter sieht man eine Bluse aus feiner Baumwolle mit losen Dreiviertelärmeln.

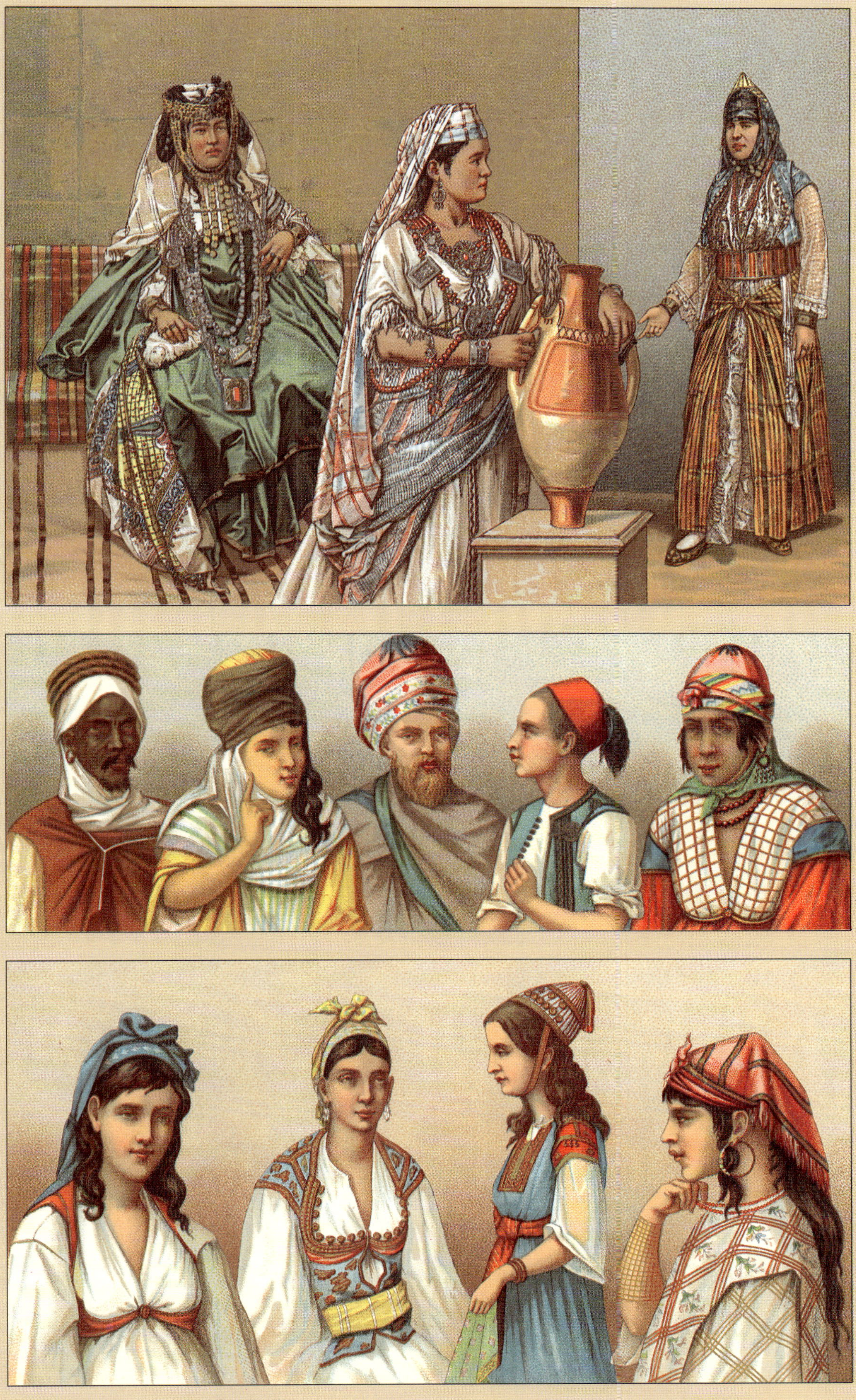

ALGERIEN UND TUNESIEN

Völkerkundlich betrachtet können Algerien und Tunesien nicht getrennt werden, da sie beide von denselben Rassen bevölkert werden: den Berbern, den Arabern und den Mauren, dazu den Juden und den Negern aus dem Zentrum Afrikas. Die Frauen dieser buntgemischten Bevölkerung mit ihren verschiedenen Kostümen werden hier dargestellt, wie man sie in der Wüste und in den Bergen sieht, oder wie sie geschäftig durch die schmalen Gassen der nordafrikanischen Städte eilen.

1.1 Eine arabische Frau, die eine *Gandoura* trägt, die an den Hüften mit einem Gürtel aus Kamelleder gerafft ist. Ihr *Burnus* ist über ihre Schulter zurückgeworfen, und sie trägt ein Stück Stoff um den Kopf gebunden ist.

1.2 Eine arabische Frau aus Südalgerien. Ihr *Haik* ist aus feinem Stoff und bedeckt Kopf und Schultern. Darüber trägt sie eine Haube und einen Turban. Außerdem trägt sie ein weißes, wollenes Kleid und einen Umhang, der nach der Art der griechischen *Palla* mit Broschen an den Schultern befestigt ist.

1.3 & 5 Kabylische Frauen, die *Haiks* – einen farbigen und einen braunen – über wollenen Hemdkleidern tragen. Beim Gehen müssen sie ihre *Haiks* ein paar Zentimeter hochheben und sie in ihre Gürtel stecken. Eine Frau (3) trägt eine traditionelle Haube, die *Ichaoun* genannt wird. Die andere trägt keine Kopfbedeckung außer einem roten Band, von dem zwei große Ringe aus Weißmetall hängen.

1.2 Eine Araberin, die einen Turban aus Kamelfell trägt, der mit Wollstreifen gesichert und mit dem klassischen *Burnus* bedeckt ist. Unter dem *Burnus* trägt sie eine *Gandoura*.

2.1 Eine junge kabylische Bergbewohnerin, die einen *Beskir* trägt. Dieser besteht aus einem leichten Stück Stoff, das das Gesicht mit einem *Ichaoun* einrahmt, an dem ein Musselinschleier hängt. Ihre umfangreiche Tunika wird mit einem Gürtel gerafft.

2.2 Eine Araberin mit einem flachen Kopfschmuck, der das Tragen von Gegenständen auf dem Kopf erleichtern soll. Das Halsband besteht aus Ziermünzen.

2.3 Eine wohlhabende Araberin, die für den Stadtgang gekleidet ist. Sie trägt einen langen Schleier über ihrem Kopf. Die untere Hälfte ihres Kopfes ist mit einem *Beskir* bedeckt, einem Stück Stoff, das am Hinterkopf geknotet wird und bis zu den Kniekehlen reicht. Ihr *Haik* ist aus leichtem Stoff, ihre langen Strümpfe aus Seide.

2.4 Eine Jüdin aus Constantine. Ihr Mieder ist reich bestickt und ihr Kleid offen, so daß eine Tunika mit weiten Ärmeln sichtbar wird. Ihre Schürze ist ebenfalls bestickt.

3.1 Eine Maurin aus Algerien, die Hauskleidung trägt. Außerhalb des Hauses waren diese Frauen so unter ihren Kleidern verborgen, daß man nur ihre Korpulenz erkennen konnte, die als sehr begehrenswert galt. Oft waren diese Frauen so beleibt, daß sie kaum laufen konnten.

3.2 Eine Algerierin, die einen großen Schleier trägt, der unten befestigt ist, wie es in dieser Gegend üblich ist. An ihrer Halskette hängt ein Amulett, das als Schutz gegen den bösen Blick in allen Gesellschaftsschichten getragen wird.

3.3 Ein höchst interessantes Kostüm, das aus einem Gewand besteht, das an den Seiten mit einer doppelten Brosche befestigt ist. Dieses scheint mit der griechischen *Palla* mehr gemeinsam zu haben als alle anderen Kleidungsstücke der kabylischen Frauen.

Die flache Kopfbedeckung macht jedoch deutlich, daß es sich um eine kabylische Tracht handelt; dieser Eindruck wird noch dadurch verstärkt, daß die Frau außerdem einen *Haik* ohne Schleier trägt.

3.4 Ein tunesischer Bauer.

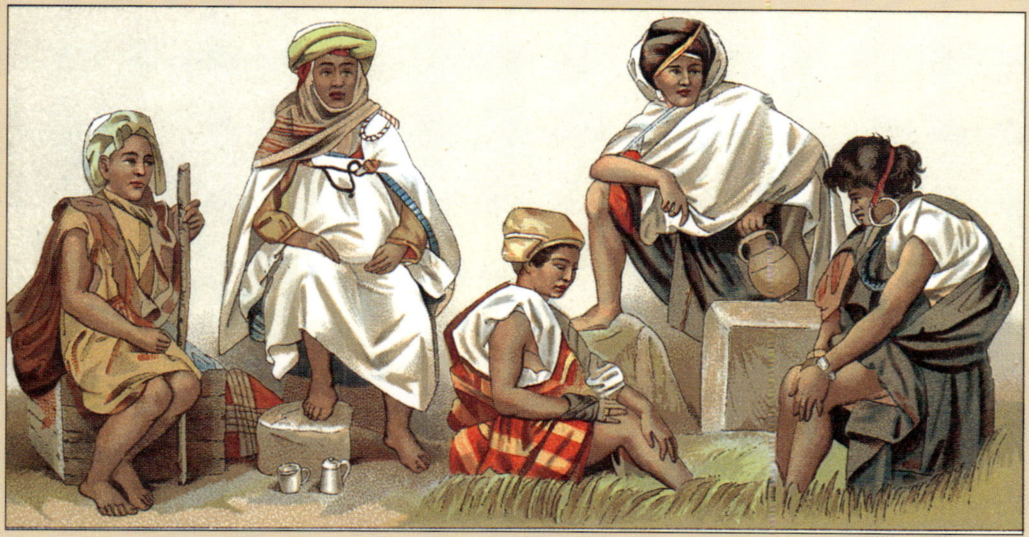

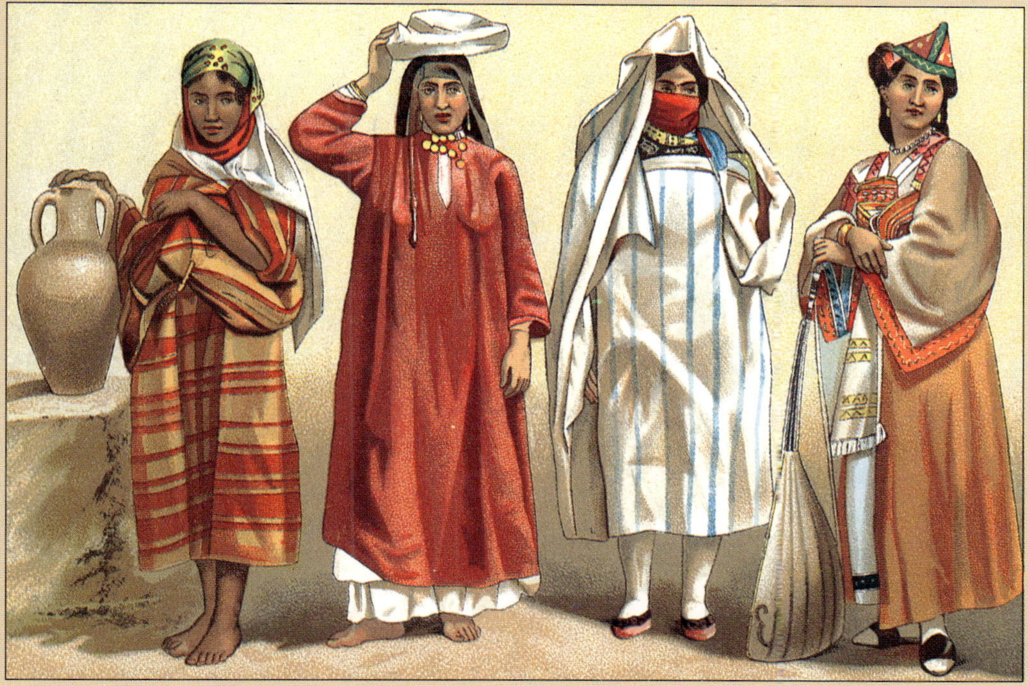

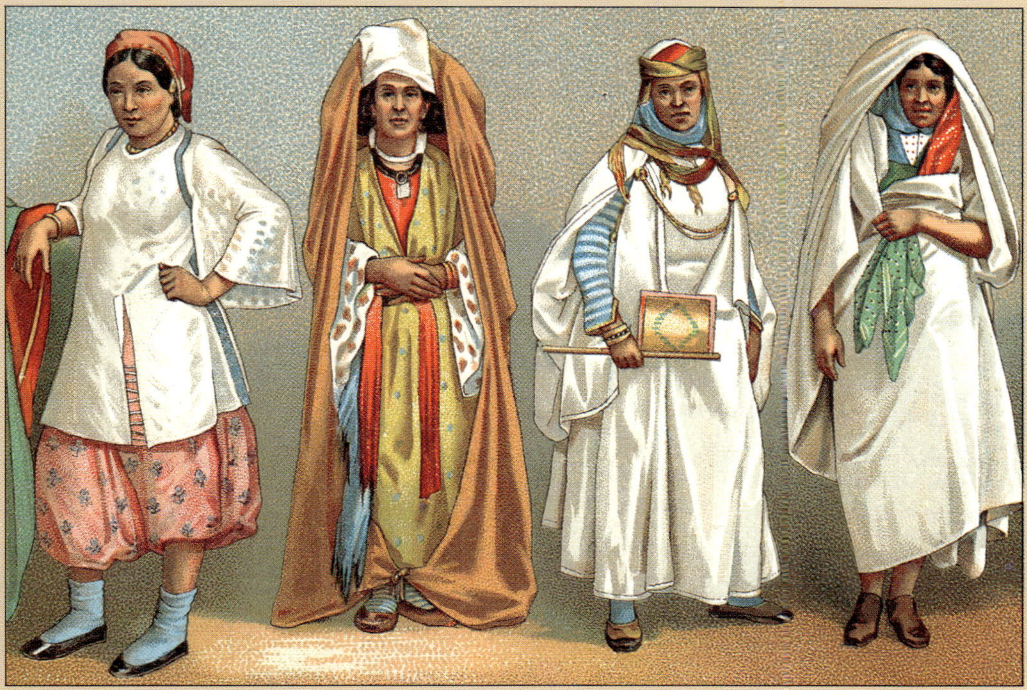

DIE ARABISCHE GESELLSCHAFT

In der arabischen Gesellschaft ordnet man die Leute, die nicht zu der Schicht, die man Aristokratie nennen könnte, gehören, einer von vier Gruppen zu, den Grundbesitzern, den Bauern, den Hausangestellten und den Arbeitern.

1.1 Eine Maurin, die für den Stadtgang gekleidet ist.

1.2, 3, 4 & 5 Mauren, die auf dem Land leben; der letzte ist ein Bettler.

2.1 Ein gewöhnlicher Soldat aus Tunesien, der sich mit Stricken beschäftigt. Er trägt europäische Hosen und zwei Fese. Sowohl in Tunesien als auch in Algerien ist es Brauch, Fese zu sammeln und mehrere auf einmal zu tragen. Hier ist einer aus rotem und der andere aus weißem Filz. Die Tunesier sind Experten in der Herstellung von Fesen und exportieren Millionen von ihnen in andere islamische Länder.

2.2 Ein Mann, der von mehreren Stämmen abstammt, *Berrani* genannt. In der Provinz von Oran waren die arabischen *Berranis* normalerweise Hirten, wohingegen sie in Tunesien Lastenträger und Arbeiter waren.

Dieser *Berrani* scheint ein Jäger zu sein. Er besitzt die nötige Ausrüstung: Gewehr, Patronen, Messer und eine Wasserflasche.

2.3 Eine Frau, die Holz trägt.

2.4 Eine Tunesierin, die ihr Kind trägt und zum Wasserholen geht.

2.5 Dieses Kostüm ist dem der Kabylen ähnlich. Das Übergewand gleicht der griechischen *Palla* und wird mit einer *Fibel* befestigt. Der Unterschied zwischen diesem und dem griechischen Gewand wird jedoch auf diesem Bild deutlich; das Rückenteil des Gewandes bedeckt den Kopf und ist mit dem *Haik* befestigt. Das Gewand ist außerdem in den Gürtel gesteckt, um das Gehen zu erleichtern.

3.1 Eine Jüdin aus Algerien.

3.4 Ein Diener.

3.2 & 3 Professionelle Tänzerinnen. In der arabischen Gesellschaft ist das Tanzen auf zwei Gruppen der Bevölkerung beschränkt: Sklavinnen und Frauen, die professionell tanzen.

Professionelle Tänzerinnen sind wiederum in zwei Gruppen eingeteilt: diejenigen, die in den Häusern der Reichen und diejenigen, die auf der Straße tanzen. Die der ersten Kategorie werden normalerweise zur Unterhaltung in den Harems angestellt. Die Texte ihrer Lieder sind anständig und ehrbar, und ihre Tänze sind graziös und anmutig. Ihre Füße berühren fortwährend den Boden. Einige tanzen, während andere, von einer Pauke oder einer kleinen Mandoline begleitet, melancholische Lieder singen. Dieselbe Melodie wird zwölf- bis fünfzehnmal wiederholt, bis reine Erschöpfung die Tänzerinnen zum Einhalten zwingt.

Straßentänzerinnen gibt es nur in algerischen Städten. Hier werden die Tänzerinnen von einem Musikanten, der ein zweisaitiges Instrument, das *Rabab*, spielt, und von einer alten Frau begleitet, die mit einem *Daraboukkeh* den Takt klopft. Die Tänzerinnen haben Kastagnetten, die an beiden Händen befestigt sind. Sie spielen zunächst heftig und dämpfen dann allmählich ihren Ton.

Sie tragen pluderige Pantalons und durchscheinende Tuniken. Sie bewegen ihre Arme und den Unterkörper von den Hüften aus. Ihr Tanz endet mit einem allmählichen Verlangsamen, bis sie unbeweglich verharren.

3.5 Ein Bauer aus Algerien, der die Tamboura spielt. Musik ist ein wichtiger Bestandteil im Leben der Araber und begleitet fast alle Ereignisse, sowohl Beerdigungen als auch Festlichkeiten. Die Tamboura ist vielleicht das beliebteste Instrument: der Musikant benutzt eine Adlerfeder oder eine Muschelschale, nie jedoch die eigenen Finger zum Zupfen der Saiten.

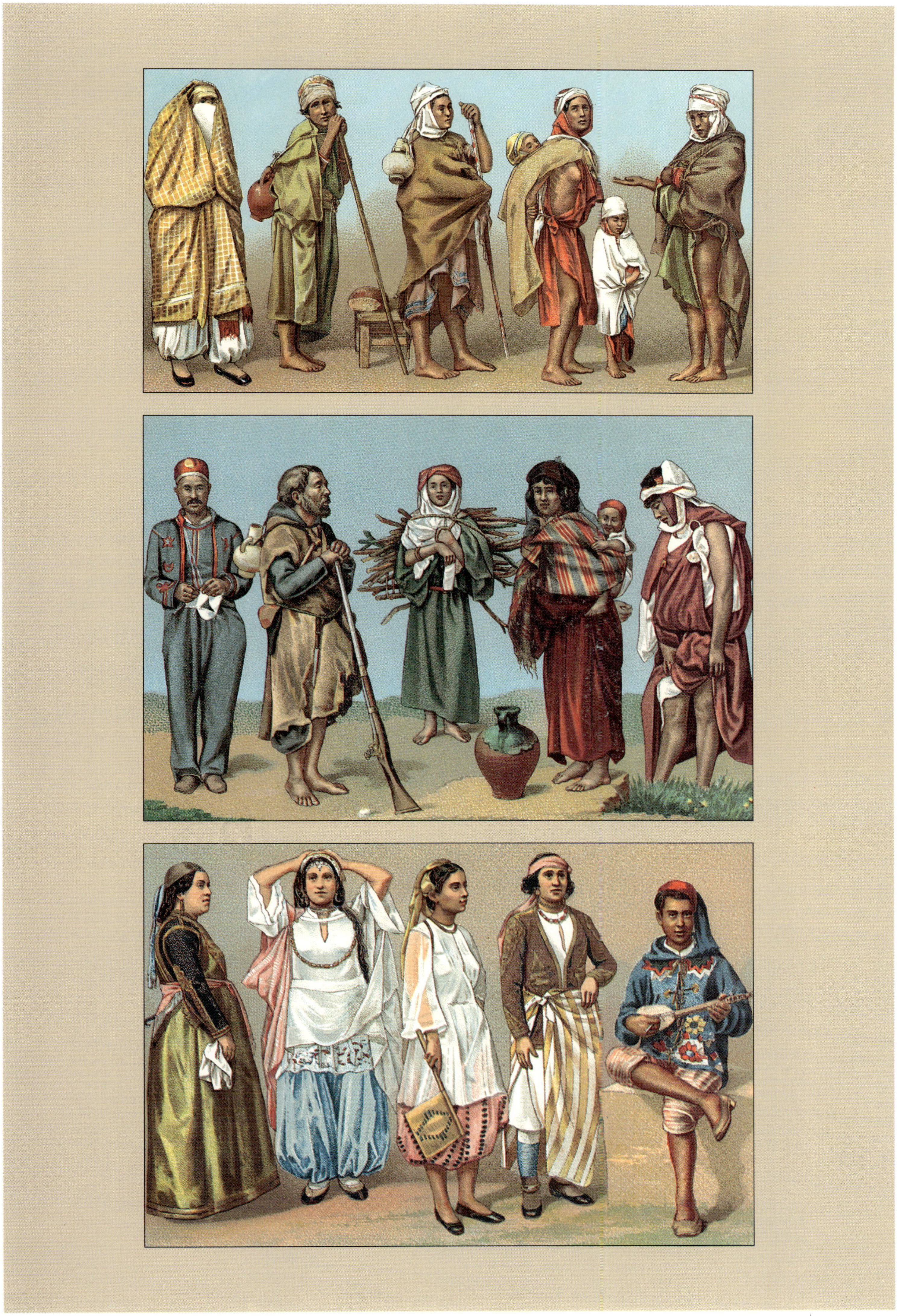

ESKIMOS

JÄGER DER EISSCHOLLEN

Die Nahrung der Eskimos besteht hauptsächlich aus Fisch und Meeressäugern. Als einsame Fischer benötigen sie sowohl Erfahrung als auch Tapferkeit bei der Suche nach Beute, die sie, wie Hai oder Narwal, in einen tödlichen Kampf verwickeln kann. Der Eskimo fischt mit großer Geschicklichkeit, und raffiniert entworfener Ausrüstung.

1 Ein Schlitten mit Schlittenhunden.

2 Ein Schneeschuh.

3 & 12 Eine Reihe von Jagdausrüstungen und Waffen, die gewöhnlich aus Holz sind und in Walroßknochen eingelegte Eisenspitzen haben.

13 Ein Damenstiefel aus braunem Robbenfell. Der obere Teil ist aus Stoff.

14 Eine Eskimofrau, die ihr Kind in der Kapuze trägt.

15 Ein eisernes Messer, dessen Klinge und Griff im rechten Winkel zueinander stehen.

16 Ein Robbenfellbeutel, wie sie als Schuhe für Hunde verwendet wurden.

17 Ein Steinleuchter mit einem hölzernen Untersatz.

18 Das Kostüm einer Frau, aus pelzgefüttertem Robbenfell, mit rotwollener Litze und weiß-grünem Leder bestickt. Die Beinlinge sind abnehmbar. Eine Eskimofrau benötigte ungefähr ein Jahr, um dieses Kostüm herzustellen, denn sie hatte nur primitives Werkzeug zur Verfügung. Das Kostüm hielt aber eine Ewigkeit lang und es konnte bei einer Schwangerschaft sogar erweitert werden.

19 & 20 Jagdtaschen aus Robbenfell mit Lederverzierungen.

21 Ein Hocker aus besticktem Robbenfell, der oben mit einem Bärenfell verziert ist.

22 Die Tunika oder kurze Bluse einer Frau, aus Robbenfell und mit Wolle gefüttert. Sie ist mit Wolle und Seide bestickt, und Ärmel und Hals sind mit Pelz besetzt.

23 Das Kostüm eines Mannes. Es ist aus Robbenfell mit einer Wollitze. Die Handschuhe mit den furchterregenden Klauen sind aus Bärentatzen.

24 Ein eisernes Haushaltsgerät mit einem Holzgriff.

25 Ein *Kajak*, das Kanu, das von allein fischenden Männern benutzt wird. Die Außenseite ist aus Knochen, und darüber ist ein schwarzbemaltes Robbenfell gespannt.

26 Ein Haken aus Walroßknochen, der dazu dient, tote Robben über das Eis zu ziehen.

27 Ein Hundemaulkorb aus Robbenfell.

28 Eine Tabakdose aus Walroßknochen mit einem eisernen Verschluß.

29 Ein Fischer mit einem Speer. Die Speerspitze ist aus Walroßknochen, am Ende mit Eisen verstärkt.

30 Ein Messer aus Walroßknochen.

31 Eine Harpune, deren beide Enden aus Walroßknochen sind. Der Holzschaft löst sich, wenn die Beute versucht, durch Wegtauchen zu entfliehen. Der Jäger kann ihn dann als Speer benutzen, sobald das verwundete Tier, das an der Leine gefangen ist, an die Oberfläche zurückkehrt.

32 Ein Holzpaddel mit spachtelförmigen Enden aus Walroßknochen.

33 & 34 Speere.

35 Ein Robbenfellschuh mit Oberseiten aus Stoff.

36 Ein Porträt der Juliana Judith Margarita Okabak, einer 22-jährigen Eskimofrau.

37 Das Innere eines Winterquartiers.

38 Eine Mutter und ihr Kind.

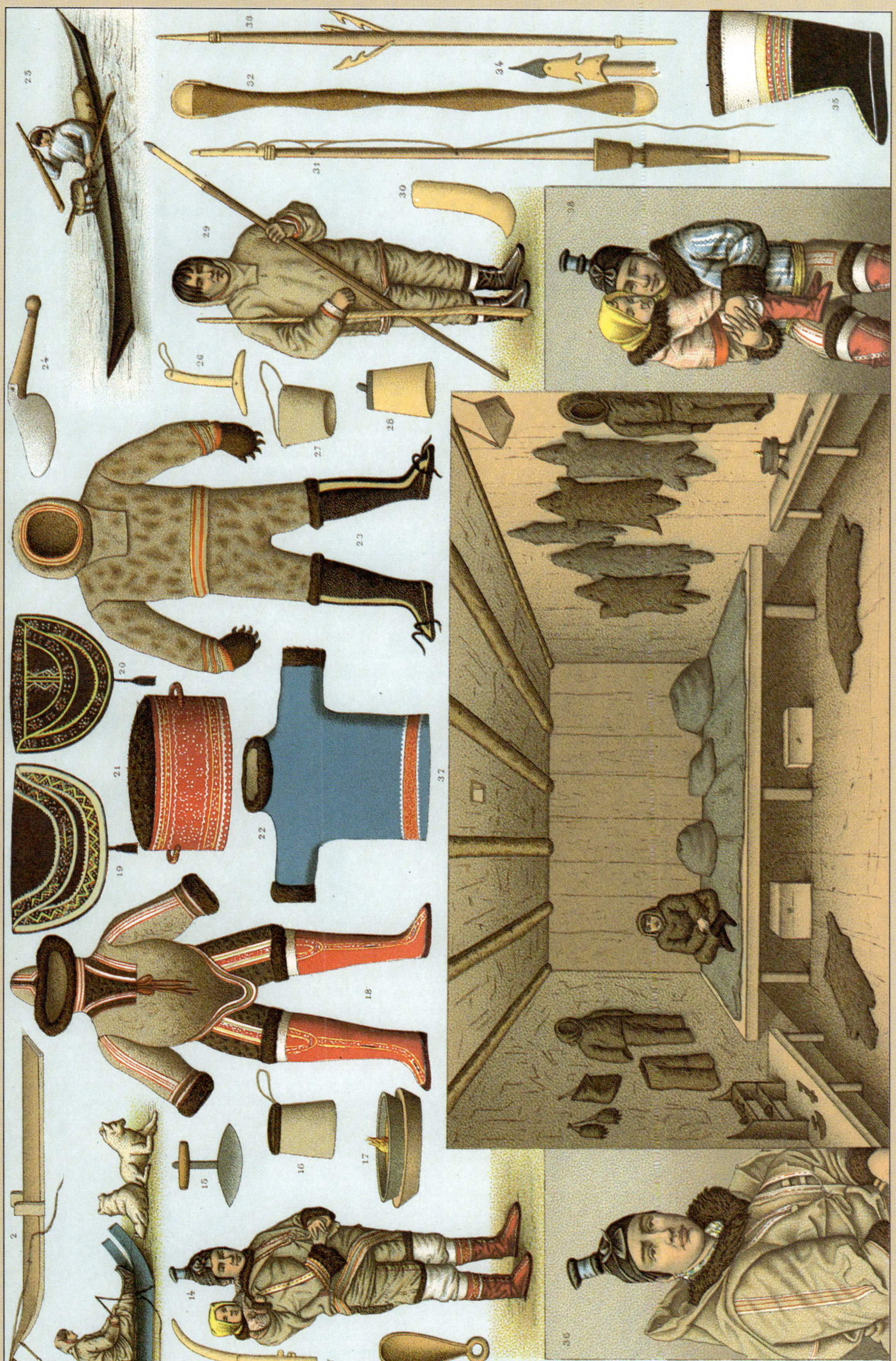

AMERIKANISCHE INDIANER

NORDAMERIKA: YUTE-, SIOUX- UND IOWAINDIANER

Die indianischen Eingeborenen Nordamerikas waren einst eine der größten Gruppen von Jagdvölkern, die die Geschichte kennt. Die Jagd war bis zur Ankunft der Europäer und der Einfuhr von Gewehren, Glasgut und "Feuerwasser" die einzige Quelle ihres Lebensunterhalts. Diese Einfuhrgüter entwickelten sich jedoch für die Indianer zu lebensnotwendigen Dingen. Der hohe Preis, den sie für ihren Handel bezahlen mußten, war die Verwüstung ihres Landes.

Da sie erfahrene Reiter waren, war ihre Kleidung den Bedürfnissen eines Reiters, Jägers und Kriegers ideal angepaßt.

1.1, 2 & 3 Yutehäuptlinge aus dem Gebiet um den Großen Salzsee in Colorado. Yutehäuptlinge tragen keinen Kopfschmuck, da die charakteristische leichte Verlängerung des Schädels als Schönheitsideal gilt. Um diese Form zu erreichen, werden die Schädel während der Kindheit zusammengedrückt.

Die Tunika, die jede Länge haben kann, ist eines ihrer traditionellten Kleidungsstücke. Sie ist mit Fransen und Ziersäumen fein dekoriert und wird heute als zeremonielles Gewand getragen.

Da die Yutes ständig im Sattel sitzen, tragen sie kurze Jagdhemden mit langen Hosen aus Tierfell oder Wolle. Üblicherweise handelt es sich um ein Stück Wolle oder Leder, das in zwei Teile geteilt ist und in den Gürtel gesteckt wird, wie auf Bild 1.1, oder an beiden Enden über die Schenkel zurückgezogen und mit Knöpfen in Position gehalten wird, wie auf Bild 1.3. Das soll die Beine des Reiters schützen, ohne jedoch seine Bewegungsfreiheit einzuschränken.

Die Jagdhemden, die über einem Unterhemd getragen werden, haben lange, flügelige Ärmel, die an den Handgelenken gefranst sind. Auf Bild 1.1 ist das Unterhemd mit einem Bandelier aus besticktem Elchfell versehen. Auf Bild 1.2 ist es mit einer Brustplatte aus Federn und gefärbten Lederstreifen verziert.

Die Yutes fetteten ihr Haar ein und trugen es entweder offen oder nach hinten geflochten, wobei die Seitensträhnen vorne über die Brust hingen.

1.4 & 2 Siouxhäuptlinge. Die Siouxindianer waren ebenfalls große Reiter und Jäger, und ihre Kleidung ist der der Yutes ähnlich, nur daß sie Kopfschmuck zu tragen pflegten. Die Federn dafür stammen im allgemeinen von wilden Hähnen und Fasanen, lediglich die Häuptlinge verwendeten Adler- und Raubvogelfedern. Jeder Kopfschmuck ist von dem Träger so entworfen, daß er dem eigenen Image entspricht – und oft bestimmt sein Stil dessen Namen: "Großer Häuptling Trappgans", zum Beispiel, oder "Weiße Krähe".

1.4 Ein Häuptlingssohn. Seine Beinlinge aus Wollstoff sind mit Verzierungen benäht, seine Schuhe aus Baumwolle. Auf den anderen Illustrationen werden Mokassins aus behandeltem Elch- oder Hirschleder getragen.

2.1 Der Siouxhäuptling Yanctons. Er trägt eine Kette aus Tierhaaren und Bärenzähnen. Der extravagante Kopfschmuck des Ponkahäuptlings (2.2) besteht aus Federn, zwischen denen Streifen rotgefärbten Leders eingefügt sind. Sie bedecken den Kopf, breiten sich strahlenförmig aus und fallen dann über den Rücken herunter.

Der Minisoufauxhäuptling (2.3) trägt eine Baumwollkappe mit langen Lederfransen. Sein Haar wird vorne mit zwei roten Fuchsschwänzen künstlich verlängert. Der Siouxhäuptling Sisistas (2.4) trägt ein Unterhemd, dessen weiße Farbe und Schnitt typisch sind für die Gegend.

3.1, 2, 3 & 5 Iowahäuptlinge aus Kansas. In Bild 3.1 sieht man eine Fellhaube, die mit einer Feder und einem Metallstück verziert ist. Drei weitere dieser Metallstücke befinden sich auf der Krawatte. Auch an der Glasperlenkette auf Bild 3.2 ist eine Metallplatte befestigt. Hier ist die Bluse aus mit Applikationsstickerei verziertem Baumwollstoff und die Reithosen teils aus Leder, teils aus Wolle. Daneben (3.3) sind bestickte Ledergamaschen und ein wollener Umhang zu sehen.

3.4 Dieser Krieger trägt eine Mischung aus Kostümteilen und Accessoires von verschiedenen Indianerstämmen. Sein Gesicht ist, wie bei den Crows üblich, zinnoberrot bemalt; seine Ledertunika, die mit Bildern von Tieren und Reitern verziert ist, stammt von den Creeks, und seine Mokassins kommen vom Stamm der Sioux.

Zweck des Gewandes, das an den Seiten herunterhängt und unter dem Hemd getragen wird (3.5) ist es, die Beine des Reiters warm zu halten. Der Indianer, dessen Brust unbekleidet ist (3.6), stammt aus Nebraska und trägt eine Pelzhaube mit daran befestigten Lederstreifen und einer Feder an der Spitze.

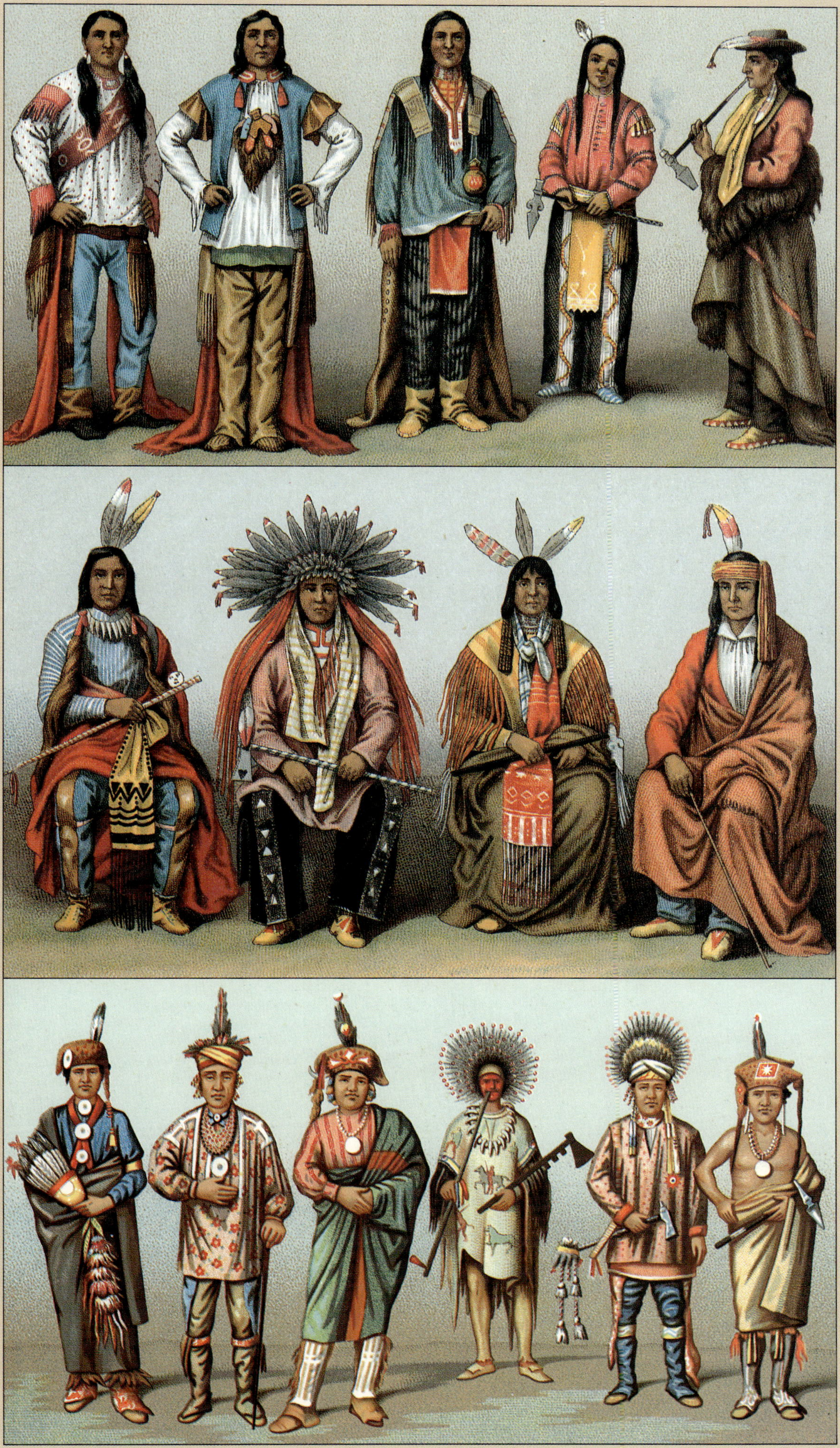

NORDAMERIKA: FUCHS-, SACS-, KAW- UND KILLIMOUSINDIANER

Viele Jahre lang betrachteten die Europäer, die Nordamerika besiedelten, die ansässigen Indianer als ein homogenes Volk. In Wirklichkeit waren sie jedoch aus einer großen Zahl verschiedener Stämme zusammengesetzt.

Heute können die Indianer in zwei Hauptgruppen aufgeteilt werden: diejenigen, die immer noch nomadisch sind, wie die Sioux und die Yuteindianer, und diejenigen – im allgemeinen die schwächeren Stämme, wie die kalifornischen Indianer und die Cherokees – die in Reservaten leben.

Ihre Kleidung veränderte sich dem Lebensstil entsprechend. Das gegerbte Fell des Bisons, samt seiner Mähne, wurde früher als Bett oder Decke benutzt. Mit Ausnahme ihrer Mokassins und Gamaschen haben heute jedoch viele Indianer ihre Felle gegen Wollkleidung eingetauscht.

1.1 & 5 Indianer des Fuchsstammes in Kansas. Der große Häuptling der Füchse (**1**.1) trägt eine Pelzhaube mit einem Wollstern und einen Wedel aus Pelz auf Baumwollstoff. Seine Halskette ist aus dem Fell und den Zähnen eines Bären. Der Fuchskrieger (**1**.5) trägt eine ähnliche Halskette und eine Feder am Hinterkopf, die wahrscheinlich von einem wilden Hahn oder einem Fasan stammt. Sein Übergewand ist aus Wolle, und er trägt eine Streitaxt und einen Fächer.

1.2 Ein Indianer aus Neumexiko, mit rot-weißer Gesichtsbemalung und einem Spiegel, der an einer Halskette hängt. Er trägt eine große wollene Decke als Umhang, seine Hosen haben Fransen und sind mit roten Querstreifen und blauen Kreuzen verziert.

1.3 Ein Häuptling des Sacsstammes aus Kansas. Er trägt einen Baumwollturban mit einem Federbusch auf der Spitze. Das Innenfutter des Umhangs ist mit Applikationsstickerei verziert. Die Wollhosen sind knapp unter dem Knie mit Strumpfbändern gerafft. Direkt unter dem Umhang hängen zwei Stoffstücke herunter, um den Beinen zusätzlichen Schutz zu geben.

1.4 Ein Häuptling des Kawstammes aus Kansas. Er trägt einen riesigen, scharlachroten Umhang und ein Stück gelben Wollstoffes auf seiner Brust, das mit weißen Mustern verziert ist.

Die Indianer in Oregon und Nordkalifornien gehören hauptsächlich dem Stamm der Killimous an. Sie sind für ihr Jagdgeschick und ihre Gewandtheit im Umgang mit Pferden bekannt. Die Krieger würden es vorziehen, Tierfelle wie ihre Häuptlinge zu tragen, müssen sich aber meistens mit einem schwarzen Lendenschurz zufrieden geben.

Die Frauen tragen im Sommer Gras- oder Baumwollröcke und im Winter Felle. Sie tragen Tätowierungen und verzieren ihre Gesichter und Oberkörper mit Bemalungen. Für Feierlichkeiten wie zum Beispiel Hochzeiten bemalen die Frauen sich mit vielen leuchtenden Farben und tragen einen Strauß aus Federn.

2.1 Eine Indianerin aus Nordkalifornien. Sie trägt eine Baumwolltunika und einen wollenen Rock; die Krippe ist aus Holz.

2.2 Diese Frau, ebenfalls aus Nordkalifornien, trägt einen wollenen Umhang, ihr Kind ist mit Baumwollstoff bekleidet.

2.3 Ein Indianer aus demselben Gebiet. Er trägt einen Kopfschmuck aus Bastgeflecht, eine große Halskette aus farbigen Glasstücken und Steinen, einen Baumwollrock, dessen Fransen mit Muscheln besetzt sind, und eine Schürze, die ebenfalls mit Glas- und Steinperlen verziert ist.

2.4 & 5 Indianer aus Oregon. Das Stirnband und die Hosen des Mannes sind aus Baumwolle. Er trägt einen Köcher aus Fell. Die Frau trägt ebenfalls ein Baumwollstirnband und außerdem ein Halsband aus roten Perlen. Ihre Schürze ist im gleichen Stil wie die auf Bild **2**.3 gehalten.

3.1 Ein Indianer aus Oregon. Er trägt einen Kopfschmuck aus Bastgeflecht und ein Halsband aus geschnitzten Muscheln. Das Haar an den Seiten ist mit Fell künstlich verlängert – ein typischer Brauch. Der Umhang ist aus Wolle.

3.2 Eine Indianerin aus Oregon. Ihr langes Haar ist mit Baumwollbändern umwickelt, ihre sind Kleider aus Wolle. Sie trägt den charakteristischen Kopfschmuck aus Bastgeflecht und hält eine Krippe.

3.3 Eine Winterbekleidung aus verschiedenen Fellarten.

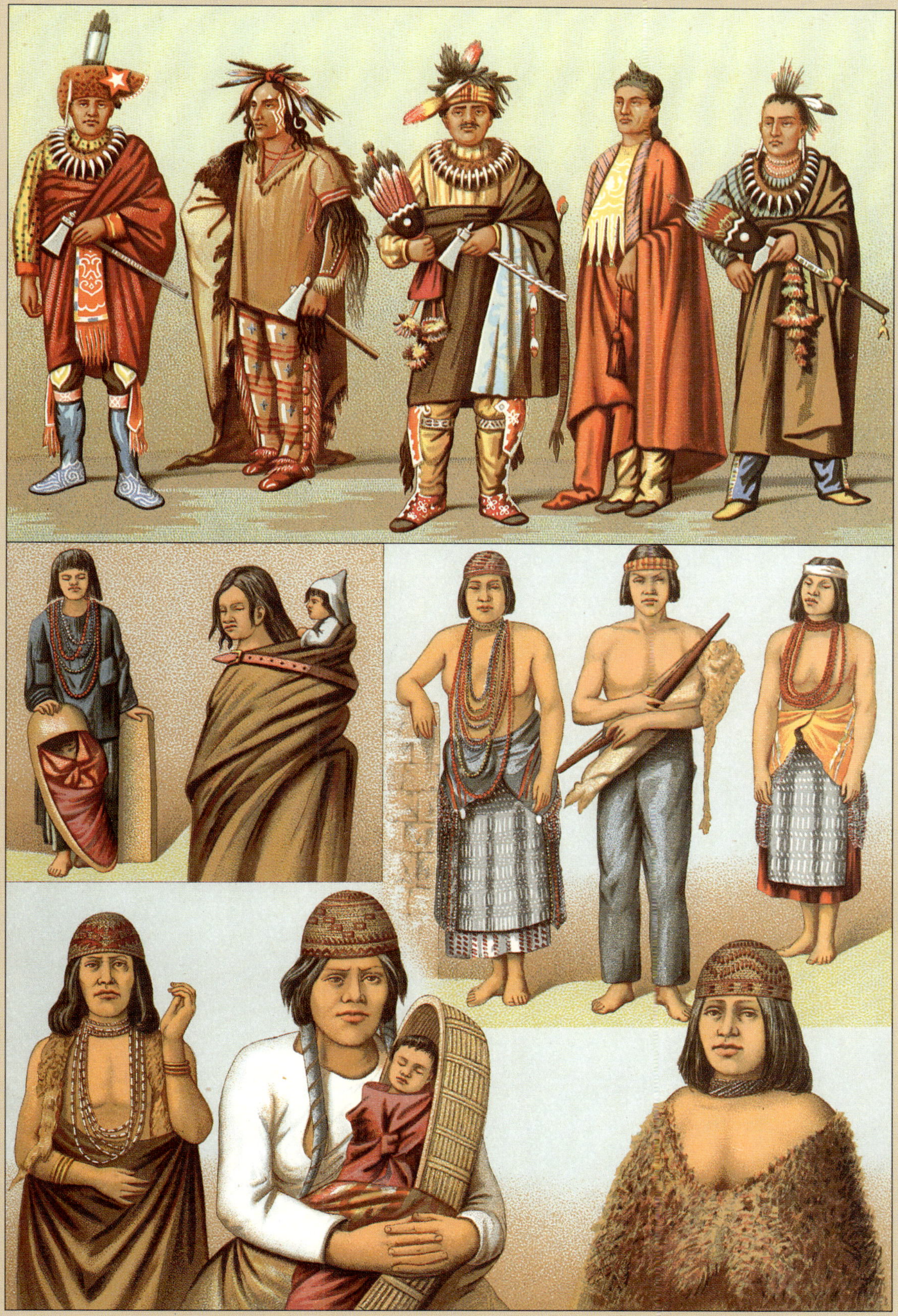

SÜDAMERIKA: GUARANI, KARIBEN UND BOTOKUDEN

Der brasilianisch-guaranische Zweig der amerikanischen Bevölkerung, der von Anthropologen erforscht wurde, schließt die Eingeborenen der großen Ebene ein, die sich zwischen den östlichen Hängen der peruanischen Anden und dem Atlantischen Ozean erstreckt. Diese Völker bestehen aus drei Gruppen: den *Guarani*, den *Kariben* und den *Botokuden*.

Letztere sind, ähnlich wie die Rothäute des Nordens, immer noch primitive Jäger. Sie laufen nackt herum und führen das Leben der Nomaden, wobei sie sich oft nicht einmal Behausungen bauen. Sie sind mittelgroß und haben einen gutgeformten, muskulösen Körperbau mit Ausnahme ihrer sehr dünnen Beine. Diese scheinen jedoch ein Schönheitsideal zu sein, da sie die Beine ihrer Kinder zusammenbinden und zutiefst beleidigt wären, wenn man ihnen sagte, sie hätten dicke Beine.

1 Der bizarre Schmuck, den sie in den Ohren und in der Unterlippe tragen, ist charakteristisch für die amerikanischen Volksstämme. Schmuck in dieser Größenordnung anzutreffen, wäre jedoch ausgesprochen ungewöhnlich. Beide Geschlechter lassen sich Ohrläppchen und Unterlippen im Alter von sieben oder acht Jahren durchstechen. Das *Botoque*, oder Lippenzierde der Frauen ist etwas kleiner und nicht ganz so häßlich wie das der Männer.

Die *Botokuden* schneiden ihr Haar weit über dem Ohr ab. Außer einem Gürtel aus Blättern tragen sie keine Kleidung. Der Mann mit den Speeren und den großen Ohrringen trägt einen solchen Gürtel. Details davon sind oben rechts von ihm zu sehen.

Die *Camacans* sehen aus wie eine Untergruppe der *Tapuyas*, die die direkten Nachfahren der *Botokuden* sind. Die Krone des Camacanhäuptlings ist eines der schönsten Trachtenteile, die an den Ufern des Amazonas zu finden sind. Die roten und grünen Papageienfedern sind auf eine Art wollene Mütze genäht. Die Frauen der *Camacans* sind geschickte Baumwollspinnerinnen. So fertigen sie ihr einziges Kleidungsstück an, eine kurze Schürze, wie sie von der Frau auf dem oberen Bild unten links getragen wird.

2 Die Bevölkerung Chiles ist hauptsächlich aus indianischen Eingeborenen und spanischen Kreolen, die sich untereinander fortgepflanzt haben, zusammengesetzt. Die Chilenen sind im allgemeinen hervorragende, robuste und behende Reiter, die an die Zähmung wilder Pferde gewöhnt sind. Ihre Zügel sind einfache Lederriemen und ihr Sattel nur ein Stück Leder oder Stoff. Ohne Steigbügel jagen sie ihre Pferde die Berge hinauf, wobei sie sich im Sattel immer sehr gerade und aufrecht halten.

Die gesamte chilenische Bevölkerung trägt einen kurzen Umhang oder *Poncho*, die Nationaltracht, die von Männern und auch von Frauen getragen wird und zwar sowohl von denen, die an alten Bräuchen festhalten, als auch von denen, die sich nach der europäischen Mode kleiden. Der *Poncho* ist eine Dalmatik ohne Ärmel und erinnert an die römische Tunika. Er besteht aus einem rechteckigen Stück Stoff, das drei Ellen lang und zwei Ellen breit ist und ein Halsloch für den Kopf hat. Der *Poncho* bedeckt den Kopf und den oberen Teil des Körpers. Er reicht nicht weiter als bis zu den Knien; oft ist er sogar kürzer. Die *Ponchos* aus Araukanien sind immer noch die geschätztesten. Frauen stellen sie aus der feinsten Wolle und Gamshaar aus den Anden her. Es dauert fast zwei Jahre, einen *Poncho* dieser Art anzufertigen, und er ist mindestens hundert Dollar wert. Die Chilenen bevorzugen Türkisblau als Farbe für ihren *Poncho*. Sie werden jedoch auch gelb, grün oder rot eingefärbt. Die Verzierung aus Bändern, die manchmal mit Dessins und Figuren fein gemustert sind, ähnelt der anderer Kleidungsstücke aus Fell und läßt darauf schließen, daß diese zweifellos der Ursprung des *Ponchos* sind. Der Frauenponcho ist eine kleinere Ausgabe des Männerponchos. Sie verwandeln ihn in ein elegantes Gewand, das mit höchster Sorgfalt genäht und verziert wird.

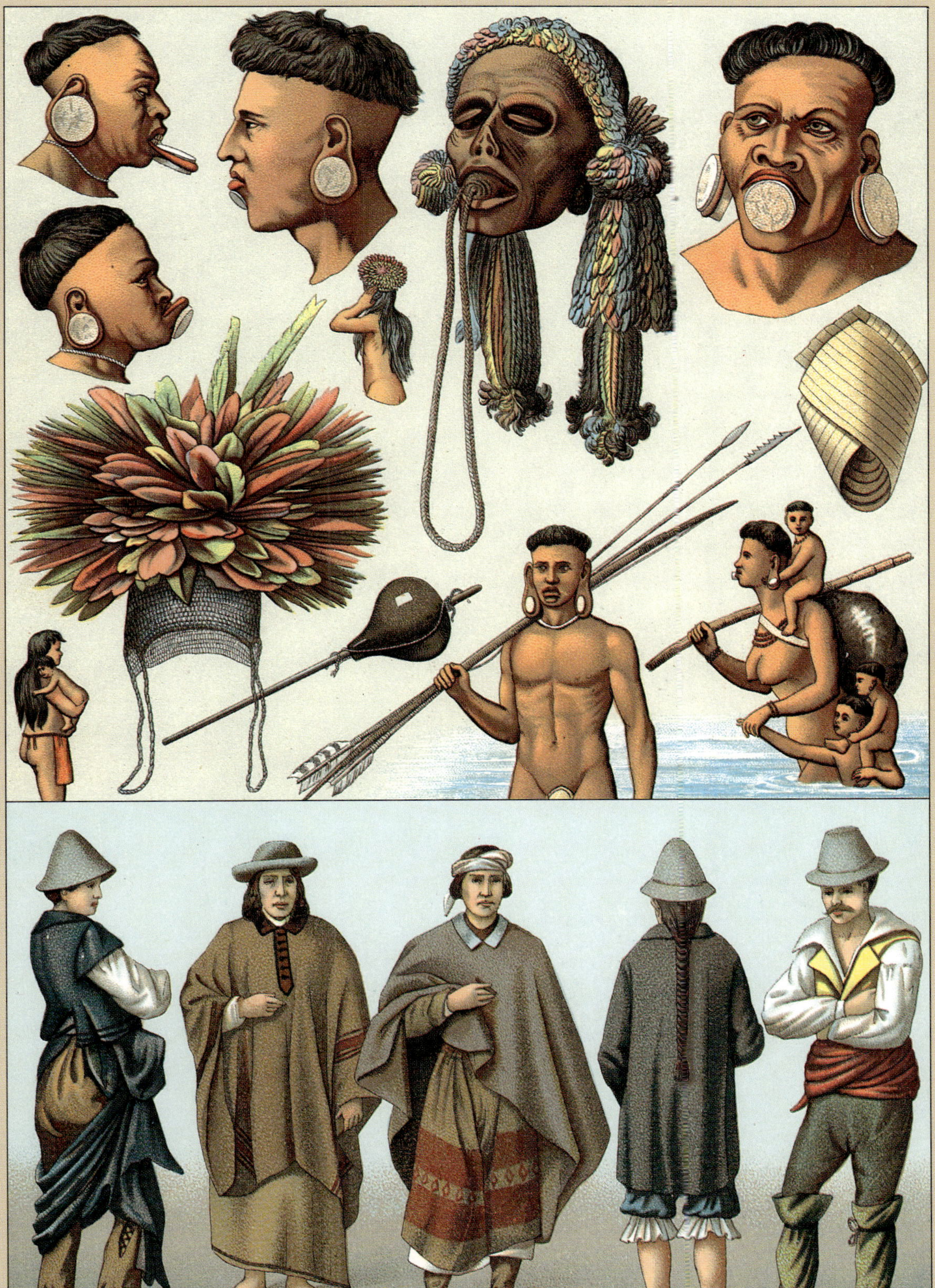

MEXIKO

MEXIKANISCHE INDIANER, KREOLEN UND SPANIER

Die Bevölkerung Mexikos setzt sich aus drei Volksstämmen zusammen: die ursprünglich ansässigen Indianer, die Nachkommen der spanischen Eroberer Mexikos und eine Mischrasse, die aus den Mischehen zwischen Spaniern und Indianern resultiert. Die letztere Gruppe findet sich besonders unter den Bediensteten der Reichen und den Arbeitern der diversen Industriezweige der Hauptstadt.

1.1 Ein reicher Mexikaner, ein Nachkomme der spanischen Eroberer. Er trägt einen Filzhut, eine kurze Jacke aus Wollstoff mit doppelten Schulterstücken, baumwollene *Calzoneros* (Beinlinge, die unter den Hosen getragen wurden) und einen *Sarape* aus gestreifter Seide, aber keine langen Strümpfe. Galane haben immer noch Gitarren, um den Damen nach spanischer Tradition Ständchen zu bringen, aber es ist selten, daß man, wie hier, eine Gitarre mit einem Seidenriemen befestigt sieht.

1.2 Der reiche Mexikaner hier ist von der europäischen Mode beeinflußt, behält jedoch seine *Calzoneros* und seine Lederhosen bei, die an den Seiten offen sind. Seine kurze Jacke läßt eine rotseidene Weste sehen. Er trägt außerdem den Sombrero. Sein bunter *Sarape* wird modisch lässig über die Schultern geworfen oder an der Rückseite des Sattels befestigt.

1.3 Die barfüßige Frau – die dritte von links in der Bildmitte – mit den Bändern im Haar, ist ein Halbblut. Sie trägt einen doppelten Kragen, um den horizontal ein schmaler Seidenstreifen verläuft. Sie trägt einen Rock und eine kurze Tunika.

1.4 Eine Festtagstracht. Der Hut ist mit einem Band verziert, das dieselbe Farbe hat wie das Tuch, das auf dem Kopf getragen wird. An dem Seidengürtel ist eine kleine bestickte Schürze befestigt. Die Jacke ist geöffnet und gibt den Blick auf den nackten Bauch frei. Die Schuhe sind aus Leder.

1.5 Eine kreolische Frau in Stadtkleidung. Sie trägt eine Mantille und einen seidenen Rock. Leuchtendes Rot war die typische Farbe für Röcke. Mantillen waren manchmal aus schwarz-weißer Seide und mit farbigen Mustern bestickt. Die Mantillen der Durchschnittsfrau sind aus blau-weiß kariertem Wollstoff. Sie trägt kleine Satinpantoffeln, jedoch keine Strümpfe.

1.6 Ein Schuster, der eine Art ledernes Skapulier trägt, das als schützende Schürze dient, was bei seiner Arbeit notwendig ist. Er trägt *Calzoneros* und Lederhosen.

1.7 Ein reicher Mexikaner, der wie die oben Aufgeführten gekleidet ist. Sein *Sarape* ist mit Goldstickerei verziert.

2.8 Ein Einwohner Poblas, der ein Reiterkostüm mit einem sehr großen *Sarape* trägt, der ungewöhnlich geschnitten und mit Gold aufgeputzt ist. Er trägt lange Hosen und *Calzoneros*, die seine Füße bedecken.

2.9 Eine kreolische Frau, deren Haar nach spanischem Stil in einem Haarnetz steckt und oben mit einem Diadem geschmückt ist. Ihre Mantille ist in Falten über die Schultern und die offene Jacke aus Wollstoff gelegt.

2.10 Ein Wasserträger. Er ist Mulatte und in Leder gekleidet.

2.11 Ein *Lipanhäuptling* in Kampfkleidung. Mit kleinen Abweichungen tragen alle Indianer Neumexikos diese Tracht. Der Kopfschmuck ist ein Diadem, das mit den Federn eines Raubvogels verziert ist. Die Tunika ist aus Bisonfell, das von den Frauen des Stammes bearbeitet wird. Kleine Metallklingen sind an den Fransen der Tunika befestigt, die bei der geringsten Bewegung aneinanderstoßen.

2.12 Ein mexikanischer Indianer, der den *Sarape* trägt, einen Umhang, der sowohl von Männern als auch von Frauen getragen wird.

2.13 Ein Papageienabrichter.

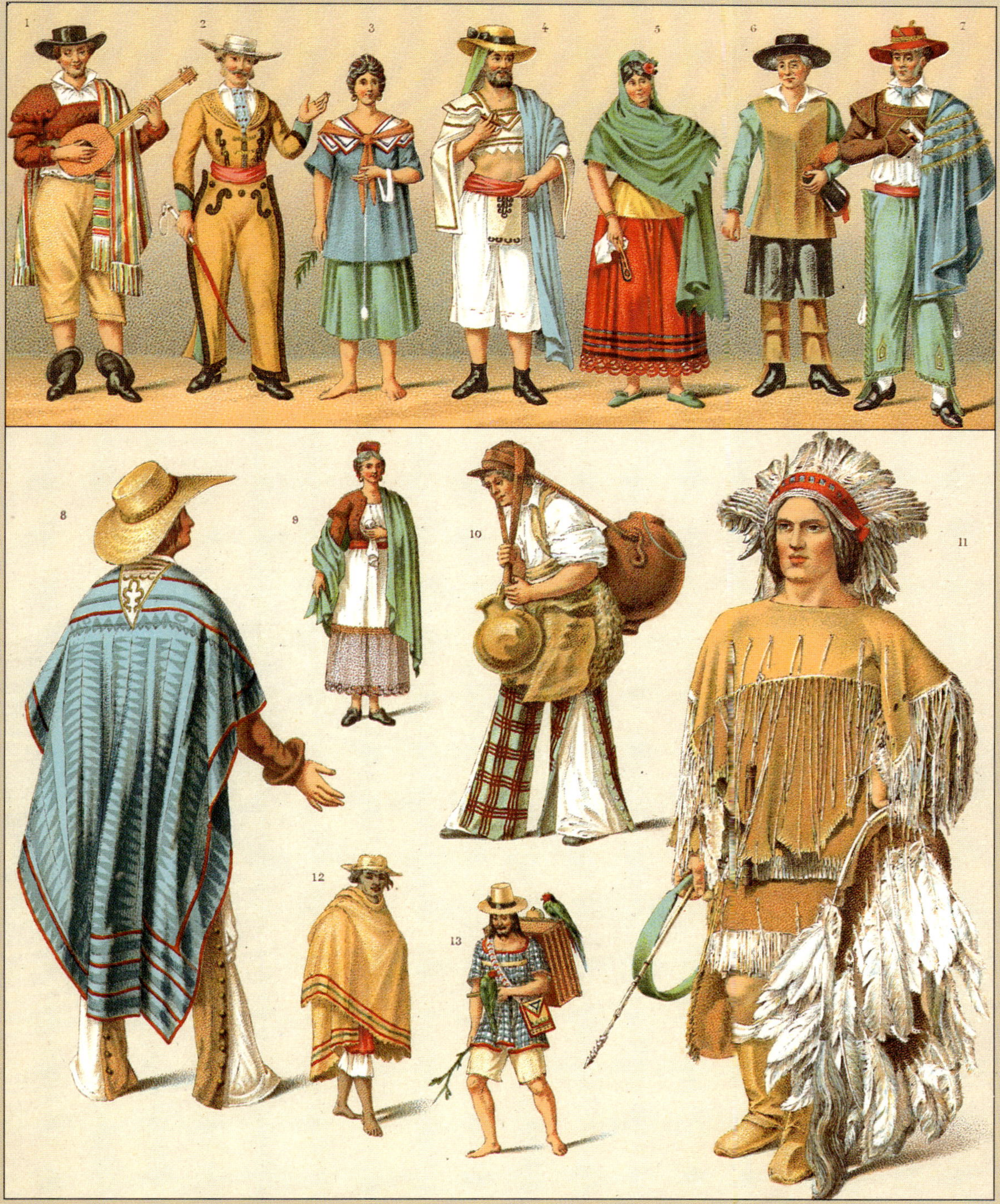

1
2
3
4
5
6
7
8
9
10
11
12
13

CHINA

DER KAISERLICHE HOF

Die ursprüngliche Bevölkerung Chinas wurde im 17. Jahrhundert von der erobernden Manchurasse überrannt. Das traditionelle chinesische Brauchtum gewann jedoch die Oberhand über die Angewohnheiten ihrer Eroberer, und das Manchuvolk nahm viele religiöse und alltägliche Bräuche der Chinesen an. Bei der Frauenkleidung handelte es sich jedoch um ein Gebiet, auf dem sich der Geschmack der Chinesen und der Mandschu permanent unterschieden.

Die wesentlichen Bestandteile der Garderobe einer chinesischen Dame sind die folgenden:

Ein großes Untergewand, das von der Taille bis zu den Fußgelenken reicht. Es wird oben von einem Stoffgürtel hochgehalten und ist unten mit Bändern eingefaßt.

Der *Han-chaol* ist eine Bluse in der Form einer kurzen Tunika, die vorne am längsten ist. Sie ist vorne gerafft und reicht hinten nicht weiter als bis zur Taille. Ein Futter aus seidenem Netzstoff wird normalerweise unter dieser Bluse getragen, damit sie nicht auf der Haut anliegt.

Die Hauptteile der Kleidung sind: der *Haol*, ein langes Kleid, das an den Seiten geschlitzt ist. Es hat lange, schmale Ärmel und einen Gürtel um die Taille. Der *Ma-coual* ist ein Übergewand mit kurzen, weiten Ärmeln, die sowohl als Handschuhe als auch als Muff dienen, da die Hände jeweils in den anderen Ärmel gesteckt werden können.

1.1 Eine Prinzessin der kaiserlichen Familie, die Hauskleidung trägt. Ihr Diadem ist aus schwarzem Samt und künstlichen Blumen. Ihr Haar wurde in Strähnen aufgeteilt, die mit Bändern umwickelt sind. An ihrem Hinterkopf trägt sie eine Art Krone aus blauen Federn und herabhängenden Perlen. Ihre Armreifen sind aus Gold, ihr Halstuch aus roter Seide mit bauschigen Falten. Anstelle eines *Ma-couals* trägt sie eine kurze, ärmellose Jacke über ihrem Kleid. Die Jacke ist zitronengelb, was die Farbe der kaiserlichen Familie war. Der fünffüßige Drachen ist ebenfalls in den kaiserlichen Farben gehalten und taucht nur in Stickereien auf der Kleidung kaiserlicher Verwandter auf.

1.2 Eine *Niutze*, die junge Dienerin der Prinzessin, die ihr Haar in Strähnen trägt. Es ist mit künstlichen Blumen und einer goldenen Haarnadel verziert. Ihre Armbänder sind aus Perlen, und ihr Halstuch ist aus grüner Seide. Die Damen des kaiserlichen Hauses hatten ungefähr 120 Diener zu ihrer persönlichen Verfügung: 100 Eunuchen, 10 Frauen, die außerhalb des Palastes lebten, und 10 junge Mägde.

1.3 Ein Mandarin in Hauskleidung. Durch zivile und militärische Leistungen gewann man die Gunst des Kaisers. Äußere Anzeichen dafür sind beim Offizier das gelbe Cape und die Pfauenfeder am Hut, beim einfachen Soldaten der Fuchsschwanz. Der Mandarin trägt außerdem noch einen bestickten Brustschild und ein langes Gewand, auf das drei- oder vierfüßige Drachen gestickt sind.

Auf dem Tisch befindet sich eine Wasserpfeife für das Rauchen von Opium.

2.1 Die Kaiserin *Hoang-heou*, die eine zeremonielle Tracht einschließlich einer Haube aus besticktem Satin trägt. Ihr Diadem ist mit Edelsteinen übersät. Ihr *Ma-coual* ist mit fünffüßigen Drachen bestickt.

2.2 Eine junge Dienerin oder *Niutze* der Kaiserin. Sie reicht ihrer Herrin einen Jadezepter, das Zeichen des höchsten Ranges.

2.3 Ein Mandarin in zeremonieller Tracht. Er trägt einen Kragen aus Koralle, einen bestickten Brustschild, seidene Stiefel und das kaiserliche gelbe Cape.

2.4 Der Kaiser *Thien-Tseu*, dessen Name "Sohn des Himmels" bedeutet, in zeremonieller Kleidung. Er hat unumschränkte Macht über alle seine Untertanen. Seine Gewänder, seine Juwelen, sein Jadezepter und besonders sein Thron strahlen einen Hauch von Heiligkeit aus, wie es sich für diese königliche Persönlichkeit ziemt.

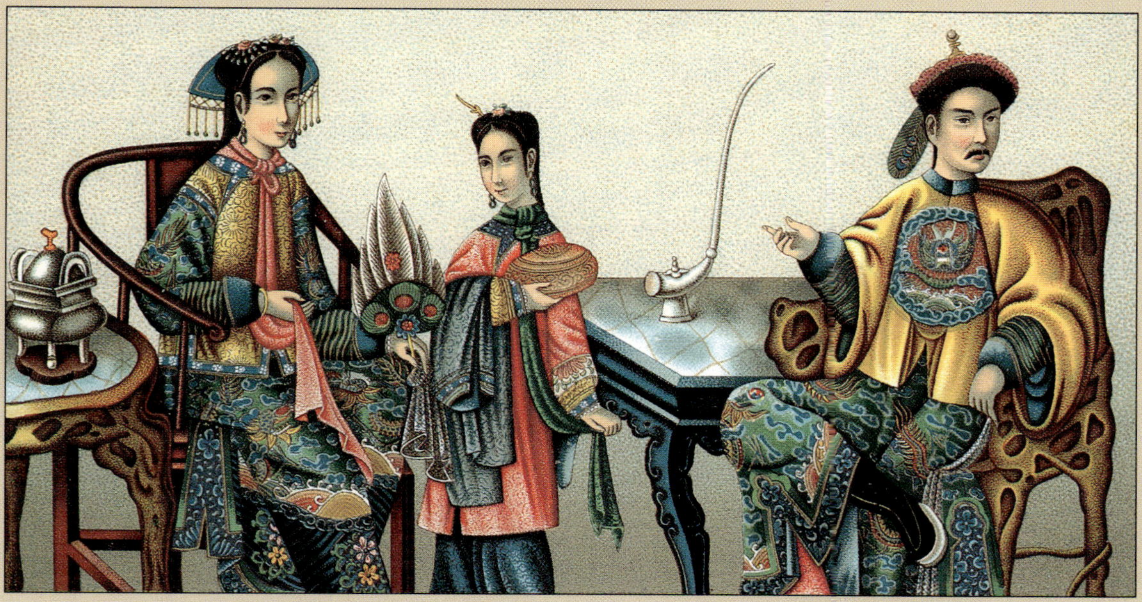

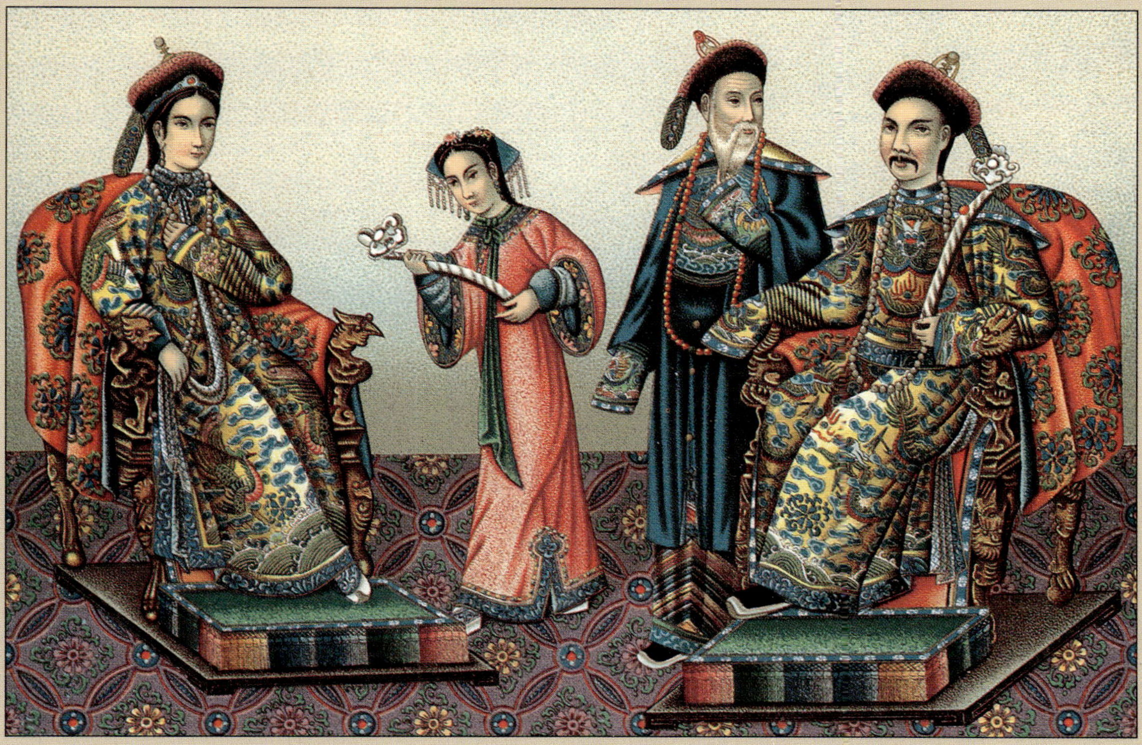

MANDSCHUFRAUEN

Die Hauptkleidungsstücke der Chinesen waren sehr einfach geschnitten. Der Stoff, der für die Kostüme verwendet wird, ist von Jahreszeit zu Jahreszeit verschieden. Der Stoff, den reiche Leute für den Sommer bevorzugen, ist eine Art äußerst leichtes Leinen, bekannt unter dem Namen *Ko-pou*. Im Frühling und Herbst wird *Siao-Kien*, ein ungefärbter Stoff von wilden Seidenraupen, bevorzugt. Im Winter wird *Touan-Tse* verwendet, eine Art Satinstoff, der viel widerstandsfähiger ist als der in Europa verwendete.

Solange sie jung sind, tragen chinesische Mädchen ihr Haar offen. Als junge Erwachsene flechten sie ihr Haar zu einem Zopf, den sie hängen lassen oder auf den Kopf binden. Sind sie einmal verheiratet, so lassen sie ihren Zopf immer aufgerollt und halten ihn gewöhnlich mit zwei Elfenbeinnadeln in Position. Über diese Grundregeln hinaus gibt es jedoch viele Verfeinerungen und örtliche Unterschiede im Bezug auf das Frisieren und Tragen der Haare. In Soutchoou und Shanghai, zum Beispiel, tragen die Frauen ein Diadem aus Samt und schwarzer Seide wie die Figuren **1**.1, 2, 3, 5 und **2**.2 & 3. Bei der Figur **1**.3 ist ein Kissen aus Pappe zu sehen, das mit schwarzer Seide bezogen ist und im Nacken getragen wird. Die Zöpfe dieser verheirateten Dame werden über das Kissen gewickelt.

Chinesische Mädchen tragen vom siebten oder achten Lebensjahr an Schminke. Sie malen ihre Gesichter weiß und ihre Lippen rosa an. „Ihr Gesicht ist weiß wie Mehl", so heißt es, „ihr Mund eine Kirsche". Die Augenbrauen werden geschwärzt, und in die Mitte der Unterlippe und auf das Kinn malen sie einen kleinen roten Punkt. Als höchst modisch wird es angesehen, einen kleinen karminroten Streifen zwischen die Augen zu malen und die Schläfen grün, schwarz oder blau zu färben. Elegante Chinesinnen tragen zum Schutz ihrer langen Nägel Fingerkappen, die oft mit feinen Gravierungen verziert sind.

Mandschufrauen unterscheiden sich in Haartracht und Kleidung von ihren chinesischen Gegenspielerinnen. Junge Mandschumädchen flechten ihr Haar auf die übliche Weise, aber verheiratete Frauen tragen eine Frisur, die einzigartig ist – sie teilen das Haar in der Mitte des Kopfes und schlingen es über jedem Ohr zu Knoten. Beispiele dieses Stils stellen die Figuren **1**.4 und 5 dar. Mandschufrauen tragen kürzere Kleider als Chinesinnen, ein einziger Zopf fällt über eine Jacke oder Weste, die mit kunstvoll gearbeiteter Stickerei verziert ist. Die verschiedenen Kostümteile sind gewöhnlich farbig und haben breite Borten aus bestickten Stoffstreifen.

Frauen tragen ebenfalls Rauchutensilien. Der Beutel, in dem die Tabakspfeife aufbewahrt wird, mutet fast komisch an im Kontrast zu den Fächern und anderen Objekten, die daneben an seidenen Kordeln am Gürtel hängen. In den wohlhabenderen Schichten war es außerdem Brauch, parfümierte Duftkissen mit sich zu tragen.

Vielleicht ist die Verstümmelung der Füße in China weniger verbreitet, als es den Anschein haben mag. Mit Sicherheit ist dies je nach Schicht und, vor allen Dingen, nach Gegend unterschiedlich. Wenn sich, wie es in vielen Provinzen der Fall ist, eine Chinesin aus gutem Hause entehrt glaubt, weil sich ihre Eltern nicht die Mühe gemacht haben, ihre Füße dieser Behandlung zu unterziehen – da ein winziger Fuß, außer attraktiv auszusehen, als ein Zeichen dafür gilt, daß das Mädchen nicht zur Arbeit bestimmt ist – so muß man doch im Auge behalten, daß dieses grausame Verfahren, das von allen Mandschukaisern bekämpft wurde, an vielen Orten mehr Schein als Realität ist. Ein Mandschu, der eine Chinesin heiratete, würde nicht wollen, daß ihre Füße deformiert sind. Die Mandschufrauen und die Chinesinnen des kaiserlichen Hofes, sowie die Frauen zahlreicher Amtsträger, die in der Hauptstadt leben, bewahren die natürliche Form ihrer Füße. Alle Frauen, die eine hohe Stellung einnehmen, ob Mandschu oder Chinesin, tragen jedoch Stiefel, die speziell dazu entworfen sind, den Fuß kleiner erscheinen zu lassen.

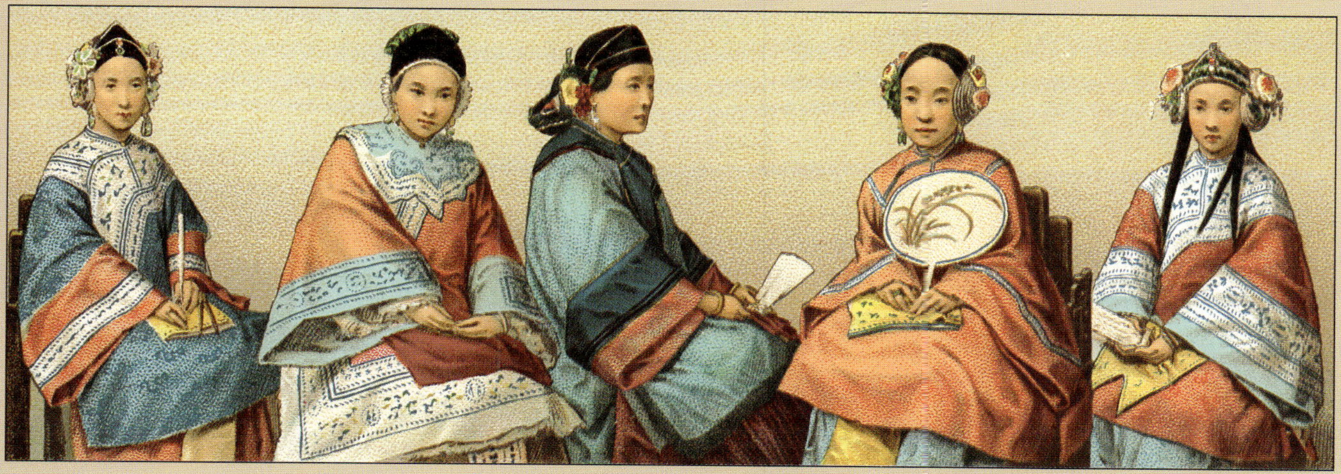

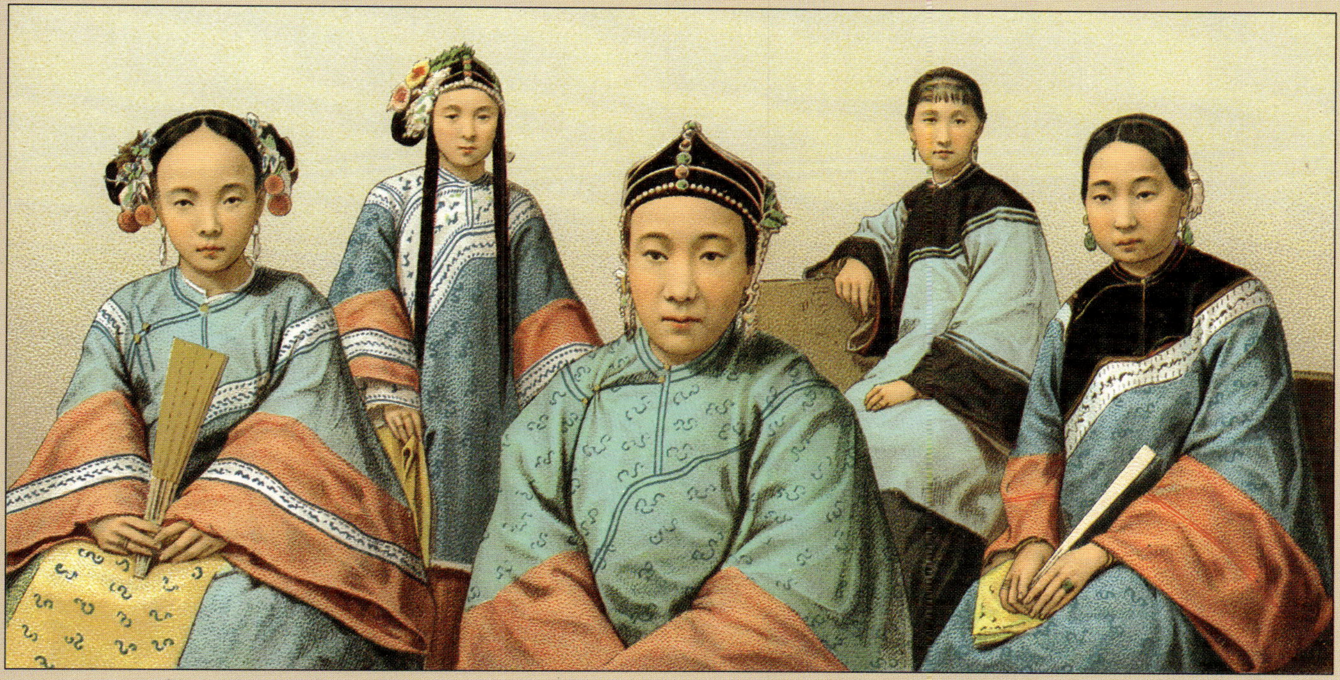

2.1 Die Kaiserin, gekrönt mit einem Diadem mit langen Anhängern. Sie hält einen Zepter mit einem *Fong* (ein mystisches Tier) an der Spitze. Dies ist ein Emblem, das der Gattin des Kaisers in einem Gedicht gewidmet wurde. Ihr *Haol* oder Untergewand ist aus Satinlamé. Dieses wird von dem *Ma-coual* aus roter Seide bedeckt, das mit Stickereien verziert ist, die einen fünffüßigen, mit einem Phönix verschlungenen Drachen darstellen. Es endet in einer gestreiften Borte, die mit Goldbrokat abgesetzt ist. Ihre Ohrringe und Armreifen sind aus Jade. Den erhöhten Thron, auf dem die Kaiserin sitzt, bedeckt ein grüner Überwurf, was in China Brauch ist, da Stühle nicht gepolstert sind. Die Kaiserin besitzt die goldene Waage und den *Yu-Stein*, die zur Beglaubigung der Erlasse, zu denen ihre Stellung sie berechtigt, verwendet werden. Ihre noble Stellung ist insofern für sie ein Hindernis, als sie niemals vor der Öffentlichkeit erscheinen darf. Sie darf nur vom Monarchen oder ihrem persönlichen Gefolge gesehen werden, lebt daher in gewisser Weise in einer Form der Sklaverei.

2.2 & 3 Eine kaiserliche Gattin zweiten Ranges und ihre Dienerin. Das *Li-Ki*, das vierte der ehrwürdigen Bücher, verlieh dem Kaiser das Recht, sich bis zu 300 Konkubinen zu halten, die wie die Kaiserin selbst ein Standardkostüm tragen. Die Gattinnen des Kaisers sind in folgende Gruppen unterteilt:

Drei haben den Titel *Fou-gin* und werden als wahre Gattinnen zweiten Ranges angesehen. Sie werden als Königinnen bezeichnet, und ihrem Status nach stehen sie über den übrigen Frauen des Palastes. Es ist ihnen jedoch nie erlaubt, die Stellung der Kaiserin, der ersten Gattin, anzustreben. Ihr Kostüm muß mit Federn in fünf Farben verziert sein. Neun Frauen tragen den Namen *Pin* und sind Prinzessinnen zweiten Ranges: Sie tragen gelbe Kleider. 37 Frauen tragen den Titel *Chitou*. Sie sind Frauen dritten Ranges und dementsprechend weiß gekleidet. Schließlich gibt es 80 Frauen, die *Yu-Tsi* genannt werden, kaiserliche Konkubinen und in Schwarz gekleidet. Im Palast gibt es Werkstätten, in denen Kleider hergestellt werden. Das Vorbild für die kaiserlichen Schneider wurde zu Beginn der Mandschudynastie festgelegt.

Die Prinzessin in dem gelben Kleid mit der Goldstickerei, das unter einem auffallend farbenfrohen Außengewand getragen wird, gehört offensichtlich zur *Pin* - Klasse der kaiserlichen Gattinnen. Ihr Haar ist nach typisch chinesischer Mode zurückgenommen. Sie trägt eine entzückende Kappe auf dem Kopf, die mit Perlen und künstlichen Blumen verziert ist. Eine große Haarnadel hält ihre Frisur in Position.

Die Frisur ihrer Dienerin ist origineller: ihr Haar und ihre kleine Kappe sind im Phönixstil so arrangiert, daß sie die Form eines Vogels haben. Sie ist in eine kurze, ärmellose Jacke gekleidet, die über einem *Ma-gual* aus blauer Baumwolle getragen wird. Ihr *Haol* oder langes Gewand gestattet einen Blick auf die grünen Ärmel. Diese Frau hält die Nadel, die zum Aufnehmen von Opium benutzt wird, das dann erhitzt in den Kopf der Pfeife gesteckt wird.

Es gab eine Unzahl von Dienern in der kaiserlichen Residenz. Sie waren zur Verrichtung aller Arten von Arbeiten angestellt. Einige verrichteten harte körperliche Arbeit, andere waren mit Stricken und kleinen Hausarbeiten in den kaiserlichen Zimmern beschäftigt. In diesen mysteriösen Gemächern verbrachten die Reichen die Hälfte ihres Lebens in vollkommener Trägheit, wobei sie sich dem Opium hingaben, das die fast schlafwandelnde Monotonie ihrer Existenz aufrechterhielt. Wenn sie sich auf ihre *Kans*, das heißt, auf dem Möbelstück, das ihnen als Bett, Sofa und Stuhl diente, zurücklehnten, mußten sie nicht einmal die Hand ausstrecken, um die Opiumpfeife zu rauchen. Es waren immer Diener zur Stelle, die ihnen bei dieser Tätigkeit zur Hand gingen, wobei sie den Moment abwarteten, wenn ihre Herren oder Herrinnen eindösten, um das Mundstück an die eigenen Lippen zu setzen.

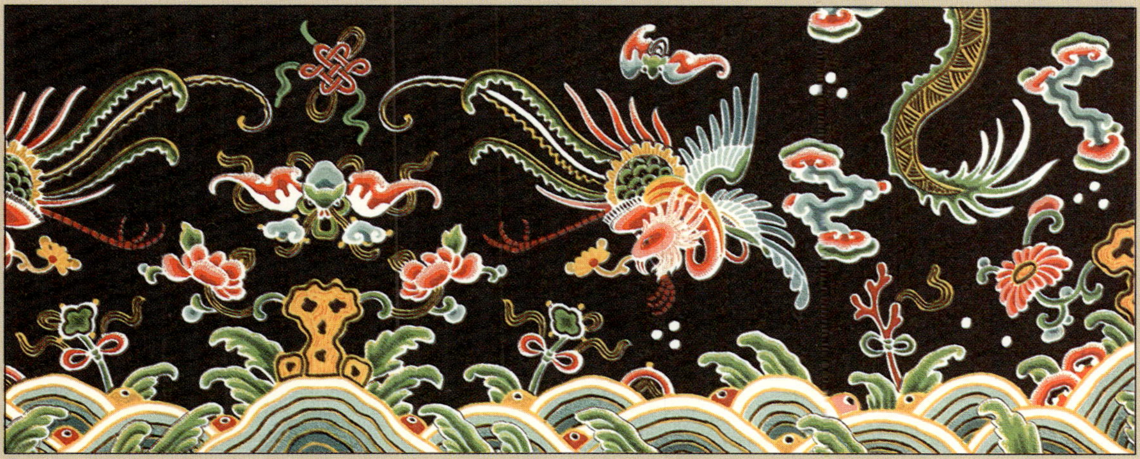

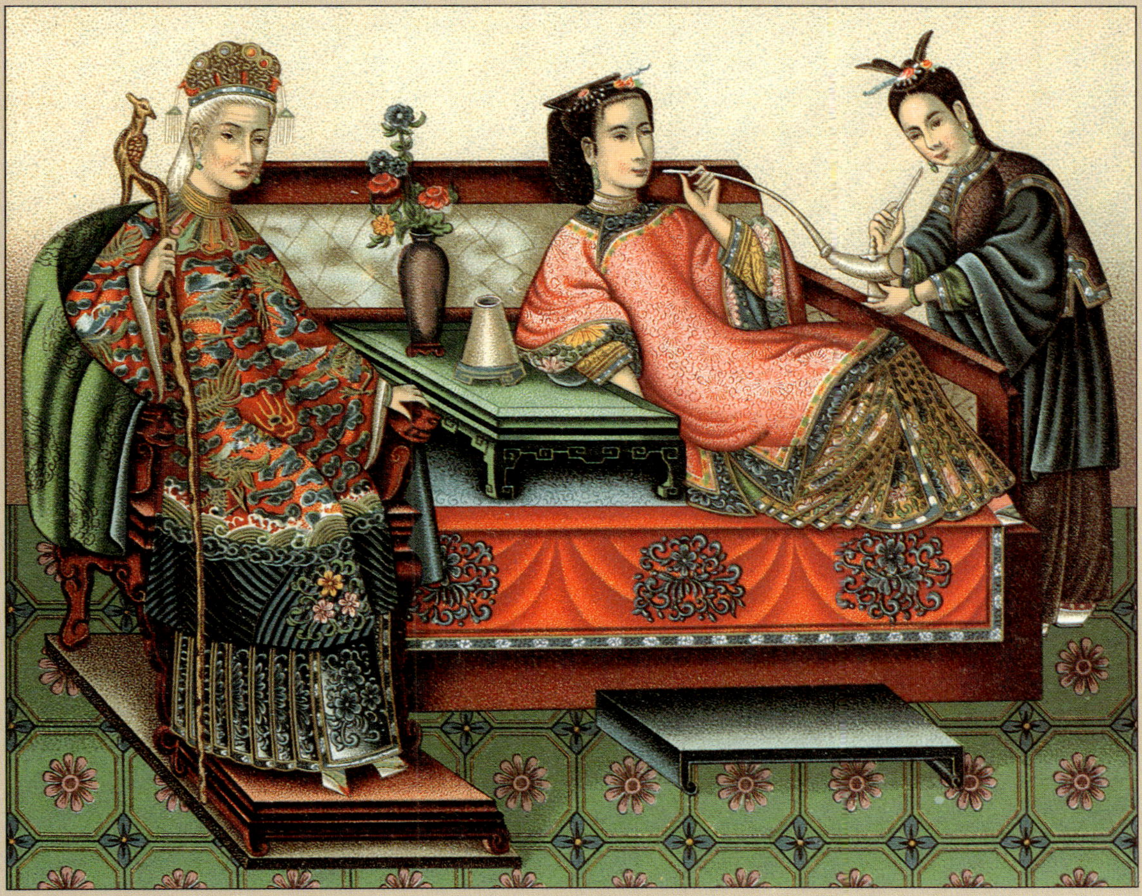

MANDSCHUS, CHINESEN UND MANDARINE

Es gibt drei verschiedene Arten von chinesischen Schuhen. Einige passen an Füße, die ihre natürliche Form beibehalten durften; andere sind für Füße gedacht, die künstlich verkleinert wurden. Die dritte Art ist so entworfen, daß sie einem natürlich geformten Fuß den Anschein gibt, verkleinert worden zu sein. Der letztere wird „Theaterstiefel" genannt und ist am Schaft lang, am Fuß aber sehr kurz. Er ist an der Ferse erhöht und vorne ganz hohl. Die Sohle ist so geformt, daß man sich beim Laufen nur auf Zehenspitzen fortbewegen kann.

Mandschufrauen sind was ihre Tracht anbelangt, viel ungezwungener als ihre chinesischen Gegenspielerinnen, die, eingesperrt in ihre Häuser, an ein viel zurückgezogeneres Leben gewöhnt sind. Die Dienerin auf Bild **1**.1, die ihr Haar aufgeteilt, zu Wellen frisiert und mit einem Filzhut bedeckt trägt, scheint eine Angehörige des Mandschuvolkes zu sein. Ihre Kleider sind aus Baumwolle und die Ärmel mit Samt eingefaßt.

Sowohl sie als auch der Knopfverkäufer (**1**.2) halten einen typisch chinesischen Sonnenschirm. Diese Sonnenschirme sind aus Fischhaut hergestellt, deren Geruch unglücklicherweise hartnäckig an ihnen haften bleibt.

1.4 Eine chinesische Dame aus Tong-King. Ihre Kleider sind völlig anders als die soeben beschriebenen. Das einzig Gemeinsame ist das lose Übergewand ohne Falten, das so arrangiert ist, daß man keine Körperkonturen sehen kann. In einem Land von der Größe Chinas sind derartige Abweichungen jedoch zu erwarten.

1.5 & 6 Zwei Mandarinfrauen. Die erste ist ganz in Seide gekleidet. Die zweite hat bis auf einen Strang geflochtenen Haares einen geschorenen Schädel – diese Frisur geht auf den Einfluß der Mandschueroberer zurück. Mandarine sind Zivil- und Militärbeamte. Sie werden je nach Wichtigkeit ihrer Arbeit eingestuft und mit dem Ehrenzeichen ihres Ranges geziert. Die offizielle Kleidung besteht aus einem Gewand, das mit Drachen oder Schlangen bestickt ist. Es wird mit einem Gürtel zusammengehalten und teilweise von einer kürzeren, strengeren Robe bedeckt. Darüber wird ein Cape getragen.

Die Ornamente, die der Kaiser für den Militärdienst oder den zivilen Dienst verlieh, sind folgende: zunächst, das gelbe Gewand und die Pfauenfeder – diese werden nur an die höchsten Würdenträger vergeben; danach kommt die *Lan-lin*-Feder. Soldaten, die sich auszeichneten, ist es erlaubt, einen Fuchsschwanz zu tragen.

2.1 Ein Mandarin in sommerlicher Alltagskleidung. Er hält einen Fächer in der einen und ein Taschentuch in der anderen Hand, wie es der Brauch vorschreibt.

2.2 Ein Beamter, der die zeremonielle Kleidung der höchsten Richter und Minister des Staates, einen Halsschmuck aus Korallen und eine Pfauenfeder trägt. Wie es die Etikette verlangt, sind seine Hände verborgen.

2.3 Eine Frau von Bedeutung in zeremonieller Kleidung. Sie ist eine Angehörige des Mandschuvolkes – ihre Füße sind nicht künstlich verkleinert worden. Die Wahl ihres Schmuckes läßt auf ihren Status schließen, da er die Ehrenzeichen ihres Gatten kopiert. Der vierfüßige Drachen, der von höheren Beamten getragen wird, ist ebenfalls in der Stickerei ihres Kleides zu sehen.

2.4 Eine chinesische Dame in Hauskleidung. Sie trägt keinen Schmuck, hat aber ihr Haar mit einer künstlichen Blume verschönert, die möglicherweise aus geschmiedetem Silber ist.

3 Hier sieht man den Kontrast zwischen der prächtigen Hofkleidung und der Kleidung der Armen. Ein Bauer schiebt hier einen Karren. In einer Gesellschaft, in der es das Idealziel der Reichen war, sich nicht zu bewegen, war der Gedanke an eine Fortbewegung ohne Transportmittel undenkbar.

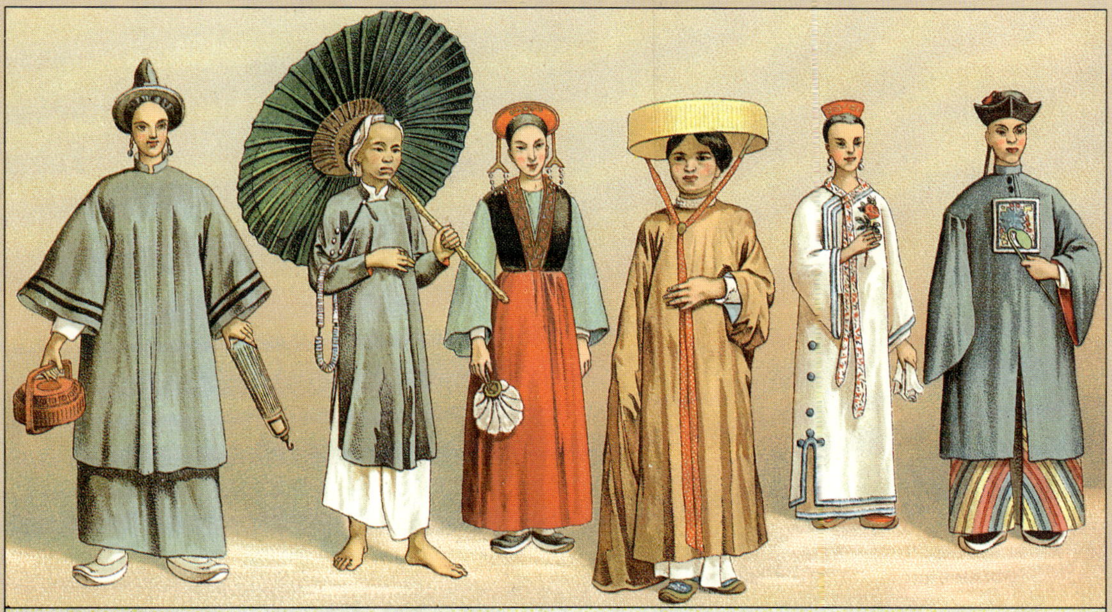
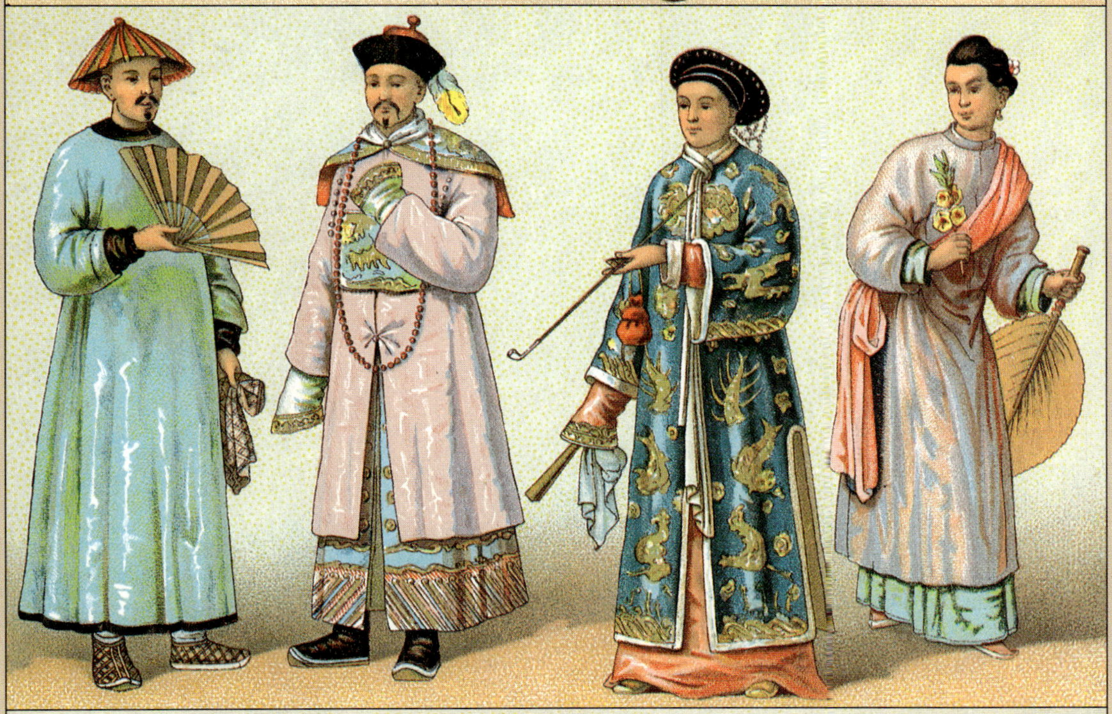
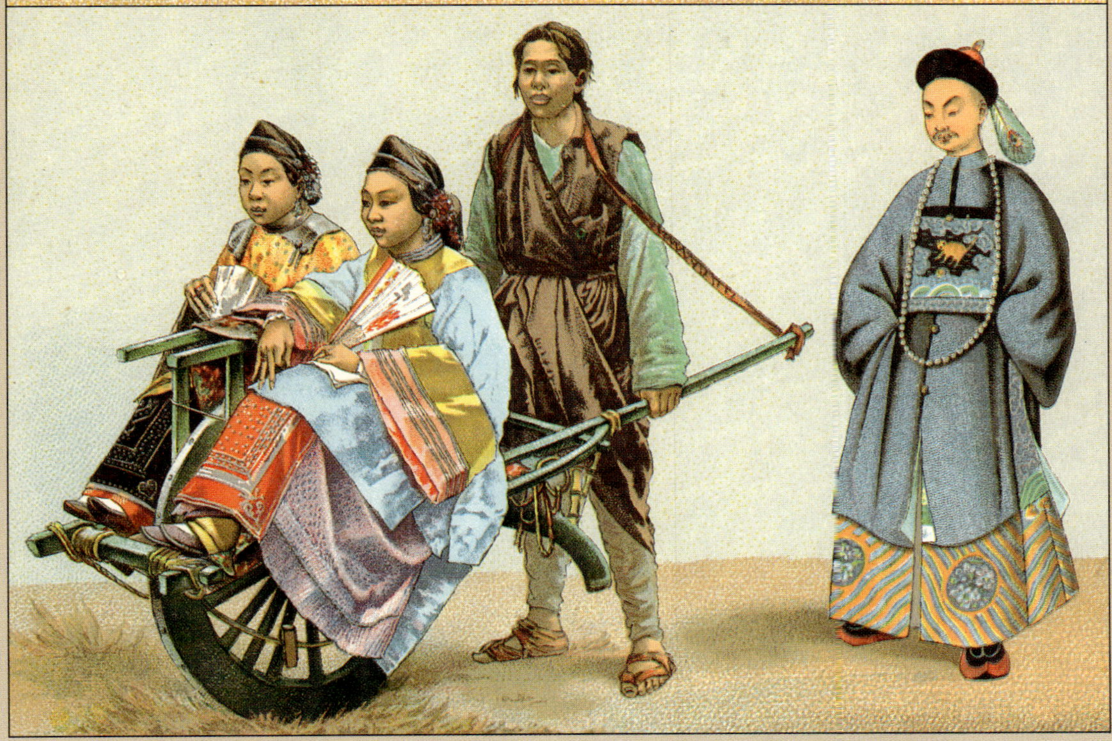

JAPAN

MILITÄRUNIFORMEN

Die alte Militärtracht Japans scheint auf den ersten Blick eine große Ähnlichkeit mit der Europas zu haben – die wichtigsten Elemente der europäischen Rüstung sind scheinbar alle vorhanden. Bei näherem Hinsehen zeigt sich jedoch, daß diese Ähnlichkeit nur oberflächlich ist. Die Konstruktion dieser Rüstung hat, möglicherweise mit Ausnahme des Kettenpanzers, wenig mit ihrem europäischen Gegenstück gemein. Japanische Waffen sind leicht und aus Leder oder lackiertem Pappmaché. Wo die Rüstung gepanzert ist, ist das betreffende Metall dünner Stahl.

Die Bilderreihe auf der gegenüberliegenden Seite zeigt einen Bogenschützen, der sich auf den Kampf vorbereitet. Zuerst vollzieht er rituelle Waschungen, wobei er die Stirn- und Seitenhaare seines Kopfes abrasiert und nur den charakteristischen spitzen Schopf ganz oben stehen läßt.

1 Er zieht einen seidenen Lendenschurz an.

2 Als nächstes folgt anstelle eines Hemdes ein Untergewand aus leichter Wolle oder sogar Seide. Dieses wird von einem geknoteten Gürtel in Position gehalten.

3 Auf die gleiche Weise bindet er die kurzen, weiten Hosen zusammen.

4 Er sichert seine schwarze Filzkappe mit Hilfe eines Seidenbandes, dessen Enden am Hinterkopf herunterhängen.

5 Er schützt seine Hände mit ledernen Stulpenhandschuhen , die mit Bändern eng um seine Handgelenke gebunden werden.

6 Er zieht eine halblange Robe oder eine gefütterte Jacke mit weiten Ärmeln an. Unterhalb der Achselhöhlen sind diese Ärmel nicht an der Jacke befestigt. An den Ärmelenden hängen Schnüre, deren Bedeutung auf Bild 14 deutlich wird.

7 Darauf zieht er ein zweites, längeres Paar Hosen an.

8 Um den unteren Teil seiner Beine trägt er seidene Schutzhüllen. Sie erleichtern auch die Befestigung der Beinschienen an den Beinen.

9 Wenn der Wadenschutz an der richtigen Stelle sitzt, hebt der Bogenschütze seine Hosen und sein unteres Gewand bis auf die Höhe seiner Unterschenkel an und befestigt sie mit Kordeln. Danach läßt er den Stoff so herunterfallen, daß die Hosen, die vorher einem Rock glichen, jetzt wie ein Hosenrock aussehen.

10 Er befestigt die ledernen Beinschienen mit Kordeln.

11 Er zieht Lederschuhe an, die auf der Außenseite Fell haben.

12 Er zieht den ersten Teil der *Braconniere* an, der die Hüften, den Bauch und die Oberschenkel bedeckt. Die Reihenfolge, in der diese Kleider angezogen werden, ist sehr wichtig, wie später noch deutlich werden wird.

13 Der Bogenschütze befestigt die Rüstung an seiner rechten Hand auf dieselbe Weise, wie er es mit seiner Beinrüstung getan hat: mit Hilfe eines genähten Stoffutters. Hier reicht der Schutz nicht bis zur Schulter wie beim linken Arm, so daß der rechte Arm den Bogen mit Leichtigkeit zurückziehen kann.

14 Er schlägt die Ärmel seines Gewandes bis zur Schulter hinauf und bindet sie mit Schnüren fest.

15 Er fügt die abnehmbaren Panzerteile hinzu, die seine Schulter und seinen freien Arm bedecken.

16 Zum maximalen Schutz bindet er die Teile der *Braconniere* mit gedrehten Kordeln zusammen.

17 & 18 Der Bogenschütze, von vorne und von hinten gesehen. Er trägt alle defensiven Elemente seiner Rüstung.

19 & 20 Die Rüstung schränkt die Bewegung nicht ein, da der Bogenschütze auf dem Boden sitzen kann.

21 & 22 Der Soldat in voller Rüstung. Er ist kampfbereit und trägt einen Langbogen, der 1,80 m mißt.

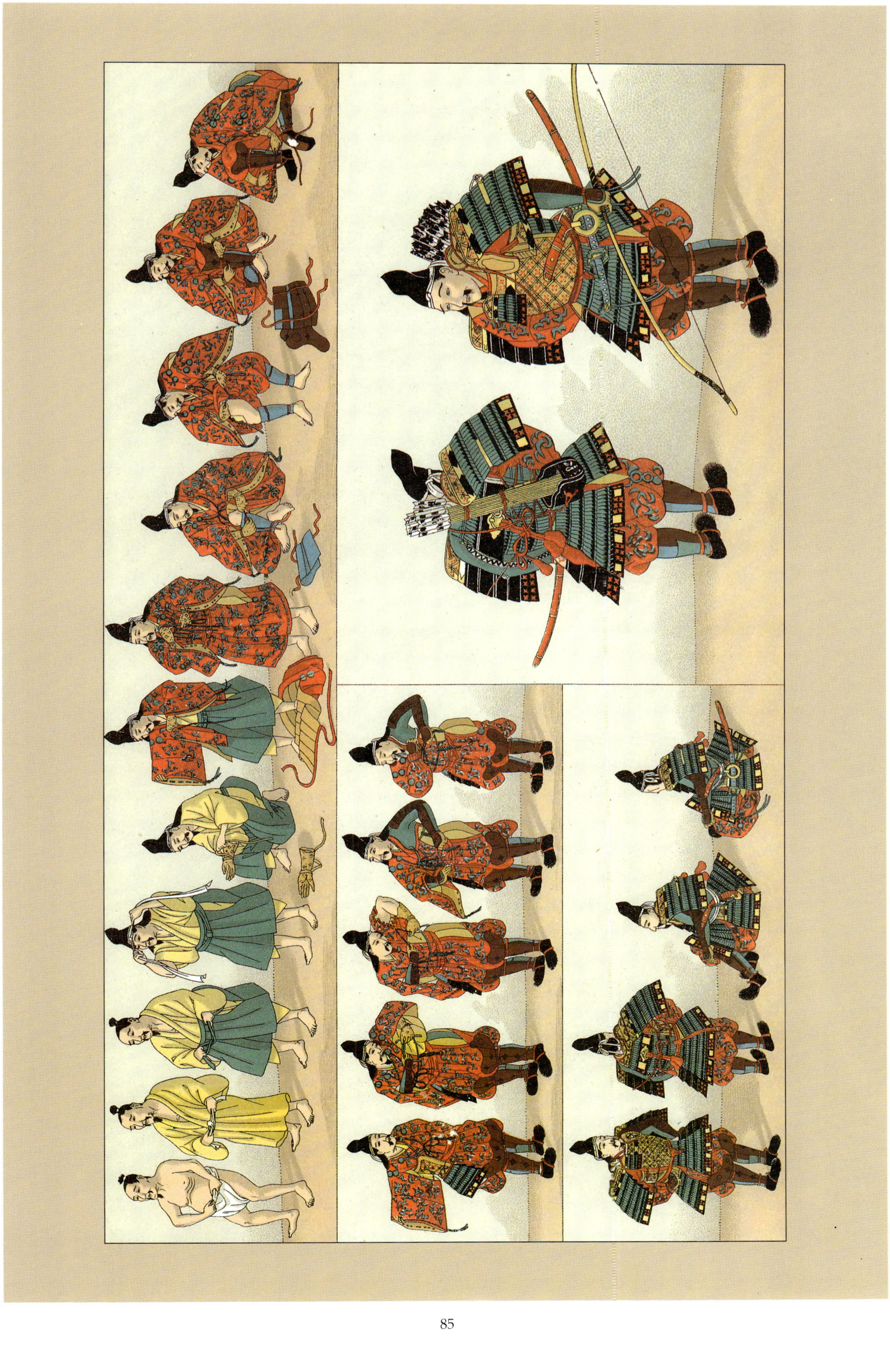

AINOS UND MILITÄRTRACHTEN

Die Japaner waren nicht die ersten Bewohner Japans. Man nimmt an, daß die Ainos, eine den Japanern im Aussehen ganz unähnliche Rasse, ihre Vorläufer waren. Die Tracht der Ainos weicht nur wenig von der der unteren japanischen Kasten ab. Die Männer tragen enge Hosen und ein loses Übergewand, das mit einem Gürtel gehalten wird. Die Frauen können mehrere Kleider übereinander tragen. Alle diese Gewänder sind ziemlich einfach in Muster und Schnitt.

Die Japaner waren einst Eroberer mit einem Feudalsystem, innerhalb dessen das Militär hoch angesehen war. Obwohl sie die Überlegenheit der Schußwaffen gegenüber den traditionellen Waffen rasch erkannten, konnte das ganze Drum und Dran der hinderlichen militärischen Ausrüstung des Feudalismus nicht von heute auf morgen über Bord geworfen werden. Daher konnte man noch bis vor kurzem Soldaten mit alten Helmen, Panzerhemden und zweihändigen Säbeln (Zweihänder) neben den Infanteriesoldaten sehen, die dabei europäische Kriegsausrüstung zur Schau trugen.

1 Eine eiserne Klinge mit dem lackiertem Holzgriff eines Buschmessers.

2 & 3 Ainos von der Insel Yeso.

4 Prinz Daimio in traditioneller Hofkleidung. Je größer die Anzahl der Ärmel ist, desto mehr Respekt gebührt dem Träger.

5, 19 & 20 Ein stählerner Säbel mit Scheide und Hülle.

6 & 25 *Betos* – Angehörige einer fast schon kriminellen Schicht, die man in den Städten antrifft.

7, 8, 9 & 10 Ein berittener General und Teile seiner Rüstung.

11, 12 & 24 Beispiele für Kettenpanzer. Es sind Beispiele meisterhaften Handwerks, bei denen die einzelnen Glieder fest miteinander verkettet sind. Die Glieder, die nach innen stehen, sind rund und die verbindenden Glieder oval, um die Gesamtstärke des Gewandes etwas zu reduzieren.

13 Ein mit einem Bogen bewaffneter Offizier.

14 Ein mit zwei Säbeln bewaffneter *Yakounine.*

15 & 29 Scheiden für Lanzenspitzen. Die erste ist vergoldet und die zweite teils lackiert und teils aus Seide.

16, 17 & 18 Ein Offizier, der eine Fahne trägt. Teile seiner Rüstung.

21 Ein Adeliger, der eine Standarte und einen eisernen Fächer trägt. Dieser ist das Ehrenzeichen eines Befehlshabers. Neben ihm befindet sich eine "Ehrenwaffe", die vor einem höheren Offizier getragen wird, wenn er in den Kampf zieht. Es handelt sich um eine Art Hellebarde mit einem Schaft, der mit einem hübschen Perlmuttmuster verziert ist.

22 Ein Bogenschütze untersten Ranges.

26 Ein Helm aus poliertem Eisen mit Hörnern aus gelbem Messing.

27 Detail eines Säbelfutterals - ein Netzwerk aus Seide, das mit Edelsteinen besetzt ist.

28 Ein Adeliger mit allen Insignien.

30 Ein Fußsoldat aus Yedo mit seinem Truppenemblem. Dieses ist aus Holzhämmern, deren Griffe in eine Scheibe eingesetzt sind, die den Gebietsnamen der Truppe trägt. Die herunterhängenden Lederstreifen sind Zierde. Auf jeden Hammerkopf sind der Umriß eines Hammers und daneben drei Punkte gemalt. Solche Embleme dienen im Kampf als Sammelpunkte.

31 & 32 Kampfsportkleidung. Die zwei einzelnen Köpfe gehören einem Mann und einer Frau, deren Kostüme wohl identisch sind.

33, 34 & 35 Beinschienen aus Kettenpanzer und poliertem Eisen mit Seide und Leder.

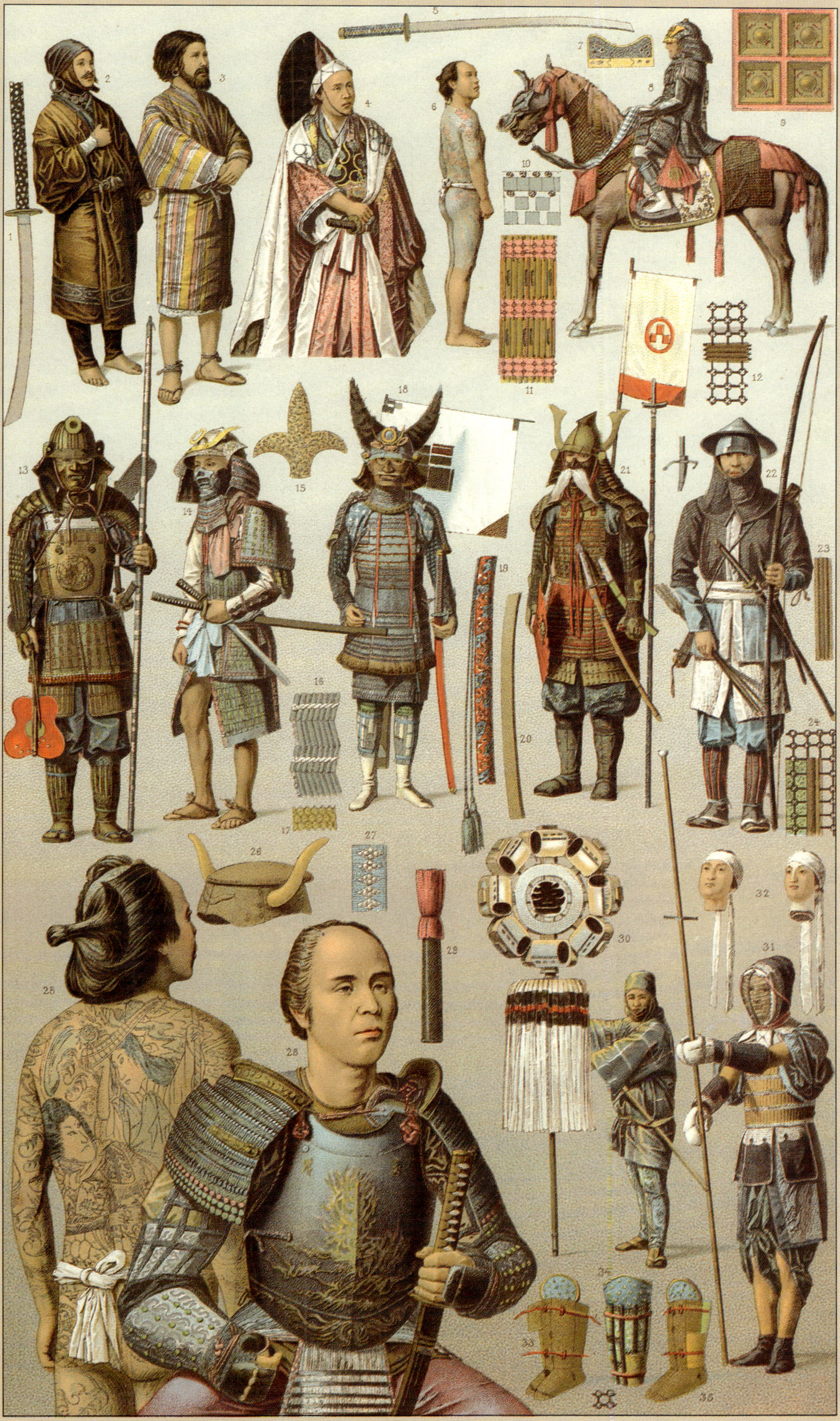

DER MITTELSTAND

Die Japaner unterscheiden sich stark von den Chinesen. China ist eine weitgehend den Gleichheitsgedanken verfechtende Gesellschaft, in der jeder, mit Ausnahme der *Tankaderes*, Bootsmädchen, ein höheres Amt anstreben kann. In Japan ist die Bevölkerung in Kasten eingeteilt. Man wird in eine dieser Kasten hineingeboren und kann sie unter keinen Umständen verlassen. Es gibt neun Kasten: die Prinzen, die Adeligen, die Priester und die Offiziere des Militärs bilden die ersten vier. Ihnen steht das Recht zu, zwei Säbel zu tragen. Die Bildungsschicht, zu der zum Beispiel die Ärzte gehören, hat das Recht, einen Säbel zu tragen. Kaufleuten, ungeachtet ihrer Bedeutung, Handwerkern, Bauern, Bediensteten und Matrosen, die gemeinsam die untere Schicht bilden, ist das Tragen von Waffen niemals gestattet. Noch unterhalb dieser Schicht stehen Bettler und Christen.

Männer tragen im allgemeinen Hosen, die am Unterschenkel eng anliegen, und ein oder mehrere Hemden. Diese waren normalerweise aus weißer Baumwolle, für den Adel wurde jedoch eine Mischung aus weißer Baumwolle und blaugrauer Seide verwendet. Die Arbeiter tragen bestimmte Erkennungszeichen auf ihren Hemden, die auf die Art ihrer Arbeit oder auf die Organisation, der sie angehören, hinweisen.

Verheiratete Frauen haben gezupfte Augenbrauen und geschwärzte Zähne; sie tragen weder Schminke noch farbenfrohe Kleidung. Anstelle eines Hemdes tragen sie eine Tunika aus rotseidenem Krepp. Die gesamte japanische Kleidung, ob es sich um Männer- oder um Frauenkleidung handelt, wird mit seidenen Bändern befestigt.

1 Japaner, die dem Mittelstand angehören. Die Männer tragen ein kurzes Hemd, Unterhosen und lange Strümpfe – alle aus Baumwolle – und Beinlinge, die mit einem Gürtel hochgehalten werden. Eine Robe, halb oder halblang, bedeckt diese erste Schicht Kleider; darüber wird noch eine zweite Robe oder eine Jacke getragen. Die Schuhe sind dünnbesohlte Pantoffeln, die sowohl warm als auch wasserdicht sind. Es gibt keinen eigentlichen rechten oder linken Schuh. Die Pantoffeln sind manchmal auf dicken, hölzernen Sohlen befestigt.

Die Frisuren der Frauen sind von Gegend zu Gegend verschieden, aber große Haarnadeln sind fast immer deutlich zu sehen. Die breiten Kragen (die gleichen, wie sie von Männern getragen werden), die weiten Ärmel und der lose geschlungene Gürtel machen das Tragen ihrer Tracht äußerst bequem.

2.1 Ein *Yakounine* (*Yakou* bedeutet "Arbeit" und *nine* "Mann") in Kavallerieuniform. *Yakounines* waren Polizisten der mittleren Gesellschaftsschicht.

2.2 & 3 Ein höherer Beamter des *Taikouns* in Stadtkleidung. Ein junges Mädchen reicht ihm mit Holzstücken erhöhte Straßensandalen (im Haus wurden nur niedrige, flache Schuhe getragen).

2.4 Eine Dame in Stadtkleidung – die düsteren Farben ihrer Gewänder deuten darauf hin, daß sie verheiratet ist.

2.5 Ein *Yakounine*, der ein kurzes Übergewand über seiner Robe trägt, das mit einem Gürtel befestigt wird.

3.1 Ein Japaner in Zivilkleidung. Diese Kleidungsstücke sind gesteppt und werden daher im Winter getragen. Er trägt eine leichtes Kästchen, das mit geknoteten Kordeln verschnürt ist, in seiner rechten Hand. Mit der anderen macht er eine Geste, die auf seinen Beruf hinweisen könnte: er ist vielleicht Arzt oder Facharzt für Akupunktur.

3.2 Ein Städter in Sommerkleidung. Er hält einen großen Strohhut und einen Fächer, auf den ein Kaufmann eine Liste der tagsüber zu erledigenden Dinge schreiben würde.

3.3 Ein Pilger, der als Symbol des Leidens weiße Kleidung trägt. Diejenigen, die eine Wallfahrt zum "Hohen Berg" machen, um sich zu läutern, unternehmen diese mit von der Öffentlichkeit gespendeten Geldern. Der Pilger hält die Glocke eines Bettlers in der Hand.

3.4 Ein Angehöriger der privilegierten Schichten. Dieses Kostüm wird von Studenten des Dolmetscherkollegs an der Universität Yedo getragen. Ihnen wird der Offiziersrang verliehen und das Recht zuerkannt, zwei Säbel zu tragen.

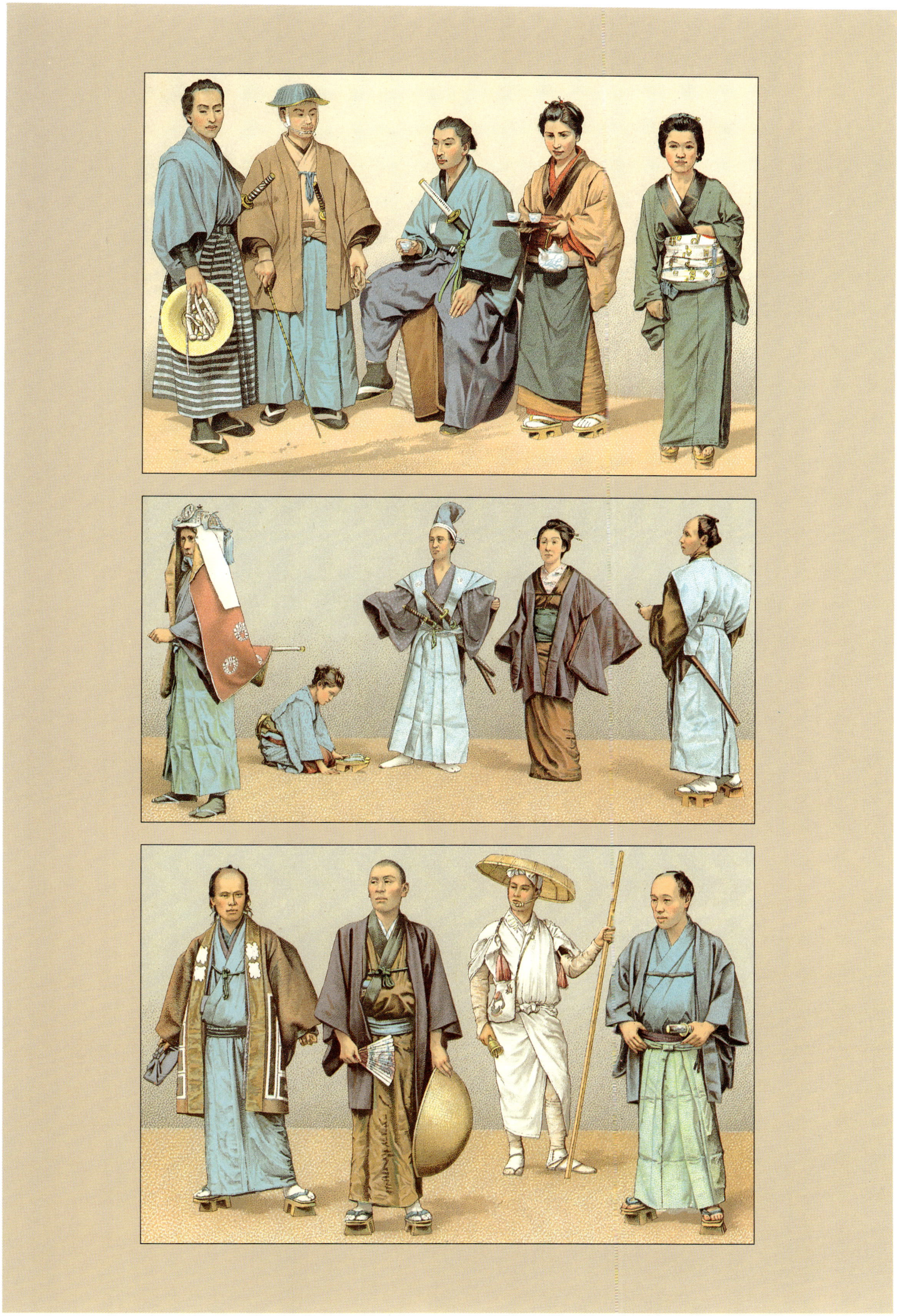

FRAUENTRACHTEN

In Japan wie auch in China kann ein wohlerzogenes Mädchen sowohl lesen als auch schreiben. Japanische Frauen haben ein elegantes Auftreten und äußerst gute Manieren. Obwohl ihnen gesetzlich keinerlei Rechte zustehen, genießen die Japanerinnen in der Praxis beträchtliche Freiheiten.

Japanerinnen tragen im allgemeinen keine Kopfbedeckung in der Öffentlichkeit, halten jedoch einen Sonnenschirm aus Seide, die über einen zarten Bambusrahmen gespannt wird. Wie der Fächer gehört auch der Sonnenschirm bei gesellschaftlichen Anlässen zur obligatorischen Ausstattung einer jeden respektablen Dame.

Das Übergewand oder der *Kimono*, der von den Frauen getragen wird, hat den gleichen Schnitt wie der ihrer Männer und ist in allen Gesellschaftsschichten ein gängiges Kleidungsstück. Die Reichen haben jedoch Gewänder aus Leinen, während die der Armen aus Kattun sind. Das Familienwappen ist oft mit Seide auf Ärmel und Rücken des wallenden Übergewandes gestickt.

1.1 Diese Illustration zeigt, wie das Gewand beim Gehen hochgenommen wird, damit sein Träger nicht darüber stolpert. Außerdem sieht man, wo die Öffnungen der weiten Ärmel anfangen und enden. Die Unterseite dieser Ärmel ist zugenäht, da sie auch als Taschen dienen – die einzigen Taschen, die in japanischer Kleidung zu finden sind.

Kleinere Gegenstände wie zum Beispiel der Fächer oder ein Stück dünnes, weißes Papier, das als Taschentuch (**1**.5) dient, wird vorne in das Gewand gesteckt oder an den Gürtel gehängt.

Wenn die Japaner zu sich nach Hause einladen, ist es Brauch, daß die Gäste jegliches unverzehrte Essen mit nach Hause nehmen. Hierbei sind die Ärmeltaschen wieder nützlich, da sie die appetitlichsten Leckerbissen befördern können, die man den Dienern nicht zur sicheren Aufbewahrung anvertrauen würde.

Der breite Gürtel oder *Obi* ist aus Seide und wird zweimal um den Körper gewickelt. Die Position, die der Knoten des *Obis* einnimmt, gibt Auskunft darüber, ob die Trägerin verheiratet oder unverheiratet ist. Junge Mädchen tragen ihren Knoten hinten am Rücken (**1**.2). Alle Japanerinnen schmücken ihr Haar mit Blumen, Bändern und Haarnadeln, aber sie tragen nie Ohrringe oder irgendeine andere Art von Schmuck.

2.1 & 2 Buddhistische Mönche. Solche Mönche gehören einer Kaste zwischen Adel und Mittelstand an. Die kleinen Rosenkränze in ihren Händen sind Miniaturausgaben des großartigen buddhistischen Rosenkranzes, der in der Form einer Riesenschlange gestaltet war.

2.3, 4 & 5 Japanische Damen mit dunklem, seidigem Haar, das kurz getragen wird, und schöngeschwungenen, dunklen Augenbrauen.

Die Japaner sind in der Angelegenheit ihrer persönlichen Körperpflege sehr penibel. Junge Mädchen vollziehen ein ausgedehntes Waschritual, ein Brauch, von dem die verheiratete Frau losgesprochen wird. Sind sie einmal verheiratet, müssen die Frauen ihre Augenbrauen abrasieren und ihre Zähne schwärzen, was jegliche Koketterie müßig erscheinen läßt. Das Haar wird geschickt zu einer Art Gerüst auffrisiert und mit Nadeln gehalten, die häufig aus teurem Schildpatt gefertigt sind.

Der Hals, die Schultern, der Bauch und die Arme werden mit Milch eingerieben, um sie weiß zu erhalten. Die Augenbrauen werden mit schwarzen Stiften dunkel nachgezeichnet und die Lippen geschminkt.

Die Dame mit dem Fächer auf Bild **2**.3 trägt ein gestepptes Gewand. Ihr breiter Gürtel wird von einem weiteren, viel schmaleren Gürtel in Position gehalten und mit einer Schnalle befestigt. Sie trägt keine Schuhe – innerhalb des Hauses stehen und sitzen die Japaner auf gewebten Reisstrohmatten.

2.4 Eine Dame, die ein dreisaitiges Instrument spielt, das *Sam-sim* genannt wird.

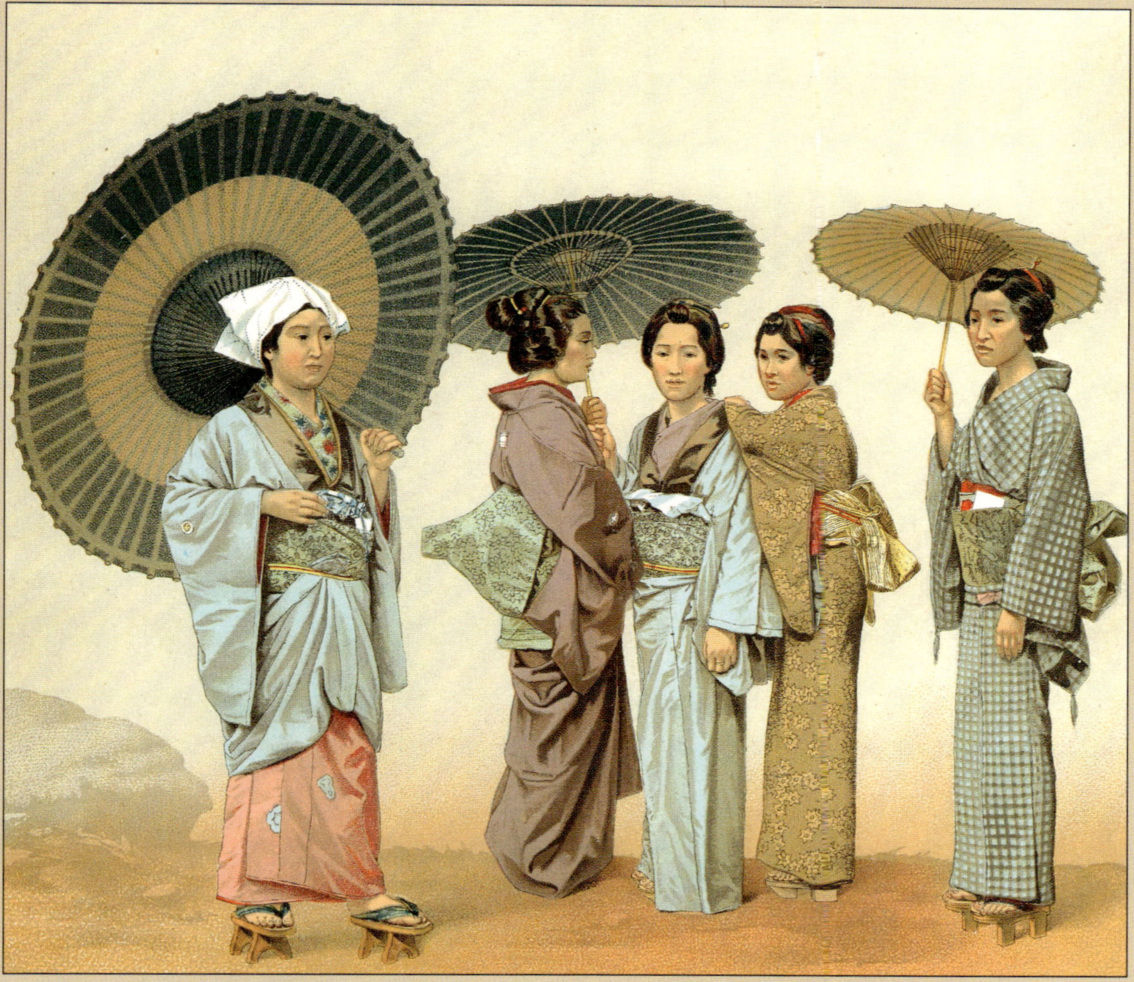

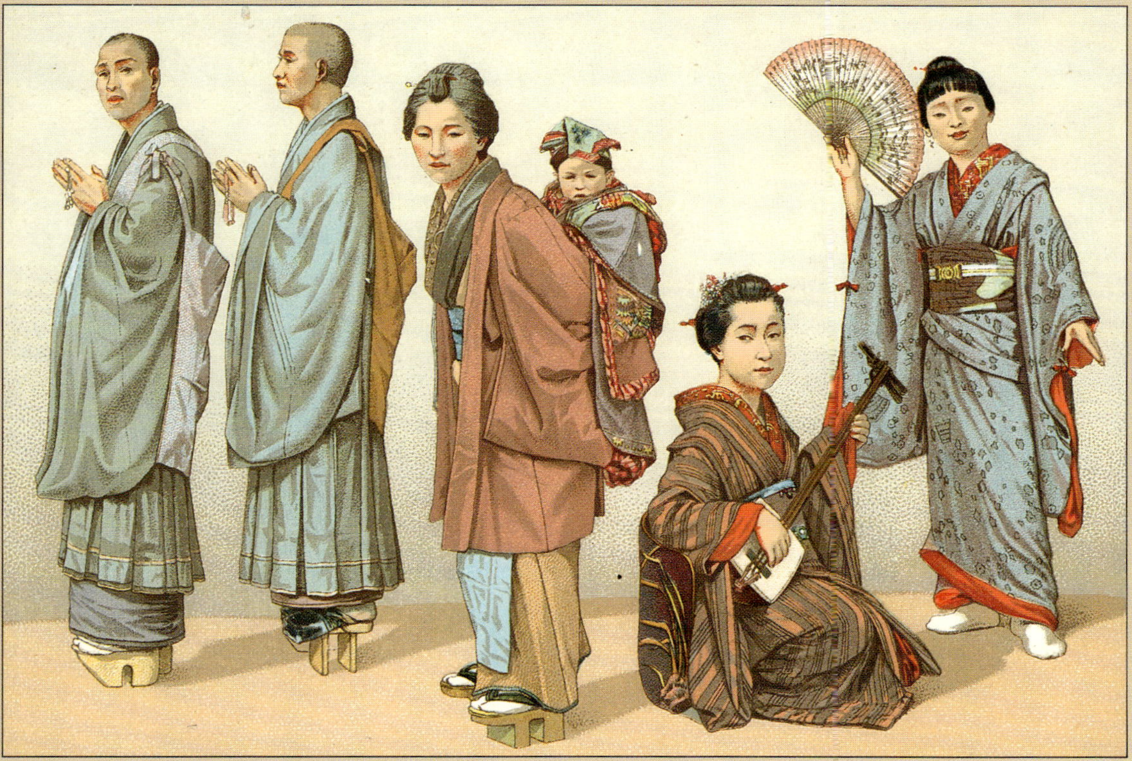

1.1, 6 & 7 Frauenfrisuren. Die ersten drei Beispiele zeigen die traditionelle Haartracht der Frauen. Die Vollendung dieser Kreation kann schon einen Vormittag in Anspruch nehmen. Arbeiterinnen konnten daher ihr Haar nur ein- bis zweimal in der Woche neu frisieren.

Gewöhnlich lassen Frauen über ihrer Stirn ein Haarbüschel wachsen. Das übrige Haar wird in zwei "Flügel" aufgeteilt, die unter dem großen Knoten aus künstlichem Haar, der von einem Schildpattkamm, Stoffknoten und Nadeln mit Glas- und Koralleköpfen gehalten wird, zusammentreffen. Die Glasperlen sind mit leuchtend farbiger Flüssigkeit gefüllt.

Jede dieser drei Frauen hier trägt einen *Kimono* mit einem schmalen Kragen und einem *Obi*, der hinten am Rücken geknotet ist.

1.2 & 4 und **2**.11 & 13 Japanerinnen in Winter- und in Sommerkleidung. Im Winter tragen arbeitende Frauen ein oder zwei gesteppte Mäntel, wenn sie das Haus verlassen, und halten ihre Gesichter unter einer Kapuze warm, die um den Kopf gewickelt wird.

Die Taschen ihrer langärmeligen Kleider dienen als Handschuhe für ihre Hände. **1**.2 zeigt, wie der weite Ärmel der traditionellen japanischen Robe als Tasche benutzt wird. Auf Bild **1**.4 hält die Figur eine Stange, an der ein Papierlampion hängt. Bild **1**.11 zeigt einen Schirm, der seine Trägerin gegen den Schnee schützt.

1.3 Eine junge Dienerin. Sie trägt ihr Taschentuch kokett um den Kopf geschlungen und eine Jacke mit Blumenmuster. Diese Jacke überkreuzt sich an der Taille und wird mit einem auffallend gefärbten Gürtel, an dem einige Klammern derselben Farbe befestigt sind, in Position gehalten. Sie trägt eine gestreifte Schürze, deren Streifen sich aus Blumenmustern zusammensetzen. Es handelt sich hierbei um ein gewöhnliches Stück Seide, das mit einer Appretur versehen wurde und in das horizontale Falten gebügelt wurden.

1.5 Eine reiche Dame in zeremonieller Kleidung. Die Frisur der Dame wird von einer Art Heiligenschein aus Riesennadeln aus gelbem und braunem Schildpatt in Position gehalten; ihre Lippen sind geschminkt; ihre Hände sind in einer eleganten Pose in die Falten ihres Gürtels gesteckt.

2.8 Eine junge Dame bei ihrer Toilette. Sie betrachtet gerade mit Hilfe eines Handspiegels das Haar an ihrem Hinterkopf.

2.9 Ein Straßenverkäufer. Dieses große Durcheinander besteht aus diversen Arten von Bastkörben, die zu den verschiedensten Zwecken verwendet werden konnten. Alle Waren des Verkäufers sind auf zwei Käfigen aufgehäuft, die offensichtlich weitere Gegenstände in Reserve halten. Seine Kleidung besteht aus einem Hut aus Bambusrinde, einem Wams, blauen Baumwollhosen und einem *Kimono*, der mit einer zerfetzten Schärpe eng an den Körper gebunden wird.

2.10 Eine Dame in Stadtkleidung.

2.12 Junge Damen beim Ruhen.

2.14 Damen beim Baden. Diese Szene veranschaulicht die drei Stadien der Damentoilette. Die Frauen waschen sich zuerst am ganzen Körper, wozu sie sich in einen Waschzuber hocken. Danach waschen sie ihren Oberkörper mit warmem Wasser aus verschiedenen kleinen Behältern. Zuletzt knien sie sich vor einen Waschkübel und waschen sich das Gesicht.

Diese letzte Prozedur dauert eine Weile, weil die Japanerinnen extrem viel weiße Schminke tragen.

3 Eine Familienszene in einem japanischen Haus, gerade vor dem Schlafengehen. Dicke Schlafröcke werden aus den Truhen, in denen sie tagsüber aufbewahrt werden, hervorgeholt und am Ende des Zimmers aufgehäuft. Auf diesem Haufen liegt ein kleines Kissen aus Holz: Darauf betten die Japaner nachts ihre Köpfe.

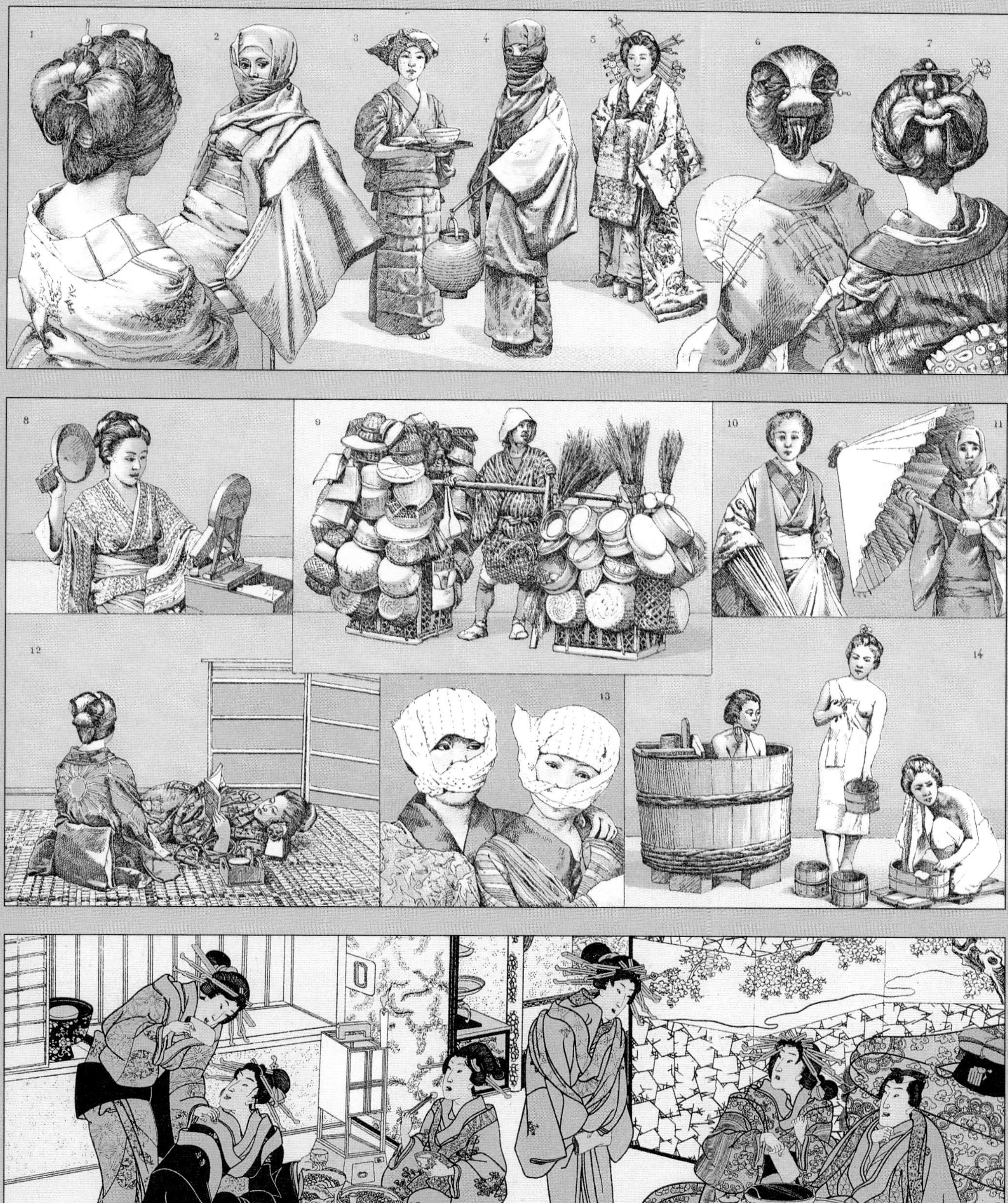
1
2
3
4
5
6
7
8
9
10
11
12
13
14

DAS JAPANISCHE HEIM

Die Japaner führen zu Hause ein geselliges Leben. Es gibt keine Sofas oder Betten, da die Japaner auf den Matten, die die Böden jedes Hauses bedecken, schlafen, sitzen oder knien. Demzufolge besteht wenig oder kein Bedarf an Möbeln.

Das Sitzen mit übereinandergeschlagenen Beinen ist ein nationaler Brauch: Diese Körperhaltung wird sowohl bei zeremoniellen Anlässen als auch im täglichen Leben zu Hause eingenommen. Wenn Japaner einen Gast empfangen, leiten der Gastgeber und der Besucher die Begrüßung damit ein, daß sie sich niederknien und dann Grüße austauschen wobei sie ihre Hände flach vor sich auf den Boden legen und sich voreinander verbeugen – je tiefer, desto besser. Erst dann beginnen sie zu sprechen.

Das Knien ist ein derartig wichtiges Element im Leben der Japaner, daß sogar Handwerker, die mit schwierigen, unangenehmen Arbeiten beschäftigt sind, versuchen, soweit als möglich diese Körperhaltung beizubehalten.

Zur Essenszeit wird eine Art Tuch aus gewebtem Stroh über die am Boden liegende Matte gelegt. Dann wird ein großer Kessel mit Reis in die Mitte gestellt, und alle, die in einem Kreis darum herumsitzen, füllen ihre Porzellanschalen.

Die 1,80m langen und 90cm breiten Matten sind aus feinem Reisstroh gewebt. Strohmatten sind ein so wesentlicher Bestandteil im Leben der Japaner, daß sie sogar als ungefähre Maßeinheiten benutzt werden.

1.1 Eine Wäscherin in einem Waschhaus.

1.2 Japanische Damen zur Schlafenszeit. Sie liegen auf Matten und schlafen unter einer einfachen Steppdecke. Ihre Köpfe ruhen auf einem hölzernen Kissen, auf dem sich ein kleines Polster befindet. Form und Farbe des Nachtlichts am Kopfende haben symbolische Bedeutung. Die weiße Farbe symbolisiert die Reinheit; die pagodenähnliche Konstruktion reflektiert die deutliche Unterscheidung, die die Japaner – basierend auf ihrer Konzeption der weltbildenden Elemente – zwischen natürlichem und künstlichem Feuer machen: künstlich hergestelltes Feuer ist verehrenswert.

Die Japaner verwenden für ihre Laternen anstelle von Wachs eine Art Pflanzenfett, das auf einen in Seide gewickelten Papierzylinder gestrichen wird.

Der hölzerne Rahmen im Hintergrund enthält Schubladen für Schminke.

2 Ein Staatsbeamter und seine Familie. Staatsbeamte jeden Ranges tragen zwei Schwerter. Bei dem einen handelt es sich um eine kleine persönliche Waffe und bei dem anderen um ein langes Amtsschwert. Beim Sitzen wird das Amtsschwert über die Knie oder auf eine Seite gelegt.

Die Gruppe rechts stellt ein Frauenorchester dar. Solche Gruppen setzen sich meistens aus einem oder zwei gitarrenähnlichen Instrumenten, einem celloähnlichen Instrument, das *Biwa* genannt wird, und einem *Gotto* zusammen. Das letztere ähnelt einer Harfe, wird aber auf dem Boden liegend gespielt.

3.2 Eine vor einem Spiegel kniende Dame mit einem Schminkkästchen neben sich. Die jungen Damen des Mittelstands unterstreichen das Weiß ihrer Zähne, indem sie ihre Lippen mit leuchtendem Karminrot schminken. Sie können an ihren gelben Haarnadeln aus Schildpatt und ihren breiten, farbenfrohen Schärpen von verheirateten Frauen unterschieden werden.

Verheiratete Frauen erscheinen wesentlich ernsthafter: sie tragen keinen Haarschmuck und schwärzen ihre Zähne. Die Kleidung beider Geschlechter wird mit Kordeln zusammengebunden – die Japaner verwenden keine Knöpfe.

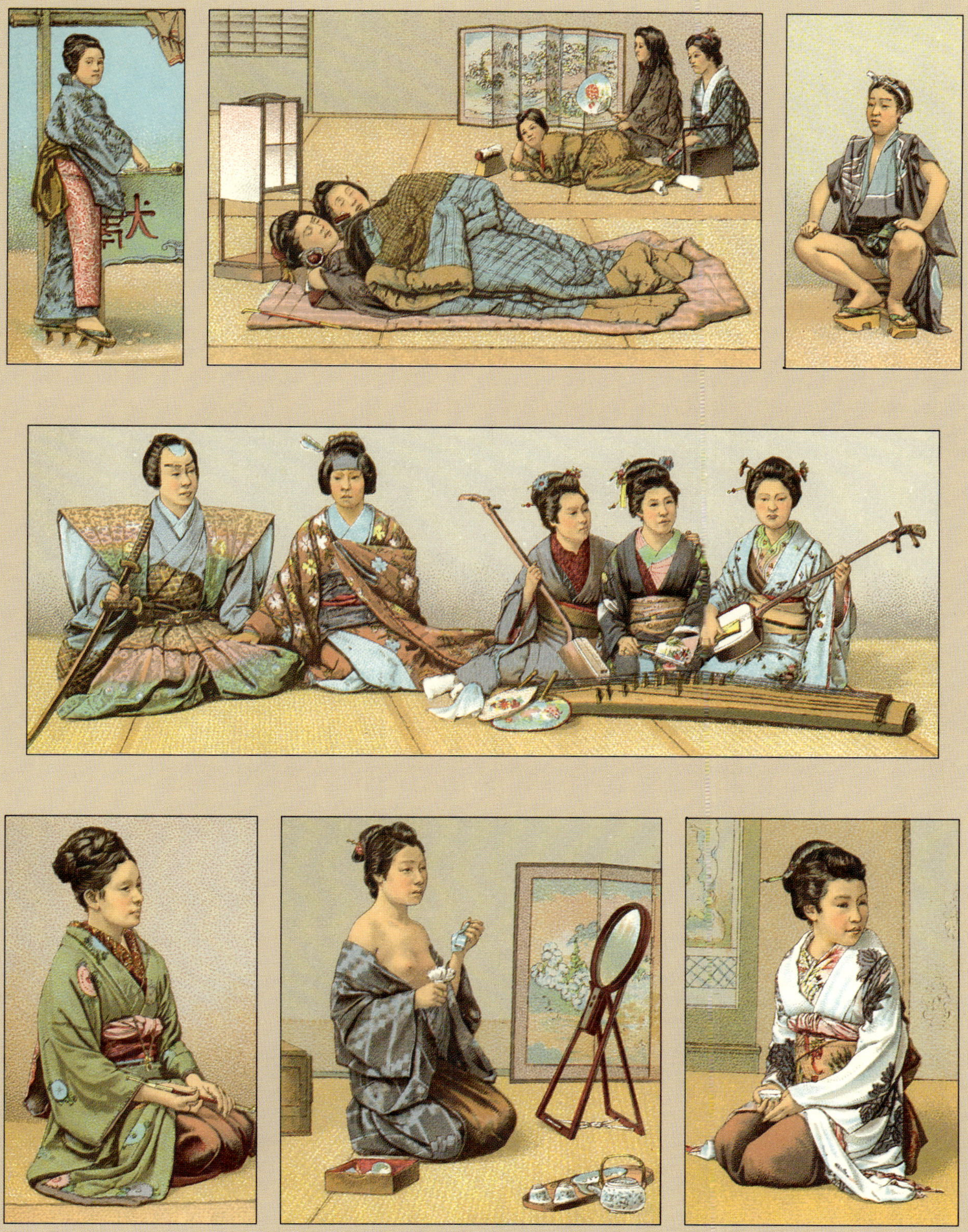

INDIEN

DIE RADSCHPUTS VON TELINGANA

Radschputana war ein Staat im nordwestlichen Indien. Er lag im südlichen Teil Hindustans, dem Dekkan, zwischen dem Arabischen Meer und der Bucht von Bengalen. Der Dekkan war Teil einer britischen Regierungsdivision, die das "Präsidium von Bombay" genannt wurde. Der Staat wurde so genannt, weil die verschiedenen Teile Hindustans von Radschas der königlichen Familie Radschput regiert wurden.

Die Radschputs – deren Name "Königskinder" bedeutet – glaubten, daß sie von den Kchatryas, den alten Königen Indiens, abstammten, die "Kinder der Sonne und des Mondes" genannt wurden.

Im 17. Jahrhundert gab es noch immer 100 unabhängige Radschas, von denen jeder eine Kavalleriestreitkraft von 25.000 Mann aufstellen konnte. Die Radschputs, die mit Leib und Seele Krieger waren, neigten dazu, bei den ersten Unruhezeichen zu den Waffen zu greifen. Die folgenden Illustrationen zeigen die letzten Anführer des hindustanischen Königreichs von Telingana, dessen Hauptstadt Golconde war. Diese Stadt wurde von den Mongolen zerstört und als Hauptstadt durch Haiderabad, das vier Meilen davon entfernt lag, ersetzt.

1.1 Djihan-Khan mit einem ungewöhnlichen Turban, der, ganz anders als der der Moslems, über der Stirn spitz zuläuft. Er ist aus feiner Seide und wird von einem goldenen Band mit Perlen und einem Smaragd in der Mitte in Position gehalten.

An der Spitze befindet sich ein goldenes Juwel, das mit großen Rubinen besetzt ist und die Sonne darstellt; dieses hält ein Büschel feiner Federn, das, von zwei Diamanten beschwert, nach unten hängt. Ein Band aus Perlen und Edelsteinen, das am Ansatz der Federn befestigt ist, hängt zu beiden Seiten des Turbans wie eine Halskette herunter.

Ein Unterwams bedeckt den ganzen Oberkörper und wird an der Taille mit einem Gürtel gehalten. Sowohl die Reichen als auch die Armen tragen diese Art von Kostüm, das Schutz gegen die plötzlichen, für diese Gegend charakteristischen Wetterumschläge bieten soll.

Weite seidene Hosen verjüngen sich unter dem Wams nach unten hin, so daß sie an den Fußgelenken eng anliegen. Darunter sieht man Samtpantoffeln, die an den Zehen leicht nach oben gebogen und an der Ferse offen sind.

Über diesem Kostüm trägt Djihan-Khan eine weite Robe aus fast durchsichtigem Musselin, die von einem versilberten, edelsteinbesetzten Gürtel gehalten wird. Darunter befinden sich zwei Schärpen aus Kaschmir mit einer Goldborte – ein Zeichen seines Ranges.

1.2 Schah-Suleiman, der einen Schild aus Nashornleder trägt. Er ist mit sechs metallenen Beschlagnägeln verziert. Dieser Radschput riecht an einer Blume: ein Hinweis auf das starke Interesse, das der indische Adel an Parfüm zeigte.

2.1 & 2 Mogulenkaiser, die identische Kleidung tragen. Ein Stoffturban, der über der Stirn spitz zuläuft und von einem mit Perlen und Edelsteinen besetzten Goldband eingefaßt ist. An der Spitze des Turbans befindet sich ein Juwel, das die Sonne darstellt und ein Büschel Federn stützt – ein königliches Symbol.

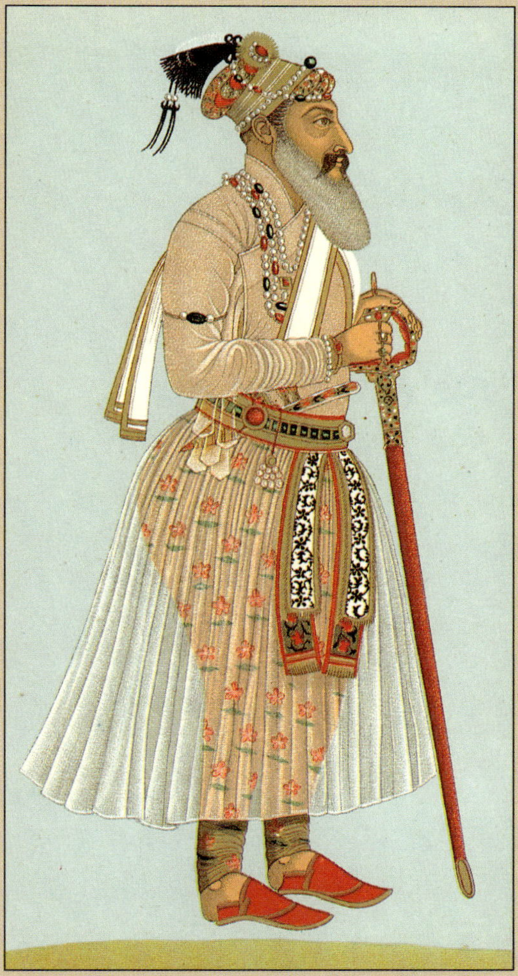
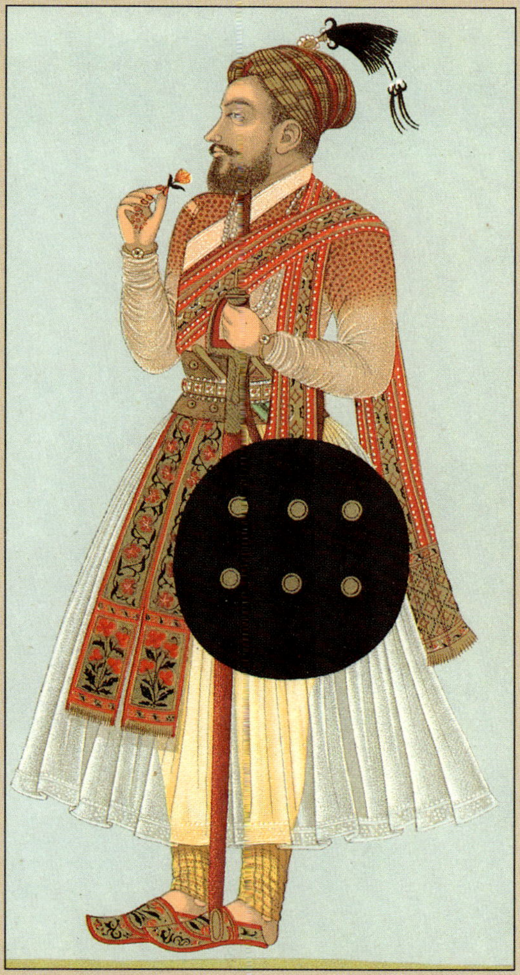
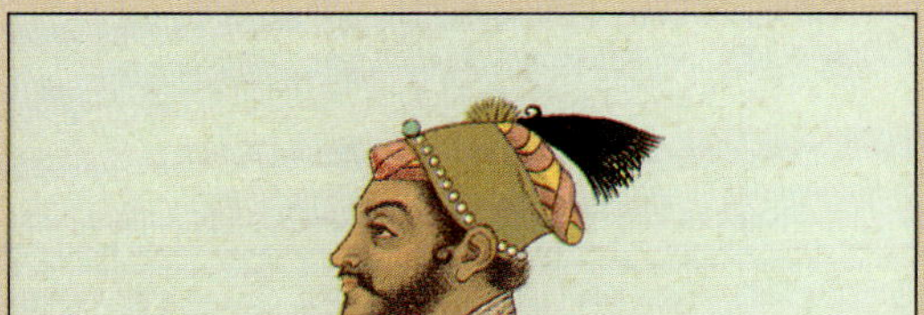
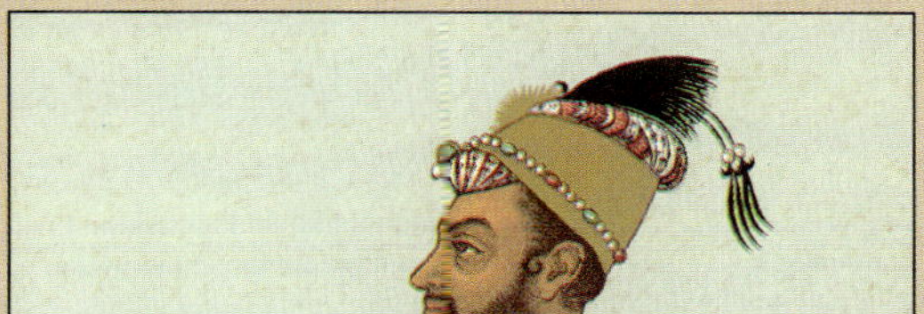

DIE MOGULISCHEN EROBERER

Das Reich der Mogulen wurde im Jahre 1505 gegründet. Der erste Kaiser war als der Großmogul bekannt. Aureng-Zeb, der 1707 im Alter von 88 Jahren starb, war jedoch für die geographische Ausdehnung des Reiches verantwortlich: er hatte etwa 64 Millionen Untertanen.

Der Hof des Großmoguls, der Name, unter dem der Kaiser bekannt war, war einer der reichsten, die man sich vorstellen konnte, standen doch alle Reichtümer Hindustans zu seiner Verfügung.

1.1 Der Kaiser Djehangir, der von 1605 bis zu seinem Tod im Jahre 1627 regierte. Er sitzt auf seinem Thron unter einem Sonnenschirm. Die scheinbare Schlichtheit seines Kostüms ist höchst elegant: sein schöner Turban ist aus Perlen und Diamanten und sein zartes Gewand aus feiner, aus Dakka stammender Baumwolle. Der goldene Thron, der seidene kleine Teppich und die silbernen Geländer entsprechen samt und sonders der Tradition, man hätte allerdings erwartet, daß der Kaiser Ringe an den Händen trägt.

Das eingesetzte Bild stellt einen anderen Kaiser dar, der ein Büschel Federn hält. Es handelt sich um Djehander-Schah, der im Jahre 1712 gekrönt, jedoch einen Monat später geköpft wurde.

1.2 & 3 Mogulfrauen, die dünne Musselinschleier und Juwelen auf der Stirn, an den Ohren und an den Händen tragen. Ihre Gewänder sind aus feiner, aus Dakka stammender Baumwolle und ihre Hosen aus bestickter Seide, die aus dem Tal von Kashmir stammt. Ihre Brüste werden von einem Rahmen aus sehr leichtem, biegsamem Holz gestützt, der in der Mitte zusammengebunden und hinten am Rücken festgemacht wird.

Nach dem Waschen parfümieren sich Mogulfrauen mit pulverisiertem Sandelholz und betonen dann ihre Augen mit Antimonschwarz. Sie bemalen ihre Nägel mit einem roten Farbstoff aus dem Saft der Maldronipflanze.

2.1 Eine Mogulfrau, die Oberkörper und Gesicht mit Safran gelb gefärbt hat.

2.3 Der Mogulkaiser Farouksiar, der im Jahre 1719 starb. Das eingesetzte Bild stellt den Kaiser Houmaioun dar, der im Jahre 1556 starb.

Houmaioun ist für eine Hofaudienz gekleidet. Wenn der Kaiser seine Höflinge bei solchen Anlässen empfing, kniete er auf einem Teppich oder auf einem Polster, das sich auf einem erhöhten Podium befand und von einer niedrigen Balustrade umgeben war.

Im Gegensatz dazu sitzt Farouksiar auf einem Thron unter dem traditionellen Sonnenschirm und hat seine Füße auf einem Fußschemel. Bei solchen Anlässen ist das traditionelle Kostüm ein langes Gewand aus Musselinstoff, *Raz* genannt, das über der Brust eng und unten weit und wallend ist.

Die Illustration Houmaiouns ist interessant, weil sie so auffallend mit der Farouksiars kontrastiert. Bei der ersten hat sich der Künstler bemüht, eine abstrakte Eigenschaft zu vermitteln: die Geistesgröße. Von Houmaioun wurde einst behauptet, er wäre ein viel bedeutenderer Kaiser gewesen, hätte er nicht soviel Herzensgüte besessen.

Houmaioun, der immer versuchte, sich gegenüber seinem unwürdigen Bruder, der sein Vertrauen häufig mißbrauchte, ehrenhaft zu verhalten, verbrachte als Erwachsener den größten Teil seines Lebens damit, um seinen Thron zu kämpfen. Er lebte sogar 13 Jahre im Exil. Sein Bildnis hier ist eindringlich in seiner Schlichtheit: Seine Größe benötigt keinen äußeren Putz, um sich zu vermitteln.

Farouksiar ist ganz anders dargestellt. Er herrschte zu einer Zeit, als das Reich der Mogulen zu zerfallen drohte. Er war nur der Strohmann einer eigennützigen Partei am Hof, die in Wirklichkeit in seinem Namen herrschte. Deshalb mußte Farouksiar nach außen hin alle Symbole der Herrschaft präsentieren, um überhaupt glaubwürdig zu erscheinen.

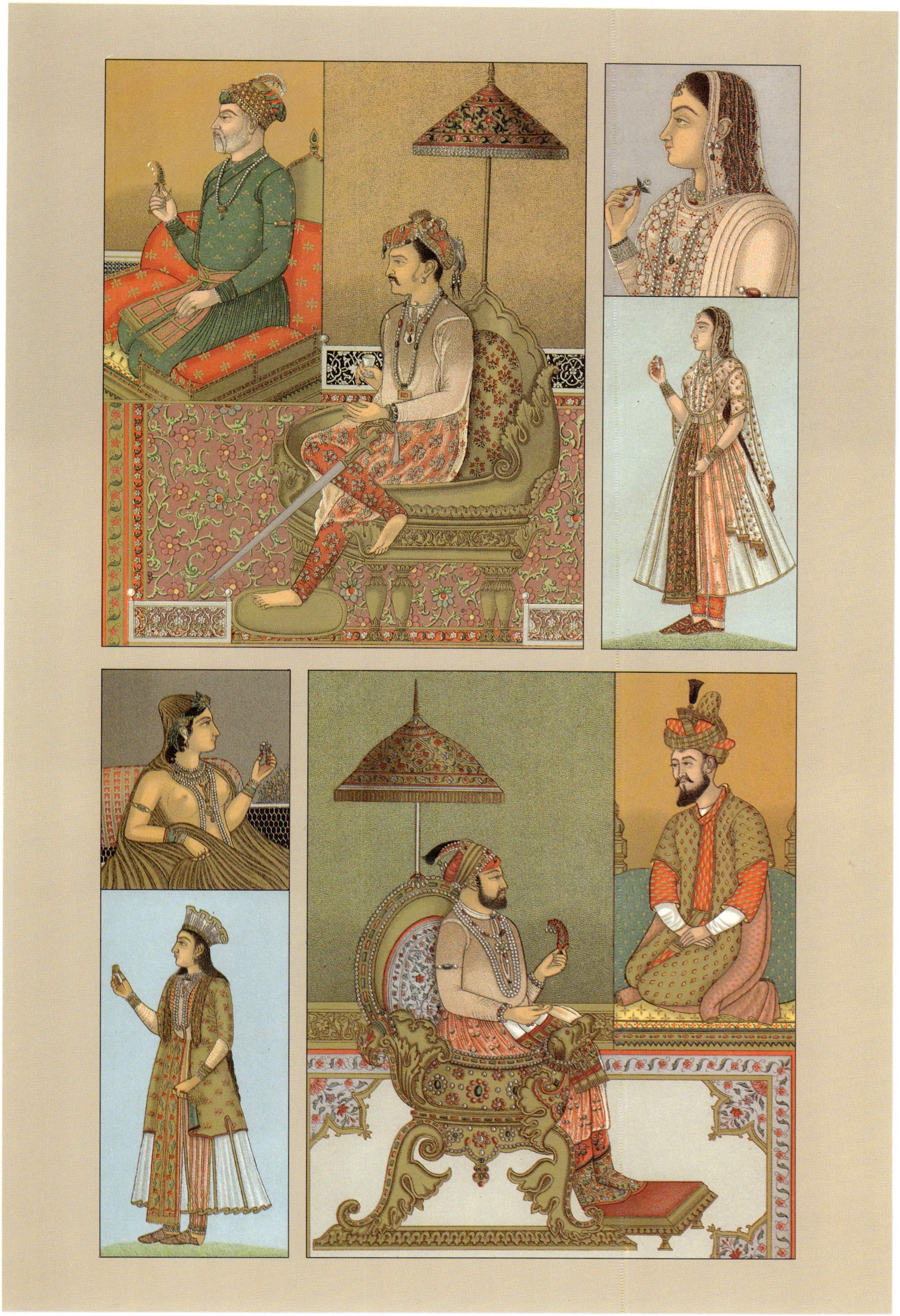

KLASSEN UND KASTEN

Das indische Volk besteht aus einer ganzen Reihe verschiedener Rassen und Religionen; innerhalb dieser Gruppen gibt es wiederum zahlreiche Aufteilungen in Klassen und Kasten – wobei jede ihre eigenen Kostüme und Traditionen besitzt. Eine kleine Auswahl dieses Artenreichtums ist auf der gegenüberliegenden Seite dargestellt.

1.1 Ein brahmanischer Schmuckhändler, ein Anhänger Shivas, der ein Warenmuster in der Hand hält. Er hat einen kleinen, seidenen Turban, von dem eine Falte auf die Stirn hinunterhängt und das Zeichen seiner Sekte trägt. Ein großes goldenes Medaillon ruht auf seiner Brust.

Eine wallende Tunika reicht bis unter die Knie und bedeckt die weiten Hosen, die in türkischem Stil gehalten sind. Er trägt einen Kaschmirschal wie eine Schärpe über die Schultern gelegt.

1.2 Ein Radscha aus Gingee in der Karnatik, ein Anhänger Wischnus. Die Falten seines schönen seidenen Kopfschmuckes sind straff gewickelt, wobei sie die Ohren frei lassen. Ein kleiner Schild aus Nashornleder, ein Bogen und ein Köcher hängen über seiner Schulter.

1.3 Ein afghanischer Moslem, der einen Musselinturban trägt, der seiner Religion entsprechend gewickelt ist. Seine restliche Kleidung scheint jedoch eher typisch für die Hindus zu sein.

1.4 Der Radscha von Tanjore in der Karnatik; er ist ein Marathe und ein Anhänger Wischnus. Sein Turban ist aus bestickter Seide und vorne mit einer Brosche verziert, die eine Adlerfeder in Position hält. Er trägt Diamantohrringe, ein weißes Musselingewand, einen Kaschmirgürtel und einen metallüberzogenen Schultergurt.

2.1 Die Frau eines Handwerkers aus Amritsar. Die Mehrzahl der Arbeiterinnen im Pandschab sind zum Reinigen von Kaschmirschals angestellt, die auf die Märkte Hindustans geschickt werden.

Diese Waschfrau trägt eine kleine Jacke mit kurzen Ärmeln – *Choli* genannt – die nur bis zur Brust reicht, und dazu einen gerade geschnittenen Rock. Sie ist barfuß, und über der Taille ist die Haut nackt.

2.2 Die Frau eines Schmuckhändlers, reich mit Edelsteinen geschmückt. Sie trägt einen mit Perlen besetzten Goldring in der Nase und sechs oder sieben Halsketten. Die Ärmel ihrer *Choli* sind mit Juwelen eingefaßt, die auch auf ihrer Brust schimmern.

2.3 & 4 Marathefrauen. Dies ist eine der aristokratischen Kasten Indiens. Die Damen leben abgeschlossen in einer umschlossenen *Zananah*. Sie tragen Faltenröcke mit leichten Miedern, die ihre Brüste nicht bedecken. Eine der Damen – mit einem Papagei auf der Hand – ist barfuß, da sie sich im Haus befindet und auf einem Teppich steht. Die andere hält ein Stück eines Betelblattes in der Hand.

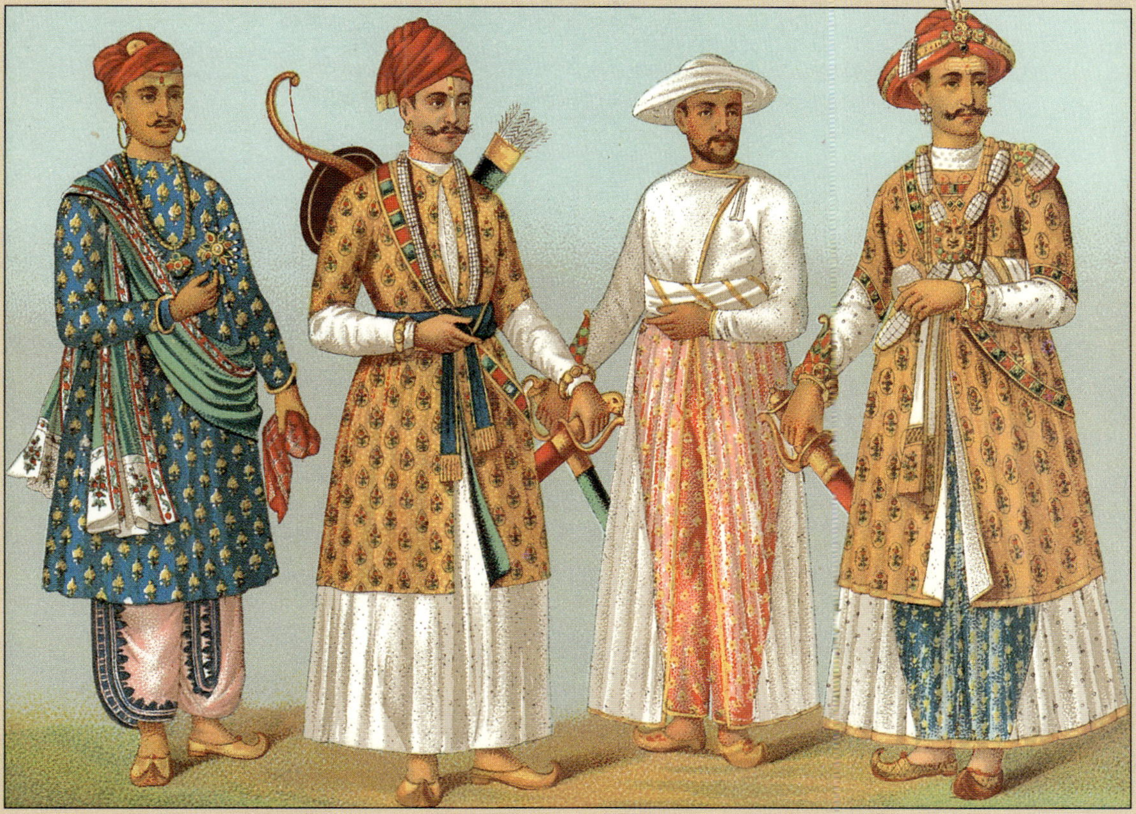

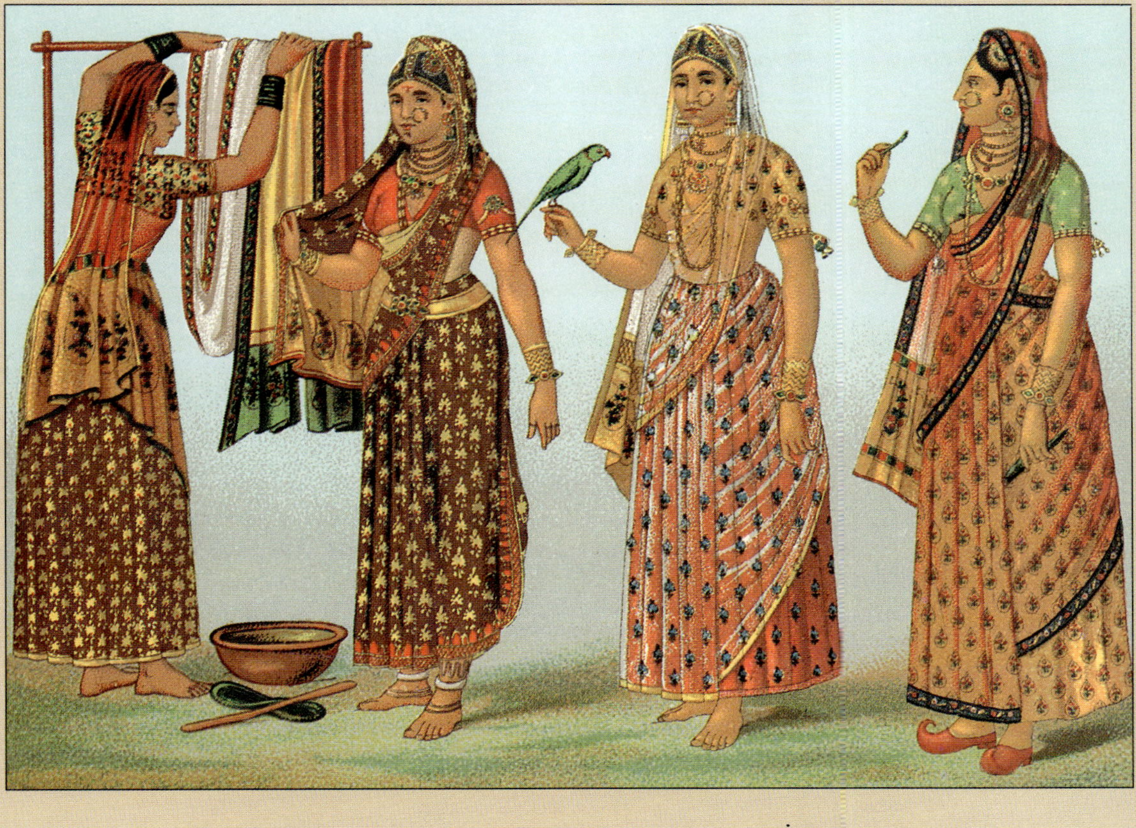

TÄNZERINNEN UND EINE HOCHZEIT

Indische Hochzeiten können zwei bis dreißig Tage lang dauern. Kinder von Verwandten und Freunden des glücklichen Paares, das in einer Sänfte getragen wird, führen die Hochzeitsprozession an. Die Verwandten und Freunde selbst folgen der Sänfte. Normalerweise besteht die Sänfte, die außer für Hochzeiten auch für andere Arten von Prozessionen und Festlichkeiten benutzt wird, aus einem leichten Bett oder Sofa, über dem sich eine gebogene Bambusstange befindet. Diese ist in der Gestalt eines realen oder mythologischen Tieres geschnitzt.

Auf Bild **1** handelt es sich bei der Sänfte jedoch um eine der ältesten Arten, eine *Chaupal*. Sie ist mit Blumen geschmückt und am Fundament sind Laternen befestigt. Die *Chaupal* ist fast identisch mit der *Jalledar*, der Sänfte der Radschas, außer daß die letztere zusätzlich noch eine bestickte Markise als Sonnenschutz hat.

Die Sänfte wird von Dienern getragen. Neben ihnen stehen weitere Diener: zwei tragen Stangen mit Blumentöpfen an der Spitze; zwei tragen kleine Fahnen, die die Farben des Hauses zur Schau stellen, und wieder andere tragen die unentbehrlichen Betelblätter. Eine Musikantentruppe spielt auf Trompeten, Tamburins und Oboen.

2 Eine *Cancenitänzerin* mit vier Musikanten, die sie begleiten. Es gibt drei Klassen von Tänzerinnen in Indien: die *Devadases*, die nur bei religiösen Feiern tanzen; die *Nartachis*, die bei manchen Feiern tanzen, denen jedoch das Betreten des Tempels nicht gestattet ist, und die *Cancenis*.

Letztere sind auf allen indischen Festen und Festspielen , meistens in reichen Häusern, anzutreffen. Sie führen erotische Tänze auf, die sich an der Grenze zwischen Kunst und Unschicklichkeit befinden.

Das Kostüm der Tänzerin ist fast identisch mit dem Latchimis, der Gattin Wischnus und Göttin der Schönheit. Ihr schwarzes Haar, das von Kokosöl glänzt, ist über ihrer Stirn zurückgenommen und endet in einem einzelnen Zopf, der über den Rücken herunterhängen.

Die Ohrringe, der Nasenring, der Halsschmuck, die Fußketten und das kleine Leibchen sind ebenfalls der Göttin nachempfunden. Wie die meisten *Cancenis* ist auch diese Tänzerin eine Anhängerin Wischnus, wie man an dem Mal auf ihrer Stirn erkennen kann.

3.1 Die Gattin eines Schmuckhändlers aus dem Gudscharat. Er ist ein Anhänger Wischnus und ein Angehöriger der *Vaysias*-Kaste, der Kaste der Kaufleute. Sie trägt einen runden hölzernen Stab, auf dem sich Armreifen befinden. Sie ist selbst eine Art wandelnder Reklame mit Armreifen, Nasenringen und Halsbändern in verschiedenen Größen.

3.2, 3 & 4 Tanzende *Cancenismädchen*, Anhängerinnen Wischnus. Die Leiterin einer Tanztruppe wie dieser kauft attraktive junge Mädchen im Alter von vier oder fünf Jahren. Diese lehrt sie mehrere Jahre lang das Tanzen und Singen, bevor sie im Alter von zehn oder zwölf Jahren in der Öffentlichkeit auftreten.

Die Kleidung ist aufwendig und besteht aus einem hübschen, mit Perlen eingefaßten Käppchen und einem riesigen Schleier. Dieser wird mehrere Male um den Kopf gewickelt und fällt vorne und hinten in bauschigen Falten herunter, die dann mit einem durchscheinenden *Sari* bedeckt werden. Sie tragen außerdem figurbetonte Hosen aus bestickter Seide und kurzärmelige *Cholis*.

Beim Tanzen drehen sich die *Cancenis* mit den Händen schnell um ihre eigene Achse, was ihre Schleier fliegen und die Falten wogen läßt.

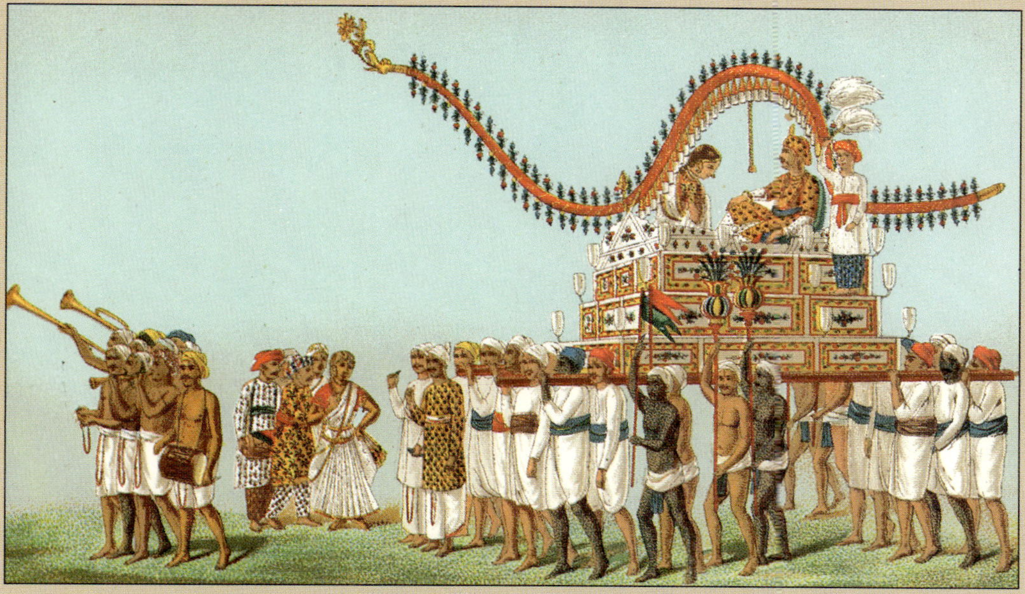

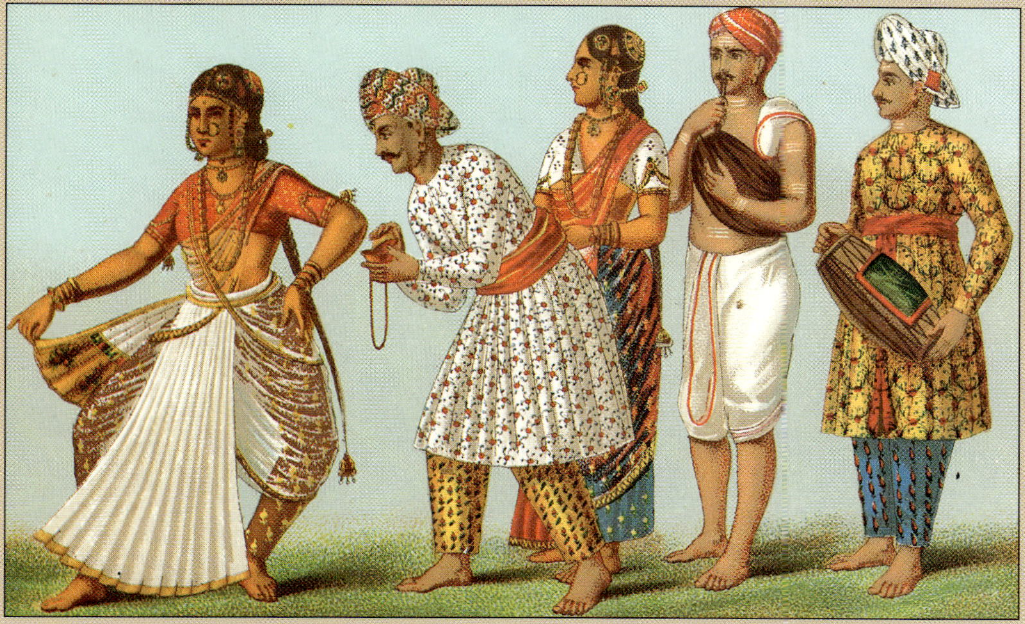

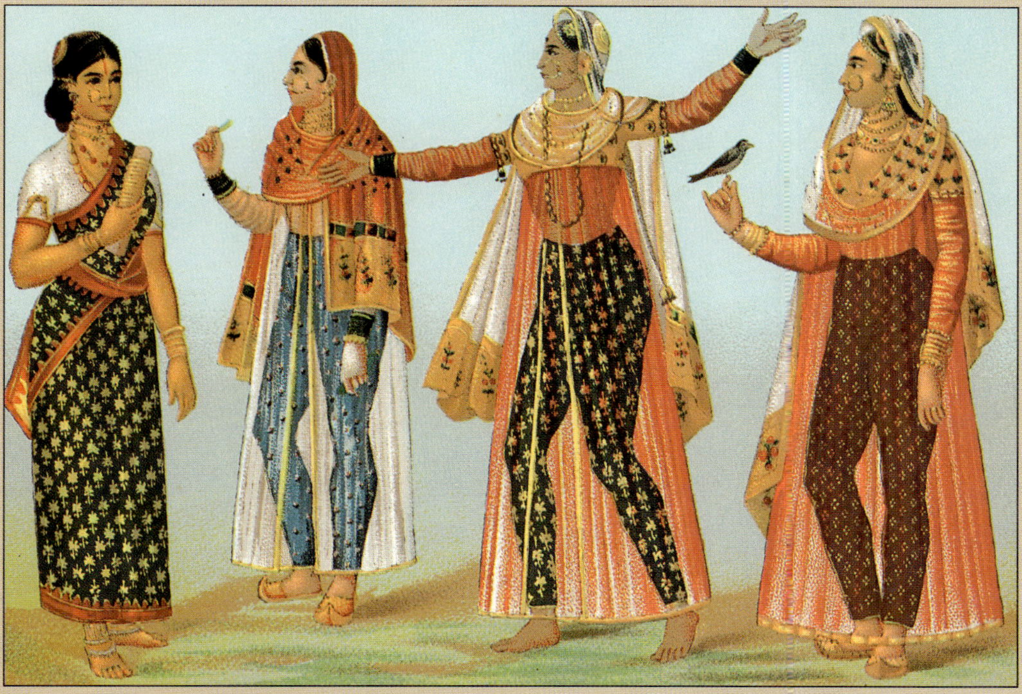

BAUERNKOSTÜME

Auf den vorigen Seiten waren Radschas, Kaiser, Händler und Kaufleute des Mittelstandes zu sehen. Indien ist jedoch ein riesiger Kontinent, und ein Großteil seiner Bevölkerung besteht aus Bauern. Die Kostüme dieser ärmeren Inder werden auf der gegenüberliegenden Seite gezeigt.

1.6 Eine Gruppe von Frauen aus dem Bergland von Assam. Diese Bergbewohner – anders als die unzivilisierten Garros – neigen dazu, mit den Bewohnern der Ebenen in Kontakt zu bleiben und tragen ähnliche Kleidung: lange, bestickte und gefranste Tuniken und tartanähnliche Schals, die zu einem Viereck gefaltet oder über der Brust geknotet getragen werden.

Beide Geschlechter tragen sehr groben Schmuck, die Frauen haben allerdings die schweren Ohrringe, die zu der Tracht der Ebenen gehören, übernommen.

1.7 Frauen auf einer Wallfahrt. Sie tragen Stoffturbane und die weißen Male ihrer Sekte auf der Stirn. Ihre Halsketten sind aus Glas und Koralle und ihre *Cholis* aus weißem Stoff – bei der sitzenden Dame wurde dieser dunkel gefärbt oder zerrissen; sie trägt außerdem eine Schärpe und einen Mantel, der an der Brust geknotet ist.

Auf einer Wallfahrt tragen die Frauen ihre gesamten Kochutensilien mit sich – entlang der ganzen Pilgerroute findet man zurückgelassene Töpfe und Pfannen. Das kommt daher, daß die Kastenangehörigen glauben, daß der Blick eines nicht zu ihrer Kaste Gehörigen den Topf entweiht: Wenn auch nur der Verdacht besteht, daß der Topf von dem Blick eines Fremden gestreift wurde, wird der Pilger ihn zurücklassen. Die Pilger reduzieren sogar ihre Reisration, damit sie sich täglich einen neuen Topf leisten können.

1.9 Eine Frau aus Manpur in Ostbengalen. Sie gehört zu einer der untersten Kasten, erkennbar an ihrer dunklen Hautfarbe.

2 *Cancenismädchen* aus Kashmir. Die Frauen aus Kashmir sind berühmt für ihre kalte, maskenhafte Schönheit und werden daher oft als *Cancenistänzerinnen* verwendet. Sie werden in früher Kindheit an Händler aus den Städten des nördlichen Hindustan verkauft. In etwas besser gestellten Familien verkauft man die Mädchen nicht als Tänzerinnen, sondern als Dienerinnen für eine der Gottheiten.

Die Tracht aus Kashmir ist wegen ihrer langen, weiten Kleider beachtenswert. Sie besteht aus einer langen bestickten Haube, die mit Juwelen verziert ist, und einer langen Tunika aus Satin, unter der ein Paar figurbetonende Hosen hervorragen.

3 Minafrauen. Die Minas waren einst als das *Palvolk* bekannt – die *Pal* war eine verstärkte Mauer, die ihre verstreut liegenden Häuser miteinander verband. Später breiteten sich die Minas in der Gegend um Dschaipur aus und übernahmen das Hindukostüm der *Djatpflanzer*, die dort lebten.

Die Minas tragen ähnlichen Schmuck wie er auch in den Assambergen anzutreffen ist. Den Nasenring, der durch die Nasenflügel verlaufend an der Oberlippe festgezwickt wird, findet man jedoch nur bei ihnen.

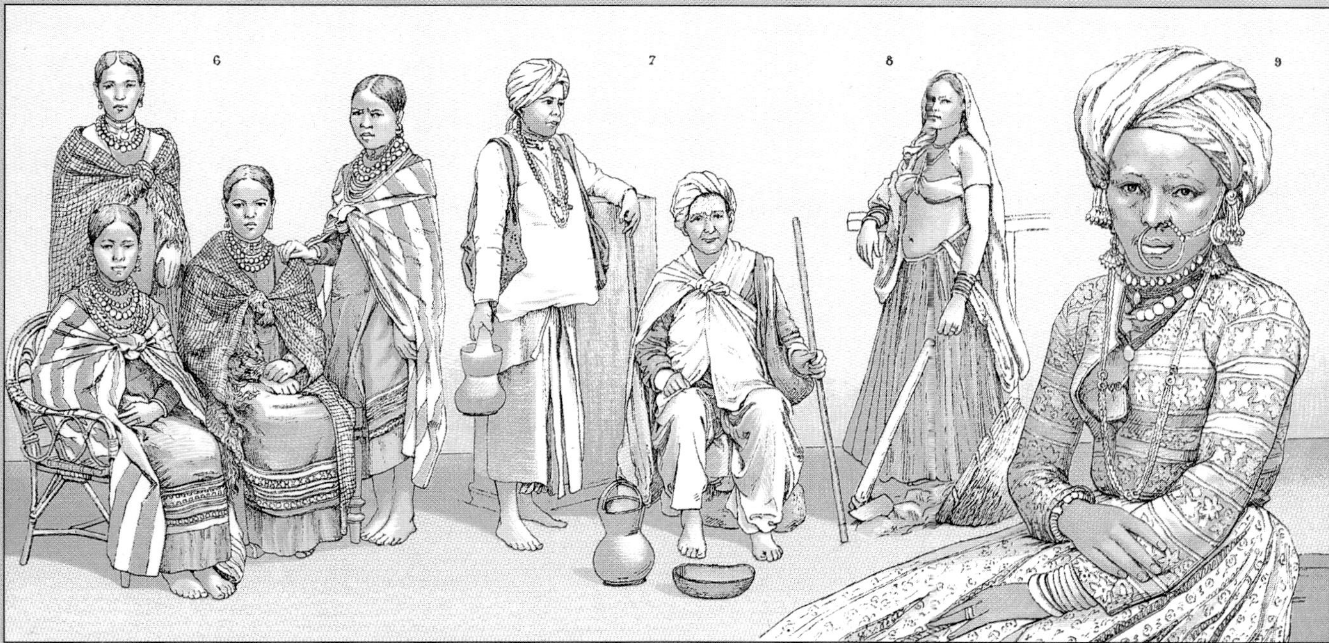
6
7
8
9

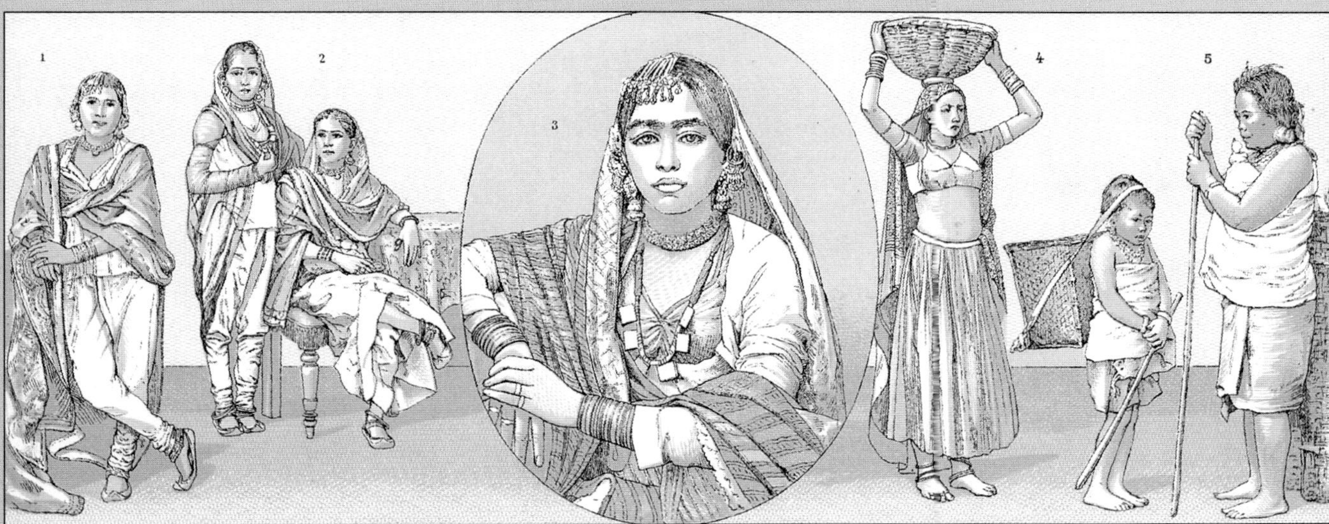
1
2
3
4
5

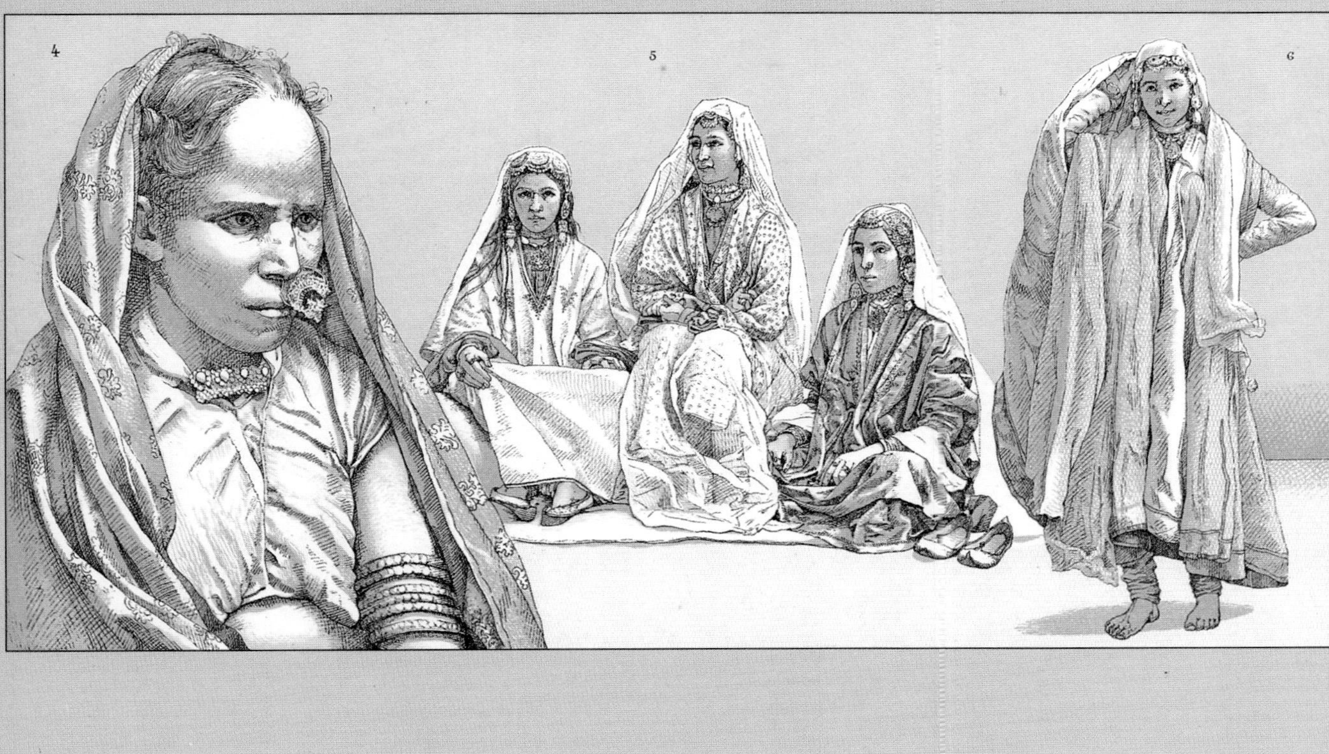
4
5
6

SRI LANKA

WEDDAHS, SINGALESEN, MALABREN UND MAUREN

Die Insel Ceylon (Sri Lanka) liegt an der südlichsten Spitze der indischen Halbinsel, am Eingang der Bucht von Bengalen. Die ursprüngliche Bevölkerung teilt sich in vier Rassen auf: die Weddahs oder Beddas, die in den Bergen leben; die Singalesen, frühere Eroberer, die sich in zwei Gruppen aufspalten: die Einwohner von Kandy im Zentrum und die Singalesen an den Küsten der Insel; die Malabaren, die nach den Singalesen ebenfalls aus Indien kamen, und schließlich die Mauren. Wie die Hindus, haben die Singalesen noch immer ein Kastensystem, wenngleich sich die Engländer auch bemühten, dieses abzuschaffen, als sie Ceylon übernahmen.

1.1 Ein Novize.

1.2 Ein Priester aus Kandy, der ein gelbes Gewand trägt – gelb ist eine heilige Farbe. Hier handelt es sich einfach um ein langes Stück Stoff, das um den Körper gewickelt wird, wobei die rechte Schulter und der rechte Arm frei gelassen werden. Aus religiösen Gründen müssen solche Gewänder innerhalb eines Tages hergestellt und gefärbt werden.

1.3 Ein Jude, dessen Kostüm aufgrund seiner Stoffqualität und geschmackvollen Ausführung bemerkenswert ist. Er ist ganz in Seide gekleidet, sogar sein Turban und seine indischen Pantoffeln, die mit Goldbrokat verziert sind und eine nach oben gebogene Spitze haben, sind aus diesem edlen Material.

1.4 & 5 Diese beiden Kinder sind wahrscheinlich Parsen. Das eine ist in Baumwolle und das andere in wunderschöne, mit Goldbrokat verzierte Seide gekleidet.

1.6 Eine singalesische Frau von der Küste, Angehörige einer mittleren Kaste. Ihr *Canezou* ist aus Baumwolle, am Halsausschnitt bestickt und mit einem Spitzenkragen versehen.

2.1 Ein Matrose von den Malediven. Er trägt eine arabische Kappe, baumwollene Kleider und einen Gürtel aus bedrucktem Stoff.

2.2 Adelige der Stadt Kandy. Trotz der Abschaffung der Kasten durch die Engländer reflektiert die Tracht oft die alte Kastentradition.

Der *Comboye*, der sowohl von Männern als auch von Frauen getragen wird, ist das wichtigste Kleidungsstück der nationalen Tracht. Er besteht aus einem Stück Stoff, das um die Hüften gewickelt und mit einem Gürtel befestigt wird, dessen Breite ein Statussymbol ist.

Das Barett ist ebenfalls ein Erkennungszeichen des Adels und sein Tragen ist gewöhnlichen Leuten untersagt. Es ist ihnen außerdem verboten, Gold- oder Silberschmuck zu tragen; dieses Verbot wird sehr gewissenhaft eingehalten.

2.3, 4, 5 & 7 Angehörige des singalesischen Mittelstandes in Kostümen, die dem heißen Klima angemessen sind und ihrer Gewohnheit, viel zu sitzen, Rechnung tragen. Die Männer tragen Baumwollkleidung: farbige *Comboyes*, die bis zu den Fußgelenken reichen und kurze, offene Jacken. Ihre Köpfe sind immer bedeckt, und ihr Haar wird zum Knoten gebunden. Das Kostüm der Frauen ist wie das der Männer, sie ersetzen lediglich die Jacke mit einem *Canezou*.

2.6 und **3**.1, 2, 3, 4, 5. Hindus. Ihre Haut glänzt oft stark, da es üblich ist, den Körper viele Male am Tag mit Öl einzureiben, um der Schweißabsonderung entgegenzuwirken. Die Männer haben fast immer geschorene Schädel; manchmal wird am Hinterkopf ein Schopf stehengelassen.

Frauen binden ihr Haar zurück, es sei denn, sie sind Witwen in Trauer oder wurden wegen eines Vergehens bestraft. In diesem Falle haben auch sie geschorene Schädel. Sie tragen den *Sari*, der in Falten um den Körper gelegt und über den Kopf gezogen wird, sobald sich ihnen ein Mann nähert – dies gilt sogar im Haus.

Die Hindufrau auf Bild **3**.1 gehört einer hohen Kaste an. Sie trägt einen Turban, der wahrscheinlich eine religiöse Bedeutung hat. Die Frau auf Bild **3**.2 ist eine Hindufrau, ihr Kostüm mutet jedoch mohammedanisch an: sie trägt ihren *Sari* auf der Schulter, und bei ihrem Kopfschmuck handelt es sich um eine Art Seidenhaube.

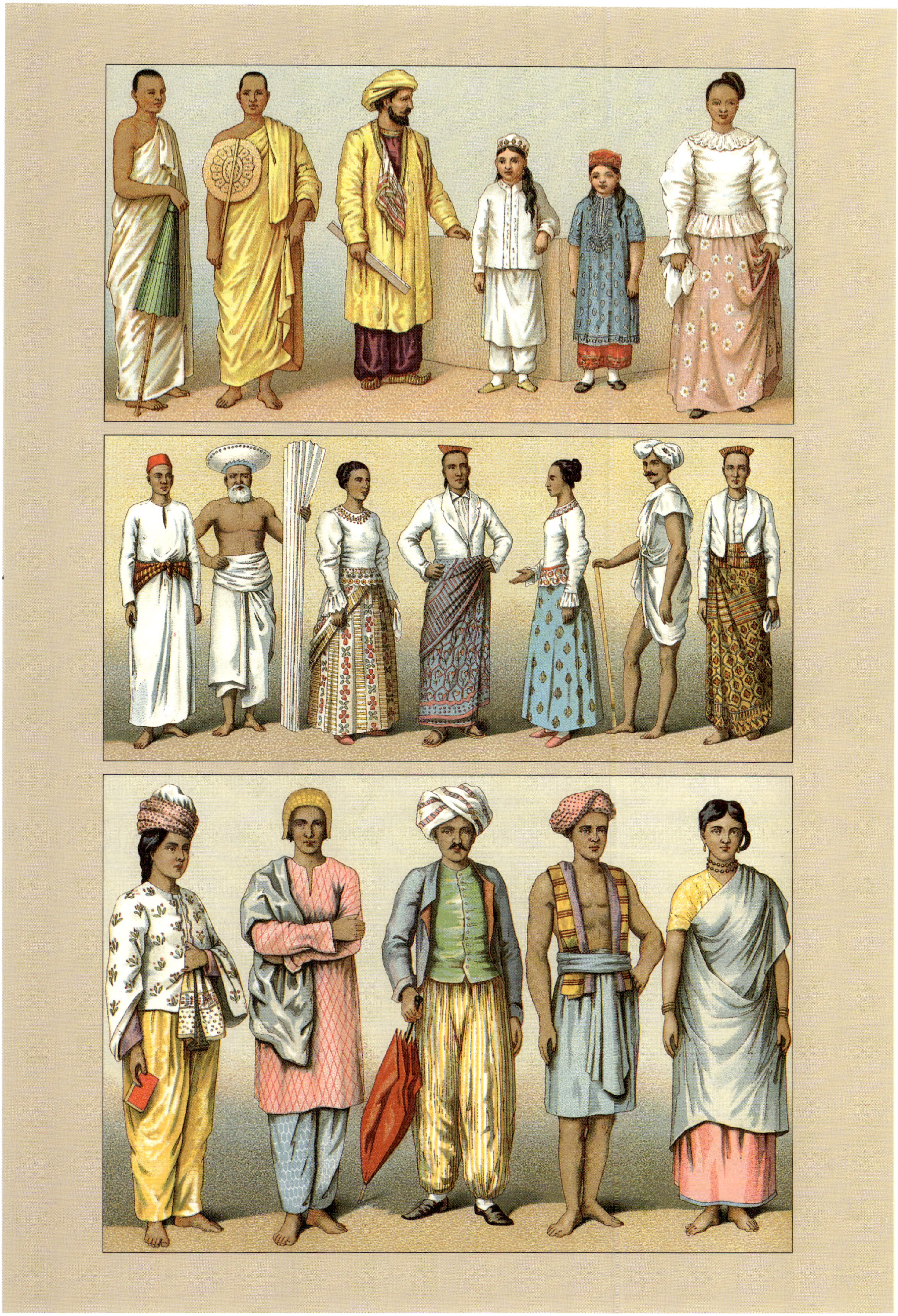

DER MITTLERE OSTEN

TURBANE UND HAUBEN

Die Bevölkerung des Nahen Osten ist in der Kunst des Turbanwickelns bewandert. Obwohl durch eine lange, eigentlich ottomanische Tradition, die in der Tat ottomanisch ist, bestimmt wird, wie ein solcher Turban gewickelt werden soll, zeigen die gegenüberliegenden Abbildungen, daß es eine ganze Reihe von Stilarten, aber nur wenig Gemeinsames in der Endgestaltung eines Turbans gibt. Seine Erscheinung wird nach dem jeweiligen Kostüm, der örtlichen Mode oder sogar nach persönlichem Geschmack abgeändert.

Bei dem Stoff für einen Turban handelt es sich normalerweise um ein 4,50m oder 5m langes Viereck. Zwei Leute werden benötigt: einer hält zwei Zipfel, während der andere den gegenüberliegenden unteren Zipfel in die Hand nimmt, so daß der obere, übrigbleibende Zipfel diagonal fällt.

Beide schlagen dann den Stoff gleichzeitig von innen nach außen um – als ob sie Wäsche auswringen oder waschen wollten. Wenn der Turban dem Kopf angepaßt werden soll, nimmt man die Stoffrolle in die linke Hand, wobei ein kurzes Stück Stoff außen an der Hand hängen gelassen wird. Die Rolle wird dann an die Schläfe, nahe an das linke Ohr gesetzt und nach hinten um den Kopf gewickelt, wobei das rechte Ohr fast ganz bedeckt wird.

Nachdem er zwei- oder dreimal in dieser Richtung um den Kopf gewickelt wurde, wird der Stoff umgedreht und das linke Ohr bedeckt. Die zwei Enden werden dann über dem Kopf befestigt.

1.1, **2**.2, **3**.1 & 5 Persischer Kopfschmuck. Bei dem ersten handelt es sich um eine *Coula* aus Lammfell. Diese *Coula*, der traditionelle persische Kopfschmuck, wurde im späten 19. Jahrhundert durch eine kleinere Haube aus schwarzem Lammfell ersetzt. Bei der zweiten handelt es sich um eine Filzhaube mit einer charakteristischen Spitze, die von einem arabischen Nomaden getragen wird.

Das Ilyatemädchen auf Bild **3**.1 ist verlobt. Ihre Haube ist mit Goldfäden verziert und oben mit Pfauenfedern gekrönt. Ihr Haar fällt frei in Locken über Schultern und Rücken.

Der Derwisch (**3**.5) aus Südpersien ist ein mohammedanischer Mönch. Manche dieser Mönche tragen rote Hauben, die mit lehrreichen Sprüchen in farbiger Seide bestickt sind. Andere tragen eine spitze Haube mit einem Turban, oft mit Heiligensprüchen in schwarzen Buchstaben bestickt. Hier ist die Haube mit einem Turban aus Kamelfell umgeben.

3.2 & 4 Ein indischer *Thug* aus Hindustan. Er trägt den dieser Gruppe eigentümlichen Musselinturban. Ebenfalls ein indischer Derwisch, ein Mönch, der eine spitze Kaschmirhaube trägt.

1.2, 5, **2**.4, **4**.2, 3, 4 & 5 Kopfschmuck aus Afghanistan. Bei dem ersten handelt es sich um einen Turban aus gestreiftem Musselin, der um eine spitze Haube gewickelt ist und mit einer Adlerfeder geschmückt ist. Als nächstes folgt ein Turban aus Kretonne, der über einer kleinen Haube getragen wird; Teile von diesen hängen über die Wangen herunter.

2.4 und **4**.2 Hier handelt es sich wahrscheinlich um Vater und Sohn, die weiße Turbane verschiedener Art und Größe tragen. Das gleiche gilt für die blauen Turbane auf Bild **1**.5 und **4**.4, die ebenfalls von Vater und Sohn getragen werden.

4.3 & 5 Zwei Baumwollturbane, von denen der zweite hinten am Rücken herunterhängende Enden hat. Sein Besitzer trägt eine persische Frisur.

1.3 Ein Musselinturban, der von einem katholischen Bischof in *Senna*, einer Stadt bei Bagdad, getragen wird.

2.1 Ein Turkmane, der eine Haube aus schwarzem Lammfell trägt.

2.2 & 3 Kurdische Krieger. Die Damastkappe endet in einer scharfen Spitze und ist mit drei Pfauenfedern verziert. Die *Cappa magna* ist nicht mit dem Panzermantel verbunden und vorne geschlitzt, so daß der Kopf leicht bewegt werden kann.

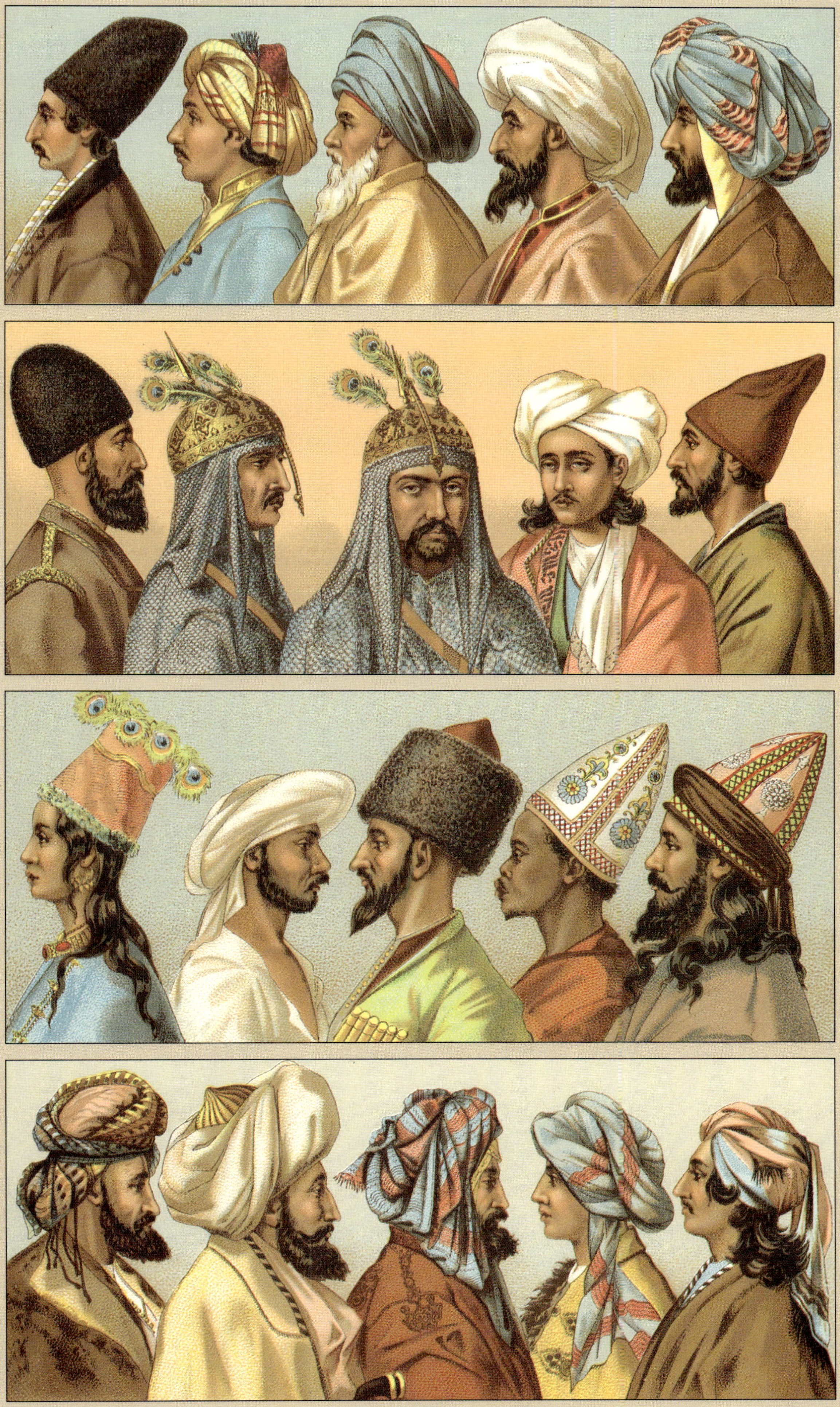

1.1 & 3 Junge Ilyaten aus Veramine. Die Ilyaten sind Nomaden, die in Zelten leben und vom Tigris bis an die Grenzen von China durch Persien ziehen.

1.2 Eine Frau aus Teheran beim Zubereiten einer Mahlzeit. Es gibt weder Tisch noch Eßbesteck. Das ganze Geschirr wird auf ein Tischtuch gestellt, das auf dem Boden liegt.

Ausgestreckt auf einer weichen Matratze ist diese Frau gerade dabei, sich mit Kräuterreis zu bedienen. Dieses Gericht stellt die Hauptnahrung dar, danach werden Fleischspieße serviert.

Wasser, das einzige Getränk, wird aus einer Tasse oder von einem Holzlöffel getrunken, der in den Wasserbehälter getaucht wird.

2.1, 3, 4 & 6 Außerhalb des Hauses tragen Perserinnen pluderige Pantalons, die ihre Röcke ganz verbergen. Jedes Bein der Pantalons ist unabhängig vom anderen am Gürtel befestigt.

Der Musselin- oder Baumwollschleier, der *Hyader* genannt wird, wird um den Kopf geschlungen, fällt am Rücken in Falten herunter und wird dann mit Hilfe einer Befestigung um den Hals vorne auf der Brust gehalten.

Das Gesicht selbst ist mit einem Stück Perkal bedeckt, das *Roubend* genannt wird und einen schmalen Augenschlitz hat. Die erste Frau lüftet den *Roubend*, die vierte hält ihre Pantalons in der Hand, und die sechste befestigt ihren *Hyader*.

2.2 & 5 Persische Frauen aus Trapezunt in Hauskleidung. Um ihre Hüften sind leichte Schals gebunden. Der Schal, den es speziell in dieser Gegend gibt, ist aus Wolle oder Leinen.

3 Die Dienerinnen eines reichen Persers. Manche dieser Dienerinnen sind wahrscheinlich Sklavinnen; andere werden wohl vorübergehend auf einem Markt gemietet. Die Dienerinnen haben verschiedene Aufgaben, die wichtigste von allen ist jedoch die Zubereitung von Tee und Kaffee und besonders der *Kalean*, einer Pfeife.

Kaffee wurde in Persien schon seit ewigen Zeiten getrunken. Er wird im Überfluß und zu niedrigen Preisen hergestellt und zu allen Tageszeiten getrunken. Tee wird in einem Samowar zubereitet und gezuckert getrunken.

Die *Kalean* ist genauso beliebt. Der Tabak, der geraucht wird, stammt gewöhnlich aus Schiras. Er ist sehr mild und wird drei- bis viermal gewaschen, bevor er zum Rauchen verwendet wird. Dennoch wird der Rauch in der Karaffe der *Kalean* mit Wasser gekühlt.

Es gehört zu den Aufgaben der Dienerin, die Pfeife anzuzünden und einen hölzernen Schaft daran zu befestigen, der die Gummiröhre mit dem kristallenen Ende ersetzen kann, die speziell dem Hausherrn vorbehalten ist. Der Holzschaft wird Gästen angeboten – es gilt als äußerst unhöflich, ihn abzulehnen.

Frauen rauchen die *Kalean* ebenfalls und reichen sie bei gesellschaftlichen Visiten nach dem Kaffeetrinken herum. Die zweite Dienerin von links in der unteren Reihe zündet die Pfeife an, um sie dann ihrer Herrin oder Gästen anzubieten.

3.1 Diese Dienerin trägt einen *Affabeh*, der zum Befeuchten der Finger und zum Waschen des Mundes verwendet wird.

3.3 Eine Dienerin, die Kaffee serviert.

3.4 Eine Dienerin, die Erfrischungen anbietet.

3.5 Eine Dienerin, die kaltes Wasser trägt.

Männliche Bedienstete erfüllen dieselben Aufgaben für den Herren des Hauses und seine Gäste.

Das Kostüm der weiblichen Dienerschaft zeigt, daß die Perserinnen keine Unterwäsche tragen. Sie nehmen regelmäßig warme Bäder, was in Städten und Dörfern möglich und keineswegs teuer ist.

Jede dieser Dienerinnen hat mit Henna gefärbte Finger und Zehen und folgt strengen Verhaltensmaßregeln. Es ist ihnen niemals erlaubt, ihren Turban in Gegenwart ihrer Herrin abzunehmen. Wenn sie zum Sitzen aufgefordert werden, sitzen sie auf ihren Fersen und schlagen dabei ihre Beine übereinander. Die Spitzen ihrer Zehen dürfen nie unter ihren Röcken hervorschauen.

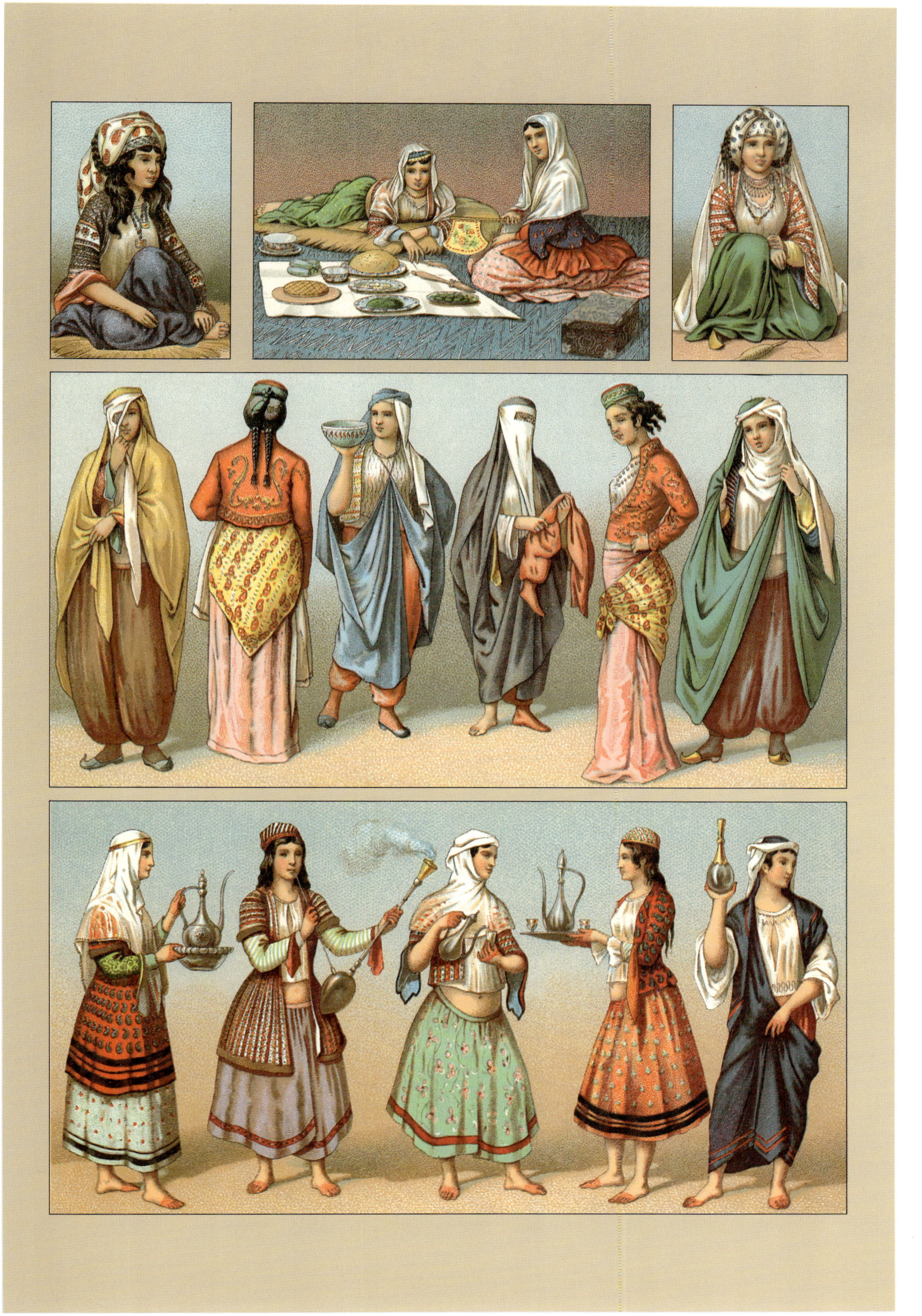

1.1 Ein junger Derwisch aus Schiras.

1.2 Eine junge Dienerin, die Kaffee zubereitet, inmitten aller dazu nötigen Geräten.

Sie erhitzt zuerst den gemahlenen Kaffee auf einem Sieb. Er wird dann in einen Zylinder oder Baumwollappen gepreßt. Der Kaffee wird in einer Kaffeekanne gekocht; zwei Tropfen kalten Wassers klären ihn. Der Kaffee wird kochend heiß, ohne Zucker und in kleinen Porzellantassen aus China serviert, die sich wiederum in silbernen Tassen befinden.

1.3 Ein turkmanisches Mädchen in einer Tracht, die zeigt, daß sie verlobt ist.

2 Musikanten, die die tanzenden Mädchen auf Bild **3** begleiten. Einer spielt eine große Pauke, der nächste eine kleinere, hölzerne Trommel. Ein Musikant spielt eine kleine Gitarre, ein in Persien häufig gespieltes Instrument. Zu seiner Rechten befindet sich ein Mann, der eine *Zourna* spielt, eine Art Oboe, die auf Arabisch *Zamr* heißt und bei Festessen oder Festlichkeiten besonders beliebt ist.

Der Musikant ganz rechts spielt ein Instrument, das von persischen Sängern allgemein als Begleitung für ihre Stimme bevorzugt wird und *Kemangeh* genannt wird. Die berühmtesten dieser Instrumente werden in Schiras hergestellt und sind mit Elfenbein und Perlmutt verziert.

3.1 Eine Perserin. Sie ist in einen *Hyader* gewickelt, um ihren Hals ist ein *Roubend* befestigt. Ihre Pose könnte gut ein Vorspiel des Tanzes sein, der zu ihrer Rechten dargestellt wird. Es ist deutlich sichtbar, auf welche Weise sich der *Roubend* auf der Brust kreuzt, um den großen Baumwollumhang, der Kopf und Körper umhüllt, hochzuhalten.

3.2, 3 & 4 Die Bezeichnungen Tänzerin und Kurtisane sind fast gleichbedeutend in Persien und dienen nur dazu, einen vagen Unterschied zwischen den beiden zu machen. Nur die Frauen tanzen; einen Türken oder Perser würde man nie dabei sehen können.

Tänzerinnen haben einen niedrigen Status. Ihre Kunst wird bei Hochzeiten, Festen und Zeremonien benötigt. Bis vor kurzem traten sie noch bei Botschaftsempfängen auf.

Die Melodie für den Tanz wird wie in allen asiatischen Nationen nicht von der Tänzerin selbst, sondern von einer anderen Frau oder einem kleinen Jungen gesungen. Der Tanzrhythmus ist selten schnell; die Handlung besteht aus verschiedenen individuellen Posen und leidenschaftlichen Bewegungen, die mit schmachtender Miene ausgeführt werden.

Manche Bewegungsabläufe zeigen das besondere Genie der Perser. Obwohl sie keine Theater besitzen, führen sie mit großem Vergnügen dramatisierte Inszenierungen von Stücken eines ihrer Lieblingsdichter auf. Der Bienentanz ist eine der Kompositionen, die so entstanden. (Der Bewegungsablauf wird auf den Bildern **3**.2, 3 & 4 gezeigt). Ein Stakkatorhythmus untermalt die Szene. Die Tänzerin gibt vor, von einer Biene gestochen worden zu sein und verfolgt sie daraufhin, während sie ihre Kleider auszieht.

Ihr nackter Körper ist oft mit Tätowierungen in Form von Blumen, Palmen, Tieren und sogar großen Reptilien, die um ihre Beine kriechen, bedeckt.

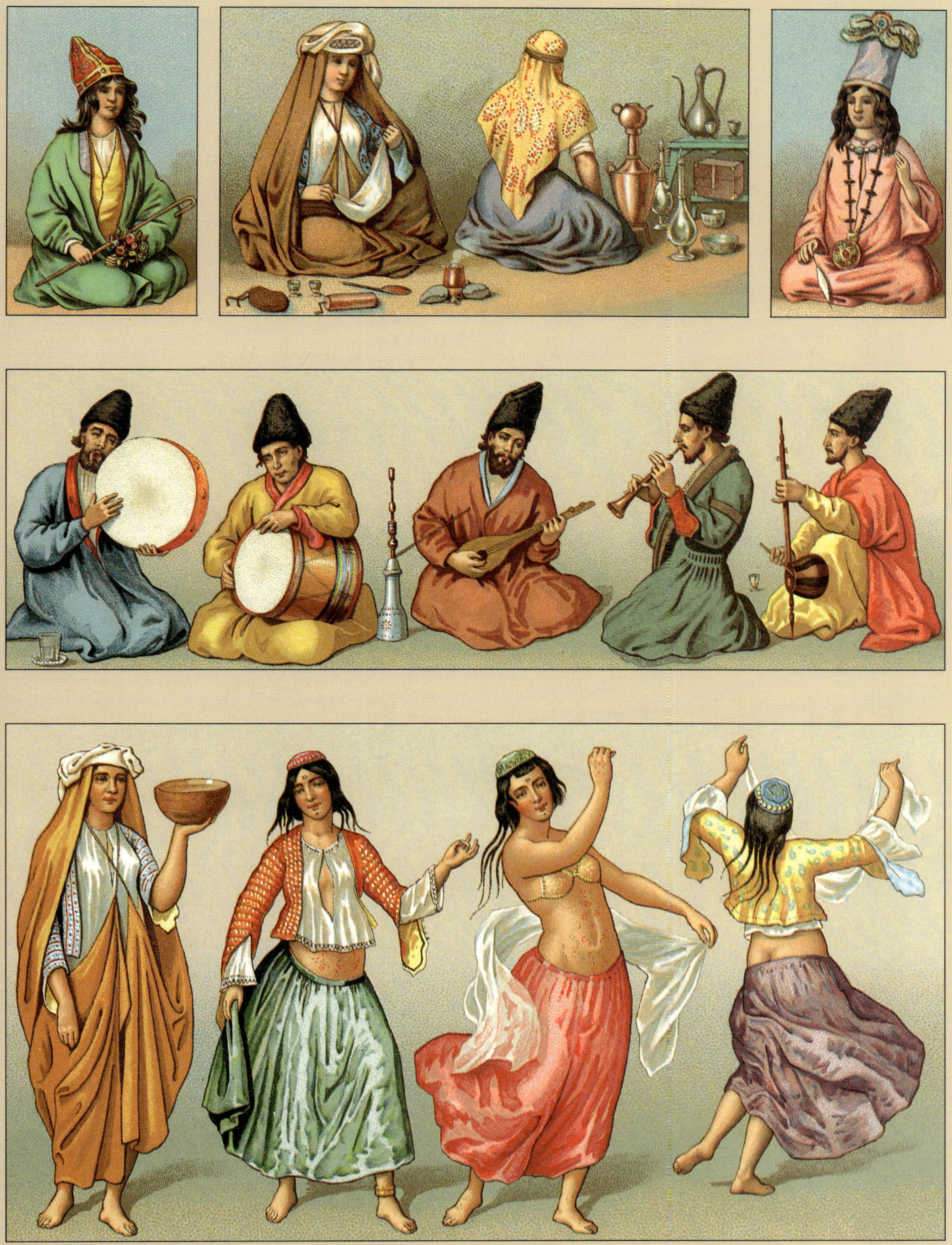

In den königlichen Residenzen Persiens ist es Brauch, den Auf- und Untergang der Sonne mit dem Klang der Pauke anzukündigen.

Diese befindet sich auf der höchsten Terrasse des Palastes, von wo aus der feierliche Salut von drei Musikanten ausgeführt wird (**1**.1). Diese Tradition leitet sich vermutlich von der alten Sonnenanbetung ab, denn das Fest des *Nourouz*, der Tagundnachtgleiche im Frühling, wird – obwohl es sich um Moslems handelt und trotz der Kritik von Seiten der Türken – noch immer in beachtlichem Stil gefeiert.

1.4 Ein Würdenträger, der dem Herrscher die mit Diamanten geschmückte Zeremonienpfeife überreicht.

1.3, 4 & 5 Ein bedeutender Würdenträger, der für die *Kalean* zuständig ist. Für alle reichen Perser war diese ein besonderer und teurer Luxusgegenstand, aber die Pfeife des Königs war mit Perlen und Diamanten besetzt, und ihr Wert wurde auf über zwei Millionen Francs geschätzt.

Dieser Würdenträger ist in die alte Nationaltracht gekleidet. Die Robe aus Goldlamé reicht bis zum Boden und hat, je nach Schnitt und Form der Ärmel, einen anderen Namen. Zugeknöpft bedeckt sie das Untergewand.

Die *Caba* zum Beispiel wird eng um die Lenden gewickelt und an der Seite geknöpft. Der *Bagali* kreuzt sich ein wenig über der Brust und wird auf einer Seite bis zur Hüfte geknöpft. Der *Tikmeh* wird vorne geknöpft. Der *Biruni* ist weit und hat große Ärmel, die lässig über die Schultern geschlagen werden. Der *Katebi* ist in seiner ganzen Länge und an Schultern und Manschetten mit feinsten Fellen besetzt; er ist das großartigste persische Gewand.

Der hier gezeigte Kopfschmuck ist der *Kulah* – einfacher gehalten als der Turban, da er in einem Stück abgenommen werden kann. Er ist aus Lammfell oder schwarzer Wolle, die Astrachan genannt wird, und ist mit weniger feinem, grauem Fell gefüttert. Die Spitze ist aus roter Wolle. Ein Kaschmirschal ist darum herumgewickelt und bildet so einen Turban, der an der Haube befestigt bleibt, wenn diese abgenommen wird.

Der Würdenträger trägt ein *Kangiar*, einen Dolch, wie er von den Reichen und vom Militär getragen wird (Anwälte und Gelehrte tragen eine Schriftmappe anstelle des Dolches). Sein Bart ist außergewöhnlich lang für einen Perser, jedoch schwarz und dicht.

Ein blonder Bart ist verpönt und wird auf komplizierte Weise gefärbt. Zuerst wird er mit Henna orangerot, danach mit einer Paste aus Blättern der Indigopflanze dunkelgrün gefärbt. Die Paste wird ausgespült, und der Bart 24 Stunden lang der Luft ausgesetzt. Nach Ablauf dieser Zeitspanne wird er schwarz.

2 Diese Figuren stellen einige der Arbeiter dar, die man täglich auf den Straßen antreffen kann.

2.1 & 5 Männer, die *Kaleans* für den öffentlichen Gebrauch vorbereiten.

2.2 Ein Mann, der Frischwasser zum Verkauf an durstige Passanten trägt.

2.3 Ein Teeverkäufer.

2.4 Ein indischer Derwisch mit der Kokosnußschale, die für Almosen bestimmt ist, und dem Horn, in das er bläst, um Aufmerksamkeit auf sich zu ziehen.

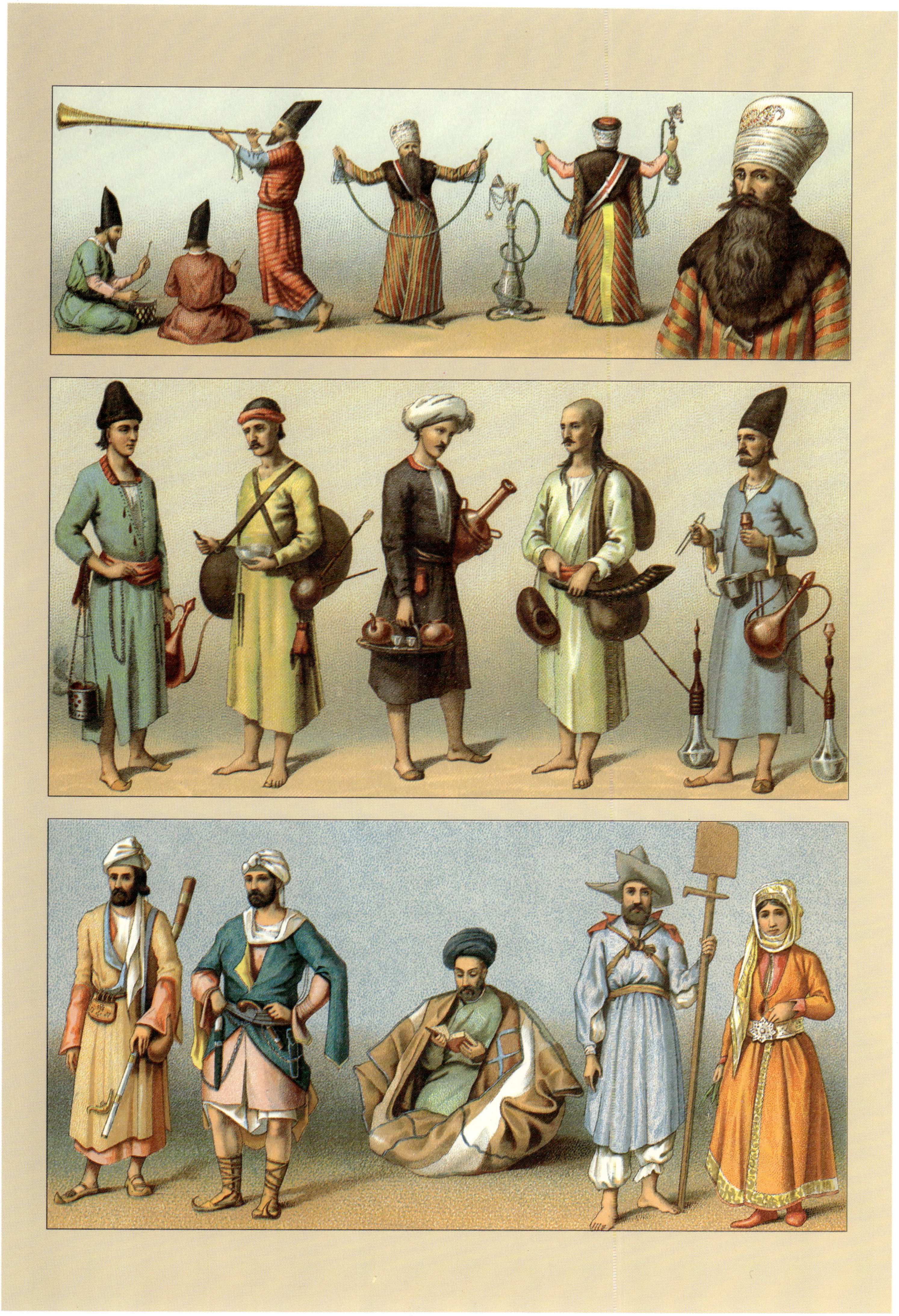

DER ORIENT

CHRISTLICHE MÖNCHE UND NONNEN

Die Kostüme der Mönche und der christlichen Priester des Orients gehen weit in die Vergangenheit zurück. Einige stammen aus Institutionen, von denen nur noch die Erinnerung bleibt. Schriftsteller wie Pater Hélyot und Schoonebeck füllten eine entscheidende Lücke in der Geschichte, indem sie versuchten, die Ordenskleidung verschwundener religiöser Orden zu dokumentieren, während sie gleichzeitig die zeitgenössischen religiösen Kleidungsvorschriften beschrieben. Folgende Informationen entstammen ihren Zeichnungen und Kommentaren.

1.1 Ein frühzeitlicher Tempelritter. Das Habit der Ritter war weiß und zunächst ohne Kreuz, welches jedoch später hinzugefügt wurde. Nur Ritter trugen Weiß. Die Tempelritter, deren Orden im Jahre 1118 gegründet wurde, dienten dem Schutz der Reisenden und Pilger.

1.2 & 8 Karmeliter in ihrer alten Ordenstracht. Nachdem Kaiser Friedrich II. im Jahre 1229 mit den Sarazenen Frieden geschlossen hatte, verließen diese Mönche Syrien und kamen nach Europa.

Im Jahre 1287 übernahmen die Karmeliter den weißen Vespermantel und trugen von da an das Skapulier. Ende des 13. Jahrhunderts bestand ihre Ordenstracht aus einem schwarzen Gewand mit Kapuze und einem Skapulier derselben Farbe, das über einem weißen Vespermantel und der *Cappa magna* getragen wurde.

1.3 & 6 Mingrelier in Haushabit und Winterhabit. Der Ursprung dieses Ordens ist ebenso alt wie unklar. Ihr Habit bestand aus einem Hemdkleid aus grobem Stoff, das in Beinlinge oder enge Hosen gesteckt wurde, und aus einer Art kurzer Jacke oder, abhängig von der Jahreszeit, einem Filzgewand, das an die alte *Chlamys* erinnerte. Bei der Kopfbedeckung handelte es sich um eine *Kalotte*, über deren Spitze eine Haube getragen wurde.

1.4 Ein armenischer Mönch des Ordens von Sankt Antonius. Das völlig schwarze Habit besteht aus einem Gewand, das bis zum Boden reicht und mit einem Ledergürtel befestigt wird. Darüber befindet sich ein weiteres, kürzeres und vorne offenes Gewand.

1.5 Ein Akimit oder Studit aus Syrien. Bei dem Kostüm handelt es sich um ein langes Gewand mit engen Ärmeln. Diese Mönche tragen eine Art Vespermantel, der an den Seiten offen und vorne mit einem roten Doppelkreuz versehen ist. Eine kleine rote Kapuze bedeckt die Schultern und fällt über die Brust. Die ganze Kleidung ist grün.

1.7 Ein weltlicher Kanoniker vom Heiligen Grab. Vor dem Verlust der Heiligen Stätten an die Sarazenen bestand ihr weißes Habit aus einer Tunika, einem Umhang und einer Kapuze.

2.1 & 6 Nonnen des Bereordens. Sie tragen dieselbe Tracht wie die restliche Bevölkerung. Ihr kurzes, ärmelloses Wams ist genau das gleiche, wie es in Persien sowohl von Männern als auch von Frauen getragen wird. Im Herbst wird es mit Pelz gefüttert, und für den Winter gibt es ein längeres mit Ärmeln. Die Beinlinge und der Schleier sind ebenfalls wie die weltlichen Gewänder. Diese Nonnen verdecken ihre Gesichter mit *Roubends*, wenn sie aus dem Haus gehen.

2.2 & 5 Nonnen eines alten Ordens. Pater Hélyot zeichnete dieses Kostüm nach der Beschreibung, die er in der *Abhandlung über Jungfräulichkeit*, die dem Heiligen Athanasius zugeschrieben wird, fand. Sonst ist über diesen Orden wenig bekannt.

Das Habit besteht aus einer Robe mit einem Umhang, der vorne nicht zu öffnen ist: eigentlich eine *Dalmatik*. Der Schleier, der über einem weißen Wollband getragen wird, umrahmt das Gesicht und erinnert an die *Guimpe*.

2.3 Eine armenische Nonne. Dieser Nonnenorden wurde zu Beginn des 14. Jahrhunderts von Gregor dem Erleuchter gegründet.

Sie trägt eine schwarze Robe mit weiten Dreiviertelärmeln. Ihr Umhang ist ebenfalls schwarz, und ihre Beinlinge und ihr Schleier sind blau.

2.4 Eine Nonne des Kapuzinerordens. Dieser Orden wurde erst Mitte des 17. Jahrhunderts gegründet. Die Tunika ist aus grobem, braunem Wollstoff und wird mit einer Kordel gebunden. Die Nonnen tragen eine Guimpe aus weißem Stoff, und der Umhang hat die Farbe der Tunika. Im Haus tragen sie einen schwarzen Schleier, aber außerhalb des Hauses oder beim Kirchgang einen großen weißen Schleier und einen Umhang, wie er von der weltlichen Bevölkerung getragen wird.

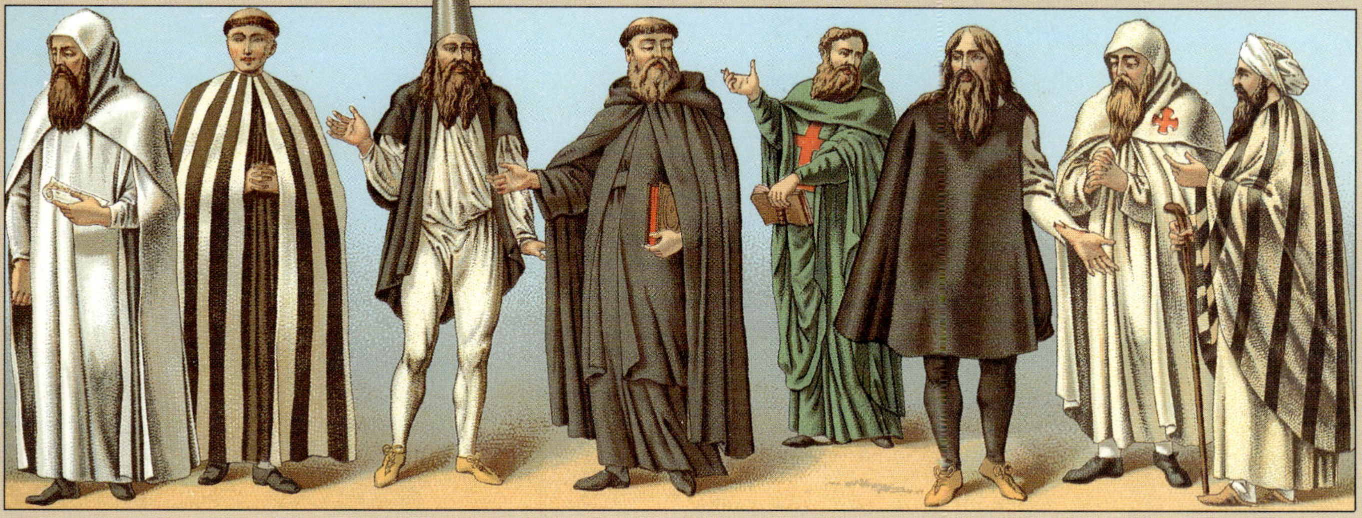

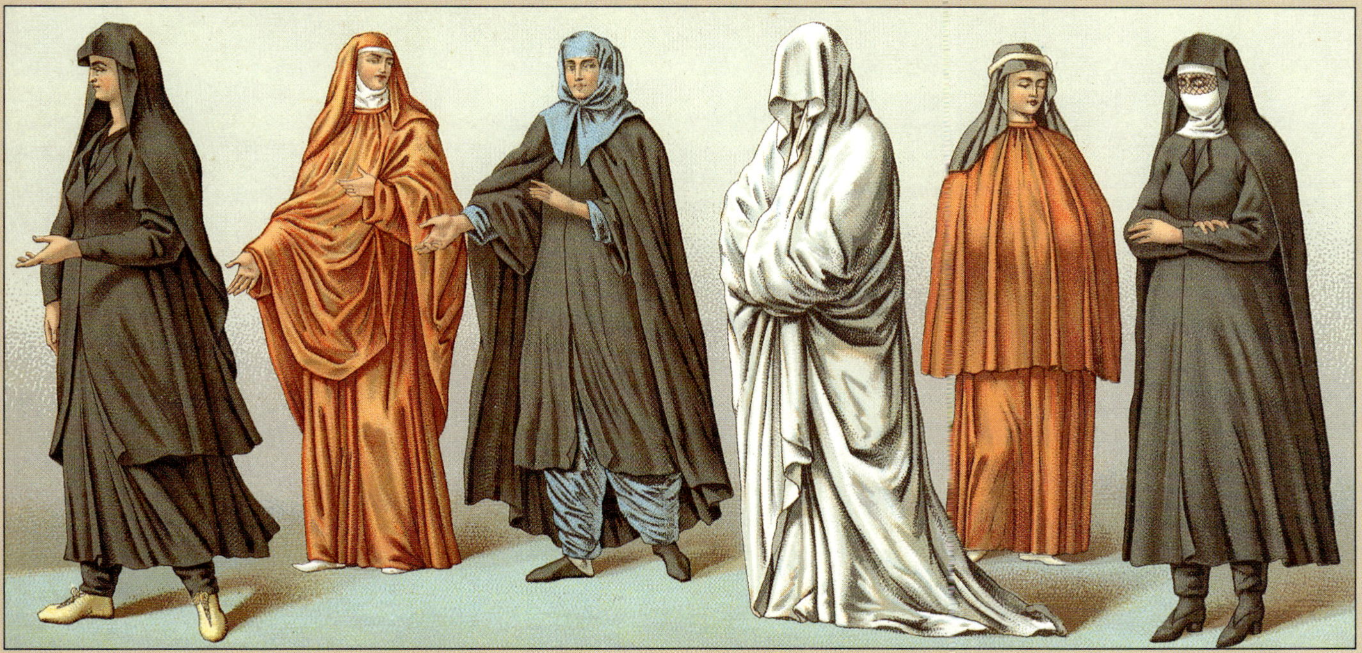

DIE TÜRKEI

DAS ZENTRUM DES OTTOMANISCHEN KAISERREICHS

Das ottomanische Kaiserreich erstreckte sich im 16. Jahrhundert im Süden von Marokko bis zum Arabischen Meer und im Norden vom Schwarzen Meer bis nach Wien. Seitdem wurde seine Machtposition schwächer, obwohl ein Großteil Europas noch immer von der Türkei beherrscht wird. Die nördlichen Einwohner der Türkei neigen dazu, ihren eigenen europäischen Stil im Bezug auf Kleidung beizubehalten – obwohl der türkische Einfluß wahrzunehmen ist; die gegenüber abgebildeten Türken des südlichen ottomanischen Kaiserreichs halten jedoch an ihrem ursprünglichen, asiatischen Erbe fest.

1.1 Ein Bektachi Derwisch. Die Priester dieses Ordens tragen einen großen Jadestern auf der Brust und das Symbol des Halbmonds in ihrem rechten Ohr. Sie haben außerdem ein trompetenähnliches Instrument aus geschnitztem Holz bei sich, dessen eines Ende wie ein Fisch geformt ist.

Ihre Kleidung besteht aus einem langärmeligen Mantel, einer Jacke und weiten Hosen, die am Oberschenkel viele Falten haben. Sie werden nach unten hin enger; dort werden sie mit Ösen und Haken zusammengehalten. Ihr Kopfschmuck entspricht der Tradition: er wird *Tadj* oder Krone genannt, und ist die östliche Version einer Haube, deren Tragen Prinzen vorbehalten ist.

1.2 Ein *Hammal*. Er trägt die Werkzeuge seines Gewerbes auf seinem Rücken in einer soliden Stütze, die aus einem Holzblock gefertigt ist und mit Riemen festgeschnallt wird.

1.3 Ein *Aiwa*. In türkischen Häusern ist die Küche von den übrigen Räumen abgetrennt, damit die Essensgerüche nicht das Haus durchdringen. Demzufolge werden alle Speisen eines Ganges gleichzeitig hereingebracht: der dafür zuständige Diener wird *Aiwa* genannt.

Die Speisen werden auf einem großen Tablett auf dem Kopf hereingetragen. Die Dienstkleidung besteht aus einer langen, gestreiften Baumwollschürze und einem über die Schulter gelegten Baumwolltuch.

1.4 Ein mittelständischer Kaufmann aus Istanbul. Seltsamerweise ist seine Kleidung noch nicht europäisiert.

1.5 Ein *Sakka* - ein Wasserträger.

1.6 Ein Steuermann eines der eleganten Galaboote, die in Istanbul zu mieten sind. Sein Hemd, *Caikdji* genannt, ist aus Seide, die vor dem Weben gekocht wurde.

2.1 Eine vornehme Jüdin aus Istanbul. Ihre obligatorische Kopfbedeckung: eine mit großen Blumen bemalte Haube, die an der Stirn eng anliegt und ihr Haar unter einer weißen Borte völlig verbirgt.

2.2 Eine vornehme Türkin aus Istanbul in Stadtkleidung. Im Haus tragen Türkinnen viel Schmuck, aber beim Ausgehen verbergen sie ihren Reichtum und ihre gesamte Erscheinung unter einer Fülle von Stoff. Das Übergewand ist je nach Jahreszeit entweder aus Merinowolle oder aus Kaschmir und wird *Feradje* genannt; der Schleier aus weißem Musselin heißt *Yashmak*.

2.3 Eine vornehme Türkin aus Istanbul in Hauskleidung. Sie trägt einen *Entari* mit einer langen Schleppe und einen weiten *Chalwar*, der ihren samtenen *Paboudj* fast bedeckt. Ihr Kopfschmuck ist eine Art gewickelter Schal, der hoch oben auf der Stirn sitzt.

2.4 Eine armenische Braut. Dieses traditionelle Kostüm besteht aus einem Kleid mit Schleppe aus dicker Seide und aus einem Diadem aus weißen Blumen, das auf zwei Schleiern sitzt. Der äußere Schleier, ein *Talpetche*, ist aus Goldfäden gefertigt.

3.1 Ein Mann des Mittelstandes aus Manissa, das den größten Markt Kleinasiens beherbergte. Er trägt eine Weste über seinem Hemd mit aufgestelltem Kragen, jedoch keine Krawatte.

3.2 Eine Dame aus Manisa mit einem Fes im alten Stil, der einem quadratischen Barett sehr ähnelt.

3.3 Ein mohammedanischer Bauer aus der Gegend um Ankara. Seine Kleidung ist einfach gehalten, sein Schmuck jedoch reichhaltig.

3.4 Ein mohammedanischer Bauer aus Ankara, der ein Übergewand aus weißem Filz in der Form eines riesigen Umschlagtuches trägt.

3.5 Ein christlicher Handwerker aus Ankara. Die harmonischen Farben und Schattierungen seines Kostüms können darauf hindeuten, daß er ein Färber ist.

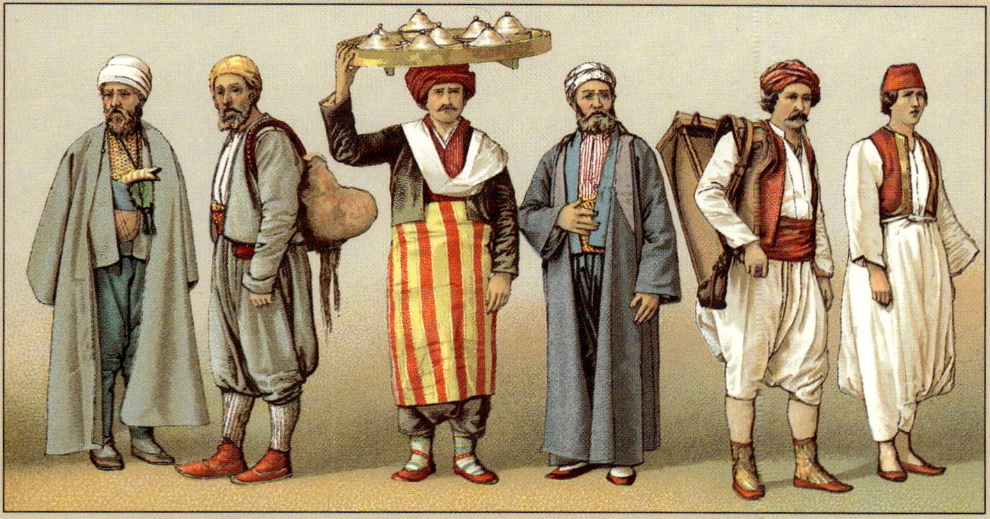

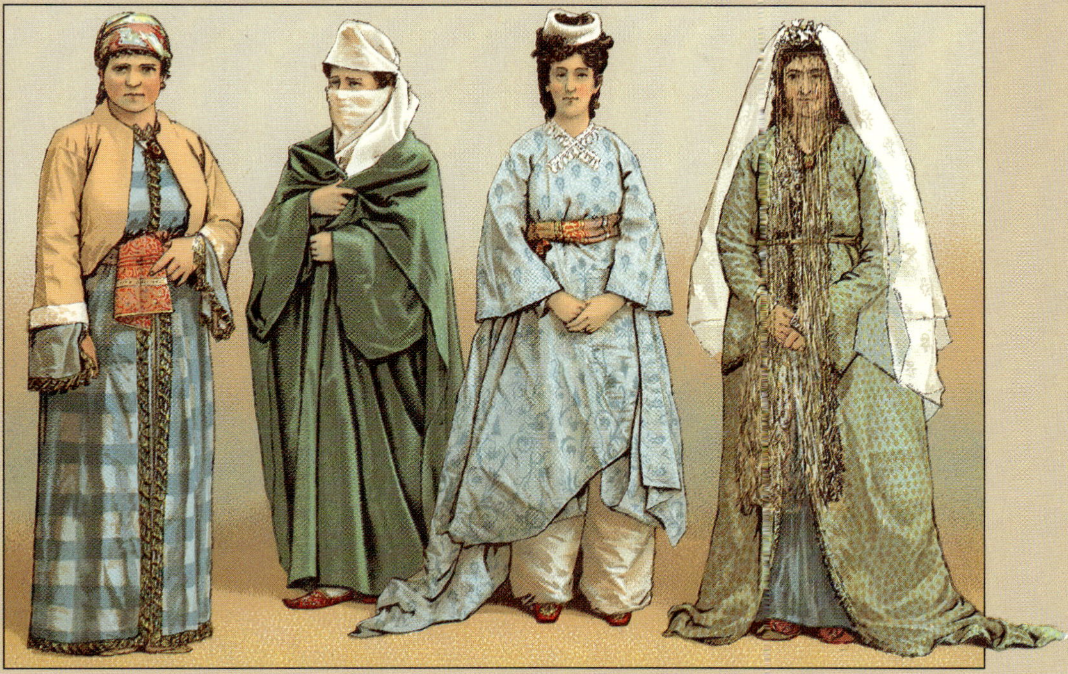

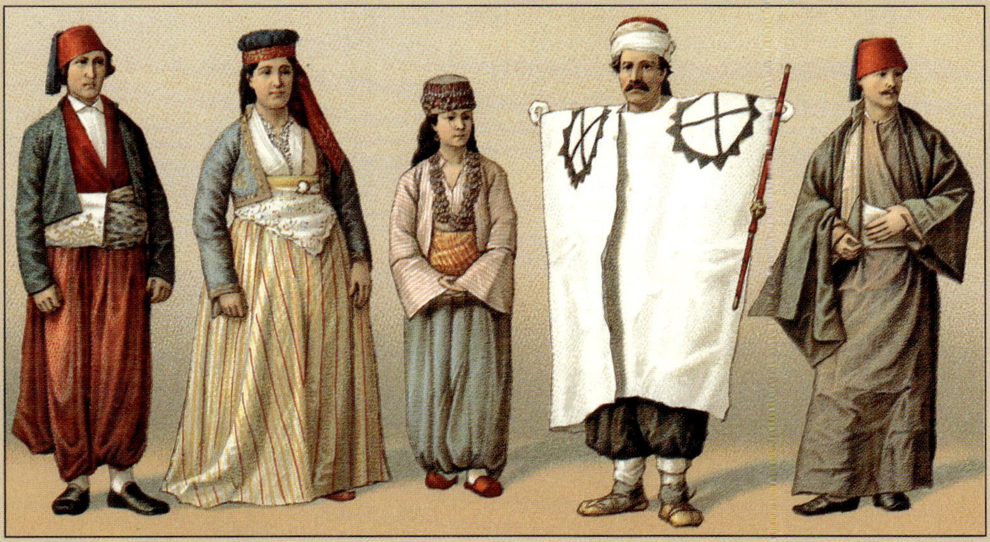

1.1 Ein Kurde aus Yozgat, der leicht gekleidet ist, da er wohl im Sommer in Yozgat ist, um seine Schafe dort zu weiden. Sein baumwollener *Entari* hat rote, schwarze, weiße und gelbe Streifen und wird am Kragen mit einem Knopf in der Form einer Kamillenblüte gehalten.

1.2 Eine Kurdin aus Yozgat. Ihre Kopfbedeckung, aus verschiedenen Teilen zusammengesetzt, ist außergewöhnlich. Der Fes ist ganz in weißen Baumwollstoff gewickelt, der selbst wiederum fast vollständig von mehreren, mit Blättern bemalten Taschentüchern bedeckt ist. Diese Konstruktion wird von großen Ohrringen im Gleichgewicht gehalten: silberne Ringe, an denen kleine Ketten mit Münzen hängen, die geräuschvoll auf ihren Schultern klimpern.

1.3 Ein mohammedanischer Kaufmann aus Ankara. Die Hauptbeschäftigungen in dieser Stadt sind das Nähen, das Woll- und Lederfärben, das Gerben und das Teppichweben. Jede Arbeitergruppe hat einen anderen Kleidungsstil: dieser Mann scheint ein Weber zu sein – der Stoffgürtel ginge über seine Verhältnisse, hätte er ihn nicht selbst angefertigt.

1.4 Ein Moslem aus Burdur. Sein Fes – *Tepelik* genannt – hat fast die Größe einer Serviette. Er ist aus Silber und kunstvoll gearbeitet.

2.1 Eine Kurdin aus Sarikavak. Anders als die Türken sind die Kurden ein Wandervolk. Die Kleidung dieser Frau entspricht einem solchen Lebensstil.

Sie trägt einen kurzen *Mintan* mit bestickten Ärmeln, der die obere Hälfte ihres Körpers so bedeckt, daß ihre Bewegungsfreiheit nicht eingeschränkt wird. Ihr rotseidener Rock mit den gelben Bändern wird – wiederum um die Bewegung zu erleichtern – in die Stiefel gesteckt.

2.2 Ein *Bashi-Bozouk* aus Ankara. Ein *Bashi-Bozouk* ist jemand, der wegen seines Berufes vom Militärdienst ausgenommen ist: dieser Mann scheint ein Kameltreiber zu sein. Seine Weste kreuzt sich über der Brust und ist oben nachlässig geknöpft.

2.3 Eine vornehme Griechin aus Burdur, deren Kostüm im alten Stil gehalten ist. Ihr Kopfschmuck besteht aus einem sehr hohen Fes, der mit zwei Taschentüchern umwickelt ist.

2.4 Eine mohammedanische Dienerin aus Ankara. Sie trägt hübsche Ohrringe aus silbernen Filigranringen.

3.1 Ein Türke aus der Provinz Hüdavendigár. Hier leben Nomaden, die ihre Schafherden auf ausgedehnten, fetten Grasebenen weiden lassen und deren edle Abstammung ihnen großen Respekt einbringt. Sie tragen gerne Schmuck und prächtige weite Kleidung, die mit Goldstickerei verziert ist.

3.2 & 3 Zwei *Zeibeks*: ein Unteroffizier und ein Feldwebel. Die Zeibeks sind Bergbewohner, deren Kleidung und Lebensstil sich vollkommen von denen ihrer Nachbarn unterscheiden.

Der Rangunterschied zwischen diesen beiden Soldaten läßt sich fast an jedem einzelnen Kleidungsstück feststellen. Bei dem Patronengurt des Unteroffiziers zum Beispiel handelt es sich nur um Patronentaschen, die mit einem Strick aneinandergebunden sind, während bei dem des Feldwebels jede Tasche mit vergoldeten Zeichen markiert ist.

3.4 Ein mohammedanischer Kavalleriesoldat aus Koniah. Dieser Reiter gehört zu einer der freiwilligen Hilfstruppen, die Reisende und Pilger eskortieren.

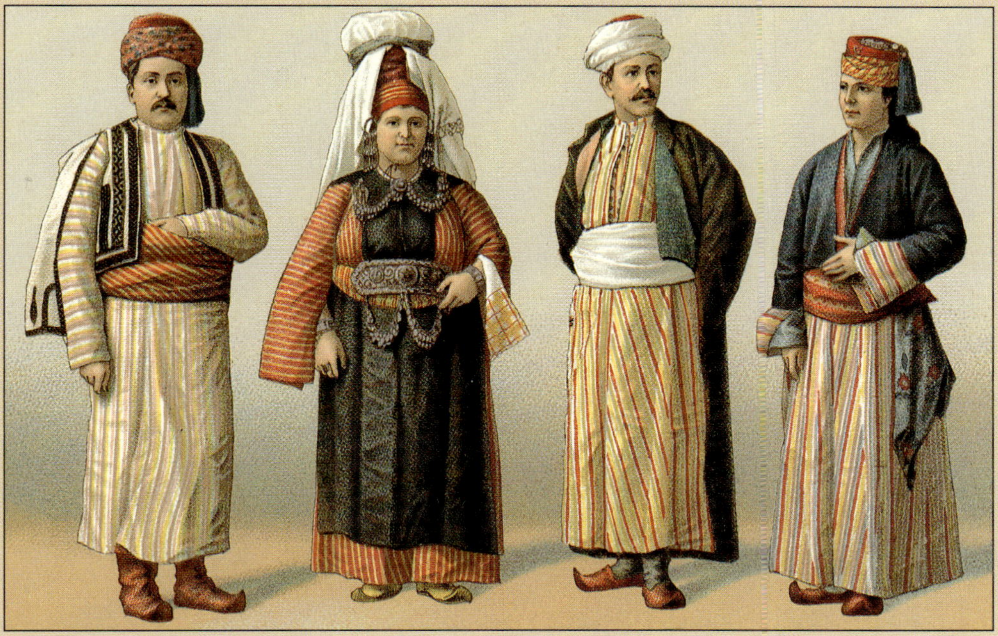

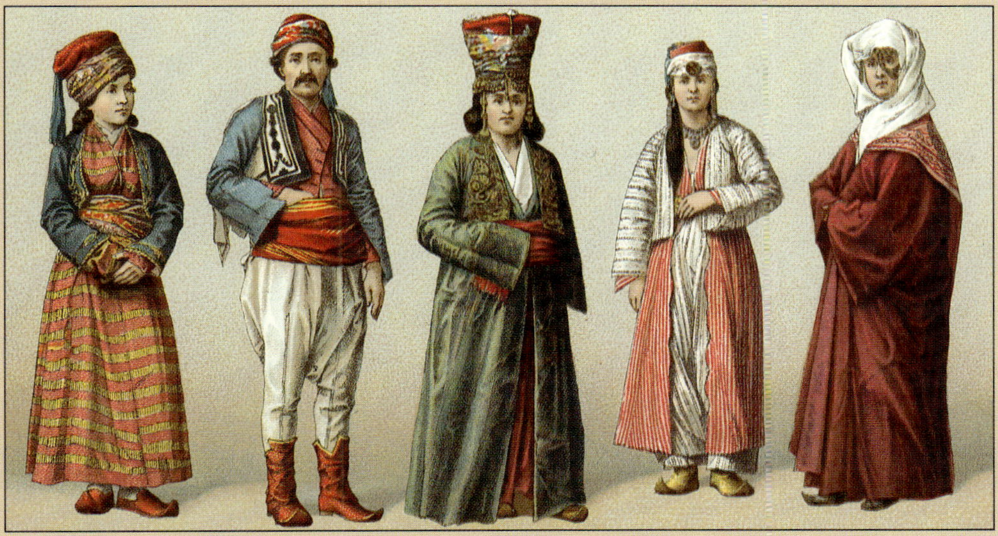

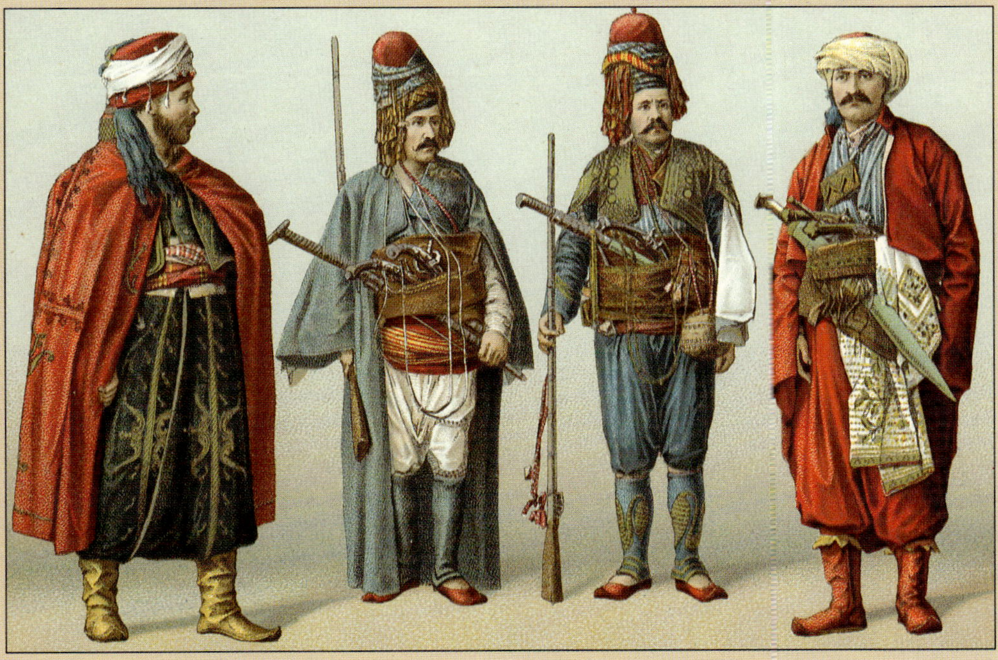

1.1 Ein Einwohner Elmalis, einer für ihre Obstgärten berühmten Gegend. Bei diesem Mann handelt es sich um einen Apfelpflanzer. Deshalb kann er leichtere, losere Kleidung als ein Bauer tragen.

1.2 Eine vornehme Jüdin aus Bursa in Hauskleidung. Sie trägt einen ungewöhnlichen Kopfschmuck, der ihr Haar, das sie niemanden sehen lassen darf, vollständig bedeckt. Ihr *Entari* ist aus prächtiger Seide mit Blumenmustern.

1.3 Ein Arbeiter aus Aydin, ein Zentrum für Gerberei und Baumwollspinnerei. Er trägt eine Art randlosen Hut und einen langen *Pushkul* aus blauer Seide, der über die Schultern hängt und in einem dünnen *Saryk* endet. Ein langer *Entari* aus gestreifter Baumwolle ist an beiden Seiten mit einer Schleife befestigt.

1.4 Ein Pferdeknecht oder Stallbursche. Solche Männer gibt es im Osten viele, da Pferde in hohen Ehren gehalten werden. Die Qualität der Kleidung des Pferdeknechts ist wichtig, da man an ihr den Reichtum des Hauses, für das er arbeitet, mißt.

Dieser Stallbursche trägt einen *Tchepken* aus feinem Tuch, das zart mit Litze bestickt ist, und einen *Djamadanof* aus goldgepunktetem, amarantrotem Samt. Seine weiten Kniehosen werden nach unten hin schmaler und enden in falschen, mit Seide bestickten Gamaschen, die fast bis an die Spitzen seiner Stiefel reichen.

1.5 Ein jüdischer Doktor der Philosophie aus Smyrna (Izmir), dessen strenge Kleidung seinem Berufe entspricht. Bei seiner Kopfbedeckung handelt es sich um eine Art Turban, der dem der Moslems ähnelt, dessen ovale Form aber wohl nicht ihrem Geschmack entspräche. Er trägt einen langen, aus Kirschbaumholz geschnitzten Spazierstock.

2.1 & 3 Ein Bauer und seine Braut aus Bursa. Beide tragen ihre Hochzeitskleidung: der Bräutigam trägt reich bestickten Stoff und sieht besonders elegant aus. Der *Yelek*, zum Beispiel, hat Streifen aus blauer und schwarzer Woll- und Seidenstickerei.

Die Braut trägt einen Fes mit einem *Pushkul* aus Wollflocken. Ihre helle Jacke ist mit goldenen Palmwedeln bestickt.

2.2 Eine Mohammedanerin aus Smyrna (Izmir). Ihre Robe ist vorne offen und wird an der Brust mit Haken zusammengehalten. Diese sind an einem silbernen Gürtel mit großen Schnallen und zarten versilberten und vergoldeten Verzierungen befestigt.

2.4 Ein christlicher Lebensmittelhändler aus Aydin. Sein Fes ist in ein Taschentuch gewickelt. Ein geschmackvoll gefärbter *Chalwar* hängt über seine weißen Socken und schwarzen Schuhe.

3.1 Ein Bauer aus Belka, mit einem Fes, der fast vollständig mit gestreifter Seide umhüllt ist: Nur die Quaste bleibt sichtbar. Seine Robe aus fester Seide wird auf der Taille mit einem Ledergürtel gehalten.

3.2 Eine Dame aus Damaskus in Hauskleidung. Ihre ungewöhnlichen Schuhe bestehen aus Holzblöcken, die oben mit bestickten Lederriemen versehen sind.

3.3 Eine vornehme Drusin aus Damaskus. Sie trägt einen Kopfschmuck, dessen Stil weit zurückdatiert. Er besteht aus einer silbernen Röhre, die mit eingeätzten und getriebenen Dekorationen verziert und mit ungeschliffenen Edelsteinen besetzt ist. Dieser Kopfschmuck konnte über 30cm hoch sein.

3.4 Ein libanesischer Druse.

3.5 Die Gattin eines Handwerkers aus Belka in Stadtkleidung. Sie trägt eine faltenreiche Robe, über der sich ein seidenes *Tcharchaf* oder Tuch befindet, an dessen Enden lange Kordeln mit Silberschellen hängen.

3.6 Eine Bäuerin aus Damaskus.

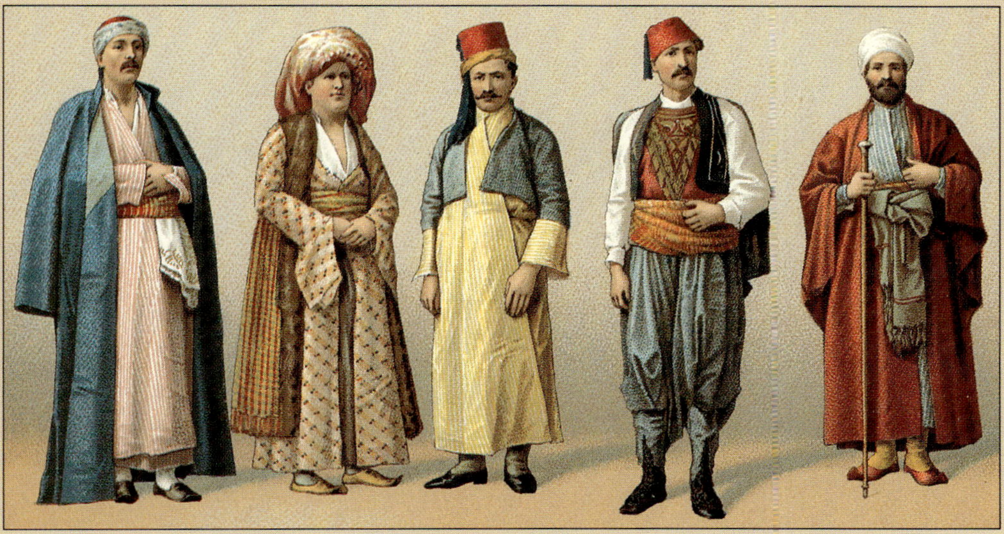

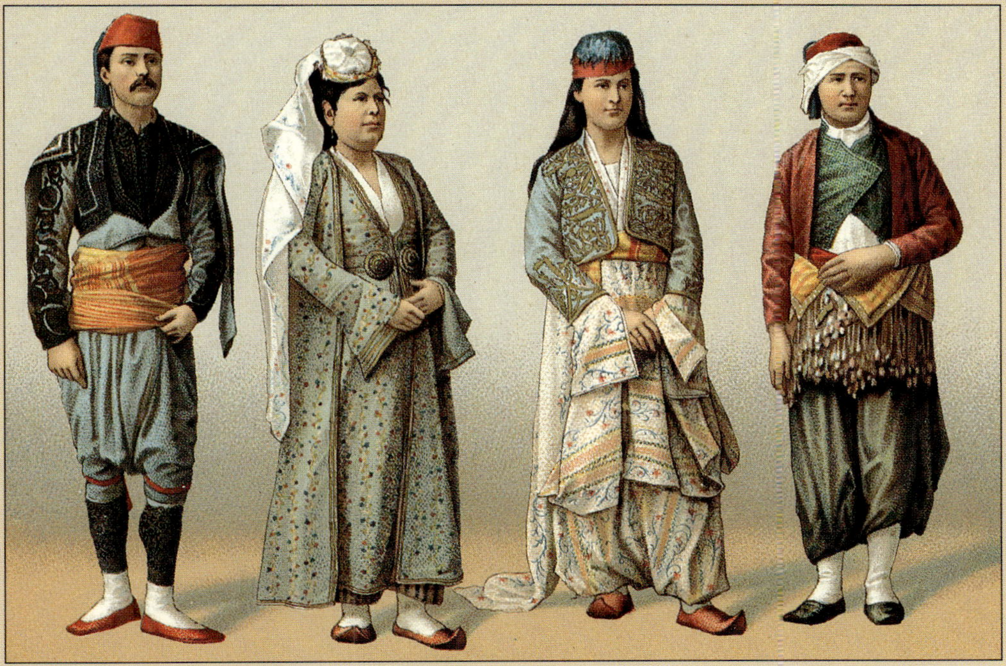

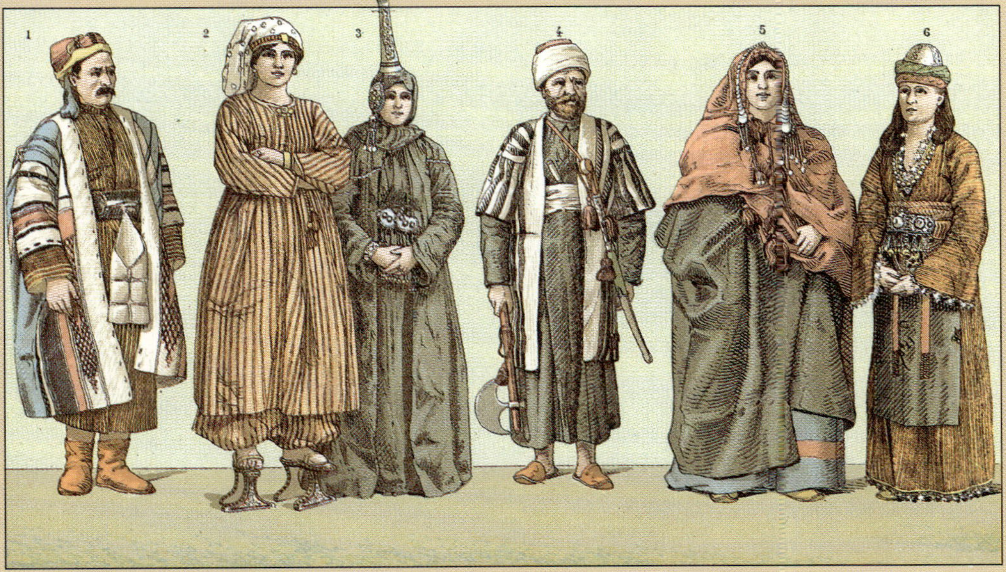
1
2
3
4
5
6

1.7 Ein Mohammedaner aus dem Libanon. Er trägt einen Fes, dessen Quaste unter einer weißen Musselinumhüllung verborgen ist. Sein Hemd ist aus gestreifter Seide.

1.8 Eine Mohammedanerin aus dem Libanon. Sie trägt eine dicke Kette um den Hals, an der ein großes silbernes Dreieck befestigt ist.

1.9 Eine Beduinenfrau aus dem Libanon. Ihr Kopfschmuck besteht aus zwei Tüchern; eins ist wie ein Schleier über ihre Arme und ihren Rücken gespannt; das andere ist um ihren Kopf gewickelt. Ihr Ledergürtel ist mit silbernen Nägeln verziert; darunter steckt eine Pfeife.

1.10 Ein Beduine mit wallenden Gewändern und charakteristischen, nach oben gebogenen Pantoffeln. Er raucht eine große Pfeife – eine beliebte Gewohnheit dieser Leute.

1.11 Eine Beduinenfrau, die einen dicken Schleier trägt, der oben an einem *Tantour* befestigt ist.

2.1 Eine mohammedanische Bäuerin aus der Gegend um Trapezunt. Ein *Tepelik* bedeckt ihren ganzen Fes. Es handelt sich hierbei um ein Stück überzogenes Metall: in diesem Falle ist es dick, rund und aus Gold oder Silber.

2.2 Eine Bäuerin aus Osmancik, in einer dunklen, vorne offenen Robe. Ihre bestickte Schürze wird von einem Roßhaargürtel in Position gehalten, an dem kleine wollene Quasten hängen.

2.3 Eine Kurdin aus Palu, die einen *Mintan* trägt, dessen Ärmel gezackte Enden haben. Darüber befindet sich eine Robe aus gestreifter Seide mit weiten, offenen Ärmeln.

2.4 Eine Mohammedanerin aus Mekka. Sie trägt drei lange Schleier übereinander. Der erste ist aus Gaze, und der obere Teil, der auf dem Haar aufliegt, ist mit Goldfäden bestickt und mit Ziermünzen bedeckt. Der zweite Schleier, ebenfalls aus Gaze, ist mit Gold- und farbenfroher Seidenstickerei verziert. Der dritte ist aus Musselin mit vergoldeter Spitze.

2.5 Eine Kurdin aus der Gegend um Sivas.

2.6 Eine Mohammedanerin vom Wansee in Stadtkleidung. Ihr Gesicht ist durch einen *Tcharchaf* aus Seide verhüllt, der in langen Fransen endet. Diese sind aus den spitz zulaufenden Enden des weißen Stoffes gemacht, der die Hintergrundfarbe für das restliche Tuch bildet.

2.7 Eine Beduinenfrau.

2.8 Eine vornehme Türkin aus Bursa, die einen weichen Fes trägt, der mit einem farbenfrohen Taschentuch umwickelt ist. Ein seidenes Hemd, das mit Goldstickerei versehen ist, bedeckt ihren *Chalwar*.

3.9 Eine vornehme Jüdin aus Aleppo. Ihr Kopfschmuck ist eher eine Art Mitra, die aus verschiedenfarbig gestreifter Seide ist. Sie trägt einen langen, ärmellosen *Entari* aus gestreifter Seide, der über den *Chalwar* angezogen wird; darunter ein *Mintan*, der dieselbe Farbe wie der *Entari* hat.

3.10 Eine armenische Dame vom Wansee. Ihr Fes ist mit einem Taschentuch umwickelt, was ihm das Aussehen einer Krone verleiht. Ihr *Entari* und *Chalwar*, die aus dickem Seidengewebe sind, verschwinden unter einer Art breitgestreiftem Cape aus Kaschmir. Das Cape hat keine eigentlichen Seitenteile, sondern ist dort der ganzen Länge nach offen.

3.11 Eine Mohammedanerin aus Trapezunt in Hauskleidung. Sie trägt eine Perlenkette, an der der *Munuri Suleiman* hängt – das Siegel Salomons. Dieses ist rundherum mit Perlen und Türkisen besetzt. Sie trägt eine *Hyrka* aus Satin, die an der Brust herzförmig offen ist.

3.12 Eine vornehme Mohammedanerin aus Trapezunt in Stadtkleidung. Sie trägt einen dicken schwarzen Schleier und ein alles umschließendes Übergewand, das mit Goldstickerei versehen ist.

3.13 Eine Mohammedanerin aus Senna in Stadtkleidung.

3.14 Eine Christin aus Diyarbakir. Ihr Kopfschmuck besteht aus einer kleinen *Kalotte* mit einer langen, zylinderförmigen Spitze, über die dicke weiße Baumwollbänder gerollt wurden.

3.15 Eine Mohammedanerin aus Djeaddele, nahe bei Mekka. In dieser Stadt lassen die Mohammedanerinnen ihre Gesichter gewöhnlich unbedeckt.

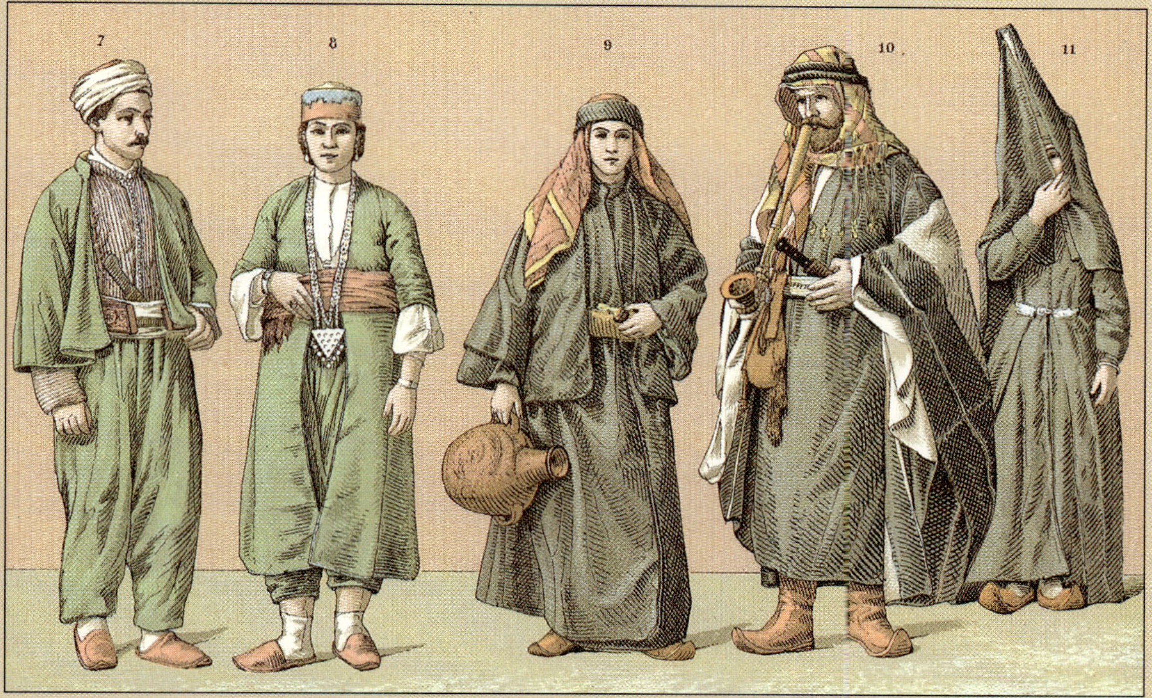
7
8
9
10
11

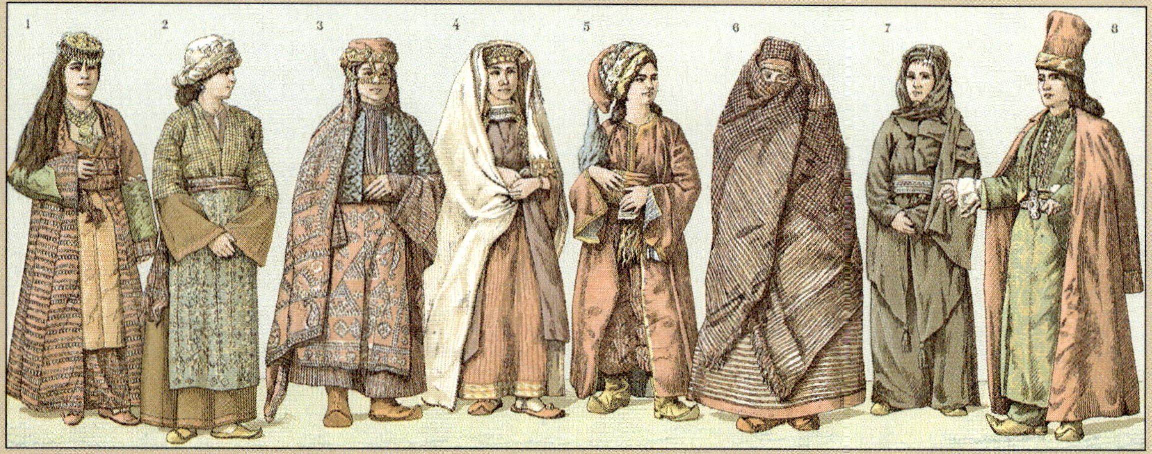
1
2
3
4
5
6
7
8

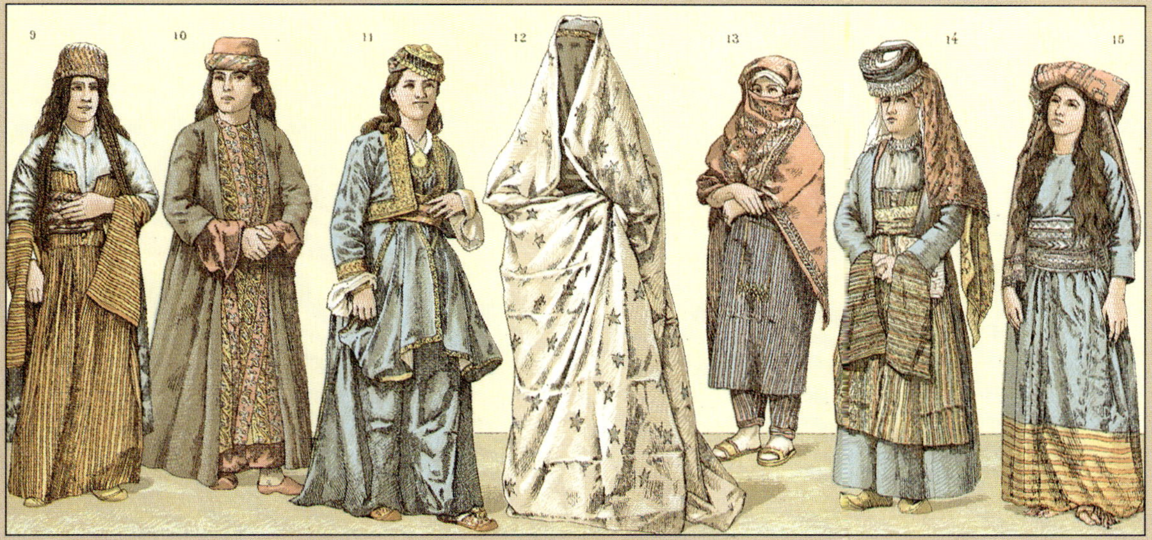
9
10
11
12
13
14
15

TEIL DREI

EUROPA VOM BYZANTINISCHEN ZEITALTER BIS INS 19. JAHRHUNDERT

DER DRITTE TEIL des Buches greift die Entwicklung der Kostümgeschichte dort auf, wo der erste Teil abbrach. Er beginnt mit dem östlichen römischen Kaiserreich, dessen Zentrum in Byzanz lag und das nach dem Niedergang Roms in der Mitte des fünften Jahrhunderts n. Chr. Bedeutung erlangte. Zuerst lehnte sich die byzantinische Tracht hauptsächlich an die der Griechen und Römer an; später machten sich jedoch östliche Einflüsse bemerkbar.

Obwohl Byzanz die römischen Traditionen im Osten fortführte, war zur Zeit Racinets wenig über die Kostümentwicklung in Europa bekannt, nachdem die römischen Legionen es verlassen hatten. Hier handelte es sich um das frühe Mittelalter, in dem sich Europa in Aufruhr befand, da unterschiedliche Stämme und Parteien darum kämpften, das Vakuum zu füllen, das durch den Abzug der Römer entstanden war. Europa war einem bunten Durcheinander von äußerst verschiedenen Einflüssen ausgesetzt, und zwar von den ständigen Eroberungen der Sarazenen und Mauren im Süden bis zu den Raubzügen der Wikinger und Norweger im Norden. Daher macht Racinet einen Sprung von 500 Jahren und greift die Geschichte Europas erst im 11. Jahrhundert wieder auf.

Von diesem Punkt an fährt die Erzählung lückenlos fort; sie schließt mit der Wende des 19. Jahrhunderts. Racinets Behandlung von Europa ist sprunghaft; manchmal schreibt er über ein bestimmtes Land, dann wieder nimmt er Europa im allgemeinen als sein Thema und bespricht eine Reihe von Ländern innerhalb dieses Zusammenhangs. Viele der europäischen Beispiele stammen jedoch, was unvermeidlich ist, aus seiner französischen Heimat. In Racinets Bemerkungen sind gewisse Vorurteile – oder vielleicht verständlicher Stolz – spürbar: er neigt dazu, die Bedeutung von Frankreich als Wegbereiter der Mode für das restliche Europa überzubetonen.

Je mehr er sich seiner eigenen Zeit nähert, desto sicherer scheint sich Racinet über die Kostümdetails zu werden, über die Art und Weise, wie sich Trends entwickelten und verbreiteten und auch über die gegenseitige Beinflussung der Länder. Dies liegt zum einen daran, daß seine Quellen verläßlicher werden. Zu Beginn des Mittelalters muß sich Racinet noch auf seine Auslegung von Kirchenfresken und stilisierten Illustrationen der jeweiligen Zeitspanne verlassen; einige Jahrhunderte später jedoch unterstützt ihn die Tendenz zum Realismus anstelle der Allegorie, die in den Arbeiten einiger Künstler anzutreffen ist; noch später hat er Zugang zu ausführlichen Gravuren; und gegen Ende seiner Geschichte kann er sich auf Illustrationen aus Modemagazinen berufen.

Die steigende Qualität seines Quellenmaterials scheint Racinet außerdem das Selbstvertrauen zu liefern, sich in einigen herrlichen Randbemerkungen zu ergehen, die uns wiederum ein klares Bild des Schriftstellers selbst liefern, einschließlich seiner Meinung und seiner Vorurteile. Er vertritt bezüglich des gesunden Menschenverstandes der Modeanhänger einen zynischen Standpunkt, wobei er bemerkt, daß elegante Modeneuerungen fast ohne Ausnahme übertrieben werden, bis sie eigentlich nur noch vulgäre Protzerei sind. Er hat einige feste, dabei jedoch keineswegs abwertende Ansichten über andere Nationalitäten – insbesondere die Engländer. Er nimmt Prunk und Anmaßung rasch den Wind aus den Segeln, wie im Falle von Frankreichs *Incroyables*, und hat außerdem einen ausgeprägten Sinn für Schönheit – besonders was italienische Bauernmädchen betrifft. Gleichzeitig ist er immer bereit, das, was er als unmoralisch oder als schlechtes Benehmen betrachtet, mit eleganter Untertreibung zu kritisieren, sei es das Venedig des 16. Jahrhunderts oder das England Hogarths.

BYZANZ

DAS REICH DES OSTENS

Mit dem Niedergang des Römischen Reiches wuchs die Bedeutung des östlichen Kaiserreiches, dessen Zentrum Byzanz war. Hier galt Tradition alles, und Flexibilität oder Abweichungen in der Tracht schlugen sich nur in der Kleidung des griechischen und römischen Klerus und der byzantinischen Asketen nieder.

1, 2 & 3 Byzantinische Heilige, Ende des 10. Jahrhunderts. Sie tragen jeweils ein Pallium, eine Dalmatik, eine bestickte Tunika und Lederschuhe. Der Heilige auf Bild 3 trägt einen goldfarbigen *Superhumeral* – ein Stück Stoff, das die Schultern bedeckt – über dem Pallium. Dieses traditionelle, byzantinische Schmuckstück wurde sowohl von Prinzen und weltlichen Würdenträgern als auch vom höheren Klerus getragen.

4, 5, 7 & 8 Offiziere des Kaisers mit Umhängen, die mit einem *Clavus* aus goldenem Stoff verziert sind.

6 Ein griechischer Bischof aus dem 9. Jahrhundert mit einem *Sticharium,* einer Tunika, über der sich rechts und links zwei Stoffteile kreuzen, die *Clavi* genannt werden und bis zu den Füßen hinunterreichen. Der Bischof trägt außerdem eine Art primitive Kasel ohne V-Ausschnitt. Sein Pallium wurde unten herum mit kleinen Bleistücken verziert, damit es richtig fällt.

9, 10 & 11 Byzantinische Asketen aus dem 9. Jahrhundert. Die hochrespektierten griechischen Asketen übernahmen das Pallium, das von den alten Philosophen getragen wurde. Dieser Umhang wurde ausschließlich von ihnen getragen, und nur Priester, die ein wahrhaft asketisches Leben führten, durften ihn tragen.

12 Heldric, Abt von Saint-Germain d'Auxerre, der eine Kasel und eine bestickte Stola über seiner Albe trägt.

13 & 19 Ein römischer Abt und ein Bischof aus dem 10. Jahrhundert. Bei dem letzteren handelt es sich in Wirklichkeit um Sankt Markus in Bischofskleidung. Er trägt außer seinem Pallium eine Kasel, eine Dalmatik und eine Albe.

14 Ein römischer Konsul des oströmischen Kaiserreiches im 5. Jahrhundert. Die Entwicklung dieser großartigen konsularischen Tracht ging Hand in Hand mit der Abnahme der konsularischen Autorität zum reinen Ehrenstatus.

Die Tracht besteht aus einer *Palmata* – einer Toga, die mit Goldstickerei versehen und mit einem purpurnen Clavus verziert ist – und einem *Subarmalis profundum* oder *Lorum*. Dies war ein breites Stoffband, das um den Körper gewickelt wurde. Es entwickelte sich schließlich zum priesterlichen Pallium (siehe 16, 17, 18 & 19).

16 & 18 Patriarchen aus derselben Zeit wie der Bischof auf Bild 6, in ähnlichen Kostümen. Sie tragen jedoch außerdem ein *Epitrachelium,* eine Stola aus goldenem Stoff. Der Priester auf Bild 16 trägt einen *Super-humeral* aus goldenem Stoff statt des Palliums.

17 Ein französischer Bischof aus dem 11. Jahrhundert mit einer konischen Tiara aus Bast, die unten mit Gold oder Silber eingefaßt und an der Spitze mit einem kugelförmigen Juwel geschmückt ist. Er trägt außerdem eine Albe, eine Dalmatik, eine Kasel und ein Pallium, und am linken Arm hängt eine Manipel.

20 Nicephore Botoniate, Kaiser des Ostens, der im Jahre 1078 gekrönt wurde.

21 Ein Patrizier, der über einer dunklen Tunika eine purpurne Toga trägt, die mit Goldstickerei verziert ist.

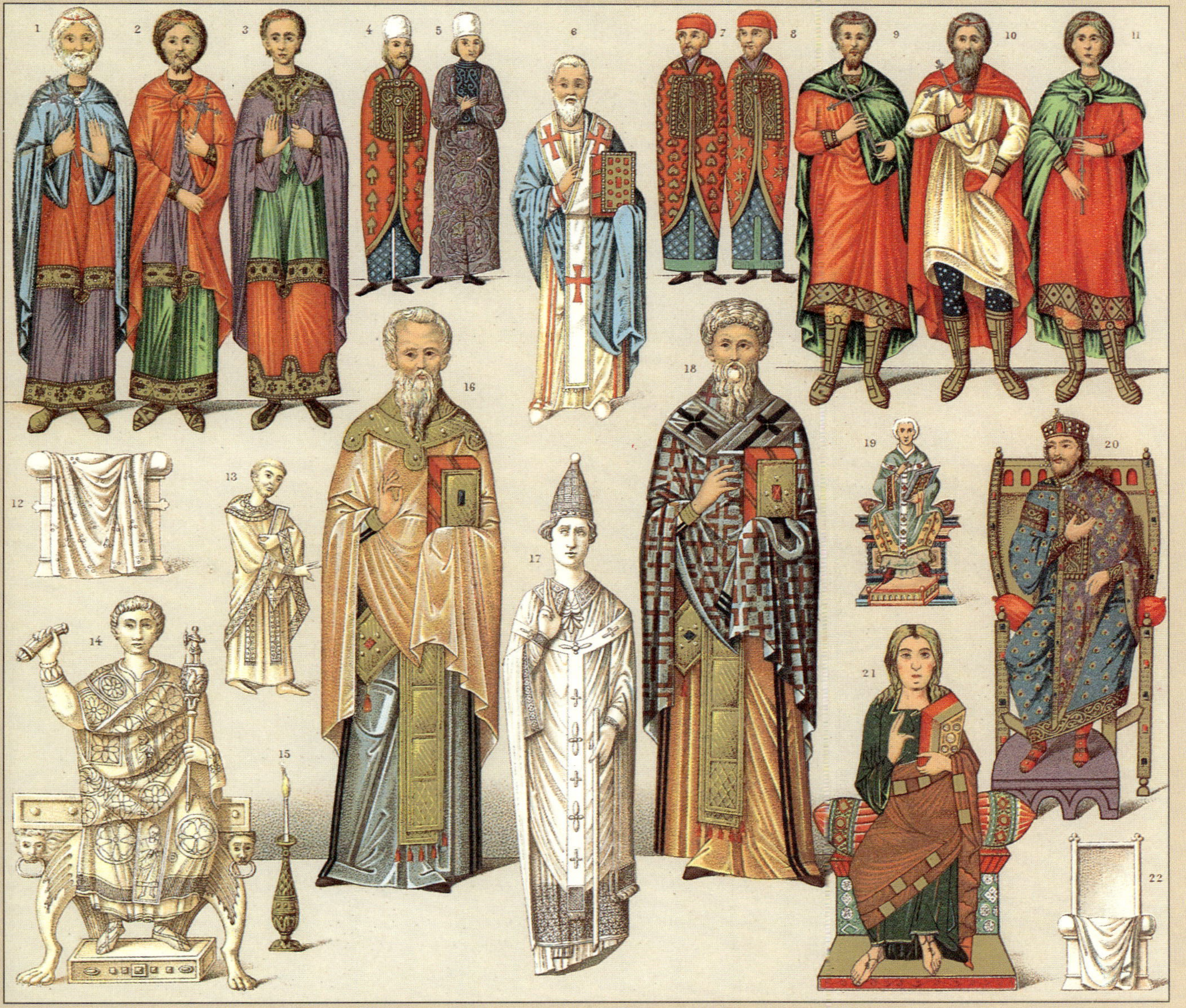
1
2
3
4
5
6
7
8
9
10
11
12
13
14
15
16
17
18
19
20
21
22

DER ASIATISCHE EINFLUSS

Der fast orientalisch anmutende, für das oströmische Kaiserreich charakteristische Luxus datiert aus der Zeit, als aus Byzanz Konstantinopel wurde. Die vor Gold und Edelsteinen funkelnden Kaiser herrschten über Höflinge, deren Stellung man an der Pracht ihrer Kostüme erkennen konnte. Fransen aus Gold und Silber, Brokat, goldene Stoffe, seidene Damaststoffe – eigentlich alles Materialien, die bis dahin nur in Asien zu finden waren – gehörten zur griechisch-römischen Tracht.

Die kaiserliche Lorbeerkrone zum Beispiel, das höchste kaiserliche Würdezeichen, wurde in ein Diadem aus Diamanten verwandelt, an dem später noch Perlenketten hingen. Dem fügte Kaiser Justinian ein Kreuz hinzu.

Die Despoten des Orients (die die Cäsaren ersetzten) tragen auf Abbildungen immer ein Diadem, das mit Edelsteinen besetzt ist (6 & 8), oder eine ähnlich geschmückte Krone (1, 2, 3, 4, 9, 10 & 11). Kaiserinnen trugen ebenfalls ein Diadem (7) oder eine Krone, an der Rubine und Smaragde glitzerten (5).

Teile der kaiserlichen Tracht wie die Palla oder die Stola zeichnen sich durch die Stärke und Steifheit des bestickten Tuchs aus. Daher könnte man sie eher als Vorläufer der religiösen Kleidung als als römische Tracht bezeichnen.

Eine äußere Tunika aus edlem Stoff bedeckte eine untere Tunika, und darüber wurde eine purpurne *Chlamys* getragen. Diese war an der rechten Schulter mit einer goldenen Klammer befestigt, die mit Edelsteinen besetzt war. Vom 4. Jahrhundert bis zum Niedergang des östlichen Kaiserreiches konnte man den Herrscher an einem *Clavus* erkennen, einem viereckigen Stück goldenen Stoffes, das über der *Chlamys* getragen wurde (3).

Die Kleider des Herrschers waren immer purpurn in allen Schattierungen. Das Tragen jeder Farbnuance von Purpur, Hyazinthrot oder Violett wurde zuerst durch den theodosianischen, danach durch den justinianischen Gesetzeskodex für jeden außer für den Kaiser und seine Familienangehörigen verboten.

Kaiser Nicephore (1) trägt eine seidene Tunika mit einer Stola, die mit Edelsteinen besetzt ist. Anstelle der *Chlamys* trägt er eine Palla, ebenfalls aus Seide, die ebenso reichlich geschmückt ist wie die Stola. Bei dieser Palla, die um Schultern und Hüfte gewickelt ist, handelt es sich um das Original des bischöflichen Palliums.

Die Kaiserinnen wetteiferten mit ihren Gatten in bezug auf Luxus und Pracht. Hier tragen sie die gleiche, auffallende Tracht wie die Kaiser: manchmal mit einer *Chlamys*, die mit Zierperlen geschmückt ist und mit prächtigen Klammern geschlossen wird; und manchmal mit einer Art Tunika, die mit Zierperlen und Verzierungen versehen ist.

Die Kaiserin Maria auf Bild 5, zum Beispiel, trägt eine Tunika mit weiten, verzierten Ärmeln wie die des Kaisers, dessen Stola mit Edelsteinen besetzt ist. Ein weiteres Stoffstück desselben Materials bedeckt, von der Hüfte an, die eine Seite der Tunika. Sie trägt außerdem einen Kragen aus vielen Schnüren, der auch an der Tunika zu sehen ist, die Kaiser Nicephore (4) im Haus trägt.

2 Ein Kaiser zu Beginn des byzantinischen Reiches in zeremonieller Tracht.

1, 3 & 5 Nicephore Botaniate (Kaiser von 1078 - 1081) und Maria, seine Gattin, in zeremoniellen Trachten.

4 Nicephore Botaniate in zeremonieller Tracht.

6 & 7 Kaiser Heraclius (610-641) und Kaiserin Eudoxia.

8 Justinian II., zweimal Kaiser – 685-695 und 705-711.

9 Kaiser Phillipus Bardane, 711-713.

10 Kaiser Leon IV., 775-780.

11 Kaiser Konstantin V., 780-797.

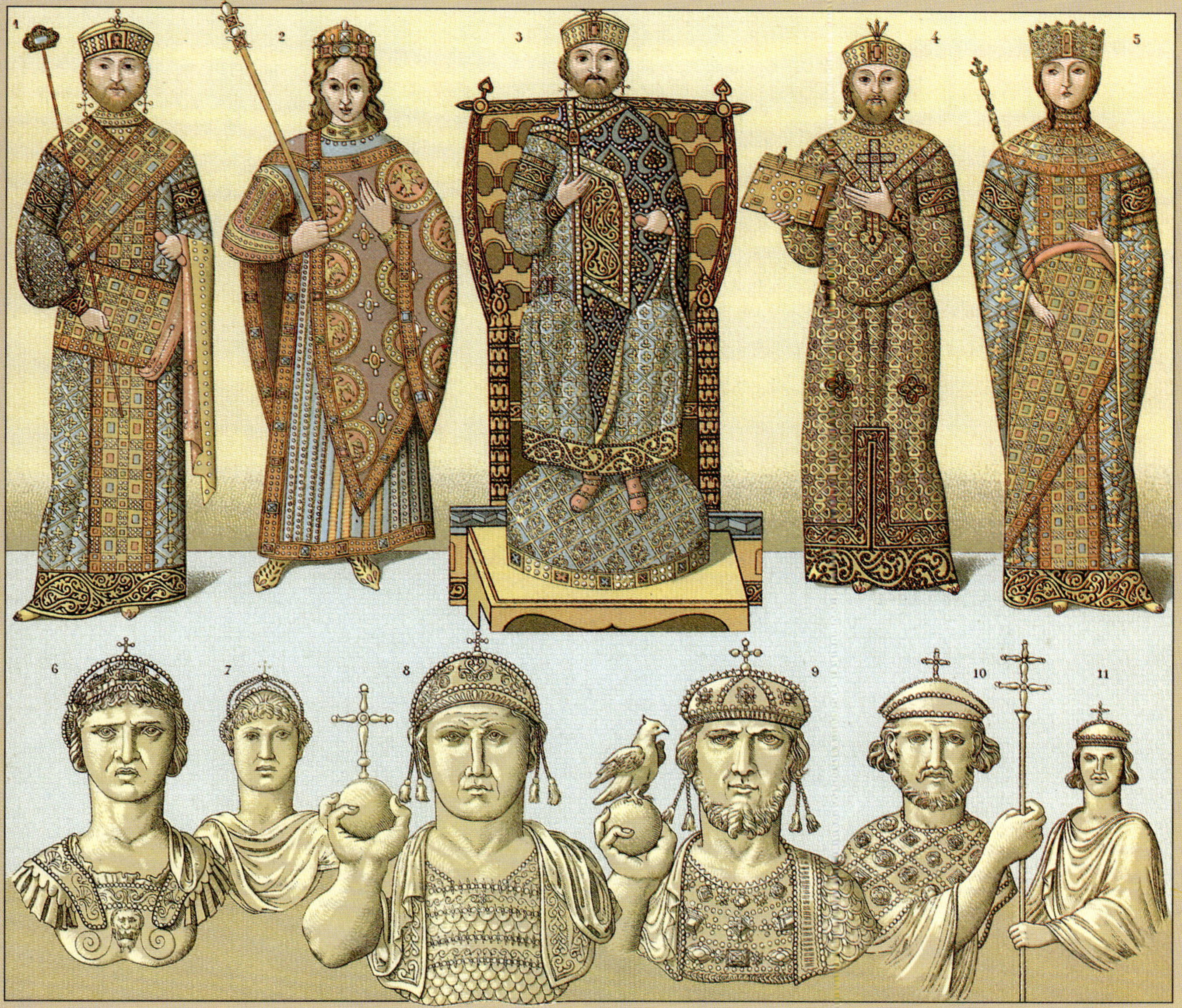
1
2
3
4
5
6
7
8
9
10
11

EUROPA

DAS MITTELALTER

Diese Fragmente entstammen einer Freske, die die Gewölbe des Klosters von Saint-Savin im Poitou ziert. Sie stellen verschiedene Szenen aus dem Alten Testament dar, insbesondere die Ereignisse, die zum Martyrium St. Savins und St. Cypriens führten. Die Tracht stammt aus einem Zeitalter, in dem die französische Mode noch von den fränkischen Kostümen bestimmt wurde, die Eginhard beschrieb. Die Kleidung – insbesondere die Männerkleidung – änderte sich sechshundert Jahre lang nicht wesentlich, bis sie um 1100 allgemein länger wurde.

Im Verlauf des 11. Jahrhunderts wurden mehrere Arten von Kappen wie die gegenüber abgebildeten getragen. Das Haar wurde vorne gestutzt und hinten und an den Seiten dicht stehen gelassen, ein Stil, der als *Provençale* bekannt wurde. Auch Bärte kamen in Mode.

In dieser Zeit unterschieden sich Kleider nicht so sehr in Form oder Stil, wurden jedoch auf sehr verschiedene Weise getragen. Die Tunika war das übliche Kleidungsstück, das praktisch von allen getragen wurde; Stoff und Länge hingen jedoch ganz davon ab, aus welcher Schicht ihr Träger stammte: die Reichen trugen schöne, seidene Tuniken aus dem Osten, die Armen kurze Tuniken aus grobem Tuch mit enganliegenden Beinlingen.

1.1 bis 4 Verschiedene Variationen der phrygischen Kappe mit dem charakteristischen aufgerollten oberen Teil und der im Nacken gebogenen Spitze.

1.1, 3, 4 & 7 Ein viereckiges Stoffstück, das dem römischen Pallium ähnelte, wurde über den Schultern getragen. Es war an der rechten Schulter befestigt, indem zwei Zipfel des Stoffteils durch eine Brosche gezogen wurden.

1.5 Eine Tunika, *Bliaut* genannt, wurde über einem Hemdkleid getragen. Bei diesem handelte es sich um eine Art knielangen Kittel mit engen Ärmeln und einem Halsloch für den Kopf.

1.7 St. Savin mit einem weiten *Bliaut*, das auf der Taille so gegürtet ist, daß der Stoff in Falten fällt.

1.8 Die Fußbekleidung bestand oft aus einfachen Schuhen, die mit Schnüren befestigt waren, die im Zickzack über die Wade liefen.

2.2, 4, 5 & 6 Lange Tuniken mit weiten Falten wurden von Respektspersonen wie alten Männern und Ekklesiasten getragen. Bei den letzteren waren sie gewöhnlich aus gefärbter Seide und mit Goldfäden bestickt.

2.2 Ein Mantel mit Kapuze wurde oft anstelle eines Palliums getragen und als Reisegewand angesehen. Später wurden ähnliche Vespermäntel von Angehörigen des Klerus getragen.

2.6 Ein alter Mann. Seine Schuhe sind aus steifem Material und bedecken den ganzen Fuß; manche Schuhe waren an der Ferse offen. Über diesen dünnen Schuhen wurden draußen bei schlechtem Wetter schwerere hölzerne Schuhe getragen.

3.1 Kampfkleidung aus dem 11. Jahrhundert: Kettenpanzerung und ein runder Helm.

3.2 Ein Soldat, der eine Tunika und weite, kurze Kniehosen trägt, die die Unterhosen verdecken und am Knie gebunden werden.

3.3 Ein kampfbereiter Reiter.

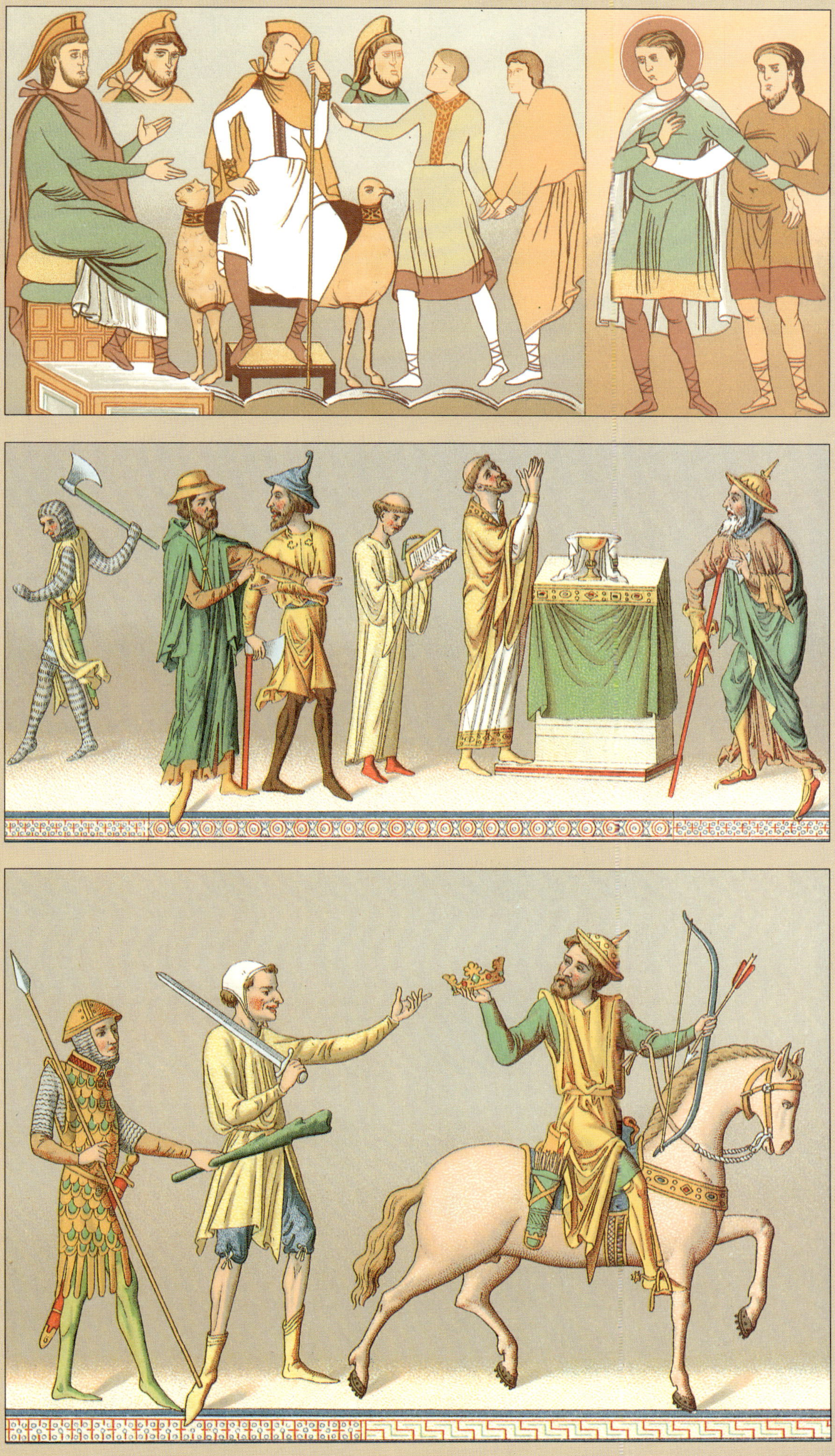

DIE KIRCHE

Die formalen Regeln, die die ekklesiastische Tracht beherrschten, wurden während der Zeit der Merowinger festgelegt und bestimmten Form, Schnitt und Stoff von Gewändern wie der Albe, dem Achseltuch, der Kasel und der Dalmatik. Die Bischofstracht unterlag ebenfalls strengen Regeln, war jedoch meistens viel aufwendiger, da zu ihr Mitren, Bischofsstäbe und Ringe gehörten.

1.2 bis 5 Jeder dieser Priester trägt eine Albe, einer der frühesten Bestandteile der liturgischen Tracht. Obwohl ihr Name von dem lateinischen *alba* (weiß) stammt, hatte die Albe oft eine andere Farbe und war auch aus anderen Stoffen als aus schlichtem Leinen gefertigt. Details wie das bestickte viereckige Stück Stoff am Saum der Albe zeigen den bleibenden Einfluß des extravaganten karolingischen Zeitalters.

Priester, wie auf Bild 6, tragen außerdem einen *Amikt* – das heißt, ein langes Stück feines Leinen, das wie ein Kragen um den Hals gewickelt wird. Vor dem Gottesdienst benutzt der Priester das Achseltuch als Kopfbedeckung, zieht es jedoch herunter, sobald er sich dem Altar nähert.

1.1 Ein Priester mit einer Dalmatik, die nach der Robe, die zu Zeiten des klassischen Roms getragen wurde, benannt ist. Normalerweise hat sie lange Ärmel und eine mit Quasten versehene Schärpe.

1.2 Die Albe wurde in der Mitte mit einer Kordel gegürtet. Bischöfe – siehe Bild 2 – trugen wohl einen Seidengürtel, der reich mit Gold- oder Silberfäden bestickt war.

1.3 bis 5 Die Kasel, oder der Umhang, wird über der Albe getragen und ist an den Seiten geschlitzt, damit die Arme frei bewegt werden können; alle hier abgebildeten unterscheiden sich leicht im Schnitt.

1.4 Die Kasel des Priesters hat eine bestickte Borte, die *Orfray* genannt wird, mit einem zusätzlichen Seitenstreifen, so daß ein Kreuz entsteht.

1.5 Ausschließlich Bischöfen und Äbten, die Mitren trugen, war es erlaubt, unter der Albe eine Dalmatik zu tragen.

1.6 Ein Priester mit einer Art Dalmatik, die an beiden Seiten bis unten geschlitzt ist.

2 Verschiedene Arten von Mitren und andere Kostümteile, die den Bischof vom niederen Klerus unterschieden.

Die Mitra, ursprünglich eine kleine, runde Haube, wurde während des 12. Jahrhunderts mit Hilfe der eingesetzten Verstärkung aus Barchent erhöht. Später, im 15. Jahrhundert, wurde die Mitra immer reicher verziert: sie war aus goldener oder weißer Seide und mit Diamanten und Perlen besetzt.

Hier können außerdem die losen Zipfel des Stirnbandes gesehen werden, die sich über der Stirn kreuzen. Diese waren als Anhänger bekannt.

Die beiden Bischöfe halten einen Bischofsstab zum Zeichen ihrer Macht und als Symbol ihrer Funktion als irdische Hirten ihrer Herden. Um diese doppelte Symbolik noch hervorzuheben, befand sich auf einigen Bischofsstäben das Motto "Lenke, herrsche, bestrafe".

Manche Bischofsstäbe waren in der Mitte des schneckenförmigen Endstücks mit geschnitzten Figuren versehen; manche waren aus zwei miteinander verschlungenen Schlangen geformt. Das Wort "Homo" war häufig in die geschwungene Spirale eingeschnitzt, um den Bischof an seine Sterblichkeit zu erinnern.

Am Stab des Bischofs rechts hängt ein *Sudarium* wie ein Wimpel. Diese Mode verlor sich beim männlichen Klerus, hielt sich jedoch bei den Äbtissinnen.

Weitere episkopale Rangzeichen waren der *Super-humeral*, ein breiter Kragen aus Brokat, der reich mit Juwelen geschmückt war und von dem ein Stoffstreifen über die Brust herunterhing, und Handschuhe. Diese hatten im Kirchenbrauchtum ihren Ursprung, obwohl von einigen Zynikern behauptet wird, daß ihre wichtigste Funktion darin lag, zu verhindern, daß die linke Hand wußte, was die rechte tat.

Schließlich wurde der Ring des Bischofs im 4. Jahrhundert zum Symbol seiner geistigen Verbindung mit der Kirche. Der Tradition entsprechend war dieser aus einem Stück Gold gefertigt, in das ein einzelner Stein eingesetzt war.

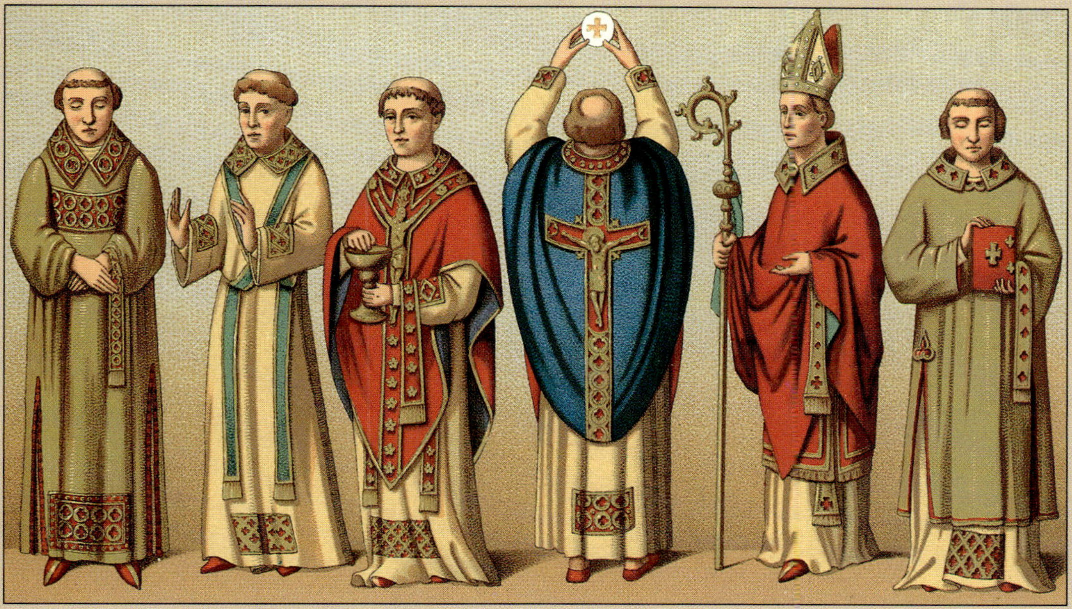

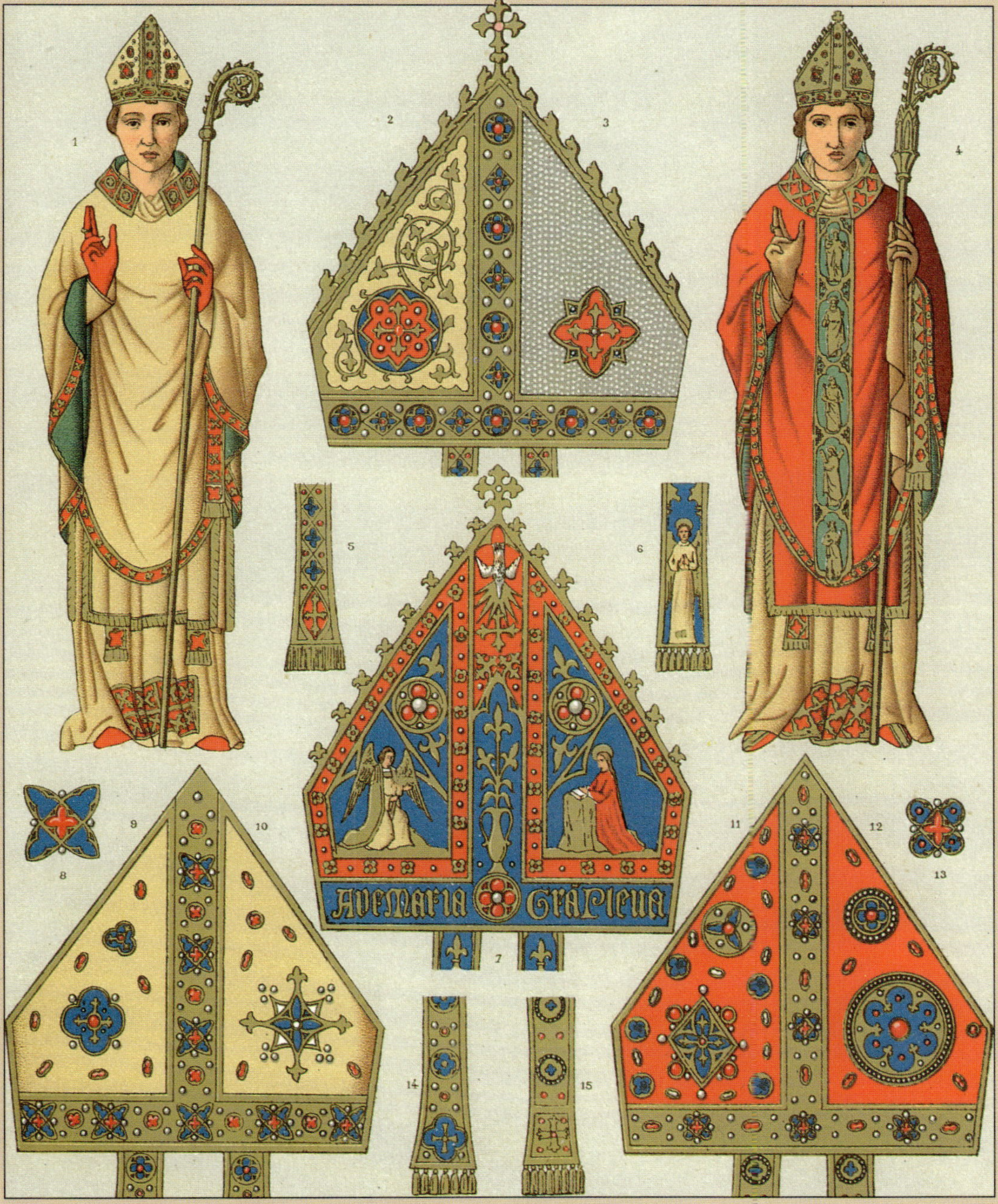
1
2
3
4
5
6
Ave Maria grā plena
7
8
9
10
11
12
13
14
15

RÜSTUNG

Eine der wichtigsten Erfindungen des frühen Mittelalters war der Panzermantel. Dieser schützte einen Soldaten ebenso gut wie Metallplatten – wenn nicht sogar besser, da er mehr Flächen und Seiten hatte, die einen Schwertschlag ablenken konnten, gewährte aber außerdem, und das war ebenso wichtig, dem Träger weitaus mehr Bewegungsfreiheit. Der Panzer entwickelte sich im Zeitraum zwischen dem 10. und dem 14. Jahrhundert und wurde dabei gleichzeitig wirksamer und ausgefeilter.

1.1 Ein normannischer Ritter aus dem 10. Jahrhundert. Er trägt einen Schutzmantel aus widerstandsfähigem Stoff – manchmal auch aus Leder – mit aufgenähten Eisenringen. Der Mantel selbst besteht aus einer Tunika mit kurzen Ärmeln, die in einem Paar Beinlingen endet.

Die Eisenringe liegen einfach Seite an Seite und werden mit starker Litze und Stichen (siehe Detail oben) in Position gehalten. Sie sind nicht miteinander verbunden, wie es beim Kettenpanzer der Fall ist. Trotzdem bot diese Art von Panzerung eine so wirkungsvolle Verteidigung gegen Schläge, daß die Ritter manchmal das lederne Wams wegließen, das gewöhnlich darunter getragen wurde, um Prellungen zu vermeiden.

Der Helm ist aus Eisen und Bronze und hat ein feststehendes Nasenstück.

1.2 Eine anderer Panzer (siehe Detail oben), der aus einem Ledermantel besteht, der mit Beschlagnägeln und getriebenen Eisenstreifen versehen ist. Er stammt aus der Regierungszeit Hugo Capets, König von Frankreich gegen Ende des 10. Jahrhunderts.

1.3 Eine Ritterrüstung aus dem 13. Jahrhundert. Sie besteht aus einer roten Tunika unter einer Halsberge, die sich über dem Kopf wie eine Kapuze ausbreitet, und einem Kettenpanzermantel (siehe Detail oben). Ein gutgepolsterter Stoffstreifen befindet sich oben auf der Kapuze, um den zylinderförmigen Helm zu stützen; der Kettenpanzer ist mit einem Mantel aus dicker, roter Seide bedeckt.

Der Schild ist spitz wie in den vorigen Jahrhunderten, jetzt jedoch viel kleiner und manövrierbarer.

1.4 Ein Soldat zu Beginn des 9. Jahrhunderts – der Zeit Karls des Großen. Seine Rüstung besteht aus flachen Eisenplatten, die auf eine dicke lederne Unterlage gestanzt sind. Darunter befindet sich ein Rock aus dickem Leder, der einem Kilt ähnelt.

Sein Helm ist aus vier Eisenplatten gefertigt, die an der Schläfe eine schützende Kante bilden. Seine Kniehosen sind aus Leder, und zum zusätzlichen Schutz sind sie mit aufgenähten Eisenstreifen versehen. Das Schwert mit dem Bronzegriff hat eine Klinge mit Längsrillen, ein Brauch, der sich bis zum 13. Jahrhundert hielt.

1.5 Ein Ritter aus dem 12. Jahrhundert. Er trägt einen Schild aus bemaltem Holz, der so lang ist, daß er den ganzen Körper schützt. Ein langer Mantel aus Kettenpanzerung wird über einer langen Robe aus gelber und blauer Wolle getragen. Er trägt außerdem lederne Handschuhe und Schuhe, vergoldete Sporen und einen bemalten Helm aus Eisen.

2.1 & 2 Jakennes Loucart, einer der Ritter des Königs, mit seinen Insignien eines Löwen, die seine Tunika verzieren. Solche Insignien waren beliebt, obgleich sie zu diesem Zeitpunkt noch nicht zu Wappen formalisiert waren. Sein Schild ist innen gepolstert und gesteppt, und seine Handschuhe haben ein abnehmbares Daumenstück.

2.3 Hugo de Chalon mit einem allesumschließenden Panzermantel und einer Tunika, die seine Farben trägt.

2.6 Phillip von Artois mit einem Schild, der ein formelles Wappen trägt.

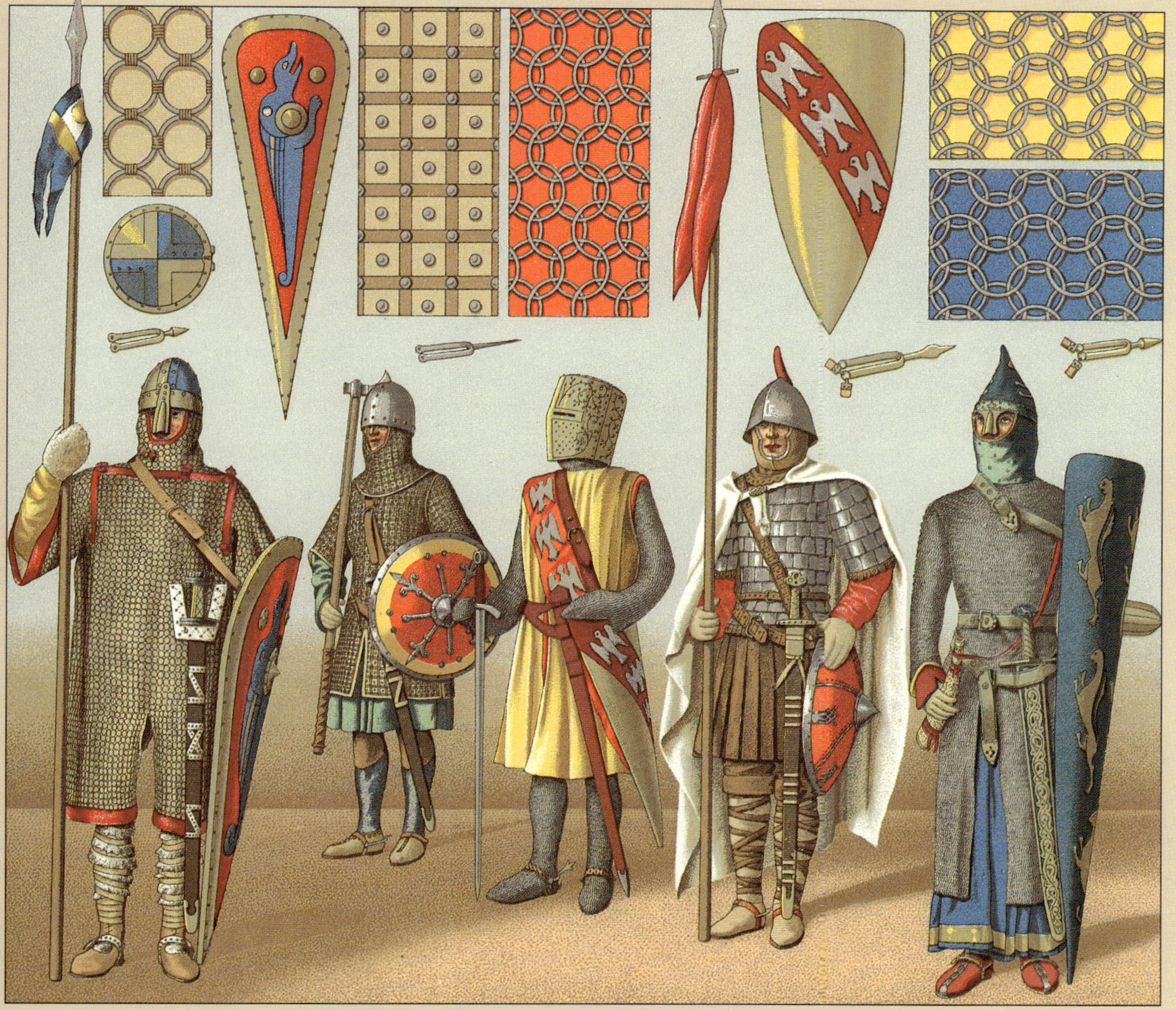

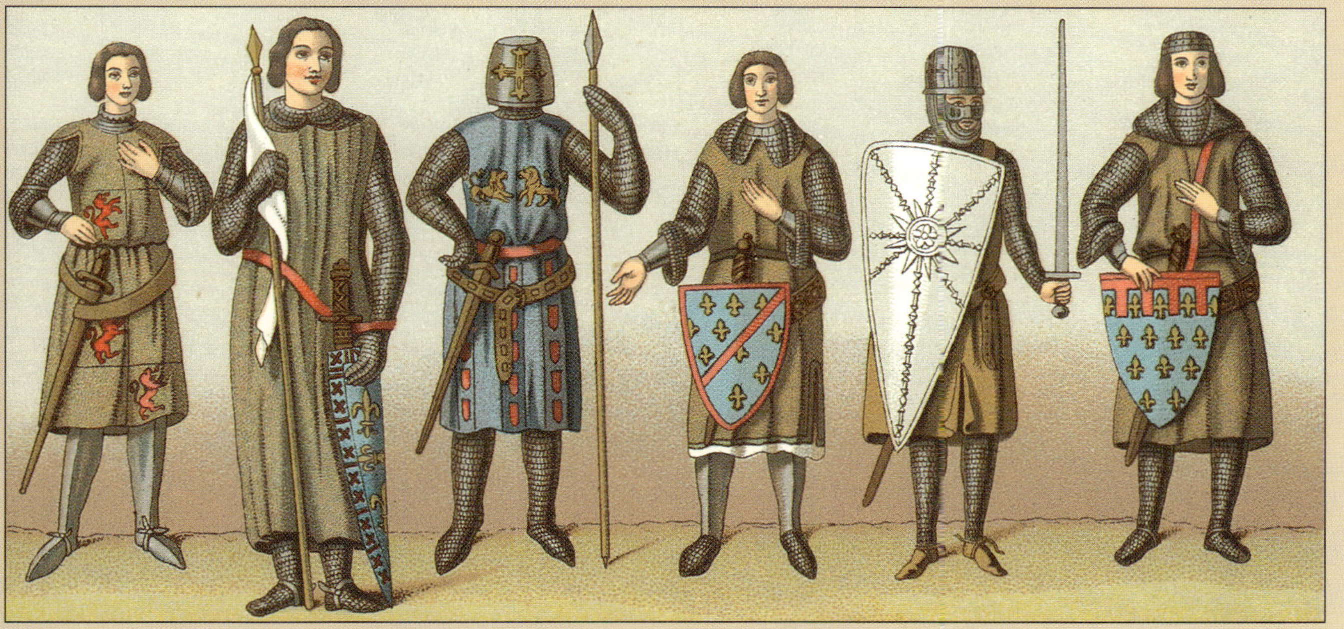

SPANIEN

DAS 13. JAHRHUNDERT

Das Zeitalter, das in Spanien Zeuge der Niederlage der Mohammedaner und des Schrittes zur Einheit war, hinterließ auch in der Tracht seine Spuren. Die meisten Nationen folgten dem Beispiel der Franzosen, sagten sich vom byzantinischen Einfluß los und übernahmen Kleider, die eher den mittelalterlichen Idealen entsprachen. Spanien bildete darin keine Ausnahme. Es hielt an einigen Traditionen fest, die die vielen hundert Jahre Fremdherrschaft hinterlassen hatten, strebte in seiner Tracht jedoch viel größere Schlichtheit an. Der Adel trug wenig Schmuck, und im allgemeinen haftete der Tracht etwas sehr Ernstes an.

Einfachheit war das Leitmotiv in der Regierungszeit Alfons X., der als der "Weise" bekannt war. Seine Gesetze verboten sogar das Tragen von Unterhemden auf der Haut.

Sein Nachfolger, Alfons XI., führte die Kleidungsreform fort, indem er Gesetze erließ, die die Verzierung von Gewändern mit Perlen und Silber untersagten, und er verbannte den orientalischen Luxus, der beim Staatsgeschirr der Pferde mit ihren verschwenderischen Schabracken und Schellen immer noch vorherrschte. Der Erfolg dieser Maßnahmen ist auf Bild 2.2 zu sehen.

1.1 Eine junge Dame, die eine Tiara aus edlem, besticktem Stoff trägt, der mit Perlen und Edelsteinen geschmückt ist und auf dem Kopf mit einem *Barbuquejo* gehalten wird. Bei diesem handelt es sich um ein breites Band, das unter dem Kinn gebunden wird. Trotz der Erlasse Alfons X. wurden derartige Kopfbedeckungen in den letzten Jahren seiner Regierungszeit immer höher.

Ihr Haar fällt in dichten Locken über die Schultern – eine Frisur, die bei jungen spanischen Mädchen beliebt war. Sie trägt einen Umhang oder ein Pallium, das von adeligen Männern und Frauen getragen wurde. Darunter befinden sich zwei Roben: eine *Cyclas* und eine *Loba*.

Der Mann, der an ihrer Seite sitzt, trägt die gleichen Gewänder. Der Diener, in eine Tunika aus grober brauner Wolle sarazenischen Ursprungs gekleidet, reicht ihm einen versiegelten Brief.

1.2 Eine Gruppe von Soldaten, deren Anführer eine schlichte weiße *Loba* trägt.

1.3 Zwei Frauen, die einem Mann eine *Faja* – einen Schal mit Fransen – anbieten. Ihre Tiaren ähneln den hornförmigen Hüten der Venezianerinnen. Die Frau links trägt eine *Cyclas*, die das Leibchen ersetzt, wohingegen die Frau rechts in eine lange Tunika gekleidet ist.

2.1 (oben) Beispiele für spanisches Mobiliar im 13. Jahrhundert: ein hölzerner Krug, mit Bronze verziert; ein Leuchter auf einem Ständer; verschiedene hängende Leuchter mit Gefäßen für Öl und Untersätzen, wie sie die Araber benutzen; ein Kerzenständer aus Messing mit Löschhütchen.

Dieses Kleidungsstück ist eine *Aumusse*, die von Laien außerhalb des Hauses getragen wird. In dieser Zeit bestand es aus einer Kapuze, an der ein Cape befestigt war; rechts davon zwei bestickte Geldbörsen, wie sie von Angehörigen beiderlei Geschlechts getragen wurden.

2.1 (unten) Jäger. Der Reiter links trägt eine bestickte Haube, die bis über die Ohren reicht, und eine *Quezote* – eine ärmellose Tunika, die mit Hermelinpelz gefüttert ist – und Beinschienen. Die mittlere Figur trägt eine lederne Haube, Beinschienen und einen Hut, der hinten am Rücken herunterhängt. Er jagt mit einem Falken.

Die Figur rechts ist Alfons X., in eine *Gonelle* mit einem Cape gewickelt. Dieses Gewand wurde auf dem Land bei der Jagd immer ohne Gürtel getragen. Er trägt Beinschienen und eine Haube mit Ohrenschützern, bestickt mit Wappenschildern und königlichen Wappenzeichen.

2.2 Alfons X. befindet sich an der Spitze einer Prozession mit dem Reliquiar. Er trägt ein rotes Pallium und eine achtzackige Krone. Neben ihm segnet ein Bischof, der ein besticktes Cape trägt, die Menge.

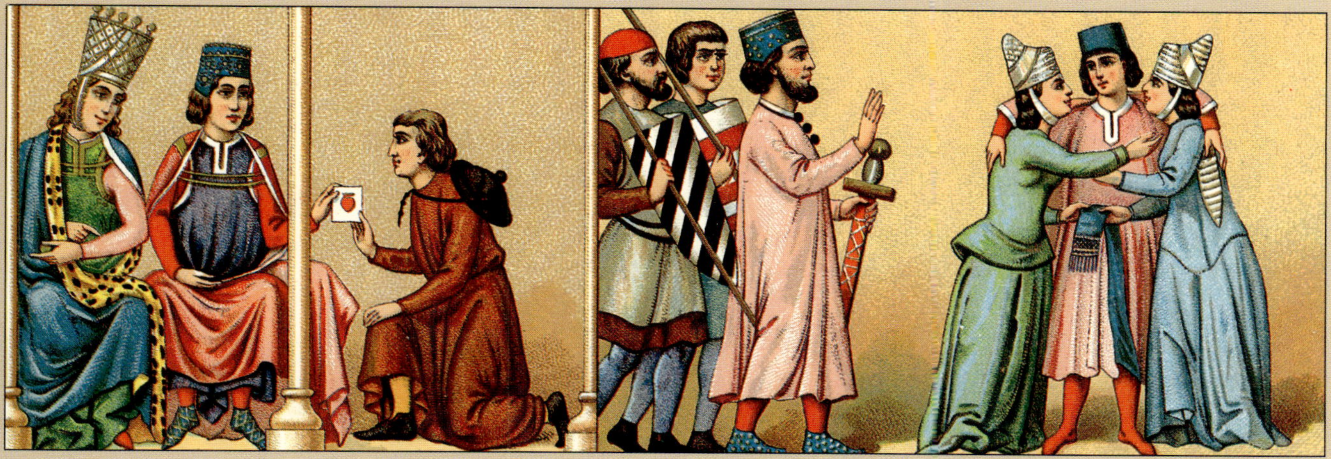

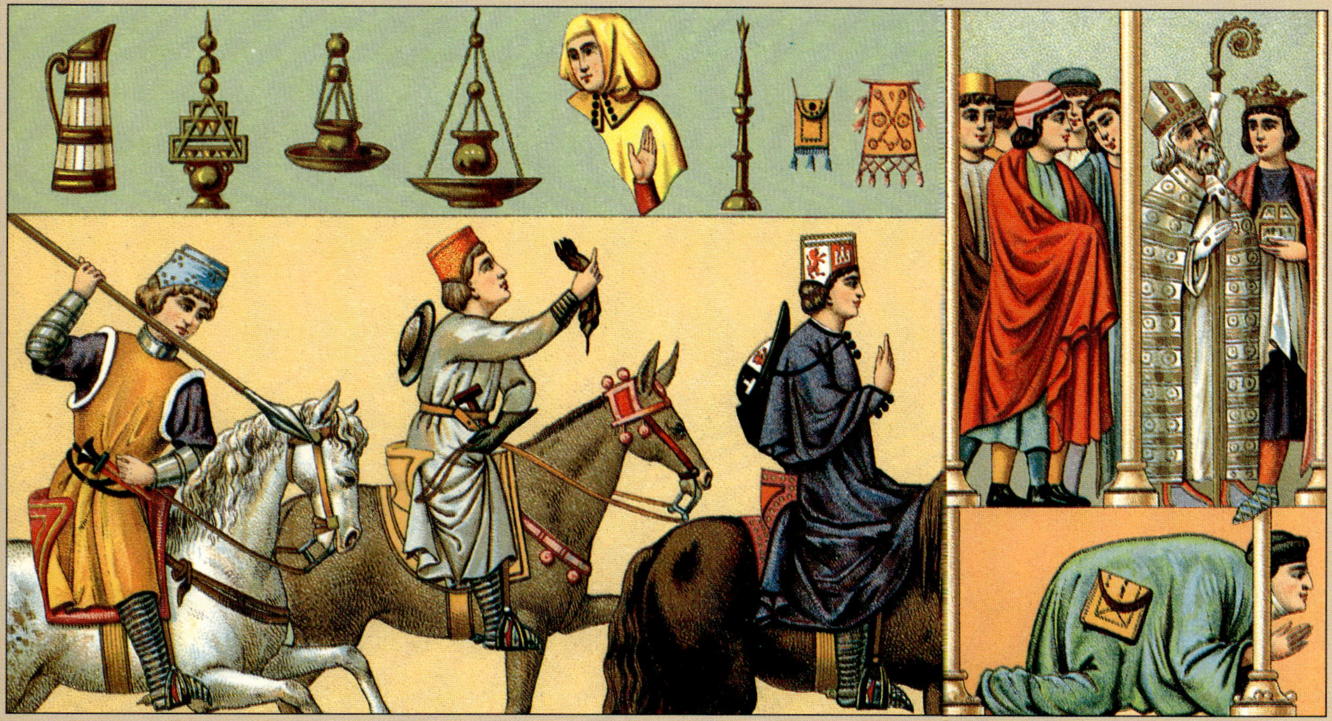

EUROPA

DAS MITTELALTER: HOFKLEIDUNG

Wie an allen Höfen wurden die Kostüme reicher Damen am französischen Hof im Verlauf des Mittelalters immer prächtiger und ausgeschmückter. Besonders betont wurden ausgefallene Kopfbedeckungen, was wahrscheinlich an den Einflüssen des Mittleren Ostens lag, die während der Kreuzzüge übernommen wurden. Laut Juvenal de Ursin, dem Historiker, wurde der Kopfschmuck so groß, daß "wenn die Frauen von einem Zimmer ins andere treten wollten, sie den Kopf auf die Seite legen mußten, um durch die Tür zu kommen."

1.1 & 2 Zwei Dienerinnen. Die rechte trägt einen *Hennin*, der mit einem gestärkten Schleier bedeckt ist. Der *Hennin* ist eine spitze Haube, die auf einer syrischen Mode basiert, die wahrscheinlich von zurückkehrenden Kreuzzüglern mitgebracht worden war.

1.3 Isabeau de Bavière, die im Jahre 1385 König Karl VI. von Frankreich heiratete. Diese Schönheit war bei ihrer Einführung in die Gesellschaft im Alter von 14 Jahren eine Sensation. Hier trägt sie einen kostspieligen *Hennin*, der ein Kompromiß zwischen dem Kopfschmuck mit hohen Spitzen und dem mit zwei Spitzen ist. Beide Variationen standen zu dieser Zeit im Brennpunkt der Kritik.

1.4 Jaqueline de la Grange, die Gattin von Jean de Montagu, Erster Minister Karls VI. Ihr Kopfschmuck besteht aus einer Haube, über der sich ein *Escoffion* befindet – ein Gebilde aus Ringen in verschiedenen Größen und Formen. Das hier abgebildete Beispiel hat durchschnittliche Größe.

Sowohl das Wappen der de la Granges als auch das der Montagus ist auf ihr Kleid appliziert.

1.5 Die Tochter von Jean Juvénal und Michelle de Vitry, somit eine Angehörige der berühmten Familie Ursin. Ihren Kopfschmuck kann man entweder als zweispitzigen *Hennin* oder als großen *Escoffion* betrachten. Er ist reichlich mit Stickerei und Edelsteinen verziert und mit Gaze bedeckt, um einen weicheren Effekt zu erzielen. Seltsamerweise sind die Arme dieser Dame völlig bedeckt; normalerweise waren sie unbekleidet.

1.6 Euriant, Gattin des Comte de Nevers. Sie trägt einen langen Schleier über dem Kopfschmuck, was in der Zeit zwischen 1420 und 1430 Mode war.

2.1 Marguerite de Beaujeu, die Tochter von Edward, Feldmarschall von Frankreich, der im Jahre 1351 starb. Sie trägt einen *Mantel d'honneur*, ein Cape, das bei zeremoniellen Anlässen getragen wurde und mit Pelz gefüttert war.

2.2 Das Kostüm einer Dame aus dem 14. Jahrhundert.

2.3 & 5 Anne, die Dauphine d'Auvergne wurde, als sie im Jahre 1371 Ludwig II., Herzog von Bourbon, heiratete, daneben ihre Dienerin. Beide Damen tragen den kühnen Unterrock, der erkennen läßt, daß sie beide verheiratet sind. Das Wappen wird nur auf einer Seite des Unterrocks getragen.

2.4 Jeane de Flandre, Gattin von Jean de Montfort, Herzog der Bretagne. Sie trägt das Kostüm, in dem sie in Nantes in die Gesellschaft eingeführt wurde. Ein besonderes Merkmal davon ist der aufwendige *Hennin*.

2.6 Angeblich Héloise, deren tragische Affäre mit Abélard zur Legende wurde, und die im Jahre 1163 starb. Der Beutel, der an ihrer Taille hängt, ist als *Escarelle* bekannt, vom altfranzösischen Wort *escar*, das "geizig" bedeutet.

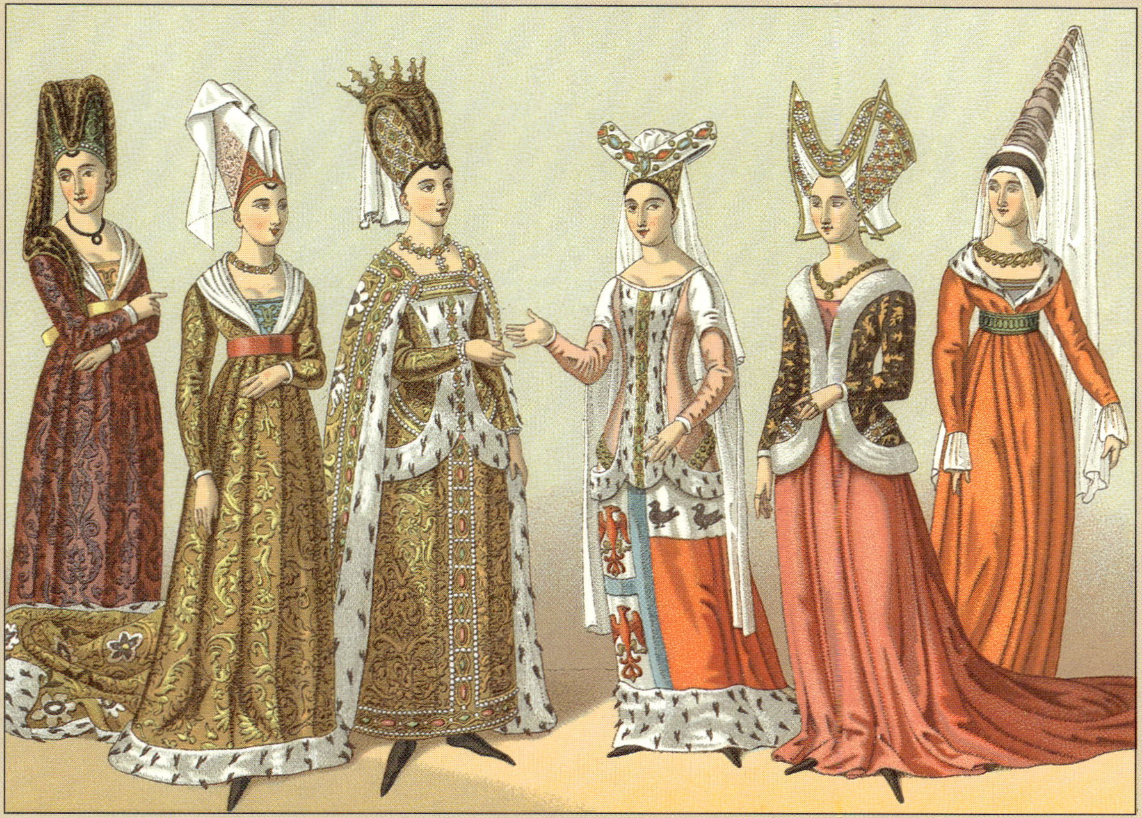

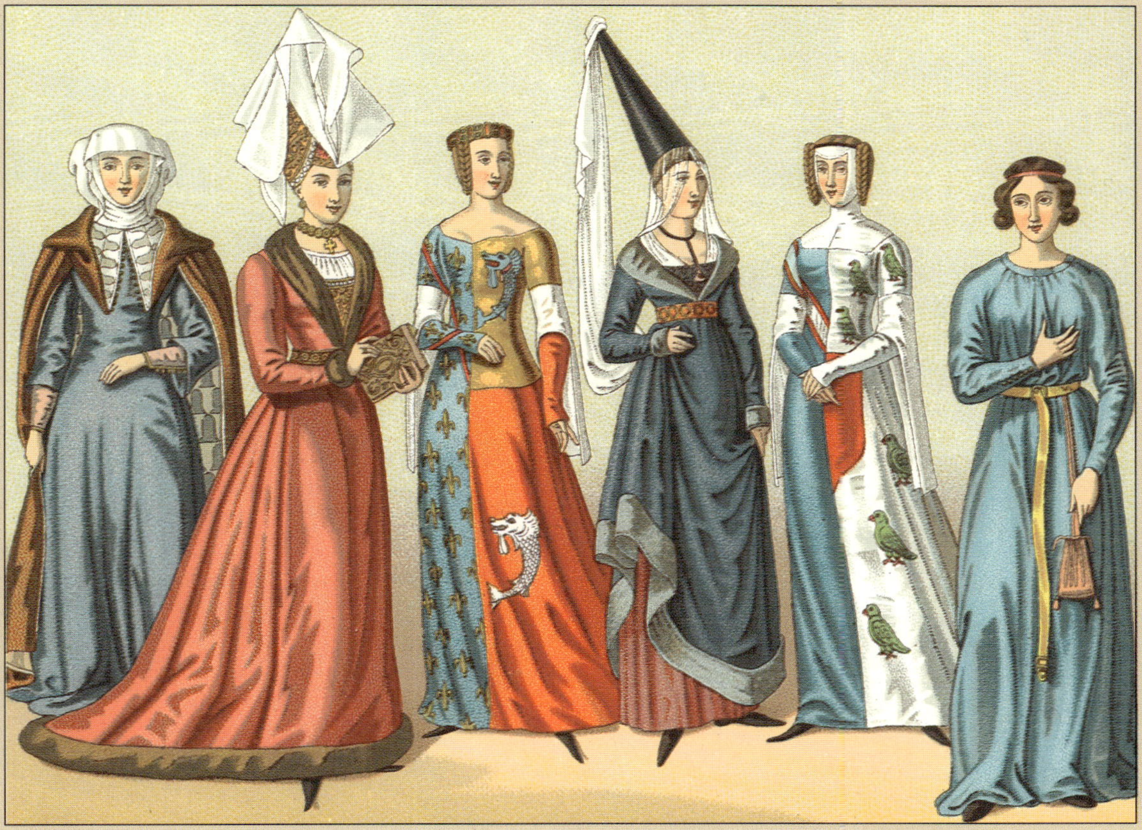

NEUE STILRICHTUNGEN

Die enganliegenden Kostüme, die typisch für das 14. Jahrhundert waren, tauchten um 1340 in Nordfrankreich auf, obwohl sie an der Mittelmeerküste schon eine beträchtliche Zeit lang zu finden waren. Ein schmales, kurzes Jäckchen, das *Jaquette* genannt wurde, ersetzte die lange Tunika, und ein gepolstertes Wams, das entweder vorne oder an den Seiten zu öffnen war, diente als Mantel. Das ließ die Oberschenkel unbekleidet: Sie wurden von Beinlingen bedeckt, an deren Fuß eine Sohle befestigt war, so daß zusätzliche Schuhe nicht mehr nötig waren. Bei schlechtem Wetter wurden jedoch hölzerne Überschuhe getragen, oder Eisenblöcke an den Sohlen befestigt.

Schließlich schrieb die Mode vor, daß sowohl an Schuhen als auch an Stiefeln eine riesige Spitze, die mit Walfischknochen verstärkt war, befestigt werden sollte. Diese wurden in Frankreich *Poulaines* (eine Verfälschung des Wortes *Polonaise*) genannt, und in England *Cracoves* – beides Wörter, die auf den polnischen Ursprung dieser Mode hinweisen.

Während des 14. Jahrhunderts wurden die *Poulaines* lächerlich groß (3) und beeinflußten sogar die Form des eisernen Soldatenstiefels.

Zu dieser Zeit kamen Hemden auf; Adelige beiderlei Geschlechts trugen Unterhosen, die zwei verschiedene Farben hatten: ein Bein war weiß, gelb oder grün; das andere schwarz, blau oder rot (**3**). Manchmal hatten sogar die beiden Schuhe unterschiedliche Farben.

Als Reaktion auf die neuen Stilrichtungen, die von der Jugend bevorzugt wurden, blieb die zeremonielle Kleidung, wie sie Gelehrte und Anwälte trugen, vollständig und traditionell. Der Unterschied war so groß, daß man im allgemeinen von zwei verschiedenen Stilrichtungen sprach: "kurze" und "lange" Kleider. Die modischen "kurzen" Kleider, die am Hofe getragen wurden, sind auf Bild 3 abgebildet.

Die riesige Haube, deren Spitze am Rücken herunterhing und auch die übertrieben langen Ärmelenden, die bis zum Boden reichten, gehörten noch nicht zur Kleidung des 14. Jahrhunderts. Der Mann auf Bild **3**.1, zum Beispiel, trägt einen konischen Hut über einer engen Kapuze, wobei dieser jedoch auffällig mit einer kostspieligen Straußenfeder geschmückt ist.

Die *Jaquettes*, die hier abgebildet sind, haben nur kurze Ärmel, während die Wamsärmel der ganzen Länge nach eng am Arm anliegen. Damit sie besser saßen, waren sie mit Öffnungen versehen und vom Ellenbogen an nach unten geknöpft, wobei die Enden jedoch manchmal leicht ausgestellt waren.

1.1 Philippe, Comte d'Évreux, der Sohn Ludwigs, der zu seiner Rechten kniet. Er ist auf dieselbe Art wie sein Vater gekleidet, hat jedoch einen größeren Gürtel. Dieser hängt von rechts nach links herunter und ist reich verziert.

1.2 Ludwig de France, der jüngste Sohn von Philippe le Hardi, der im Jahre 1319 starb. Er trägt das Haar hinten lang und vorne kurzgeschnitten. Es wird von einem Diadem aus einem einzelnen Band, das mit Gold- und Silberstücken verziert ist, in Position gehalten.

1.4 Eine Gruppe bürgerlicher Würdenträger. Die Figur im Vordergrund hält einen hohen Hut und trägt einen Kittel über ihrem Wams; die dritte Figur trägt ein *Corset-sangle*, dessen Ärmel heruntergelassen wurden. Alle drei Männer tragen Kniehosen und *Poulaine*-Schuhe.

1.5 Ludwig, der älteste Sohn von Ludwig IX., der im Jahre 1260 starb. Seine azurblaue Robe hat ein *Schwertlilienmuster* und ist oben mit einer vorgetäuschten Haube versehen, die *Rondeau* genannt wird.

2 Ein Flötenspieler und Bauern zur Regierungszeit Karls V. von Frankreich. Das Alltagskostüm der Bauern bestand aus einem Wams, das über einer Tunika und einer Unterhose getragen wurde, und einem Cape über der Schulter, das wie eine Kapuze über den Kopf gezogen werden konnte. Darüber wurde normalerweise ein Strohhut getragen.

Rechts befindet sich eine Gruppe von Traubenpflückern. Der Mann trägt ein ärmelloses Wams über einer schlichten Tunika. Seine Kniehosen liegen eng an und seine Schuhe sind aus gelbem Leder.

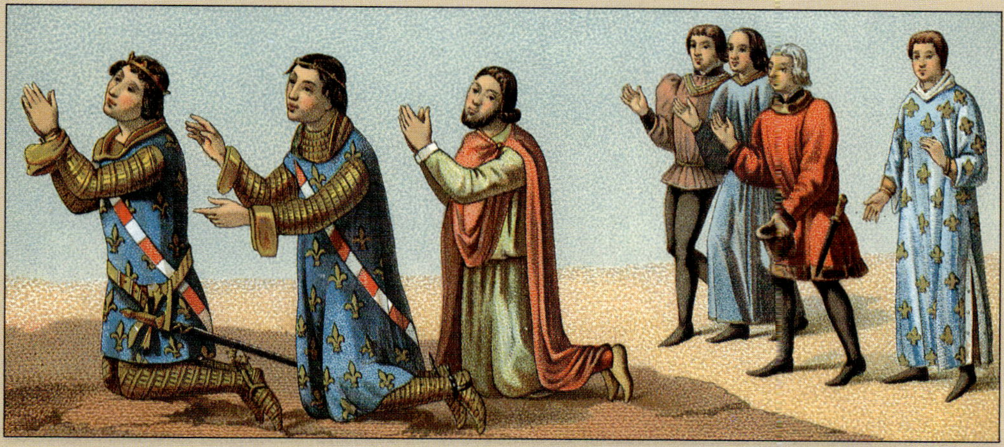

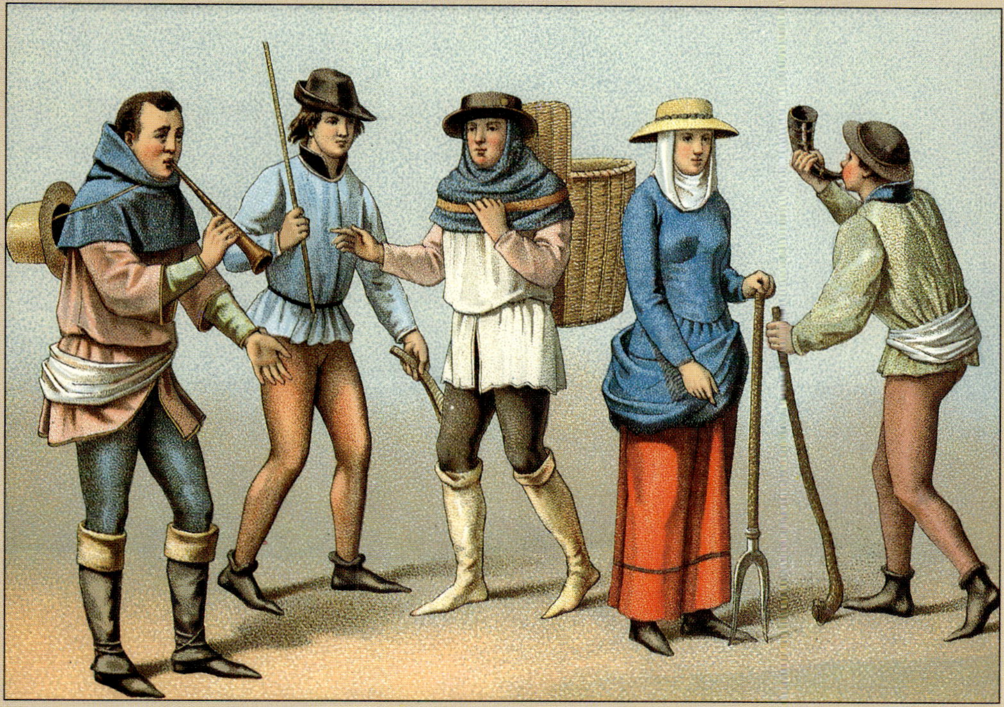

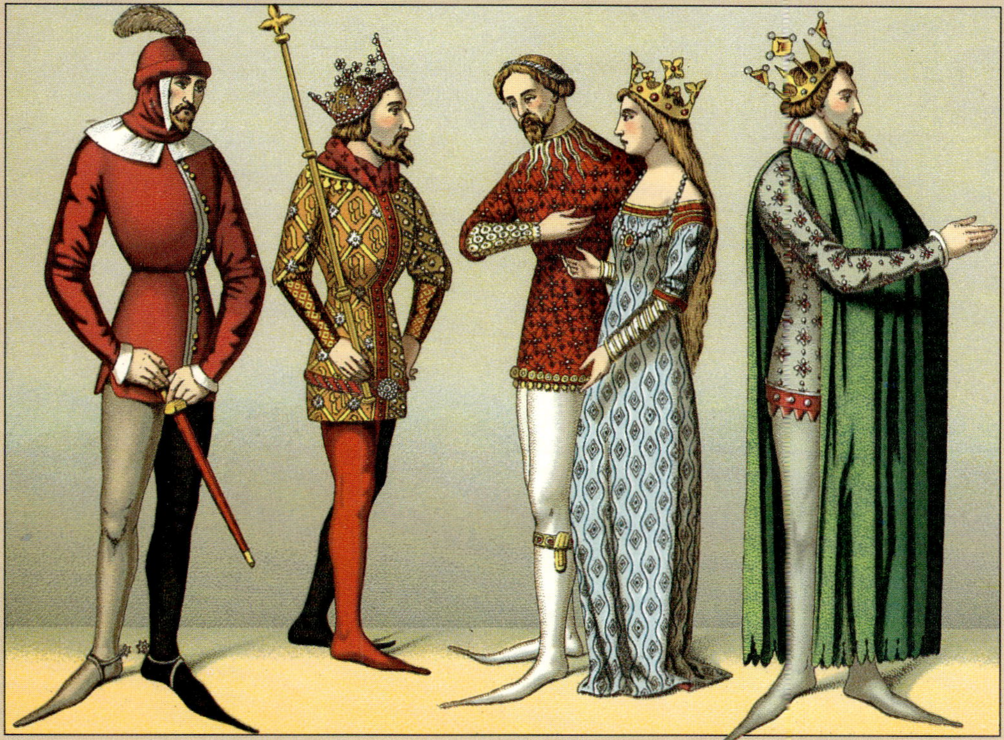

RÜSTUNG

Mit dem Fortschritt der militärischen Technologie und der Entwicklung neuer Taktiken machte der Kettenpanzer dem Plattenpanzer Platz. Die damit verbundene Gewichtszunahme brachte jedoch einen neuen Trend hervor. Wie die schwerbewaffneten Angriffstruppen begannen auch die Reiter und die Mehrzahl der Fußsoldaten weniger Rüstung zu tragen, um mehr Bewegungsfreiheit zu haben.

1.1, 2, 4, 7 & 8 Helme. 4 & 7 sind englischen Ursprungs und datieren bis zum Ende des 14. Jahrhunderts zurück.

2.9 & 10 Männer der Grand Guard vom Korps Karls VII. Diese Wachen waren nach den Waffen, die sie trugen, benannt, und als sie die Keule ablegten und Pfeil und Bogen aufnahmen, wurden sie als Bogenschützen bekannt. Das weiße Kreuz war das französische Nationalemblem im Gegensatz zum Roten Kreuz Englands.

Bei seinem Einzug in Rouen im Jahre 1449 wurde Karl VII. von seiner umfangreichen Wache, die aus Bogenschützen und Armbrustschützen bestand, begleitet. Laut Mathieu de Coussy trugen sie "ärmellose *Hoquetons*, die zinnoberrot, rot und grün gefärbt und mit Gold und Federbüschen in passenden Farben geschmückt waren. Zur großen königlichen Wache gehörten außerdem dreihundert Lanzenträger, von denen jeder auf seinem Helm eine Haube aus zinnoberrotem Taft trug."

1.12 Ein Soldat aus der zweiten Hälfte des 14. Jahrhunderts. Die Verwendung von Leder und Eisen kennzeichnet eine Übergangsmode, die auf die Halsberge aus Kettenpanzerung folgt und der perfekten Plattenpanzerung vorangeht. Die defensive Lederrüstung war ein Überbleibsel der Kreuzzüge und eine Imitation der defensiven orientalischen Rüstung; den Franzosen gelang es jedoch nie, diese wirklich widerstandsfähig zu machen.

1.13 Charles d'Orléans, der zur Zeit Karls VII. im 15. Jahrhundert lebte. Die Metallrüstung bedeckt den Körper völlig, und Beinschienen bedecken sogar die Fersen der Eisenschuhe.

1.14 Ein Ritter, der eine Art Rüstung trägt, die zu Beginn des 15. Jahrhunderts als *Xaintrailles* bekannt war. Sein Eisenhelm hat eine vorspringende Kante, die ganz um den Helm herumführt. Diese Art militärischen Kopfschmucks ist auf griechischen und römischen Monumenten zu sehen. Im 12. Jahrhundert war dieser aus Leder; im 13. Jahrhundert war er bereits aus Eisen und wurde über einer Kapuze aus Kettenpanzerung getragen.

1.15 Ein Soldat aus der Zeit Karls V.

1.16 Die Rüstung des Dauphin, Sohn König Jeans, der dann Karl V. wurde. Die Vielfalt der Rüstungen zu dieser Zeit resultierte aus zwei rivalisierenden Schutzmethoden: Platten- und Kettenpanzerung.

Der Plattenpanzer war noch nicht allgemein übernommen worden. Der Kettenpanzer hielt sich, wurde aber mit einer kleineren Halsberge getragen, der Küraß wurde mit einem gepolsterten Wappenrock bedeckt.

2.3 Ein Ritter zu Pferde, ein Teil der leichten Kavallerie, die in Imitation östlicher Kampftaktiken, denen man während der Kreuzzüge begegnet war, entwickelt wurde. Soldaten der leichten Kavallerie waren weniger gepanzert als der traditionelle Ritter zu Pferde, und hatten größere Bewegungsfreiheit und taktische Manövrierfähigkeit.

2.4 & 5 Ein Bogenschütze und ein Armbrustschütze. Schultern und Beine des Armbrustschützen wurden nicht immer von der Rüstung geschützt, da sie um 1320 das mit Beschlagnägeln versehene Lederwams übernommen hatten. Der Dauphin, später Ludwig IX., stellte im Jahre 1474 Regeln auf, die besagten, daß Armbrustschützen "ein Wams, Kniehosen und eine weiße Kapuze unter der Schallern" haben mußten. Das sollte die exzessive Anzahl von sowohl defensiven als auch offensiven Rüstungsteilen verringern, die von manchen Fußsoldaten getragen wurden.

2.8 Ein schwerbewaffneter Reiter. Zur Zeit Phillip de Valois wurde aus Männern wie diesem eine neue militärische Streitkraft geformt, die im Kampf eine große Rolle spielte. Bis dahin war der Truppenkörper aus schwerbewaffneten Rittern zu Pferde die entscheidende Streitmacht in der Kriegsführung. Dieser Soldat trägt einen Helm ohne Visier und eine Halsberge unter einem gepolsterten Wams. Die Beine werden nicht durch Rüstung geschützt.

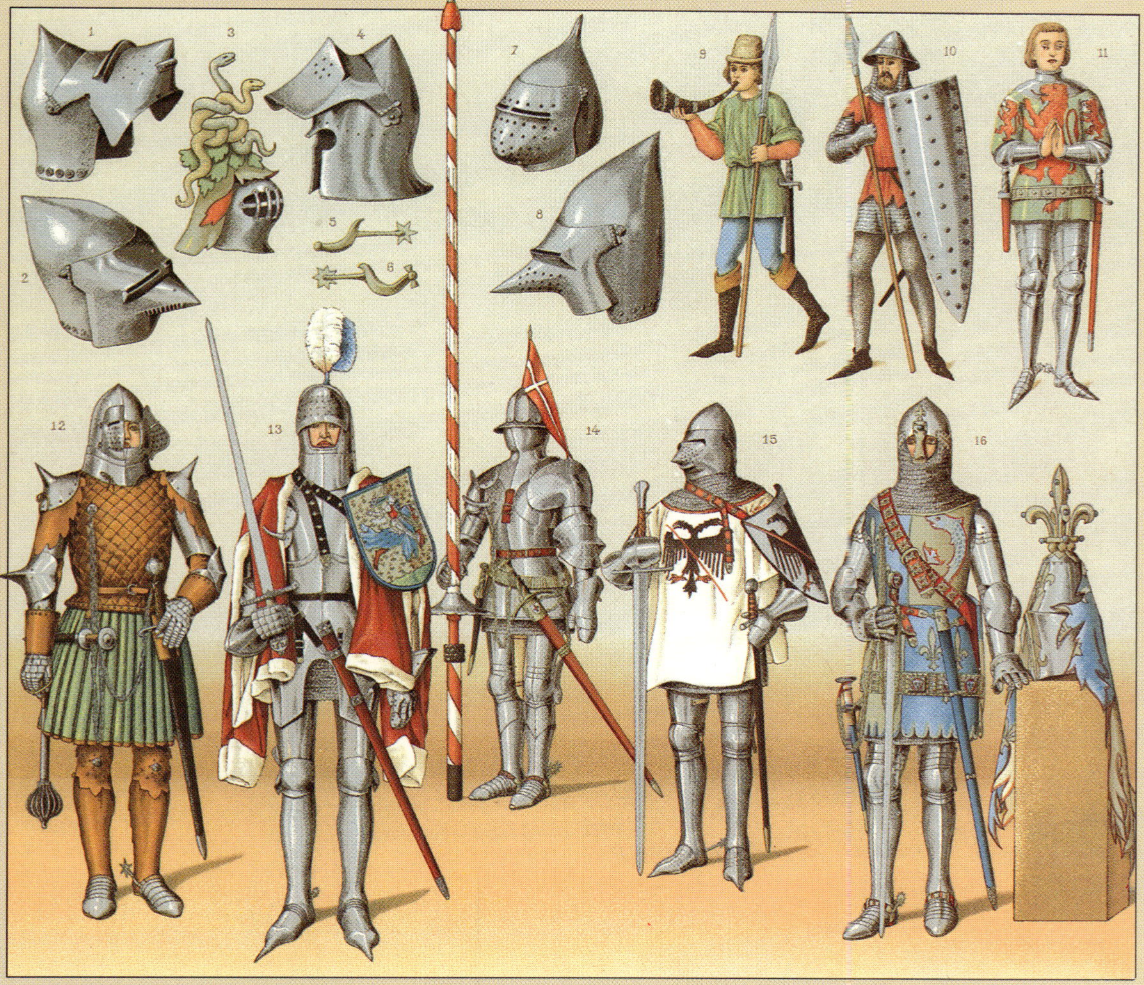
1
3
4
7
9
10
11
2
5
6
8
12
13
14
15
16

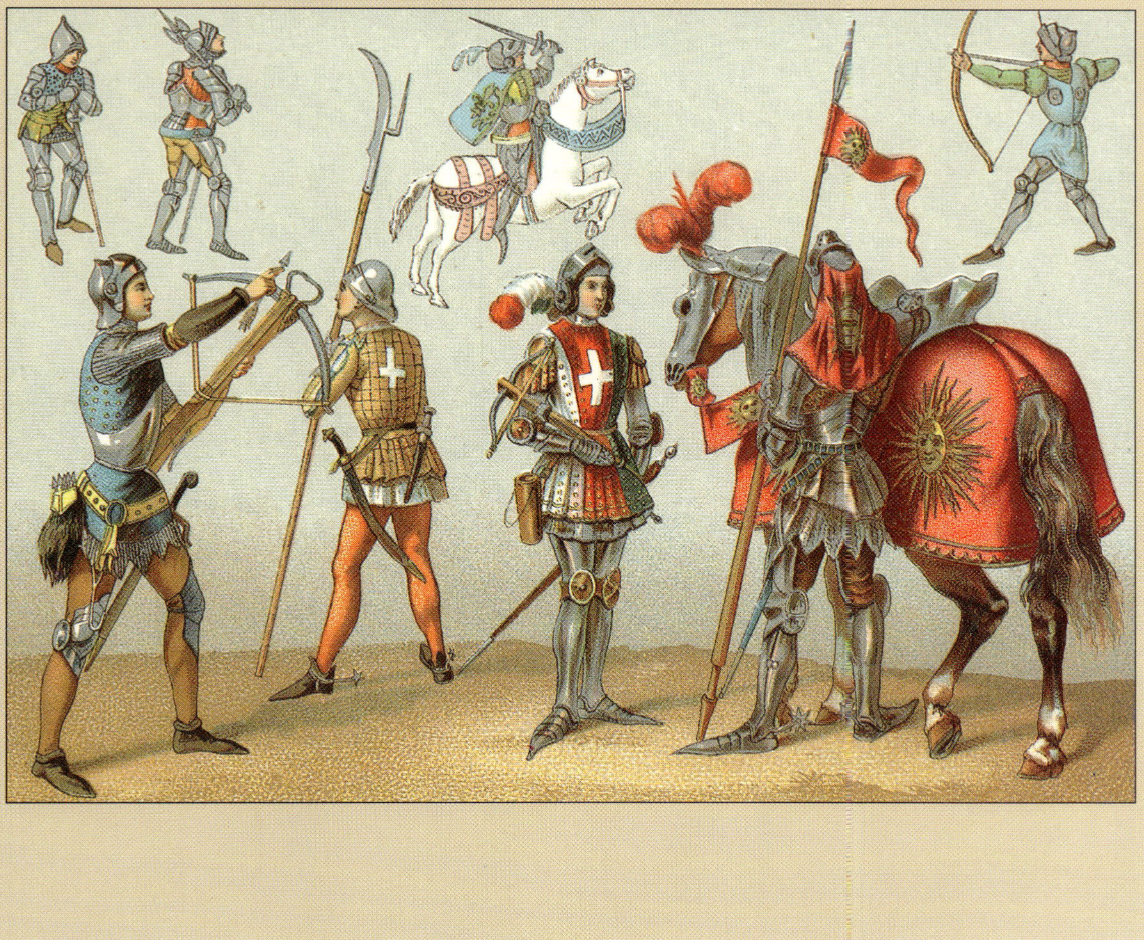

TURNIERE

Der Adel betrachtete die mittelalterlichen Turniere sowohl als Sport als auch als politisches Ereignis. Während sie den Kämpfern Gelegenheit boten, ihr ritterliches Geschick zur Schau zu stellen, hatten sie außerdem ihre Bedeutung in der Aufrechterhaltung der ritterlichen Ideale.

1.2 & **2**.1 Diese zwei Bilder bilden eine Gruppe. Die Figuren im Vordergrund, die dem Betrachter den Rücken zukehren, sind dem Herzog von Bourbon, Gegner des Herzogs der Bretagne, zugewandt, der gerade im Begriff ist, den Turnierplatz zu betreten, wo er seinen Eid schwören wird.

Diese Zeremonie fand immer einen Tag vor dem großen Tunier statt. Hier ist der Herzog der Bretagne der Herausforderer und der Herzog von Bourbon der "Verteidiger", der seine Herausforderung annimmt. Die beiden Ritter, eskortiert von ihrem Gefolge, kommen von den gegenüberliegenden Seiten des Platzes, um zu schwören, daß sie sich nach den Regeln des Wettkampfes richten werden.

Dies geschieht in Gegenwart der Richter, die im Originalbild auf einer Plattform neben den Baronen und Baroninnen in den Zuschauerlogen sitzen.

Der Herzog von Bourbon kommt in Zivilkleidung und ohne Rüstung und hält einen Stab in der Hand. Hinter ihm ist sein Bannerritter, obwohl in diesem Bild nur der Kopf seines Pferdes sichtbar ist.

Der Weg des Herzogs wird von den Herolden des Herzogs der Bretagne, die sein Wappen und Hermelincapes tragen, einem Trompeter – der ebenfalls das Wappen der Bretagne trägt – und anderen Rittern verschiedener Häuser gesäumt. Der Herzog reitet ein Chargenpferd mit einem Zaumzeug, das aus einem stählernen Stirnschild und Stirnriemen besteht und oben mit einer goldenen Schwertlilie versehen ist. Der Pferdemantel ist aus blauer Seide, die mit rosafarbenem Satin gefüttert und mit Rot verziert ist.

1.1 & **2**.2 Modische Ehrenmänner um 1488. Sie tragen Hosenröcke, die *Bicoquet* genannt werden, und große Hüte mit aufgeschlagenen Krempen, die mit Federbüschen geschmückt sind, die aufrecht oder flach liegen können. Ihre Gewänder sind vorne offen und schleifen am Boden. Sie haben lange Ärmel, die an der Schulter weit nach hinten gesetzt sind, um den Blick auf fast das ganze Vorderteil des Wamses darunter freizugeben.

3 Die Landbevölkerung scheint zu dieser Zeit immer schicklich und bescheiden gekleidet gewesen zu sein. Die Frauen verrieten guten Geschmack in ihrer Kleidung, und die Bauerntracht zeigte die erniedrigende Armut nie in dem Ausmaß, in dem sie in späteren Jahrhunderten deutlich wurde.

3.1 Ein Arbeiter aus dem 15. Jahrhundert mit einem Strohhut, dessen Form an den *Chapeau à bec* erinnert. Ein kleiner Umhang oder *Sagulum* ist über den Mantel geworfen, und ein schürzenähnliches Gewand, das hinten am Rücken in einem Knoten gebunden wird, hält seine Hosen oben. Er trägt *Gamaschen* – eine Art Beinlinge, die als Schutz gegen Schmutz getragen werden.

3.2 Ein Mann, der Korn sät, mit einem Hut, der einer halbkreisförmigen Kappe gleicht, und einem kleinen, ärmellosen Wams über einem Mantel aus blauem Tuch. Eine weiße Schürze, die das Saatgut enthält, ist hinten um seinen Nacken gebunden, und seine Kniehosen stecken in weiten, schwarzen Lederbeinlingen.

3.3 Ein Schnitter. Arbeiter zogen kurze Kleidung vor und ließen bei der Erledigung mancher Arbeiten, das eine oder andere Kleidungsstück weg, wenn die Jahreszeit es erlaubte. Dieser Schnitter trägt einen Strohhut und über seinem kurzen Hemd eine kurze Tunika. Er hat seine Kniehosen ausgezogen, behält jedoch seine Schuhe an.

3.4 & 5 Totengräber. Der Mann links trägt Gamaschen an bloßen Beinen, und unter seiner ärmellosen Tunika ist ein Wams zu sehen. Die Ärmel des Wamses sind kurz und zeigen die des Unterhemds – diese sind lang, jedoch bis zum Ellenbogen hinaufgerollt, um das Graben zu erleichtern.

Der zweite Totengräber trägt einen beschirmten Hut und einen Mantel mit langen, engen Ärmeln. Seine Kniehosen sind mit Fangschnüren am Mantel befestigt. Diese rissen aufgrund der Belastung, der sie ausgesetzt waren, wenn der Arbeiter sich beim Graben bückte, oft entzwei – der Maler zeigt hier das Resultat eines solchen Mißgeschicks: die Hemdzipfel hängen oben über die Kniehosen.

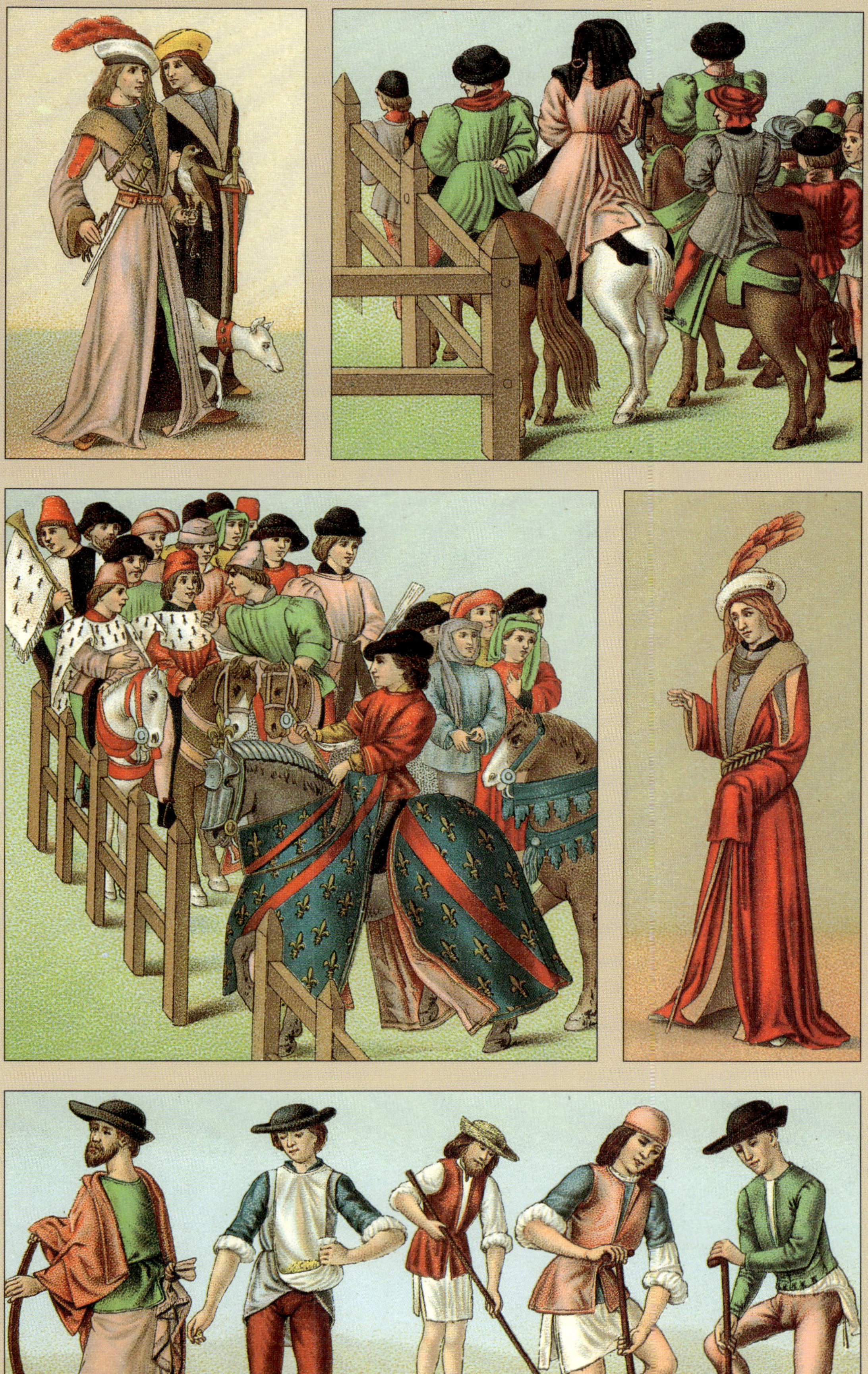

EUROPA

DAS 15. JAHRHUNDERT: "KURZE" KLEIDER

Die oberen beiden Illustrationen stammen aus einem Manuskript über französische Gesetzgebung aus der zweiten Hälfte des 15. Jahrhunderts. Die Schlichtheit der Kostüme resultiert aus den Reformen, die Ludwig XI. in Gang setzte. Außer zwei Friedensrichtern handelt es sich bei den dargestellten Figuren um Kaufleute, Ladeninhaber und niedere Beamte. Bis dahin wurde die Kontroverse zwischen "lang" und "kurz" im großen und ganzen zugunsten der "kurzen" Kleider entschieden – lange Roben wurden nun ausschließlich von Anwälten, Schriftgelehrten und vom Klerus getragen, die diese als eine Art Auszeichnung betrachteten.

Die Illustration eines Hausinneren stammt ebenfalls aus dem 15. Jahrhundert. Die Kostüme entsprechen mittelalterlichen Bräuchen und enstammen somit der gleichen Zeit wie der Maler, der zur Zeit Karls des VII. lebte. Die dargestellte Handlung fand jedoch im 14. Jahrhundert statt und ist eines der Ereignisse aus der ersten Phase des Hundertjährigen Krieges, der im Jahre 1340 begann.

Sie zeigt die Gefangennahme des Königs von Navarra. Er sitzt an einem Tisch und diniert mit dem Dauphin und anderen Baronen. Die beiden Könige von Frankreich und von Navarra sind an den goldenen Kronen erkennbar, die ihre Hüte umgeben. Der Dauphin sitzt am Ende der Reihe; er scheint um einiges jünger zu sein als die anderen.

Die Gäste sitzen an einer Seite des Tisches, wie es Brauch war; der Tisch ist schmal genug, daß die Diener sie von der anderen Seite bedienen können. Der lange Sitz mit der Rückenlehne und der Fußstütze – der Ehrenplatz – befindet sich normalerweise an einem Ende der großen Halle, oft auf einer Plattform.

Der Eßtisch war normalerweise nicht mit Weinen und edlen Speisen beladen. Sie wurden auf Küchenanrichten und Seitenablagen gestellt. Diener brachten das Tafelsilber, die Zinnteller und Wein in Pokalen an den Tisch. Die Geschwindigkeit, mit der diese Eßtische auf- und abgedeckt werden konnten, läßt vermuten, daß sie aus Brettern bestanden, die sich auf beweglichen Gestellen befanden. Die Tischtücher sind aus Damast und oft in zwei Lagen, von denen das untere bis auf den Boden reicht.

Die Transportmittel waren in Westeuropa selbst im 15. Jahrhundert noch primitiv – insbesondere, wenn man beachtet, daß die Römer bereits gefederte Streitwagen benutzten.

Eine zeremonielle Kutsche, wie im oberen Beispiel, war wie ein Karren konstruiert, wobei der Rahmen des halbkreisförmigen Daches auf Brettern montiert war, die sich unmittelbar auf den Achsen der vier gleich großen Räder befanden. Im Kontrast dazu ist das Holz vergoldet, und sowohl die Pall als auch der Überwurf sind reichlich verziert.

Diese äußerst schlichte Konstruktion enstammt eher einer nationalen als einer römischen Tradition.

Die untere Abbildung zeigt den einfachen Frachtkarren. Seine Größe war festgelegt, so daß eine Karrenladung als Maßeinheit verwendet werden konnte.

Der armselige Straßenzustand und die Ideale ritterlichen Verhaltens machten den Ritt auf einem Pferd unvergleichlich verlockender als die Fahrt in einem Karren, und dieser Sachverhalt hemmte jeden ernsthaften Fortschritt bei der Konstruktion der letzteren. Alte Leute und Kranke waren die einzigen, die in Fahrzeugen mit Rädern reisten.

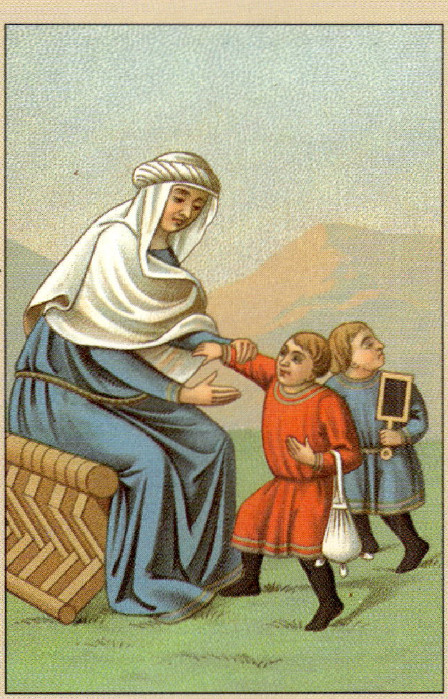
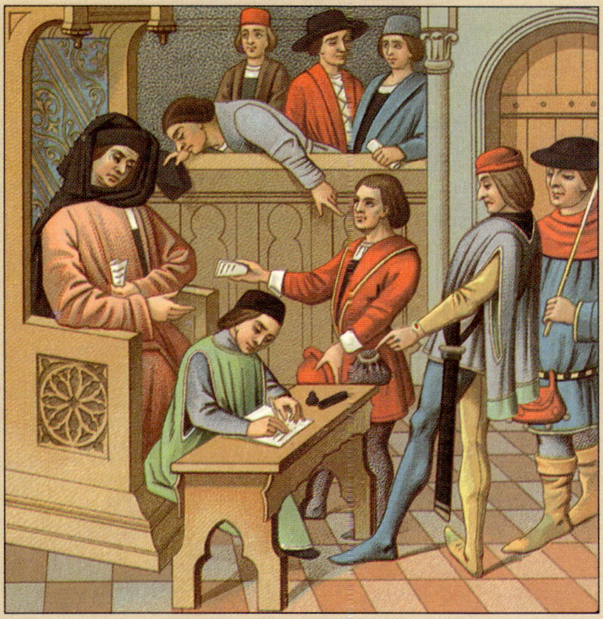
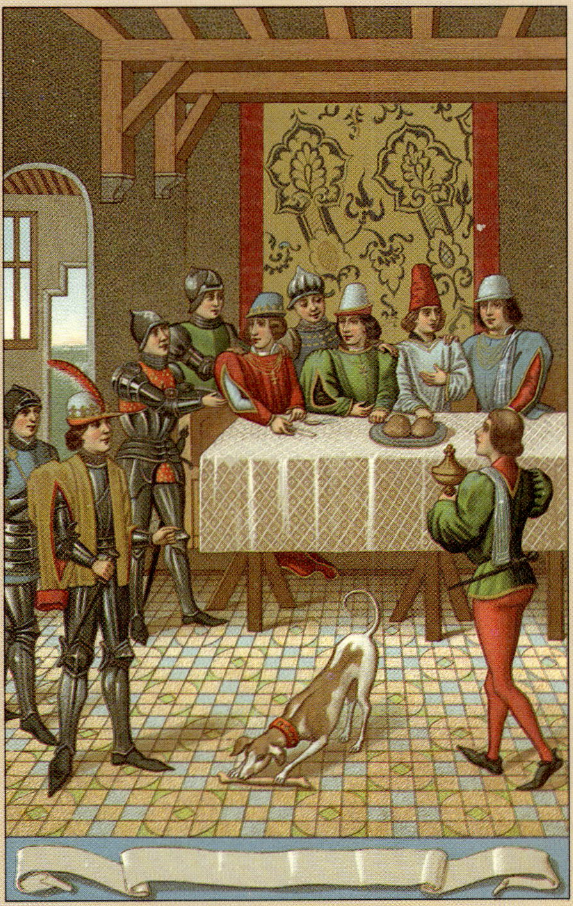
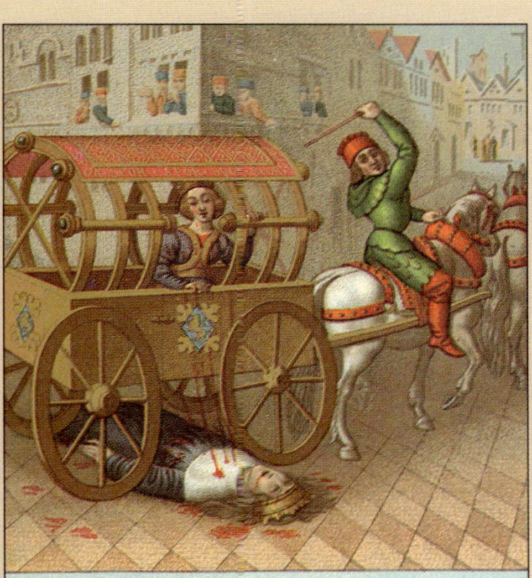
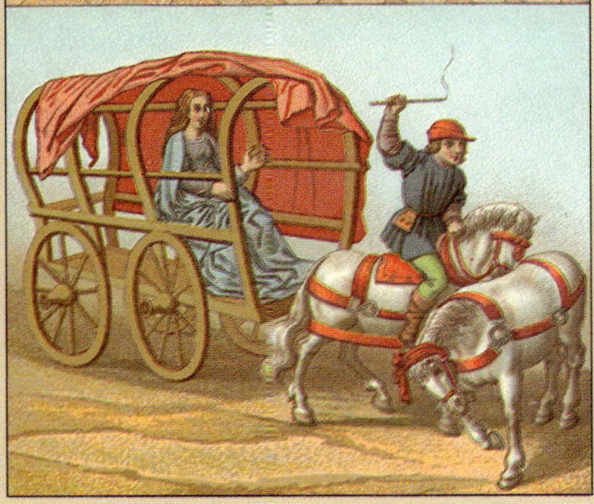

1.1 Pierre de Dreux, der als "Mauclerc" bekannt war und im Jahre 1250 starb. Diese Illustration stammt von den Glasmalereien der Kirchenfenster von Notre-Dame de Chartres. Er trägt einen Panzermantel, eine Halsberge mit seinem Wappen und einen wappenverzierten Schild.

Unter Ludwig IX. übernahmen die Ritter den Brauch, die Oberseite des Kopfes kahlzuscheren, entweder aus Furcht, beim Haar ergriffen zu werden, sollte der Helm im Kampf herunterfallen, oder weil das Haar unter dem Helm nach vorne fallen könnte.

1.2 Jean II., der "Gute", von 1350 bis 1364 König von Frankreich. Er trägt das Kostüm, das Philippe de Valois für ihn und Angehörige seiner Familie ausgesucht hatte. Eine Krone, die mit goldenen Schwertlilien geschmückt war, einen Übermantel, der unter einem Umhang getragen wurde, und ein Cape, das mit Pelz besetzt war.

Ziel dieser Ausstattung war es, sowohl herrschaftlich als auch ekklesiastisch zu erscheinen: die Farben – Scharlachrot für den Umhang und Zinnoberrot für die Roben – wurden mit den alten Königen und Päpsten assoziiert.

1.3 François I., Herzog der Bretagne (1414-1450). Er trägt eine Herzogskrone und eine blaue Dalmatik. Sein Umhang, der aus dem 14. Jahrhundert stammt, ist um den Körper gewickelt und über dem linken Arm zurückgefaltet; er hat an der Seite einen Schlitz und wird zusammen mit einem Pelzcape getragen. Seine Fülle und die Anzahl der Falten lassen ihn wie eine römische Toga erscheinen.

1.4 François I. in Stadtkleidung. Sein Wappenrock hat geschlitzte Ärmel. Zu dieser Zeit waren die Ärmel der Übergewänder an den Handgelenken häufig eng.

1.5 Ludwig I., Herzog von Bourbon, ein Höfling aus dem 14. Jahrhundert. Er trägt einen Umhang, der mit Hermelinpelz gefüttert, mit einem Strang Juwelen besetzt und mit seinem Wappen geschmückt ist.

1.6 Das Kostüm eines Ehrenmannes aus dem 15. Jahrhundert: Jean, Herzog von Bourbon, wurde in der Schlacht von Agincourt gefangengenommen und starb 1433 in England. Die langen, an den Enden gezackten Ärmel, die als *Bombards* bekannt sind, weil sie auf den Boden hingen, entsprachen einer Mode, die bis in das 14. Jahrhundert zurückging.

1.7 Ein ekklesiastisches Kostüm aus dem 14. Jahrhundert. Die Robe, die unter der leinenen Tunika getragen wurde, diente demselben Zweck wie eine Soutane, obwohl sie noch nicht diesen Namen oder diese Form hatte.

2.1 Ludwig II., Sohn von Ludwig I., König von Neapel. Ludwig II. trägt einen *Houppelande*, oder Herrenmantel. Zur Regierungszeit Karls II. ersetzte dieses Gewand den Wappenrock, den Umhang und eigentlich alle anderen Übergewänder, die bis dahin getragen worden waren. Gegen Ende der Regierungszeit Karls V. tauchte der Herrenmantel in den königlichen Aufzeichnungen auf.

2.2 & 3 Modische junge Männer vom Hof Karls VII.

2.4 Jean de Montagu, Ratgeber und Kämmerer des Königs. Er trägt einen Wappenrock mit offenen Ärmeln, die am Handgelenk geschlossen und an den Schultern gepolstert sind. Er wurde im Jahre 1409 enthauptet.

2.5 Karl I., Herzog von Bourbon. Er trägt einen Übermantel ohne Gürtel, der bis zum Boden reicht. Sein kleiner schwarzer Hut hat fast die Form eines Hutes aus dem 19. Jahrhundert, und sein Dolch scheint an einem Band zu hängen, das an beiden Seiten seines Körpers auf höchst ungewöhnliche Weise befestigt ist.

2.6 Jean de Montagu, Sohn von de Montagu auf Bild **2**.4 , der bei Agincourt im Jahre 1415 umkam. Sein Kostüm ähnelt dem seines Vaters, bis auf die offenen Ärmel, die nach der Art zur Zeit König Johns geschlitzt sind; sie sind am Handgelenk nicht geschlossen.

3.1 Der Herzog von Köln in Straßenkleidung zur Regierungszeit Karls V. Seine lange Robe ist mit Pelz besetzt und zeigt den roten Kragen des Wappenrocks.

3.2 Ein Ehrenmann am Hof Karls V. Er trägt eine kleine Haube mit Falten und ein Wams aus goldfarbigem Stoff, das hinten geschnürt und an den Kniehosen befestigt wird. Die Schuhe sind *Poulaines*.

3.3 Ein Lautenspieler aus dem 14. Jahrhundert. Spielmänner trugen ein ähnliches Kostüm wie die Bauern: einen Wappenrock, ein Cape, das die Schultern bedeckte, und Beinlinge.

3.4 Ein Lehnsmann zur Zeit Karls VI. Er trägt eine Robe mit geschlitzten Ärmeln über einem blauen Wams.

3.5 Ein Musikant aus dem 14. Jahrhundert, der ein mit Saiten versehenes Baßinstrument spielt, das Zweisaiter genannt wird.

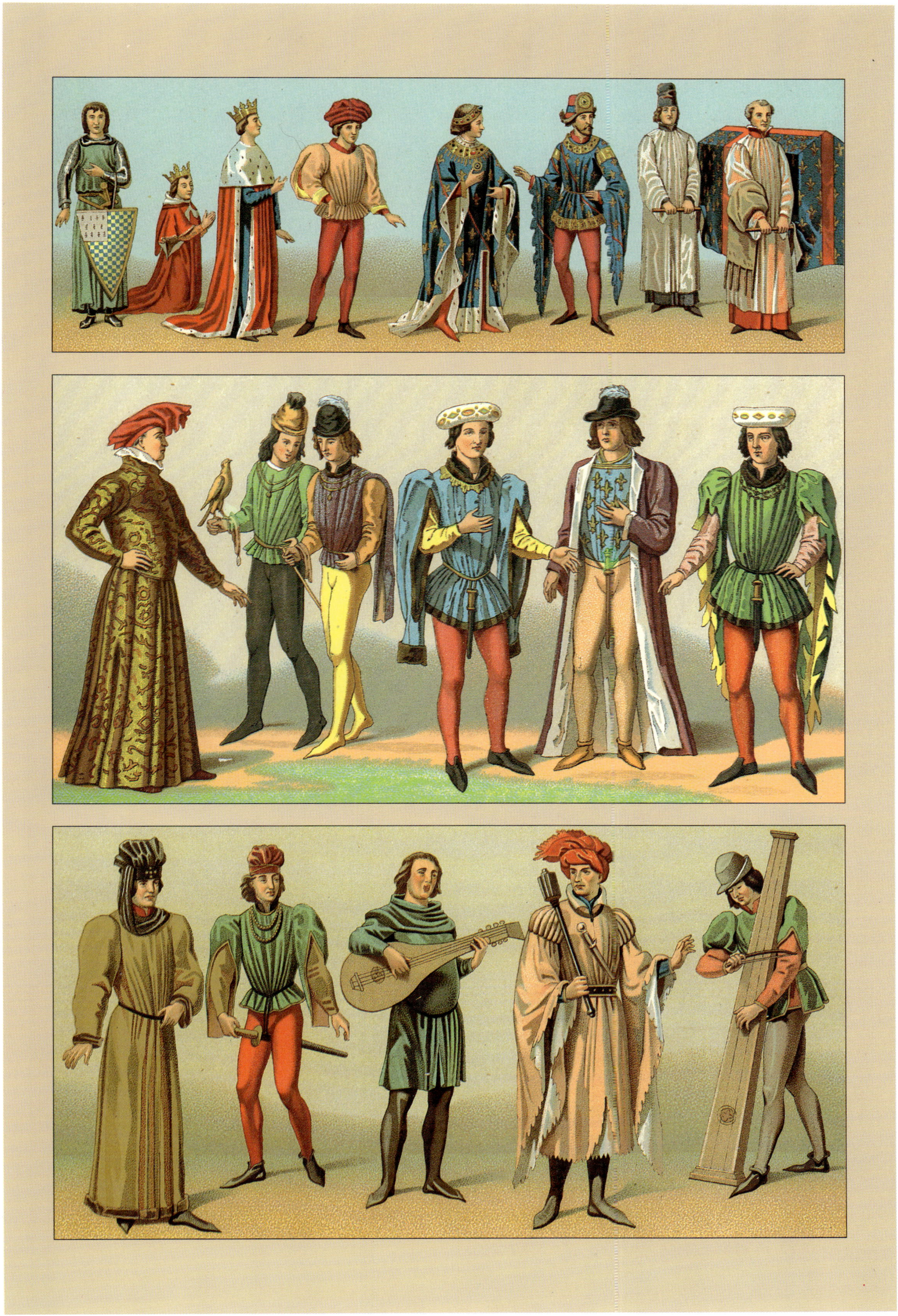

POLEN

DAS 13. UND 14. JAHRHUNDERT

Die Trachten der Slawen, der westlichen Einwohner Polens, haben trotz kleiner Abweichungen ein beträchtliches Maß an Einheitlichkeit. Die polnische Tracht entwickelte sich innerhalb dieser slawischen Tradition während des ganzen 13. und in einem Teil des 14. Jahrhunderts. Die wichtigste dokumentarische Quelle dieser Zeit ist ein Manuskript, das die *Legende von Sankt Hedvige* genannt wird. Es wurde im Jahre 1353 vervollständigt; und illustriert sowohl den Hof von Prinz Heinrich "dem Bärtigen" als auch Schlachten gegen die Tartaren und Alltagsszenen aus dem Leben der Polen.

Ursprünglich war das polnische Hauptkleidungsstück eine lange Tunika, die *Joupane* genannt wurde. Sie wurde in Polen bis zu Beginn des 19. Jahrhunderts von Männern aller Gesellschaftschichten getragen. Die *Joupane* lag auf der Brust eng an und hatte unten keine Falten. Ihre Ärmel konnten unterschiedlich weit sein, und sie hatte einen kurzen, hochstehenden Kragen. Sie wurde in der Mitte vom Hals bis zum Gürtel zugeknöpft, so daß die Beine nur dann sichtbar wurden, wenn der Träger kräftig ausschritt.

Diese Tunika konnte unterschiedlich lang sein, wobei sie im allgemeinen jedoch bis zur Wade reichte. Farbe und Stil kennzeichneten den Reichtum des Trägers. Die ältesten *Joupanes* waren grau; über die Jahre hinweg änderte sich die Farbe zu allen möglichen Schattierungen von Rot: Sandelholz, Amarinthrot und Karminrot oder Scharlachrot. Der Adel besaß das ausschließliche Recht, Kleider dieser Farben zu tragen; tatsächlich wurde das Wort *Karmazyn*, das Karminrot bedeutet, gleichbedeutend mit dem Wort "Ehrenmann".

Ein pelzgefütterter Umhang wurde über der *Joupane* getragen und an der rechten Schulter entweder mit wappenverzierten Haken oder mit einem einzelnen Haken an ihr befestigt. Er war oft mit einer Kapuze (**1**.5) ausgestattet, und in dieser Form wurde er zur Nationaltracht – eine Tracht, die in manchen Gegenden Polens von den Bauern noch immer getragen wird.

Die Anhänger Heinrichs des Bärtigen trugen große *Fichus*, die am Hals wie Krawatten gebunden wurden – ein Kostümteil, der sonst nirgends in Polen zu sehen war. Das Haar wurde rund um den Kopf bis über die Ohren geschoren, so daß es einem Käppchen glich. Dieser Brauch stammte von einer religiösen Zeremonie der heidnischen Slawen und war Ende des 18. Jahrhunderts weit verbreitet.

Das Kostüm der adeligen Frauen im Mittelalter bestand aus einem langen Gewand, das zuerst ausgestellte Ärmel (vom 10. bis zum 13. Jahrhundert) und dann Ärmel hatte, die vom Handgelenk bis zum Ellenbogen hinauf geknöpft wurden. Die Adelige trug einen breiten Gürtel und einen Umhang, der mit einer wappenverzierten Klammer geschlossen wurde oder mit Diamanten geschmückt war. Während des 14. Jahrhunderts wurde das Gewand an der Taille enger und die Tracht im allgemeinen aufwendiger.

In dieser Zeit verbinden sich in der polnischen Ritterrüstung östliche und westliche Einflüsse: die Ketten- und Plattenpanzer wurden vom 12. bis zum 18. Jahrhundert getragen. Die Helme waren gewöhnlich spitz und hatten die Grundform eines frühen slawischen Helms.

2.1 Heinrich IV., der im Jahre 1290 starb.

2.2 Die Äbtissin eines Zisterzienserklosters bei Trebnitz in Schlesien.

2.3 Eine junge Adelige.

2.4 Ein Kaufmann.

2.5 & 6 Konrad, Herzog von Mazowien, der im Jahre 1237 starb.

3.1 Ein Abt des Oliviaklosters im Jahre 1307.

3.2 Ein Bischof.

3.3 Boleslaw V., der "der Keusche" genannt wurde und im Jahre 1279 starb.

3.4 Wladislaw "der Kurze"; er starb im Jahre 1333.

3.5 Leszeck "der Schwarze", der im Jahre 1289 starb.

3.6 Przemylas, Herzog von Oppeln, der im Jahre 1295 starb.

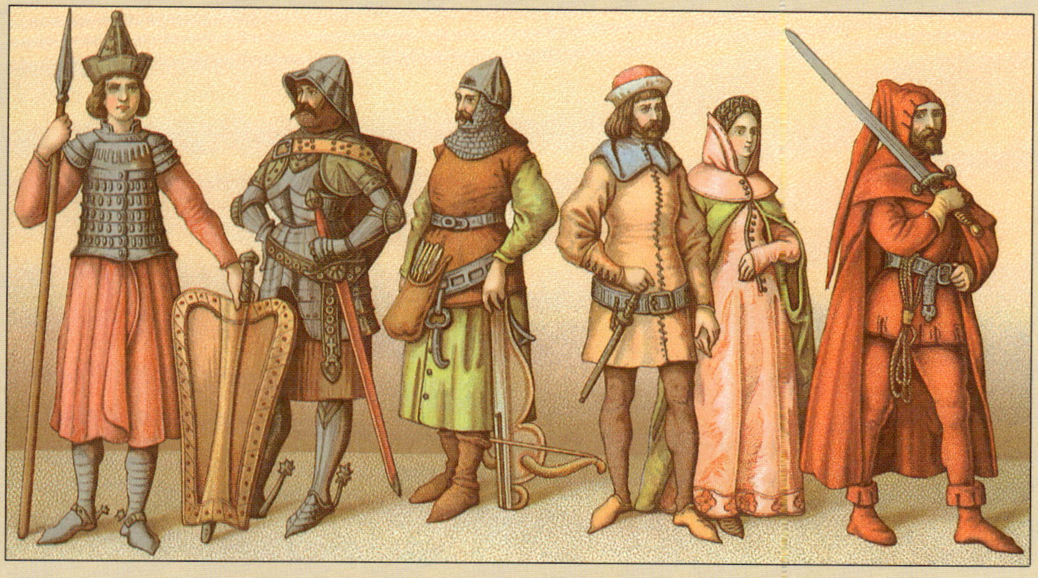
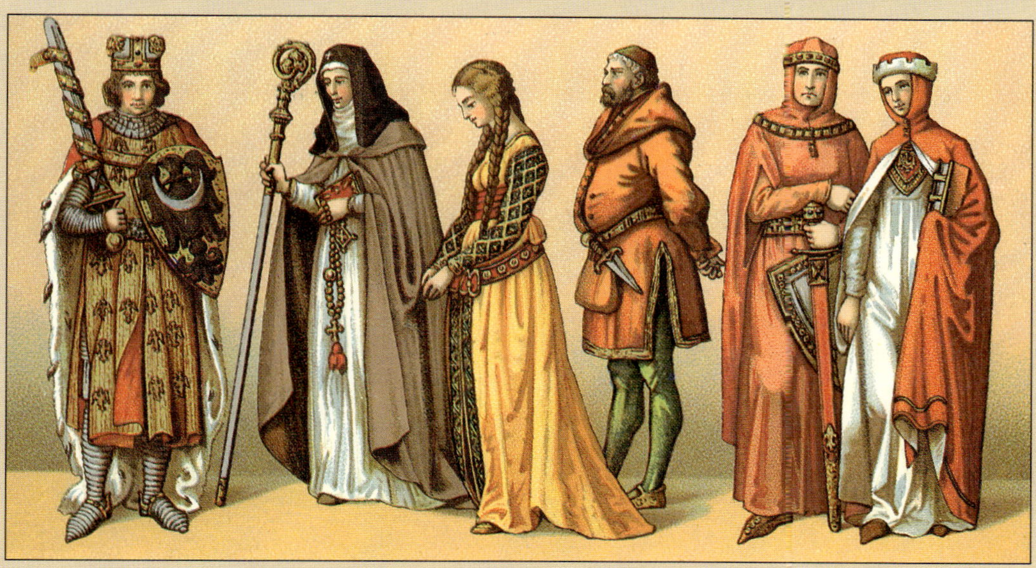
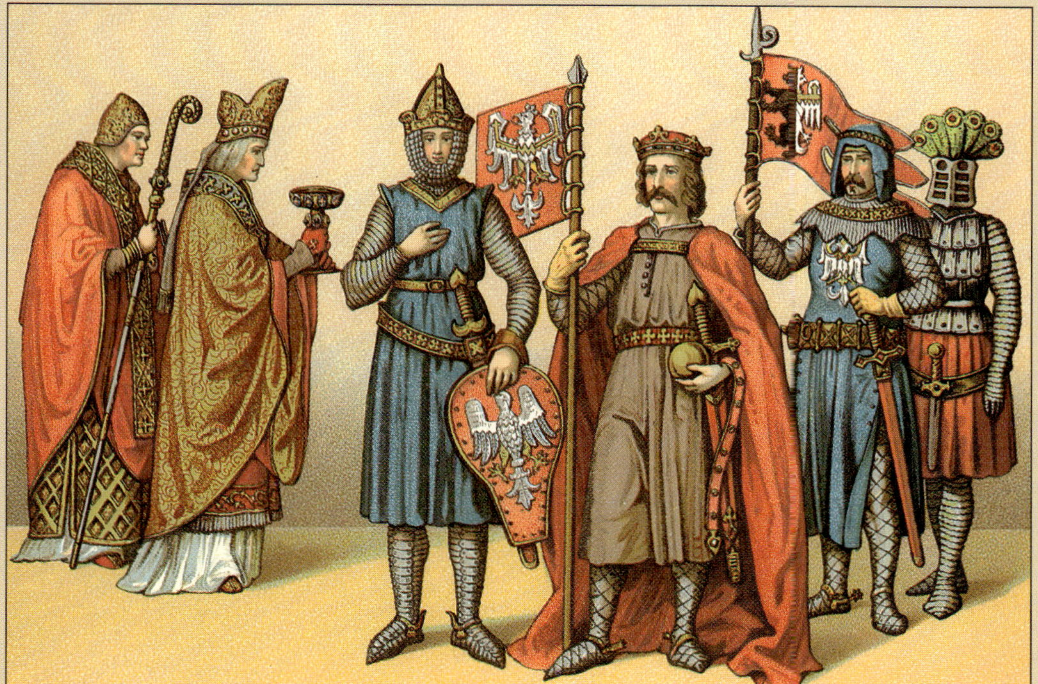

ITALIEN

EINE HOCHZEIT IM 15. JAHRHUNDERT

Die Illustrationen gegenüber zeigen weltliche und religiöse italienische Kostüme aus dem 15. Jahrhundert. Bei der oberen Bildtafel handelt es sich um die Studie eines unbekannten Malers von der Hochzeit Boccace Adimaris mit Lise Ricasoli, die im Jahre 1420 gefeiert wurde. Das Gemälde vermittelt einen bemerkenswert lebendigen Eindruck einer Episode aus dem italienischen Alltag im 15. Jahrhundert.

Das Paar verläßt den Bigallo, das Heim Adimaris, das rund 450 Jahre später immer noch steht. Die Taufkapelle ist im Hintergrund zu sehen.

Die Braut ist in schwarze Samtroben gekleidet, die mit Gold bestickt sind, und trägt einen spitzen Kopfschmuck. Sie reicht ihrem Bräutigam, der selbst ohne Kopfbedeckung ist, die Hand. Auf den Instrumenten der Musikanten, die auf dem Podium sitzen, befinden sich die alten Wappenzeichen der florentinischen Republik – eine rote Schwertlilie mit roten Blumen auf silbernem Hintergrund.

Nach dem Hochzeitsgottesdienst war es Brauch, die Anwesenden und Gäste vor der Haustür zu empfangen. Der Familienvorstand, der an den langen roten Bändern am Hut zu erkennen ist, scheint zwei junge Adelige einzuladen, an den Festlichkeiten teilzunehmen.

Die Illustration unten links stammt von einem Retabel Francesco Pesellos. Es zeigt die Heiligen Come und Damian, zwei Brüder, die Kranke aufsuchten und ihnen beistanden.

Die Illustration in der Mitte des unteren Bildstreifens zeigt ein Stück schwarzen Samtstoffs mit Goldlamé und rotem Satin; sie stammt von einem Gemälde Gentile da Fabrianos aus der ersten Hälfte des 15. Jahrhunderts.

Das Gemälde unten rechts zeigt Girolamo Savonarola, den berühmten Dominikanermönch, in seiner Zelle. Das Gemälde stammt aus der Schule Fra Bartolomeos.

Savonarolas Zelle wird genau so dargestellt, wie sie zur Zeit seines Todes im Jahre 1498 aussah. Der Stuhl ist authentisch, und der Schreibtisch sieht aus wie zu der Zeit, als er an ihm arbeitete und betete. Das Kruzifix ist dasselbe, das Savonarola hielt, als er dem Tod auf dem Scheiterhaufen entgegenging.

Angemessenerweise ist das Gemälde im Kloster von San Marco in Florenz zu besichtigen, in dem Savonarola Prior war.

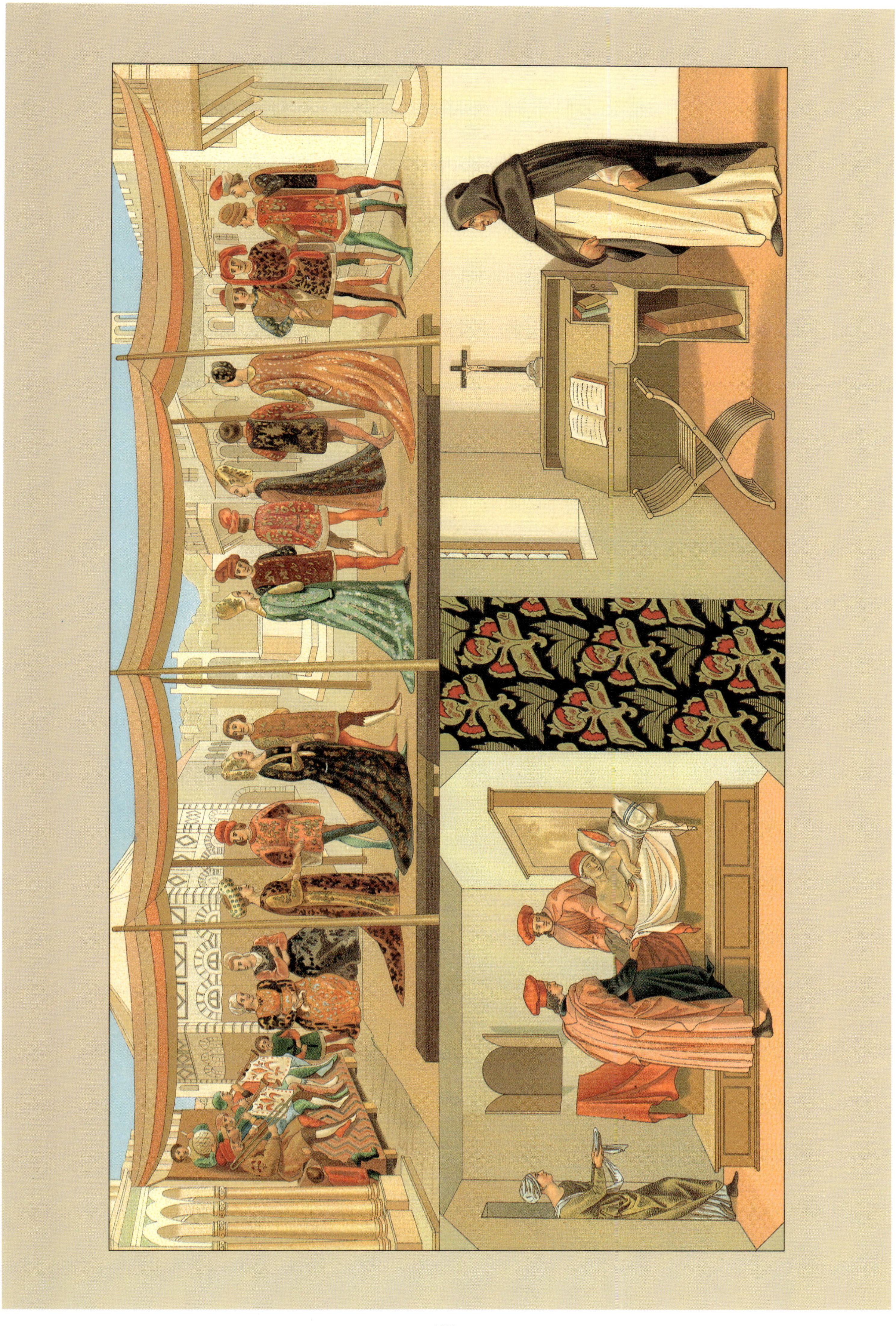

EUROPA

DAS 15. UND 16. JAHRHUNDERT

In der Zeit zwischen 1485 und 1510 war der gegenüber abgebildete Stil Mode bei den Frauen am Hof – ein langes, gepolstertes Gewand mit einem viereckig geschnittenen Korsett, das ein dünnes Unterhemd zeigt und Ärmel hatte, die der ganzen Länge nach nicht anlagen. Diese Ausstattung – oder genauer, Uniform – wurde gewöhnlich mit einem goldenen oder silbernen Gürtel oder mit einer Kordel getragen, deren Enden entweder vorne oder an den Seiten herunterhingen.

Die hier abgebildeten Kopfbedeckungen zeigen viele verschiedene Arten der *Templette*. Genaugesagt sah die echte *Templette* wie die auf Bild **3**.2 aus: Sie ist so geformt, daß sie hinten um den Kopf führt und an den Seiten nach vorne kommt; oben ist sie mit einem Strang aus großen Perlen versehen.

Es gibt jedoch viele Variationen dieses Stils. Wie auf Bild **1**.3 waren einige *Templettes* mit dickem Stoff wie eine Kapuze bedeckt, die den Kopf oben und hinten bedeckt und vorne in die Stirn fällt. In anderen Fällen (**1**.1 & 5) reicht die Kapuze nicht bis in die Stirn, sondern fällt einfach hinten hinunter.

Schließlich war die *Templette* manchmal mit einem Turban, wie auf **2**.3, 5 & 7 oder auch mit einer Krone bedeckt (**1**.6).

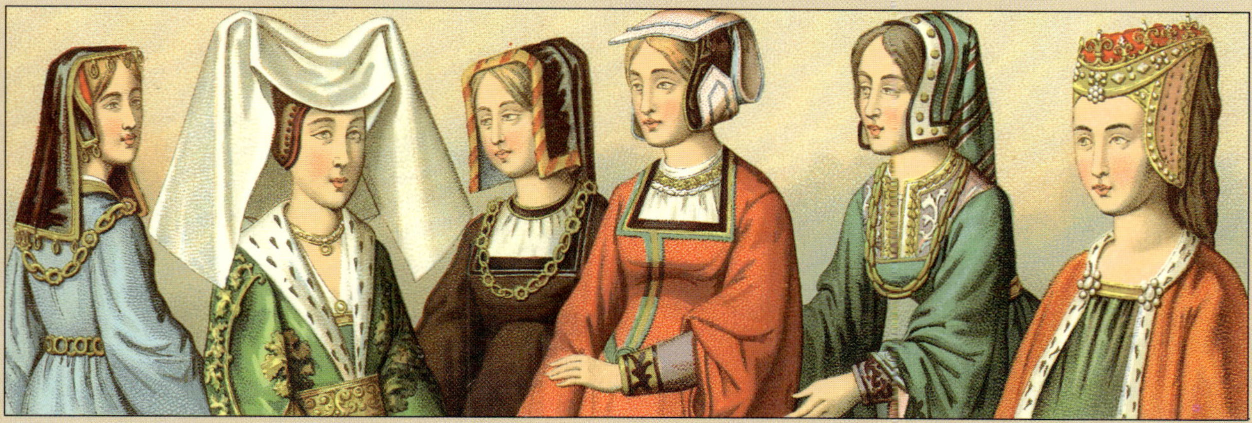
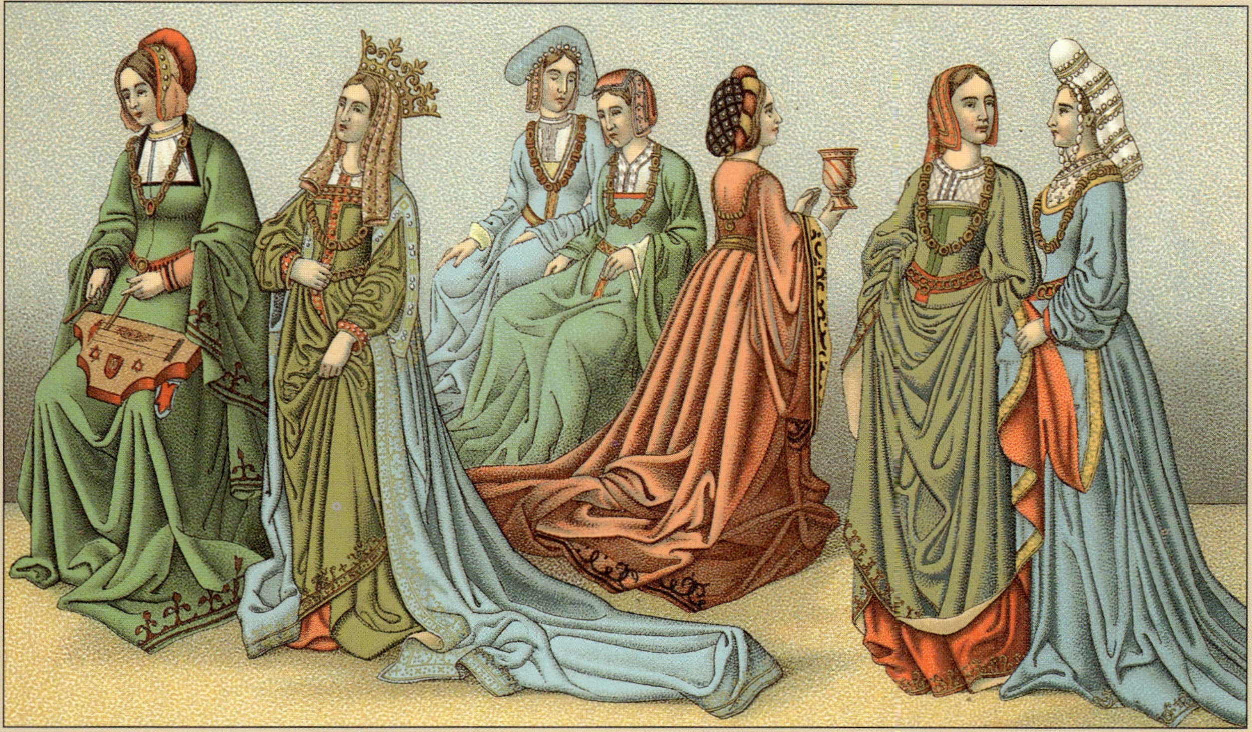
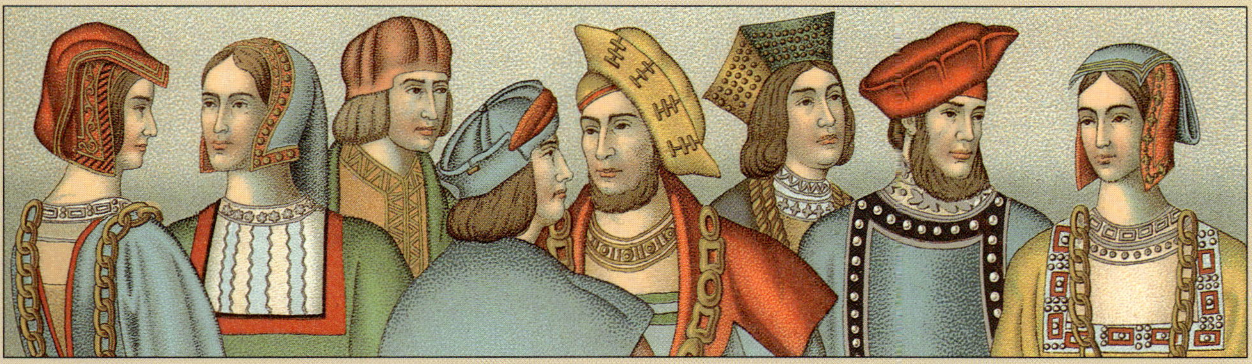

Während sich die Traditionen des Mittelalters im 15. und 16. Jahrhundert hielten, was Frauentrachten anbetraf, machten die Männertrachten einen radikalen Wandel durch. Das resultierte hauptsächlich aus dem italienischen Einfluß, den die Italienexpedition Karls VIII. zur Folge hatte. Einige Experten behaupten, daß dies die anmutigste und eleganteste aller Epochen in der französischen Kostümgeschichte war.

Eine auffällige Veränderung war, daß das Wams keinen Kragen mehr hatte, so daß der Hemdkragen zu sehen war. Zum Ausgleich wurden die umgeschlagenen Kragen der Mäntel und Gewänder immer länger, bis sie fast zur Rückenmitte reichten **1**.2 & 4. Wenn der zeremonielle Mantel nicht getragen wurde, wurde er durch ein kragenloses Cape ersetzt, das über ein Wams angezogen und vorne offen gelassen wurde (**1**.5 & 6).

Die Kopfbedeckung der Männer bestand aus Baretten und *Bicoquets*, die einzeln oder übereinander getragen wurden, und aus verschiedenen Haubenarten. Bilder **1**.2 & 4 zeigen Hauben, die vorne eine Kante haben. Barette mit kleinen hochgeschlagenen Krempen sind auf **1**.5, 6 & 7, **2**.1, 4 und **3**.8 zu sehen. Eine weitere, ähnliche Barettart, die mit einem Federbusch geschmückt ist, ist auf Bild **1**.1 zu sehen. Oft werden Hüte über einem dekorativen *Bicoquet* getragen und mit langen Bändern befestigt.

Metallene Schließen und schwere Halsketten wurden Ende des 15. Jahrhunderts vom französischen Adel bevorzugt – die letzten Spuren flämischen Einflusses, der vom Grafen von Burgund herrührte. Sie waren jedoch bald nicht mehr so häufig zu sehen, da italienische Stilrichtungen beliebter wurden.

Flämische Stilrichtungen zeigten sich auch am Kopfschmuck französischer Frauen; zwei davon sind gegenüber abgebildet. Der auf Bild **2**.5 besteht aus einem Hut, den ein Juwel ziert, während der auf **2**.7 aus einem Metallrahmen besteht, an dem ein Musselinschleier befestigt ist.

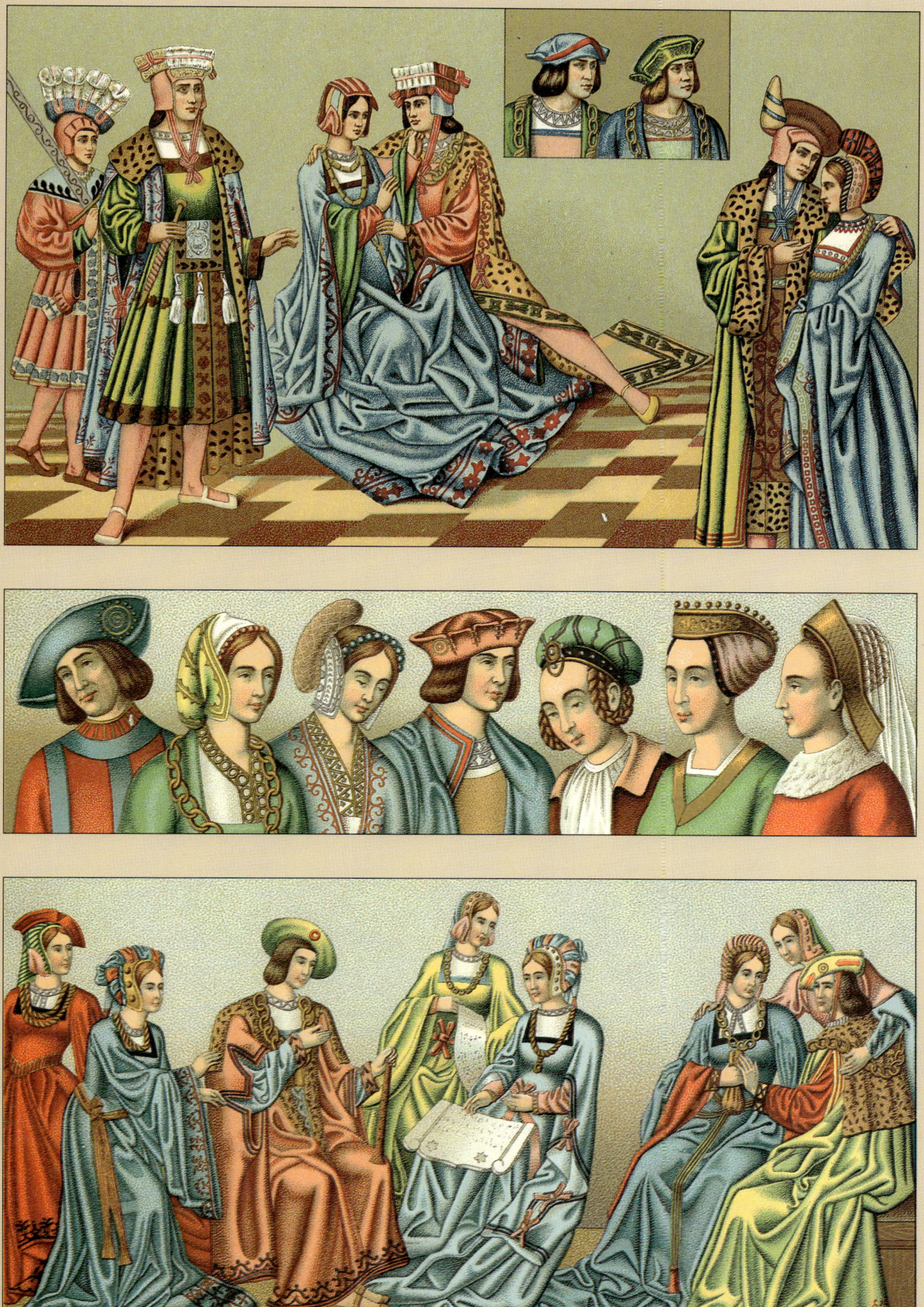

EUROPA

DAS 16. JAHRHUNDERT: ENGLAND, FRANKREICH UND ITALIEN

Die gegenüberliegenden Illustrationen stellen historische Figuren und bedeutende Frauen aus Frankreich, England und Italien im 16. Jahrhundert dar. Sie zeigen nicht nur, wie verschieden die Schönheitsideale dieser Länder waren, sondern auch, in welchem Ausmaß die Mode im Nordwesten Europas von der Italiens beeinflußt war. Kleiderstoffe wie Damast, Satin und Samt kamen ebenfalls aus Italien, und zwar im allgemeinen aus Florenz.

1.1 & 2 Diane de Poitiers (1499-1566), und Eléonore von Kastilien, zweite Gattin von Franz dem I. (1498-1558). Diese beiden Illustrationen zeigen deutlich, daß die französischen Kleider meistens von der Taille zum Saum hin ausgestellt sind.

Um die gewünschte Form zu erreichen, wurde die Brust abgeflacht; um den Schnitt zu vervollkommnen, wurde das Kleid aus zwei Stoffteilen gefertigt, die sich vom Gürtel an nach außen und nach unten hin ausbreiteten. Der obere Teil des Kleides sah fast aus wie ein Trichter, wobei er oben in italienischem Stil wie ein Viereck geschnitten war und den nackten Hals zeigte.

Das Kleid ist von der Hüfte an glockenförmig; Korsetts aus Fischbein, die die Leibchen unterhalb der Taille spitz zulaufen ließen, waren noch nicht in Mode und sollten es bis zur Zeit Heinrichs III. auch nicht werden. Zu dieser Zeit war das Korsett noch ärmellos. Es war aus widerstandsfähigem Stoff, preßte die Brust nach innen und schnürte die Taille eng.

Der *Vertugale* – der Unterrock, der dem unteren Teil des Kleides seine Form gab – schloß ursprünglich die Hüftpolsterung nicht mit ein, die dem Gewand später seine einzigartige Form geben sollte.

Dieser einfache *Vertugale* war ein Unterrock aus grobem, gestärktem Segeltuch, das reiche Frauen mit Taft bedeckten. Er wurde an den kurzen Verlängerungsstücken des Korsetts befestigt, dessen Zweck es nicht war, den Hüftumfang zu vergrößern, sondern die Weite des Saumes.

Das Gewand, das über diesem Kleid getragen wurde, hatte keine Falten. Der Rock war vorne nur an der vorderen Öffnung des äußeren Kleides sichtbar – eine Entwicklung aus dem früheren Wappenrock. Die Ärmel waren ebenfalls zu sehen, wobei sie entweder völlig oder teilweise von diesem Wappenrock bedeckt wurden.

1.3 Marguerite von Frankreich, dritte Tochter von Franz I. (1523-1574).

1.4 Die schöne Ferronié, um 1540.
In der zweiten Hälfte des 16. Jahrhunderts nahm der Kopfschmuck der Frauen an Umfang ab. Das war ein Resultat italienischen Einflusses, wie es an den Damen auf Bild **2** zu sehen ist. Vornehme Italienerinnen gewannen an Körpergröße – denn Höhe war ein Zeichen von Vornehmheit – indem sie Plateauschuhe mit Absätzen trugen.

2.1 Ein Adeliger aus Ravenna.

2.2 Eine adelige Matrone aus Neapel.

2.3 Eine verheiratete Prinzessin aus Neapel.

2.4 Eine Frau aus Padua.

3.1 Elisabeth de Valois, Königin von Spanien und Tochter von Heinrich II. und Katharina von Medici.

3.2 Anna Boleyn, geboren im Jahre 1500, Königin von England und Mutter von Königin Elisabeth I.

3.3 Mary von England, geboren 1497, jüngere Schwester von Heinrich VIII. Sie heiratete Ludwig XII., König von Frankreich, im Jahre 1514 im Alter von nur 16 Jahren und wurde als eine der schönsten Frauen ihrer Zeit angesehen. Ihre Ärmel sind *à rebras* – das heißt, weit und am Arm ein wenig hochgeschoben, um die dekorativen Manschetten des Kleides darunter gerade hervorschauen zu lassen.

3.4 Eine Hofdame der Königin von England. Sie trägt einen Kopfschmuck im gleichen Stil wie Anna Boleyn und Mary von England, obwohl am Kopfschmuck dieses Mädchens auf einer Seite ein Stück Stoff herunterhängt. Dieses konnte entweder aufgesteckt werden, oder man ließ es hinten am Rücken herunterhängen.

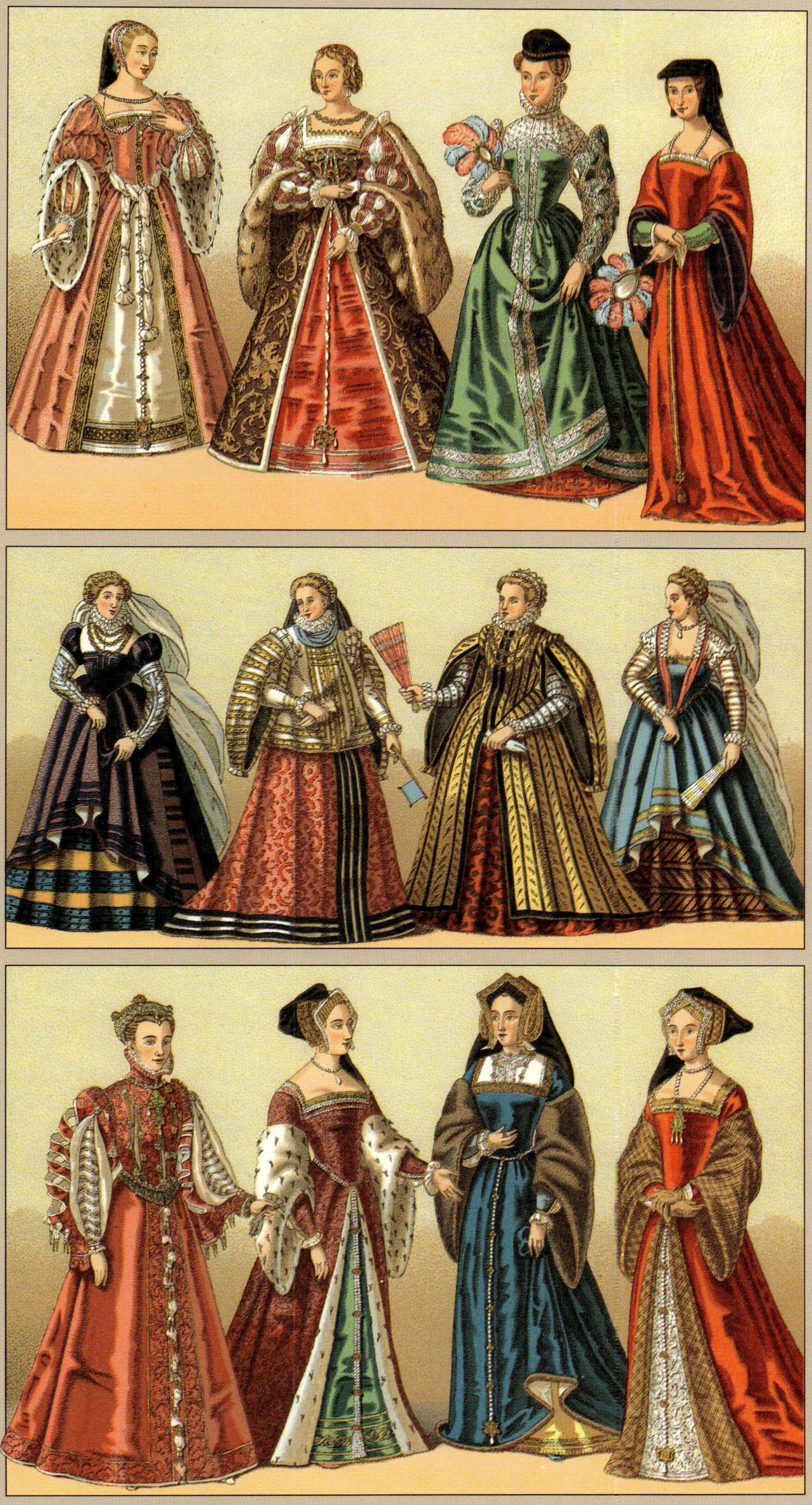

ENGANLIEGENDE KLEIDUNG UND HALSKRAUSEN

Als der Einfluß des italienischen Stils verblaßte und tiefausgeschnittene Leibchen und geschlitzte Ärmel an Beliebtheit zu verlieren begannen, kam eine Mode auf, die darauf abzielte, fast alles außer Händen und Gesicht völlig zu verdecken. Zunächst wurde der Kragen am Halsansatz befestigt; später umgab er den Hals völlig und wurde enger und einschränkender. Die Frauen fanden Gefallen an dieser engen Kleidung, da sie eine sogenannte "Spanische" Figur erlangen wollten. Das *Espoitrinement* der Frauen (wörtlich, die "Gefangennahme der Frauenbrust"), um Henri Etiennes Ausdruck zu gebrauchen, nahm solche Ausmaße an, daß einige tatsächlich, so behauptet Montaigne, an den von metallenen und hölzernen Splittern verursachten Einschnitten starben.

Diese Korrektur der Oberkörperform, die bei beiden Geschlechtern üblich war, war zuerst für die Tracht der Männer charakteristisch und wurde erst später von den Frauen aufgegriffen. Die Mode, eine Kombination aus enganliegenden Leibchen und Reitkostümen zu tragen, wird den Hofdamen von Katharina von Medici zugeschrieben, die ihr zu Pferde folgten.

Bei der Beschaffenheit dieses Kostüms war die Körperhaltung eine Kunst. Die wesentlichen Teile umfaßten: eine Krause um den Hals; ein Korsett, das als *Corps piqué* bekannt war; einen Reifrock; eine lange Robe, die die Füße verbarg, so daß die Frauen Größe vortäuschen konnten, indem sie hohe Absätze trugen; und einen Rock, der so hochgesteckt war, daß die Unterröcke bei besonderen Gelegenheiten gezeigt werden konnten.

Ungefähr um 1575 erreichte diese Mode, zu der auch die Halskrause gehörte, ihren Höhepunkt. Im allgemeinen waren die französischen Halskrausen die größten; in einigen Fällen zeigten jedoch Personen aus anderen Ländern noch eine ausschweifendere Fantasie als die Franzosen.

Königin Elisabeth I. von England, hatte zum Beispiel mehr als 3000 Kleider. Sie waren alle mit feinster Spitze verziert und mit Juwelen übersät. Walpole sagte über eines ihrer Porträts: "Es ist, als sähe man ein Götzenbild aus Kronen und Diamanten, eine riesige Halskrause und eine enorme Menge von Perlen."

Ein Porträt Königin Elisabeths ist hier abgebildet (3); in diesem Beispiel handelt es sich bei dem offenen Kragen jedoch um einen Kompromiß zwischen einer kreisförmigen Halskrause und einem hohen Kragen in der Form eines Fächers.

Später wurde die Halskrause durch den fächerförmigen Kragen ersetzt, der sich wie eine Einfassung aus dem Korsett erhob. Er war reichlicher mit Spitze versehen als die Halskrause, jedoch aus einer einzigen Stofflage gefertigt und wurde von einem leinenen Rahmen aufrechtgehalten.

Im 16. Jahrhundert wurde Schmuck in großen Mengen getragen, wobei sowohl der Größe der Steine als auch der gerade gemachten Entdeckung durchsichtigen Emails eine große Bedeutung zugemessen wurde. Durch diese Entdeckung wurde der Schmuck strahlender und farbiger denn je.

Das Tragen von Perlenohrringen und Perlen im Haar war in Mode. Die kurze Halskette oder das enge Halsband, durch das Aufkommen der Halskrause überflüssig, wurde durch einen einzelnen Strang Perlen oder Zierperlen, der auf das Leibchen herunterhing, ersetzt.

1.1 & 2 Anonyme Porträts.

2.1 Catherine de Bourbon im Jahre 1600.

2.2 Maria von Medici (1573-1642).

3 Königin Elisabeth von England (1533-1603).

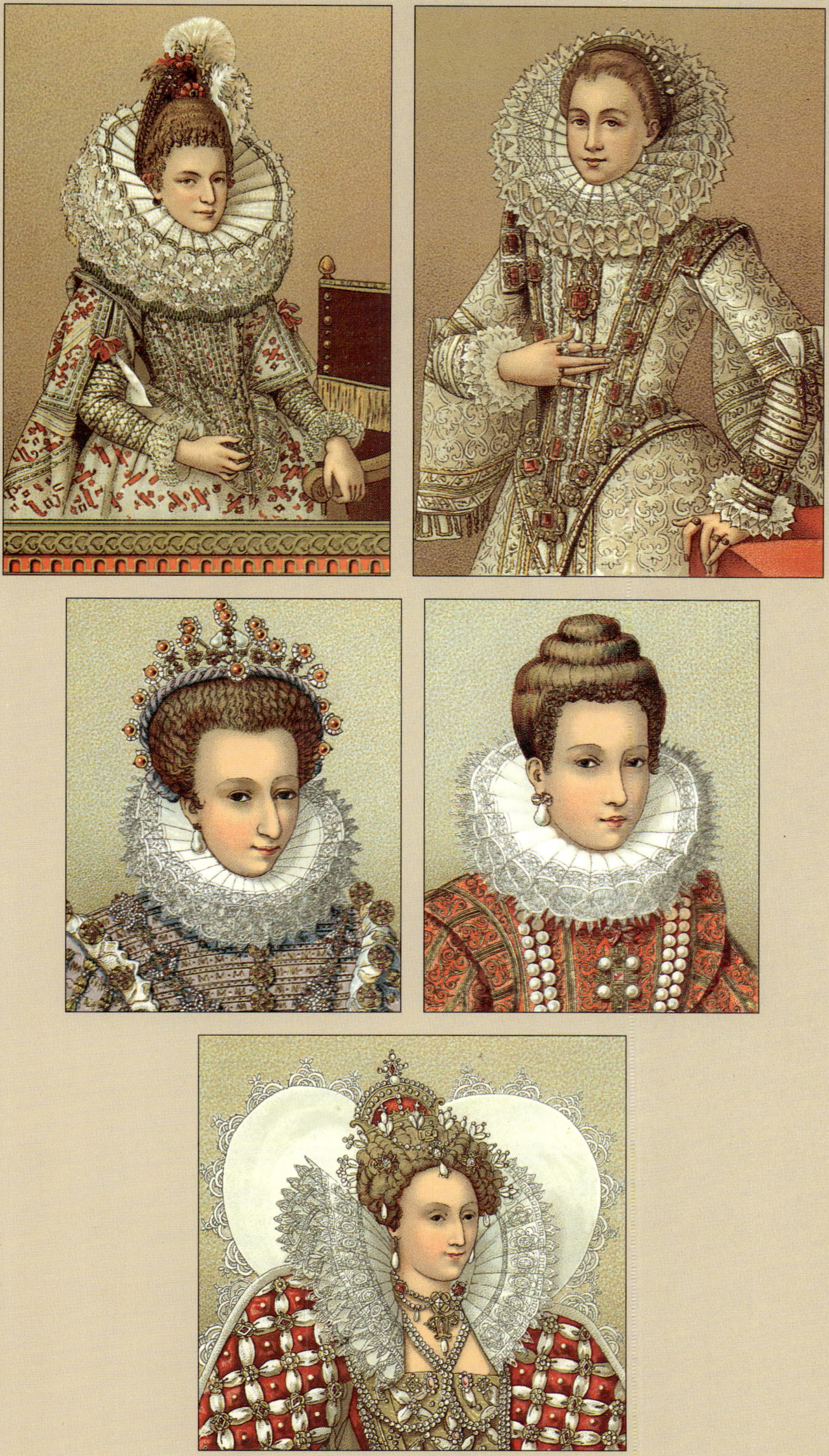

EKKLESIASTISCHE TRACHT

Weiß war bis zum 9. Jahrhundert die einzige Farbe, die für ekklesiastische Gewänder als angemessen betrachtet wurde. Das ist im *Leben der Päpste* des Bibliothekars Anastasius und ebenfalls in den Mosaiken der römischen Basilika von Sankt Paul deutlich zu sehen. Nur gelegentlich durchbrachen goldene oder purpurne Borten diese Tradition. Nach dem 11. Jahrhundert genehmigten die Kirchenbehörden jedoch das Tragen von fünf Farben, die sich bis zum 19. Jahrhundert gehalten haben: Weiß, Rot, Schwarz, Grün und Violett. Zu Beginn des 16. Jahrhunderts hatte sich die ekklesiastische Kleidung so entwickelt, wie es auf der gegenüberliegenden Seite abgebildet ist.

1.1 Ein Papst. Wenn das Kardinalskollegium einen neuen Papst ernannt hat, wird er in die päpstlichen Meßgewänder gekleidet: Amikt, Albe, Gürtel, Stola, Vespermantel, Handschuhe, Sandalen und schließlich der päpstliche Kopfschmuck.

Die roten Seidenhandschuhe mit den aufgestickten Kreuzen stammen aus dem 11. Jahrhundert. Die Sandalen sind ebenfalls aus roter Seide; sie werden nur bei zeremoniellen Anlässen getragen, denn die alltägliche Fußbekleidung besteht aus Pantoffeln im marokkanischen Stil.

Der Kopfschmuck ist die päpstliche Variante der Mitra, die als Tiara bekannt ist: eine runde Haube aus goldfarbenem Tuch, die mit drei Ringen aus Edelsteinen umgeben und oben mit einer Kugel und einem Kreuz versehen ist. Wie die Mitra ist auch die Tiara mit zwei kleinen Pendeln geschmückt, die hinten am Rücken herunterhängen. Die Kirche nennt diesen Schmuck *Regnum*.

1.2 Ein von Kopf bis Fuß rot gekleideter Kardinal. Diese Farbe war nicht immer das Vorrecht der Kardinäle; Bonifatius VIII. bestimmte, daß die Mitglieder des "Heiligen Kollegiums" Rot tragen sollten. Bis zum 15. Jahrhundert werden diese jedoch in blauen, violetten und grauen Meßgewändern dargestellt.

Ihre Mäntel, die eigentlich nur Vespermäntel aus Tuch waren, entwickelten sich zu einer Art Umhang mit großer Kapuze und waren, außer an den Ärmeln, geschlossen. An dem roten Seidenhut mit der leicht hochgeschlagenen Krempe hängen zwei lange Schnüre, die jeweils in fünf Quasten enden. Papst Innozenz IV. verlieh diese Auszeichnung im Jahre 1245 den Kardinälen des Lyoner Konzils. Dieser Kardinal hält eine purpurne Tasche, die wahrscheinlich einen Abendmahlskelch und ein Ziborium enthielt.

1.3 & 4 Ein Patriarch und ein Bischof. Der erstere trägt die formellen Meßgewänder einschließlich der Kasel. Bis zum 15. Jahrhundert war diese eine lange, ärmellose Robe; später jedoch wurde sie am Arm enger, bekam einen abgerundeten Saum und wurde wie der Vespermantel reichlich verziert. Das einzige Kleidungsstück, das den Bischofsrang kennzeichnet, ist die Mitra.

2.1 Ein Benediktinermönch – da er einen Bischofsstab trägt wohl ein Abt (außer Haus war dieser jedoch das Zeichen des Bischofs). Kein klösterlicher Orden wurde so häufig kritisiert wie der von Sankt Benedikt; die weltlichen Brüder kleideten sich auf so viele verschiedene Arten wie sie Gemeinden hatten. Ihre Tracht bestand aus einer schwarzen Robe und einem Skapulier mit einer kleinen Kapuze, das Außengewand war ein schwarzer Vespermantel mit riesigen Ärmeln. Die schwarze Farbe ihrer Meßgewänder brachte ihnen den Spitznamen "die schwarzen Mönche" ein.

2.2 & 3 Kanoniker. Es gab zwei Gruppen von Kanonikern: die Weltgeistlichen und die Regulare. Die letzteren richteten sich im allgemeinen nach den Regeln von Sankt Augustinus. Die Trachten der beiden Gruppen unterscheiden sich außer im Schnitt der Stolen und in der Farbe der Roben wenig.

2.4 & 5 Die linke Figur ist Mitglied einer Gemeinde, die den Heiligen Valentin, Quirin und Antonius ergeben sind. Die rechte Figur ist ein Laie – möglicherweise ein Akoluth oder ein Kirchenvorsteher – der eine Tunika und einen Mantel mit halblangen Ärmeln trägt.

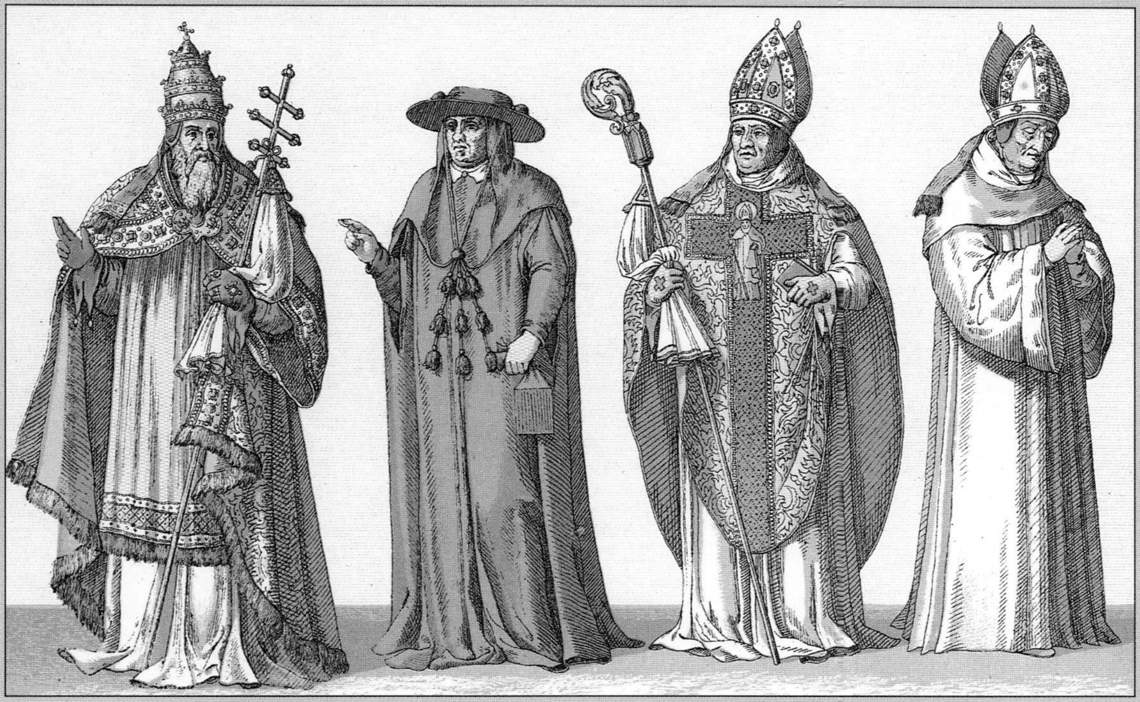

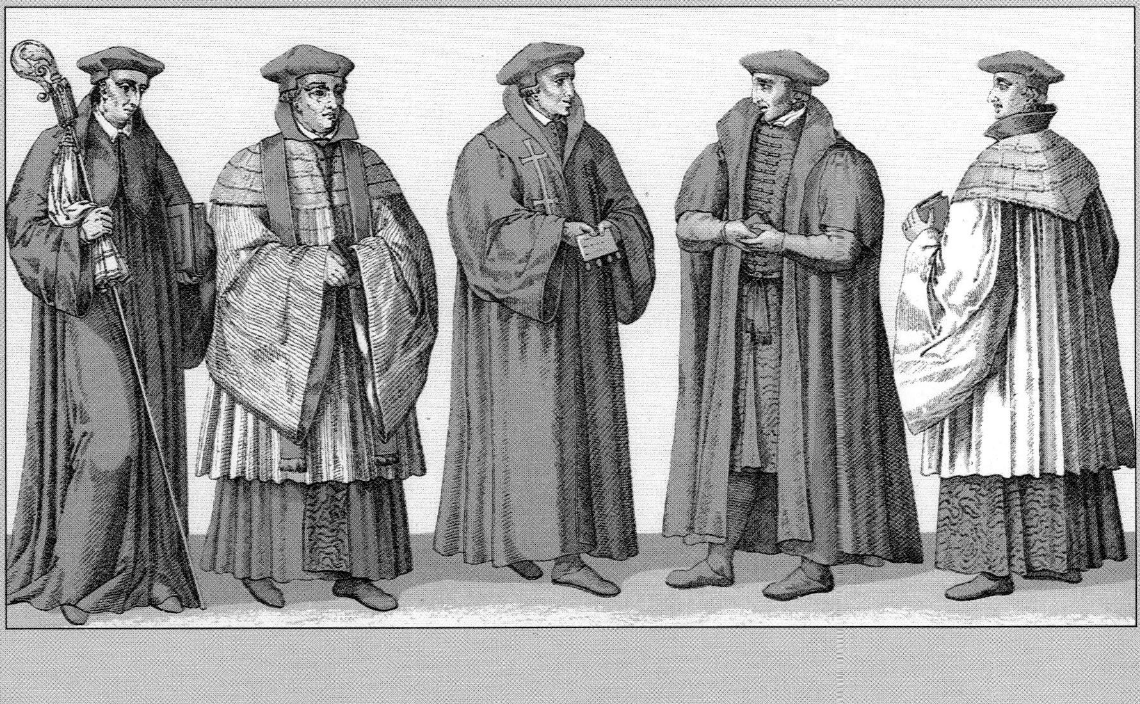

DEUTSCHLAND

DAS SPÄTE 16. JAHRHUNDERT

Diese Frauentrachten stammen aus Westdeutschland, und zwar aus dem Zeitraum zwischen dem auslaufenden 16. und dem frühen 17. Jahrhundert. Obwohl sie aus einer späteren Zeit stammen als die von dem großen italienischen Maler Tizian dargestellten Kostüme und leichte Unterschiede aufweisen – insbesondere in Details wie den langen Schleppen – liefern die verschiedenen Beschreibungen, die Tizian von der deutschen Mode hinterlassen hat, dennoch gewisse Informationen. In vielen Fällen zeigt sich jedoch, daß Tizian schlechter als der Flame Abraham de Bryn informiert war.

Anders als de Bryn verstand Tizian zum Beispiel die örtlichen Traditionen oder Standesprivilegien nicht richtig. Aus diesem Grunde bestehen hier Unterschiede, die nicht nur durch die allgemeine Modebewegung in Europa zu erklären sind.

Diese schlug sich zwar auch in Deutschland nieder, jedoch bei weitem nicht so auffallend wie sonst überall in Europa. Das Kostüm zum Beispiel, das die Dame auf Bild **2**.2 trägt, richtet sich kaum nach der Mode, die im übrigen Europa vorherrschte. Sie trägt einen hohen Hut, der Hals ist unbedeckt, eine lange Schleppe aus Pelz wird über einem Rock getragen, der auch mit einer langen Schleppe versehen ist, und das Haar ist geflochten und über den Ohren befestigt. Letztere Mode stammt wie auch das offene Haar der unverheirateten Frau auf Bild **2**.1 aus dem Mittelalter.

In Frankreich, Italien, England, Spanien und Flandern trugen die Frauen ihr Haar zum Knoten gebunden. Sie trugen fächerförmige Kragen oder solche, die umgeschlagen waren, mit Epauletten und losen Ärmeln, die an den Epauletten hinten am Rücken herunterhingen. Die deutschen Frauen griffen diese einheitlichen, europäischen Stilrichtungen nur langsam auf.

Die Illustration dieser Matrone aus Augsburg (**1**.4) erinnert an Tizians Beschreibung von bayerischen Frauen des Mittelstandes. Beide tragen als Außengewand einen Mantel in der Art, wie ihn Katharina von Medici erfand – er wird über der Brust geschlossen, die Seitenteile werden über dem Rock weiter, und er hat Keulenärmel. Der Mantel, den Tizian darstellt, hat außerdem einen hochgeschlagenen Kragen, der die Halskrause stützt.

Überall sonst in Europa waren die Kragen mit Aufschlägen versehen. Hier sind die einengenden Kragen, die man unter den Miedern hervorkommen sieht, jedoch eher im Stil des 14. und 15. Jahrhunderts gehalten. Beispiele dafür sind auf Bildern **1**.1, 2 & 3 und **2**.4 zu sehen.

Tizian zeigt, daß Mäntel im allgemeinen unten rundherum mit Gold- oder Silberfäden in der Form einer Borte bestickt waren. Bei diesen Mänteln hier fehlt das gestickte Band; zu dieser Zeit war dieser Stil bereits aus der Mode gekommen, da er die Frauen in einer Zeit, in der Körpergröße das Wichtigste überhaupt war, kleiner erscheinen ließ. Tizian behauptet jedoch, daß die Bayerinnen nicht gerne hohe Sandalen trugen und auch nicht gerne Schminke benutzten, jedoch eine Vorliebe für parfümierte Handschuhe hatten.

Die Winterkostüme der beiden Adeligen aus Augsburg (**1**.2 & **1**.3) ähneln dem Kostüm, das die mittelständische Frau auf Bild **1**.4 trägt. Das Mieder, aus dem der Kragen hervorschaut und dann in eine gaufrierte Halskrause übergeht, ist geschlossen. Der Mantel hat Aufschläge und ein Innenfutter in kontrastierender Farbe. Er ist ein Rangzeichen und länger als der Mantel auf Bild **1**.4; überdies haben die Mäntel adeliger Frauen sehr kurze Keulenärmel.

Jede dieser drei Damen trägt eine weiße Schürze, die am unteren Rand mit Bändern geschmückt ist, und Handschuhe. Die adeligen Frauen tragen Kettenschmuck über ihren Miedern.

1.1 Diese junge Dame trägt weder Mantel noch Schürze. Das Haar ist über den Ohren zurückgenommen und am Rücken geflochten, während ihre Toque ganz oben auf dem Kopf getragen wird und dezent mit einem Federbusch geschmückt ist. Das dekolletierte Kleid ist im italienischen Stil viereckig geschnitten, und ihr Hals wird von einer Guimpe bedeckt.

2 Die vier Kostüme auf dem unteren Bildstreifen gehören adeligen Frauen aus Nürnberg, wobei es sich auf **2**.2 und 3 um reiche, verheiratete Frauen handelt. Wie Tizian sagt," die verheirateten Frauen in Nürnberg stellen größeren Luxus zur Schau als die anderen Ehefrauen Deutschlands". Sie trugen hohe Hauben, die mit Edelsteinen verziert waren, und ihre Kleider waren aus karminroter oder lilafarbener Seide oder aus Goldbrokat.

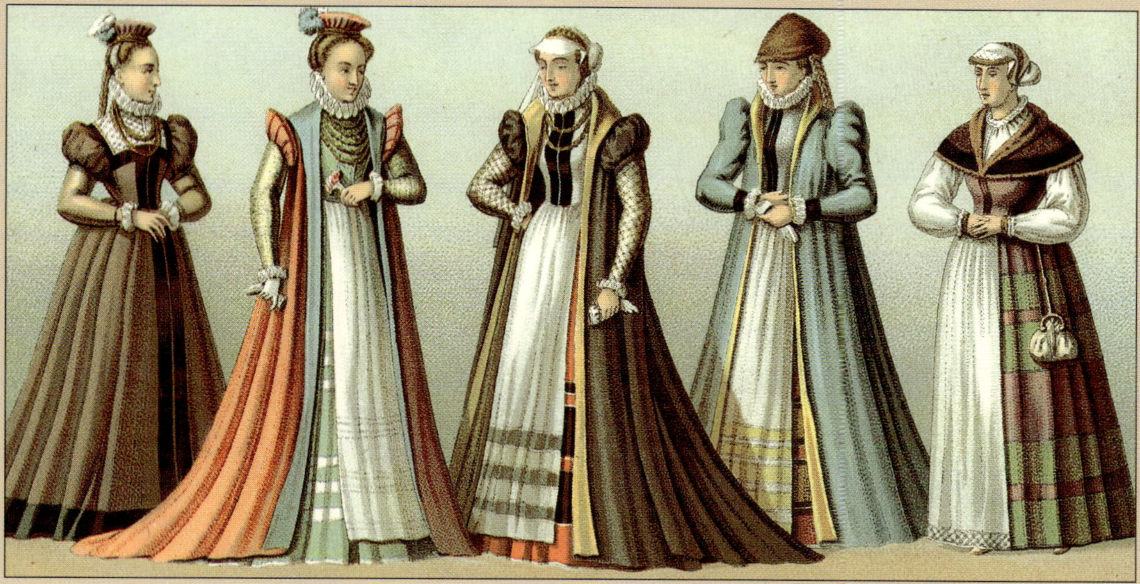

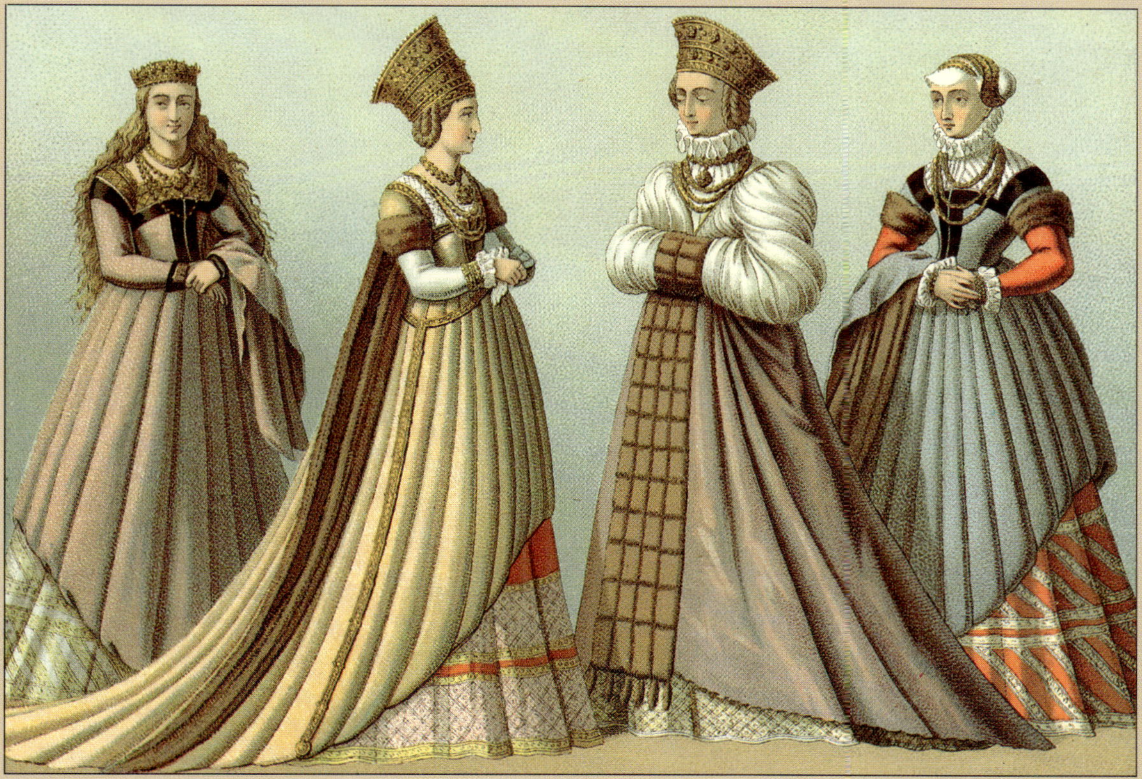

1.1 & 6 und **2**.5 & 6 Adelige. Alle diese Kostüme folgen dem gleichen Modetrend (wie auch diejenigen der Damen auf Bild **1**.3 & 6 nämlich, daß die Capes in dieser Zeit kürzer wurden, nachdem es lange keinerlei Veränderung gegeben hatte (*siehe Seiten 166/167*). Diese Tendenz folgte den Einflüssen sowohl des französischen als auch des spanischen Hofes.

Als diese Moderichtung sich weiterentwickelte, wurden die Capes so kurz, daß sie nicht einmal bis zur Taille reichten, und sie wurden so reich verziert, daß es unmöglich wurde, festzustellen, aus welchem Stoff sie gefertigt waren.

1.2 und **2**.1 & 3 Stadtbürger aus Norddeutschland. Männer wie diese waren ausgesprochen wohlhabend; daher wetteiferten sie in ihrer Kleidung oft mit dem Adel. Ihre Tracht ist jedoch traditionell; sie betrachten sich nicht als Sklaven der jeweiligen Mode.

Der erste Mann dieser Gruppe ist ein Bankier: er ist wie ein Aristokrat gekleidet und trägt sogar das Schwert eines Adeligen. **2**.1 zeigt einen Schneider, der einen Mantel über dem rechten Arm und ein Schriftstück – wahrscheinlich die Rechnung dafür – in der linken Hand trägt. Der Bankier trägt einen traditionellen Mantel, der als *Harzkappe* bekannt ist und große Armlöcher hat; der Mantel des Schneiders, der als *Puffjacke* bekannt ist, ist ähnlich, jedoch kürzer und weiter.

Der Bürger auf Bild **2**.3 ist ein Goldschmied, der ein Exemplar seiner Arbeit hält – einen getriebenen Pokal mit zwei Deckeln. Dieser hohe Pokal scheint an jedem Ende jeweils mit einem Glas versehen zu sein; das ist tatsächlich der Fall, da man ihn aufschrauben kann und dann zwei identische Trinkgläser erhält. Auf diese geniale Weise konnte man den alten Brauch umgehen, nach dem man bei einem besonderen Anlaß aus ein und demselben Gefäß trinken mußte.

2.2 & 4 Ein Adeliger und sein Page. Der Adelige trägt eine ärmellose Jacke mit Armlöchern und einem großen, umgeschlagenen Kragen und Kniehosen aus fein besticktem Samt. Sein Kostüm wird durch seidene Strumpfhosen, schwarze Schuhe im spanischen Stil, eine mit Federn geschmückte Samtkappe, ein Schwert und einen Dolch mit silberner Einlegearbeit ergänzt.

3.1 Ein Reiter, der nach schweizerischem Stil schwer gerüstet ist. Von den Beinschienen bis zur Halsberge ist er völlig in Eisen gekleidet – mit einem Übergewand, das an seinem Harnisch befestigt ist, und einem Rock, der hinten geschlitzt ist.

3.2 Ein Jäger, der ein traditionelles Kostüm trägt, das nur an wenigen Stellen von der zeitgenössischen Mode beeinflußt wurde. Es schließt jetzt eine Halskrause und weiche, lange Stiefel mit ein. Ein kurzes Hemd mit losen Ärmeln, dessen Kragen geschlossen ist, steckt im Gürtel. Die traditionelle Mütze wird durch einen Pelzhut ersetzt.

3.3 Der Sohn eines Adeligen in seiner ersten Rüstung.

3.4 Ein Trommler der Infanterie.

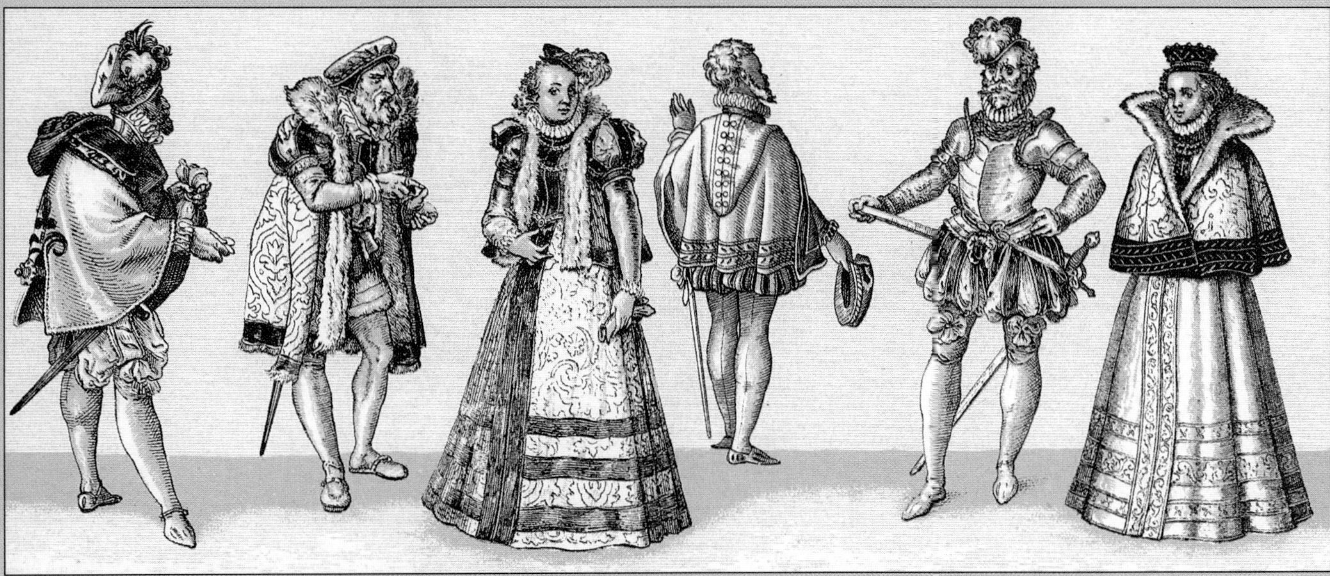

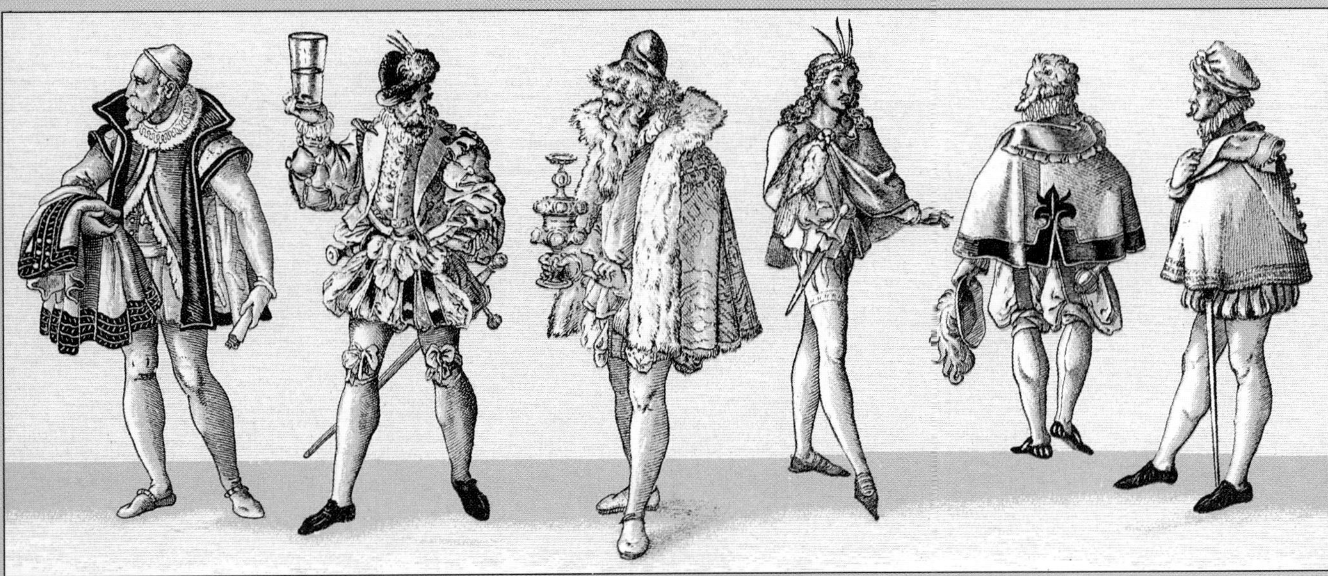

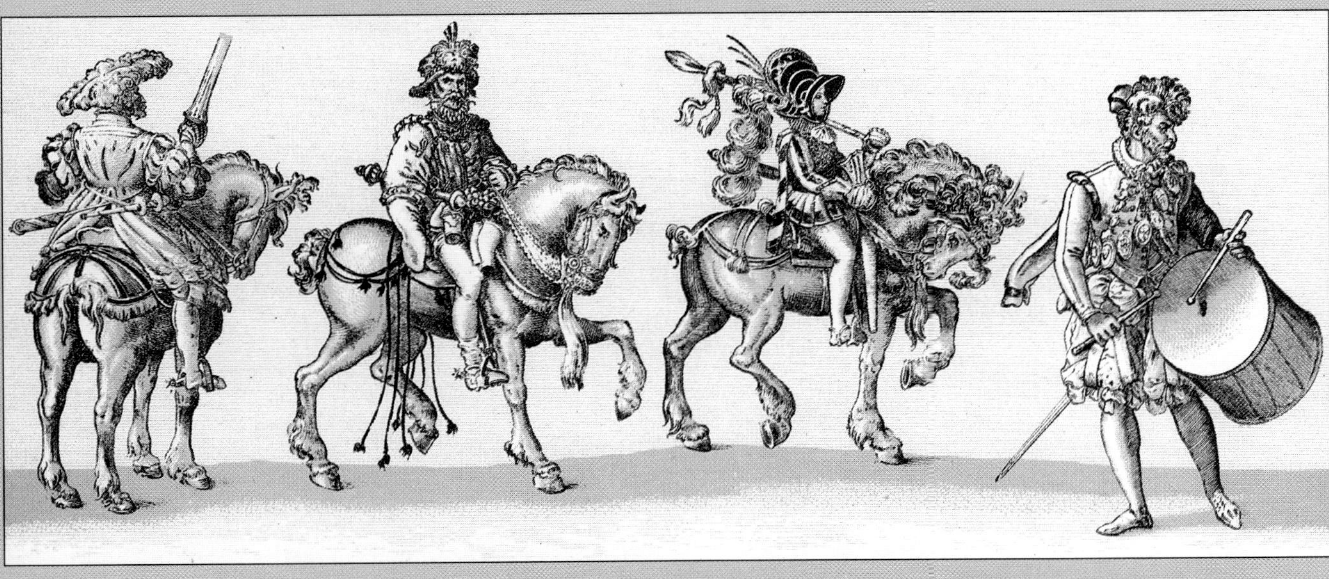

ITALIEN

WEGBEREITER DER EUROPÄISCHEN MODE

Während des Überwiegenden Teils des 15. Jahrhunderts war die italienische Mode in ganz Europa führend. Wenn gewisse Stilrichtungen in Italien schon wieder verblasst waren, griffen die Frauen Frankreichs, Spaniens und Englands sie erst auf.

1.1 Eine Dame aus Mailand in einem Kostüm, das lange vor der Zeit, aus der diese Illustration stammt, üblich war. Diese Kleider wurden hinten geschlossen und konnten aus mit Gold- oder Silberfäden durchwirkten Stoffen oder aus farbiger Seide sein, was ganz von dem Reichtum der Trägerin abhing.

Öffnungen an den Schultern des Kleides geben den Blick auf das Hemd darunter frei; Kokotten dachten sich ähnliche Arrangements aus, damit das Unterhemd auch noch durch den Rock zu sehen war. Hier sind die Ärmel aus Stoffstreifen, die mit Seidenschnüren sowohl untereinander verbunden als auch an den Schultern befestigt sind.

Das Hemd selbst und auch die Strümpfe waren normalerweise bestickt – oft mit Perlen – während der Rock mit vertikalen Streifen aus Gold- und Silberlamé versehen war. Je nach ihrer gesellschaftlichen Stellung trugen die Frauen entweder Halsketten aus Perlen, Gold oder Koralle.

Zu dieser Zeit trugen alle Frauen das Haar lang, und bis um 1550 kamen Locken nicht in Mode. Hier wird das Haar mit einem Band gehalten, hängt über die Ohren und fällt dann in einer einzelnen geflochtenen Haarrolle hinten am Rücken herunter.

1.2 Ein unverheiratetes Mädchen. Dem Brauch dieser Zeit entsprechend trägt sie das Haar lang und offen und auch kein Mieder. Ihre Tunika ist lang, weit und geradegeschnitten, jedoch reich verziert. Darunter sind dickbesohlte Sandalen zu sehen.

2.1 & 2 Ein Kopfschmuck, der aus einem Netz aus Goldfäden besteht (ein Detail davon ist in diesem Bildstreifen unten in der Mitte zu sehen), das mit Perlen und einem rosa Seidenband eingefaßt und mit Juwelen geschmückt ist – ein Detail eines solchen Juwels ist oben links zu sehen.

2.3 Eine Dame mit einem leichten Haarnetz, das auf Messingdraht aufgezogen ist. Sie trägt eine Bluse aus reinem Musselin, die am geraden Kragen rot bestickt ist. Sie trägt außerdem ein Samtkleid mit einem kurzen Leibchen und Ärmeln mit langen und kurzen Schlitzen, die mit Seidenbändern zusammengehalten werden.

2.4 Eine Dame mit einem roten Samtkäppchen, auf dem sich goldene Bänder kreuzen, die schwarz bestickt und mit Blümchen aus Perlen verziert sind.

2.5 Eine Dame mit einem Haarnetz, das die Form einer Krone hat und ihr zum Knoten gebundenes Haar umschließt. Ihre durchscheinende Bluse ist weiß bestickt, ihr Leibchen goldverziert.

2.6 Eine Brosche im Stil der Zeit.

2.7 Unten ganz links, das Käppchen eines Kindes. Dieses ist mit Goldfäden durchwirkt, hat schwarze Samtstreifen, die sich überkreuzen, und ist mit Rubinen, Saphiren und Perlen geschmückt.

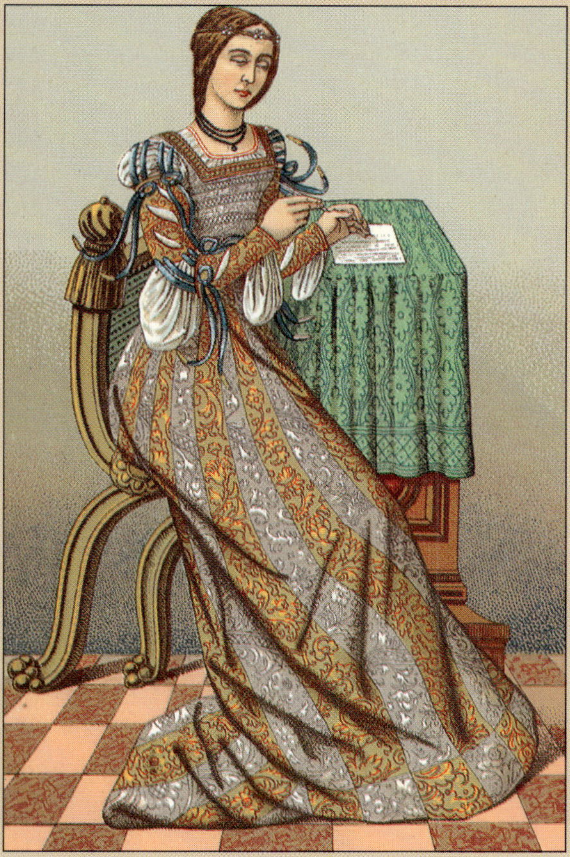
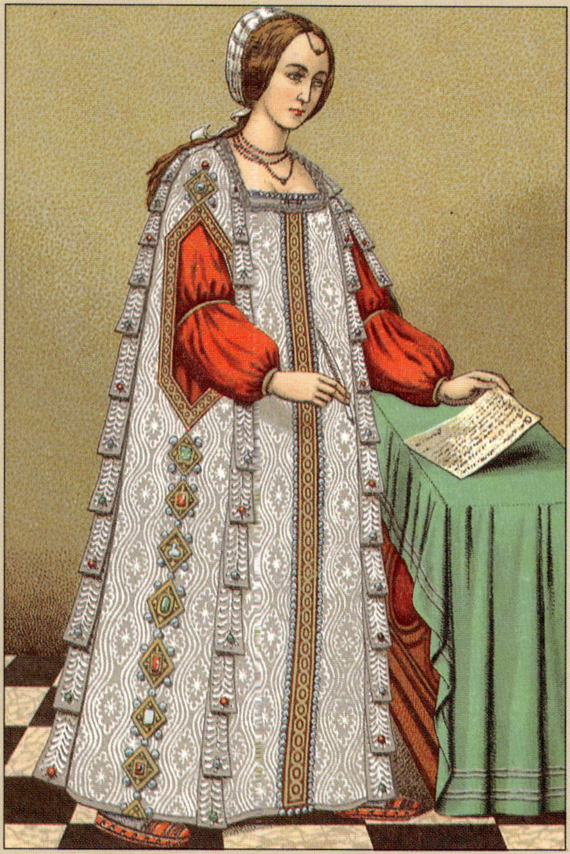
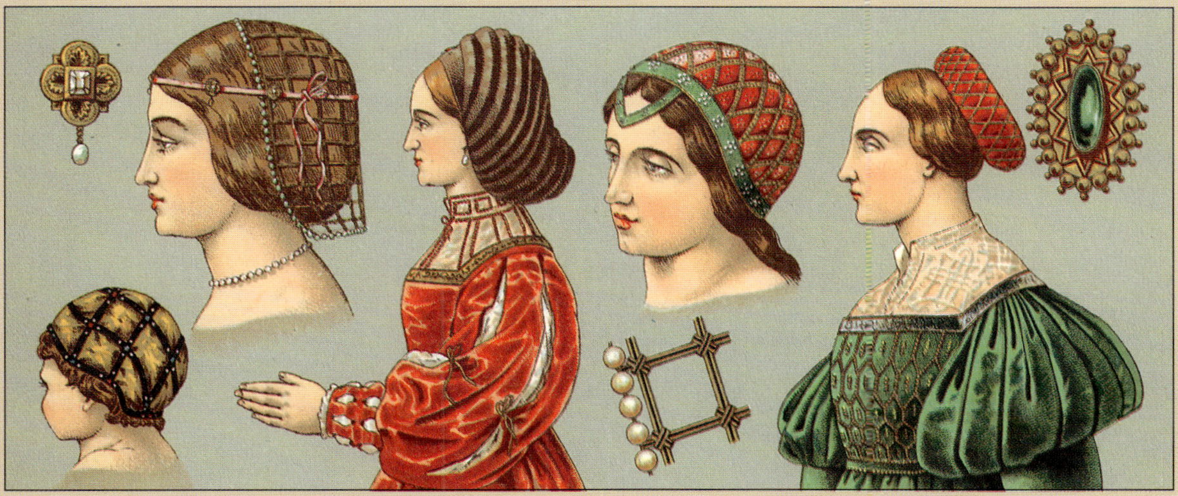

VENEZIANISCHE EXTRAVAGANZ

Die von Veronese in der zweiten Hälfte des 16. Jahrhunderts gemalten Kostüme sind zeitlich etwas früher einzuordnen als die Kleiderbeschreibungen von Bertelli und Tizian aus dem Zeitraum zwischen 1589 und 1591. Zur Zeit Veroneses hatte die Mode, in der das Leibchen stark verlängert wurde, gerade erst begonnen – sie führte schließlich dazu, daß die Taille nach oben verschoben und der eigentliche Taillenumfang mit Hilfe von Wattierung vergrößert wurde. Auch war die Frisur, bei der das Haar oben auf dem Kopf überkreuzt und zu Spitzen oder "Hörnern", wie die Frauen sie nannten, gelockt wurde, noch nicht üblich. Die Kostüme auf diesem Bild stammen aus der Zeit zwischen 1550 und dem Tod des Malers im Jahre 1588. Sie stammen wahrscheinlich aus den 10 Jahren nach 1575.

Die Tracht in Venedig wurde von strengen Gesetzen, die besondere Beamte durchführten, beherrscht. Eines dieser Gesetze erklärte, daß in der Öffentlichkeit jeder Schwarz tragen mußte. Im Winter trugen sowohl die Reichen als auch die Armen schwarze Wolle, obwohl der Adel in den Sommermonaten Wolle durch schwarze Seide ersetzte.

Trotzdem bedeutete dieses Gesetz, daß der Adel vom niederen Bürgertum kaum zu unterscheiden war, und diente somit im Falle eines Volksaufruhrs als Schutz. Darüber hinaus wurde protzige Extravaganz in Schach gehalten.

Es gab jedoch in Venedig wie an den meisten anderen Orten Zeiten der Laxheit, in denen es die Beamten versäumten, für die strenge Einhaltung dieser Gesetze zu sorgen.

Möglicherweise hat Veronese eine solche Zeit für die gegenüberliegende Szene gewählt. Sie stellt sechs schöne Frauen dar, denen sich ein hoher Regierungsbeamter, der eine rote Robe und eine goldfarbige Stola trägt, und ein typischer, venezianischer Beamter, der schwarz gekleidet ist, widmen.

Eine andere Theorie besagt, daß die Szene eine Gruppe von Kurtisanen darstellt. Damen wie diese waren in der zweiten Hälfte des 16. Jahrhunderts auf dem Höhepunkt ihrer Macht, und Botschafter und höhere Beamte dachten sich nichts dabei, in ihren Boudoirs Staatsangelegenheiten zu besprechen. Immerhin war es üblich, daß Venezianer mehr Zeit mit ihren Mätressen als mit ihren Gattinnen verbrachten. Tizian zeigt sogar Kurtisanen, die Ringe an den Fingern trugen, als wären sie Ehefrauen; anstelle von Perlen – die ihnen verboten waren – trugen sie runde Zierperlen, die aussahen wie Perlen.

Auf Veroneses Bild scheinen jedoch mindestens zwei der vier Frauen auf der linken Seite Ehefrauen zu sein. Trotzdem schenken die Ehrenmänner den beiden Kurtisanen rechts im Bild auf ziemlich unterwürfige und kriecherische Weise ihre Aufmerksamkeit.

Die Kostüme der Kurtisanen sind weniger schicklich und tiefer ausgeschnitten als die der anderen Frauen. Eine von ihnen trägt eine kleine spitze Haube, die an die *Corno* der Gattin des Dogen erinnert. Es ist fast eine Anspielung auf ihre persönliche Oberherrschaft.

Die Kostüme, die hier getragen werden, sind denen ähnlich, die die adeligen von Tizian dargestellten Damen bei öffentlichen Festen tragen, bei denen das Kleiden nach persönlichem Geschmack zugelassen war. Bei einem derartigen Empfang, den Heinrich III. gab, waren 200 der schönsten Frauen Venedigs anwesend. Der Wert dieser Kostüme wurde auf 50.000 Ecus geschätzt: die Kragen, Leibchen und Ärmel glitzerten vor lauter Edelsteinen, Perlen und Gold, während Halsketten und goldener Haarschmuck im Kerzenlicht funkelten.

Tizian zeigt, daß bei diesem besagten Anlaß alle Roben weiß waren, zu anderen Zeiten jedoch trugen die *Podestaresses* und *Capitainesses* Roben aus Brokat und Seide in vielen Farben, die mit Silber und Gold verziert waren. Das Haar war, ob von Natur aus oder gefärbt, immer blond.

Die Venezianerinnen nahmen außerdem ihre Unterwäsche sehr wichtig – und zwar in einem solchen Ausmaß, daß der Spruch: "das Hemd vor der Weste" zum venezianischen Sprichwort wurde. Die Unterwäsche war mit großer Sorgfalt und feinen Details verziert, mit Seidenfäden bestickt und mit Spitze aufgeputzt.

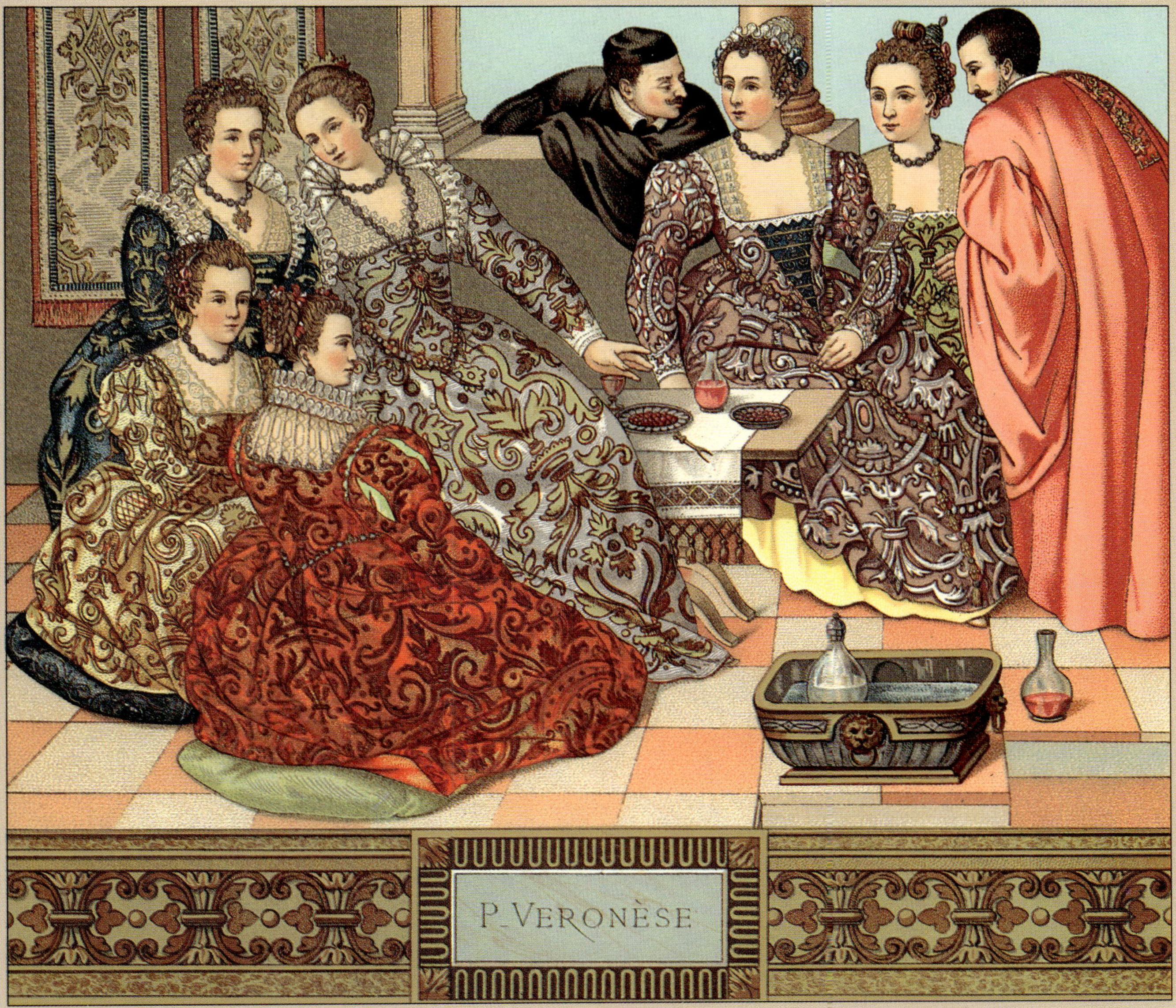
P. VERONÈSE

ADELIGE FRAUEN UND KURTISANEN

Diese Illustrationen stammen von berühmten Porträts adeliger Frauen aus dem 16. Jahrhundert. Interessant im Vergleich ist der untere Bildstreifen, der Illustrationen von venezianischen Kurtisanen zeigt. Obwohl die Kleidung der letzteren oft genau so prächtig und extravagant ausfällt wie die der Adeligen, war es der Kurtisane streng verboten, jegliche Art von Perlen zu tragen, die Kragen, Leibchen, Ärmel, Kopf und Hals der adeligen Damen zierten.

1.1, 2 & 3 Eine Adelige mit Details ihres Kostüms von einem Porträt von Bronzino. Ihr Kleid hat einen V-Ausschnitt, geschlitzte Ärmel und Epauletten; sie trägt außerdem eine kleine Halskrause um den Halsausschnitt ihres Mieders und eine Perlenkette um den Kopf. Ihre Halskette und ihr Gürtel sind ebenfalls aus Perlen (Detail auf Bild **1**.1), und am unteren Ende des V-Ausschnitts ihres Leibchens ist ein Juwel befestigt.

Auf nahezu allen Porträts adeliger Frauen in dieser Zeit befindet sich ein Stück Pelz über dem Handgelenk der Dame – wie es hier der Fall ist. Bei diesem Pelz handelte es sich nicht nur um ein Standeszeichen, sondern es konnte auch um den Hals getragen werden oder als Muff dienen.

1.4 Eine Adelige auf einem Porträt aus der Schule Andrea del Sartos. Ihr Kopfschmuck ist aus schwarzem Samt mit Goldbrokat und wie eine kleinere Ausgabe des venezianischen *Balzo* geformt. Der Ausschnitt ihres viereckig geschnittenen Mieders ist mit einer Guimpe aus durchscheinendem Stoff und mit einem kleinem Kragen bedeckt. Ihr Gürtel besteht aus einem Band und ist vorne zu einer Schleife gebunden.

1.5 Eine junge Adelige aus einem Gemälde von Tisi. Sie trägt eine Art *Balzo* aus Satin, der mit einem Juwel geschmückt ist. Ihre Guimpe ist gefaltet, und der Kragen geht in eine kleine Halskrause über. Ihr Kleid ist aus Samt mit gelbem Satinbesatz.

1.7 Katharina Cornaro, Königin von Zypern, auf einem Bild von Tizian. Sie trägt eine Herzogenkrone mit einem Schleier aus feiner Seide, der auf die Schultern fällt. Das Satinkleid ist am Leibchen mit Perlen verziert, während ihre *Zimarra* aus besticktem Samt und mit Gold und Perlen ausgeschmückt ist.

2.2 Eine Venezianerin auf einem Bild Lorenzo Lottos. Ihre Guimpe ist aus gold- und silberfarbigem Stoff, und sie hält einen Fächer aus Federn.

Der Fächer wurde immer beliebter zu dieser Zeit, konnte entweder aus Federn oder aus Tuch sein und hatte Griffe aus Gold oder Silber. (Gefaltete Fächer beschränkten sich auf China und erreichten Europa erst gegen Ende des 16. Jahrhunderts.) Auf diesem Bild hängt der Fächer an einer Kette, die am Gürtel befestigt ist.

2.8, 9, 10, 11, 12 & 13 Die Herzogin von Urbino und Details ihres Kostüms aus einem Gemälde von Tizian. Sie trägt ein Samtkleid, das mit kleinen Schleifen aus Goldbrokat verziert ist (Detail auf Bild **2**.8), und ihre Guimpe hat einen offenen Halsausschnitt, der mit einer Kette von Rubinen eingefaßt ist (Detail **2**.13).

2.11 zeigt ein Detail des Ornaments, das an ihrer langen Halskette befestigt ist. Ihr Gürtel besteht aus einer geknoteten Kordel, wobei jeder Knoten von einer goldenen Nadel mit einem Rubin durchstochen ist (Detail **2**.10).

2.14 Eine Venezianerin, die "Tizians Mätresse" genannt wird. Sie trägt ein blaues Satinkleid, das mit Gold bestickt ist, und dessen gepuffte Epauletten Schlitze aufweisen, die mit Samt eingefaßt sind. **2**.15 zeigt ein Detail der Kette, an der der Muff befestigt ist.

3.5 Ein Geißler. Die Rückseite seines Gewandes ist offen gelassen, damit er sich besser peitschen kann.

3.6 Eine Adelige aus Rom, die einen gefalteten Fächer von der Art hält, die schließlich den Fächer aus Federn oder Tuch ersetzte.

3.7 Eine venezianische Kurtisane. Diese beiden Illustrationen zeigen die Untergewänder und das Äußere ein und desselben Kostüms. Man erkennt deutlich Absicht und Wirkung der zeitgenössischen Mode: die Verlängerung des Oberkörpers und das Tiefersetzen der Taille, während gleichzeitig die Körpergröße erhöht wird. Die Plateauschuhe, die *Chopines* genannt wurden, waren eine venezianische Spezialität.

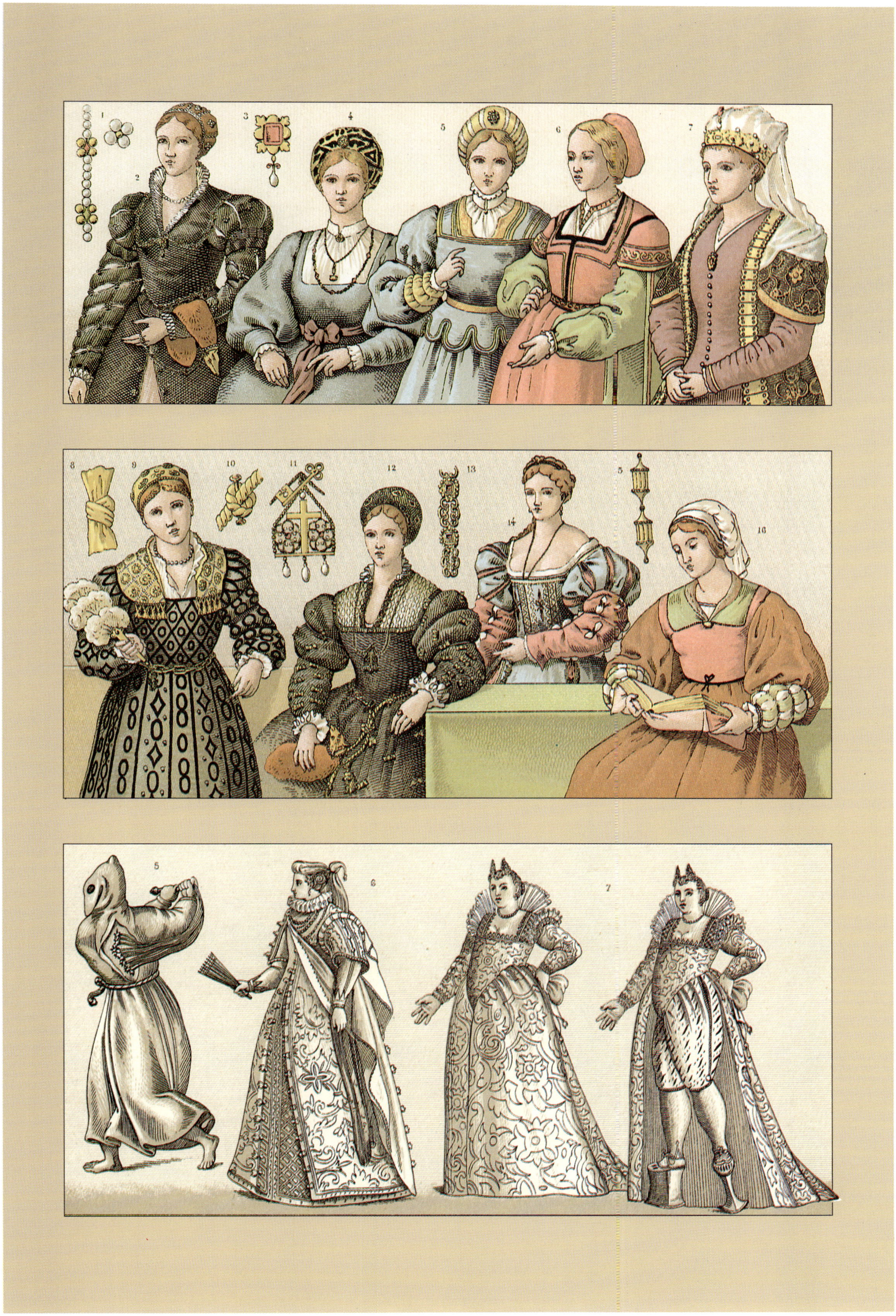

FRANKREICH

DIE MILITÄRTRACHTEN DES 16. JAHRHUNDERTS

Ludwig XII. verursachte im ersten Viertel des 16. Jahrhunderts einen radikalen Wandel in der französischen Militärtaktik, indem er den Adel dazu ermutigte, an der Seite der Infanterie zu kämpfen. Die Schweizer Siege von Morat und Granson machten die Notwendigkeit einer solchen Veränderung und die Wirksamkeit einer großen Infanteriestreitmacht deutlich. Ludwig bildete die *Bandes de Piémont*, eine Infanteriestreitmacht, die von Hilfstruppen wie schweizerischen und italienischen Söldnern und Lanzenträgern unterstützt wurde.

Und sogar dies stellte sich als nicht ausreichend heraus; im Jahre 1523 verstärkte er seine Infanterie jedoch weiterhin, indem er die bereits lange etablierten Francs-Bogenschützen zu getrennten Einheiten innerhalb des allgemeinen Armeeaufgebots machte.

Bisher war die Armee in sieben Legionen aufgeteilt gewesen, wobei jede 6000 Mann enthielt. Eine Legion bestand aus sechs Kompanien, jeweils mit einem Kommandanten, zwei Leutnants, zwei Fahnenträgern, vier Zenturios, vier Quartiermeistern, sechs Feldwebeln und einem Querpfeifenspieler.

Diese Struktur wurde nach dem Tod Franz I. aufgelöst und dann durch die *Bandes* ersetzt. Jede *Bande* setzte sich aus zwei Gruppen von Pikenieren, einer Gruppe von Hellebardieren und einer Gruppe von Arkebusieren zusammen. In jeder *Bande* gab es vier Männer, die als die *Payes Royales* bekannt waren – Ehrenmänner, denen als Gegenleistung für den Dienst in der Infanterie vom König ein lebenslängliches Einkommen zugesagt wurde.

Zu dieser Zeit waren die Uniformen noch nicht einheitlich, obwohl es in Einheiten wie der Schweizer Garde und den schottischen Bogenschützen eine dahingehende Bewegung gab.

1.1 Ein Pikenier im Jahre 1548 mit dem Standardhelm der Infanterie, der *Bourguignotte* genannt wird; er trägt einen leichten Harnisch aus kleinen abgeflachten Eisenstreifen, die wie Schuppen übereinandergeschichtet sind und *Hallecret* genannt werden, gerundete Schulterschützer, Armbänder, Panzergamaschen, ein langes Schwert und einen Dolch.

1.2 Ein Schweizer Kommandant. Die schweizerischen Söldner waren viele Jahre lang der Rückhalt für die französische Armee, man konnte sich jedoch nicht unbedingt immer auf sie verlassen. In der Schlacht von Pavia zum Beispiel im Jahre 1525 flohen dieSchweizer und ließen die französischen Lanzenträger im Stich, die daraufhin abgeschlachtet wurden.

Die Schweizer Soldaten trugen Westen und Kniehosen, die auf ungewöhnliche Weise geschlitzt waren, und Hüte, die auffällig und extravagant mit Federn geschmückt waren.

1.3 Ein Arkebusier aus dem Jahre 1548. Diese Soldaten waren leicht gekleidet, da sie sich auf die Pikeniere als Schutz verließen. Der Arkebusier hier trägt eine Art Helm, der als *Morion* bekannt ist, eine lederne Tunika und Panzerärmel.

1.4 Ein Mitglied der Schweizer Garde, die, der Tradition entsprechend, vor dem König hermarschierte und ihn mit ihren Hellebardieren schützte. Zu Kriegszeiten trugen sie *Hallecrets*, im Frieden jedoch die hier abgebildete, schwarz-weiße Livree, die von Heinrich II. eingeführt wurde. Die Weste und die Kniehosen der Garde waren mit silbernem Taft eingefaßt, mit Vierecken aus silbernem Stoff und schwarzem Samt verziert und mit Schlitzen übersät.

2.1, 2 & 5 Ein Offizier, ein Arkebusier und ein Hellebardier von einer der Söldnertruppen, die von Frankreich angestellt waren. Diese Soldaten hüten die Gewehre, die für den Erfolg so wesentlich waren.

2.3 & 4 Ein Schweizer Artillerist und ein Geschützoffizier. Ludwig XI. erkannte als erster die Bedeutung der Artillerie, die in den italienischen Feldzügen eine große Rolle spielte. Während der Religionskriege wurde sie jedoch seltsamerweise vernachlässigt.

3 Eine Truppe von Soldaten aus der Armee von Franz I. und daher Teil der Legionsstruktur, die später abgeschafft wurde. **3**.9 ist ein Trommler; **3**.10 ein Hellebardier; und **3**.12 ist ein Arkebusier, der ein eisernes Käppchen, das *Secrète* genannt wird, unter seiner Kappe trägt.

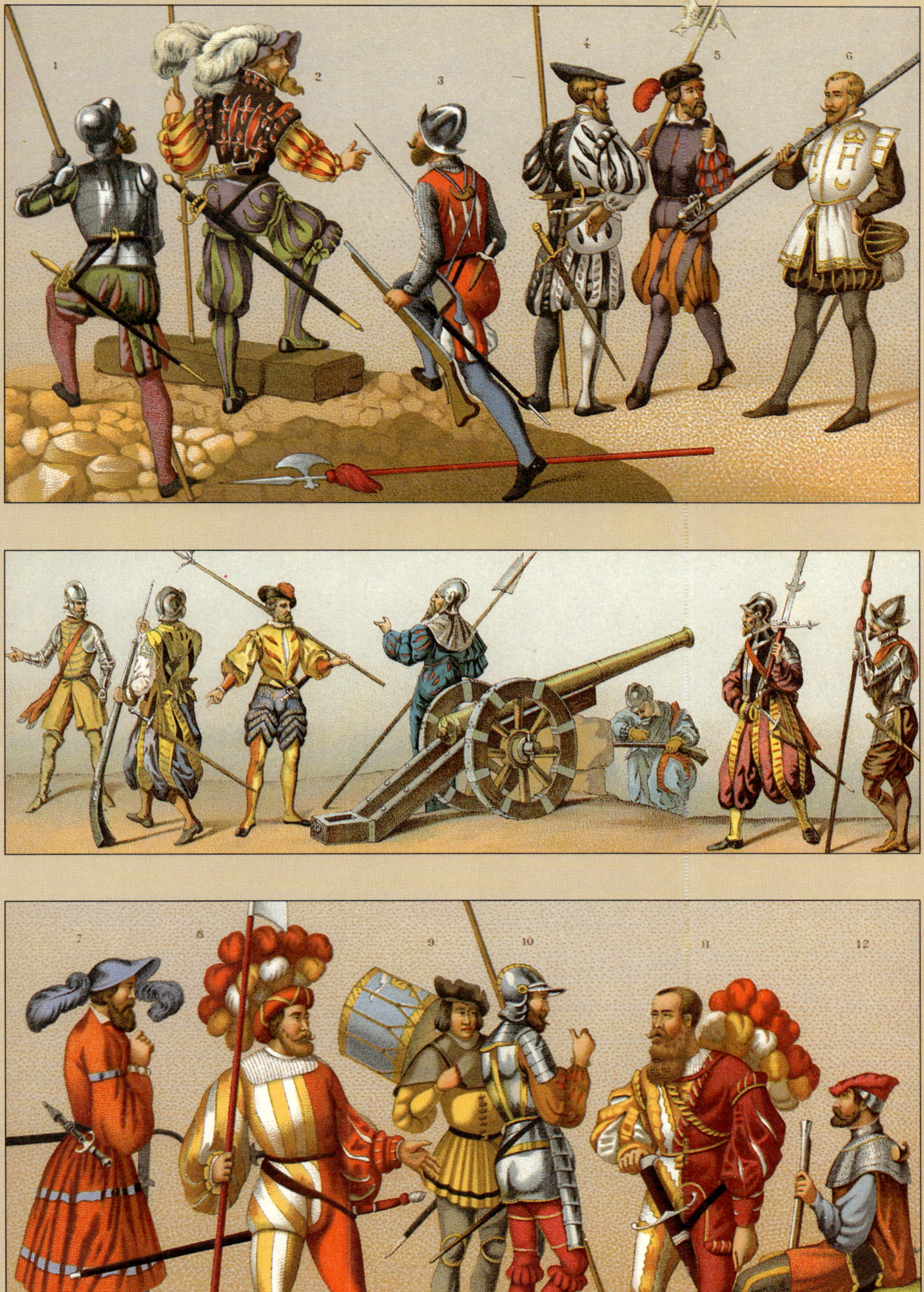
1
2
3
4
5
6
7
8
9
10
11
12

HOFKLEIDUNG

Die Kostüme der Hofdamen unterschieden sich von denen des reichen, niederen Adels nur in der Extravaganz der Verzierungen und des verwendeten Stoffes. Der Prunk der Hofkleidung wurde von allen wohlhabenden Französinnen angestrebt, was an der steigenden Zahl und der Eindeutigkeit der Gesetze erkennbar ist, die zum Einschreiten gegen Exzesse in der Kleidung erlassen wurden. Als Heinrich II. im Jahre 1547 den Thron bestieg, wurde eine Anzahl von Gesetzen erlassen, die *Superfluités* in der Frauenkleidung verbannte. Die einzigen, die davon ausgenommen waren, waren die königlichen Prinzessinnen und die Damen aus dem Gefolge der Katharina von Medici. Die meisten aus diesem Gefolge waren Italienerinnen, die prächtige Stoffe und neue Stilrichtungen aus Italien mitbrachten.

In kurzer Zeit hatten die italienischen Stilrichtungen die ursprüngliche Mode Frankreichs völlig in den Schatten gestellt, obwohl die vornehmen Französinnen dem einiges entgegensetzten, wie auf Bild **1** ersichtlich ist. Dabei mißachteten sie jedoch die Gesetze Heinrichs II., die ausgedehnt und wieder neu in Kraft gesetzt werden mußten.

Die Religionskriege erschwerten die Durchführung dieser Gesetze jedoch erheblich – sie traten tatsächlich erst zur Zeit Karls IX. in Kraft. Unter seiner Regierung wurde der Gebrauch von importierten Parfüms für französische Bürger ebenso wie das Tragen von Seide für Witwen gesetzeswidrig.

Karl der V. wollte insbesondere die Krinoline abschaffen, durch deren enormen Umfang besonders viel Stoff verschwendet wurde. Dies wurde jedoch nie durchgeführt, da die Frauen von Toulouse, die scheinbar ungewöhnlich an der Krinoline hingen, eine Bittschrift an Karl schickten.

2.1 Katharina von Medici in einem typischen neuartigen Kostüm, bei dem das Mieder zum Unterrock paßt und beide mit einem Gehrock bedeckt sind. Dieses enganliegende Gewand wird hoch auf der Brust geschlossen und fließt bis zu den Fußgelenken herunter.

Ihr Kragen geht in Anlehnung an vergangene Moden in eine Halskrause über, die hauptsächliche Neuerung besteht jedoch in der Größe der Öffnung des äußeren Kleides, die über der Öffnung eines weiteren Kleides liegt. Das Außengewand ist so gestaltet, daß es Teil eines gewöhnlichen Kleides zu sein scheint.

2.2 Marie Touchet, im Jahre 1549 geboren, in Stadtkleidung. Sie befindet sich nicht in Trauer, da man einen blauen Unterrock sehen kann; daher handelt es sich bei der schwarzen Farbe ihres Kostüms – die sich von der weißen Halskrause absetzt – allein um ihre eigene Wahl.

Dieses Kostüm ist völlig geschlossen, wobei der Rock an beiden Seiten der Hüfte angehoben ist. Die Ärmel wirken ziemlich maskulin, während der Kragen in eine Halskrause übergeht, die er umschließt und in Position hält. Die kleine Kappe ist ähnlich der, die durch Eléonore, der zweiten Gattin Franz I., in Mode kam – sie bedeckte gerade die Ohren und war oft mit einer Feder gschmückt.

2.4 Die Herzogin von Etampes in dem ältesten Kostüm dieser Gruppe. In diesem Kostüm lassen sich eine Reihe italienischer Elemente erkennen: Das schwarze Kleid ist von der Taille bis zu den Füßen geschlitzt; die Ärmel haben grüne Schlitze; und die Schultern sind gepolstert. Es hat jedoch auch eine Reihe von originellen Elementen: die Halskrause, zum Beispiel, die mit einer Litze versehen ist, wird von einem mit Juwelen besetzten Halsband hochgehalten.

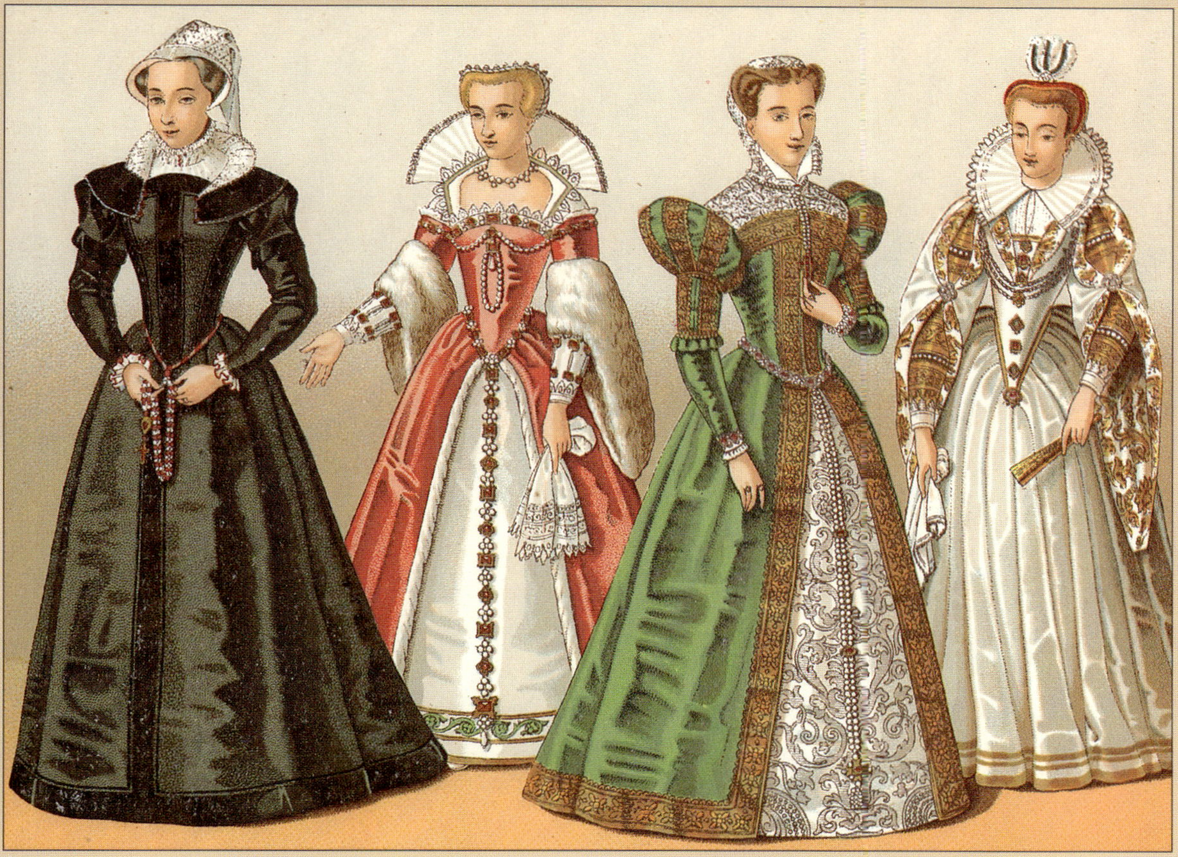

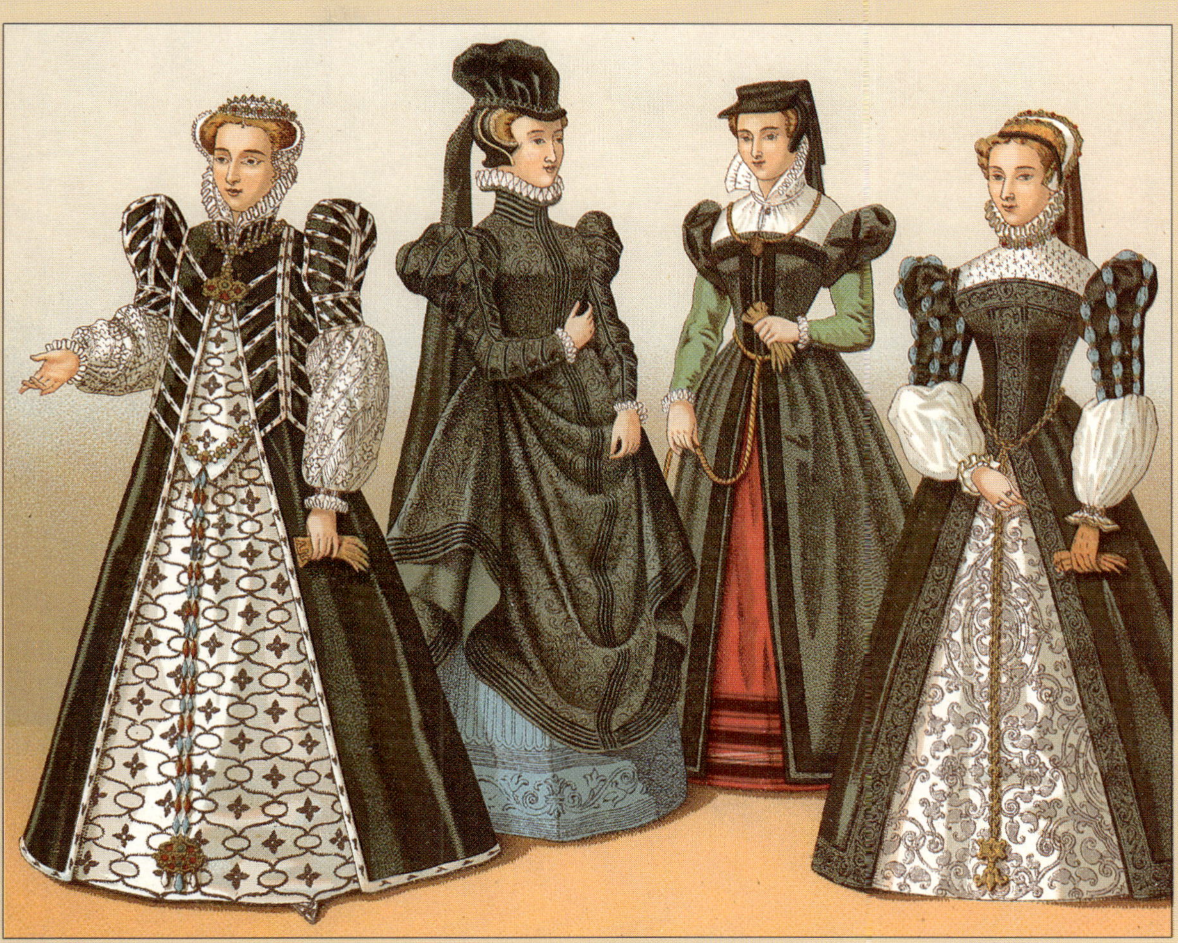

KATHARINA VON MEDICI

Bei den gegenüberstehenden Illustrationen handelt es sich um besonders gute Beispiele der Hofkleidung im 16. Jahrhundert. Die Pracht dieser Kostüme ist nicht auf den Einfluß König Karls VI. zurückzuführen, der sich wenig um derartige Dinge kümmerte, sondern auf Katharina von Medici. Unter ihrer Ägide wurde der extravaganteste Putz *de rigeur*. Nach der 18 Monate andauernden Herrschaft Franz II., folgte eine Zeit der Trauer, danach wurden die Kleidungsstile jedoch zusehens teurer, da die Reichen über den verschiedenen Mode ihre Furcht vor einer ungewissen Zukunft vergaßen.

1.1 Franz, Herzog von Alençon und Bruder von Franz II., Karl IX. und Heinrich III. Franz war bekannt für seine nahezu feminine Kleidung, und er erfand ein vollkommen grünes Kostüm, das eine kurze Zeit lang hochmodern war.

1.2, 3 & 4 Jacqueline de Longwy, Jeanne d'Albret und Elisabeth von Österreich. Trotz der Tatsache, daß diese Frauen alle aus verschiedenen Zeiten stammen, sind ihre Kostüme erstaunlich ähnlich. Elisabeth von Österreich trägt ein Schmuckband im Haar, und ihr Leibchen, an dem sich ein teurer Anhänger befindet, ist oben ebenfalls mit Schmuck eingefaßt.

1.5 Heinrich, Herzog von Longueville in einem Kostüm, das gegen Ende der Regierungszeit Heinrichs III. in Mode war. Sein umgeschlagener Kragen ist mit Spitze verziert und mit Gold bestickt.

2.1, 3 & 5 Drei Kostüme, die den Stempel von Katharina von Medicis Einfluß tragen. Die Dame auf Bild **2**.5 ist nach einer Mode gekleidet, die zur Zeit Heinrichs III. häufig zu sehen war: ein Rock, der gerade fällt und hinten am Rücken eine Spalte hat, durch die der prächtig gefärbte Unterrock sichtbar ist. Die Frauen trugen oft bis zu drei verschiedene Unterröcke, die alle wie dieser hier zur Schau gestellt wurden.

2.4 Obwohl Karl der VI. auf die Mode wenig Einfluß hatte, kennzeichnete seine Regierungszeit jedoch eine Kostümneuerung. Bei dieser handelte es sich um die Entwicklung des kurzen Mantels mit den farbig hervorgehobenen Enden, dem Cape. Zu diesem Grundstil gab es eine Anzahl vonVariationen. Dieses hier ist ärmellos und hat einen umgeschlagenen Kragen, der um die Brust gewickelt ist.

3.1 Karl XI., König von Frankreich, mit einer Kappe auf dem Kopf, die mit Federn versehen ist, und einem enganliegenden Wams – das eher einem Harnisch ähnelt – mit einem hochgeschlagenen Kragen. Sowohl das Wams als auch die gepolsterten Kniehosen sind mit goldener Litze verziert.

3.2 Ein Ratsmitglied im Pariser Parlament, in scharlachrote Roben mit schwarzen Besätzen und einen viereckigen Hut gekleidet.

3.5 Ein Ehrenmann aus der Zeit Karls IX. mit umgeschlagenem Kragen, Kniehosen, die ballonartig gepolstert sind, und Strumpfhosen, die mit Fangschnüren und Strumpfbändern, die unter dem Knie gebunden werden, befestigt sind.

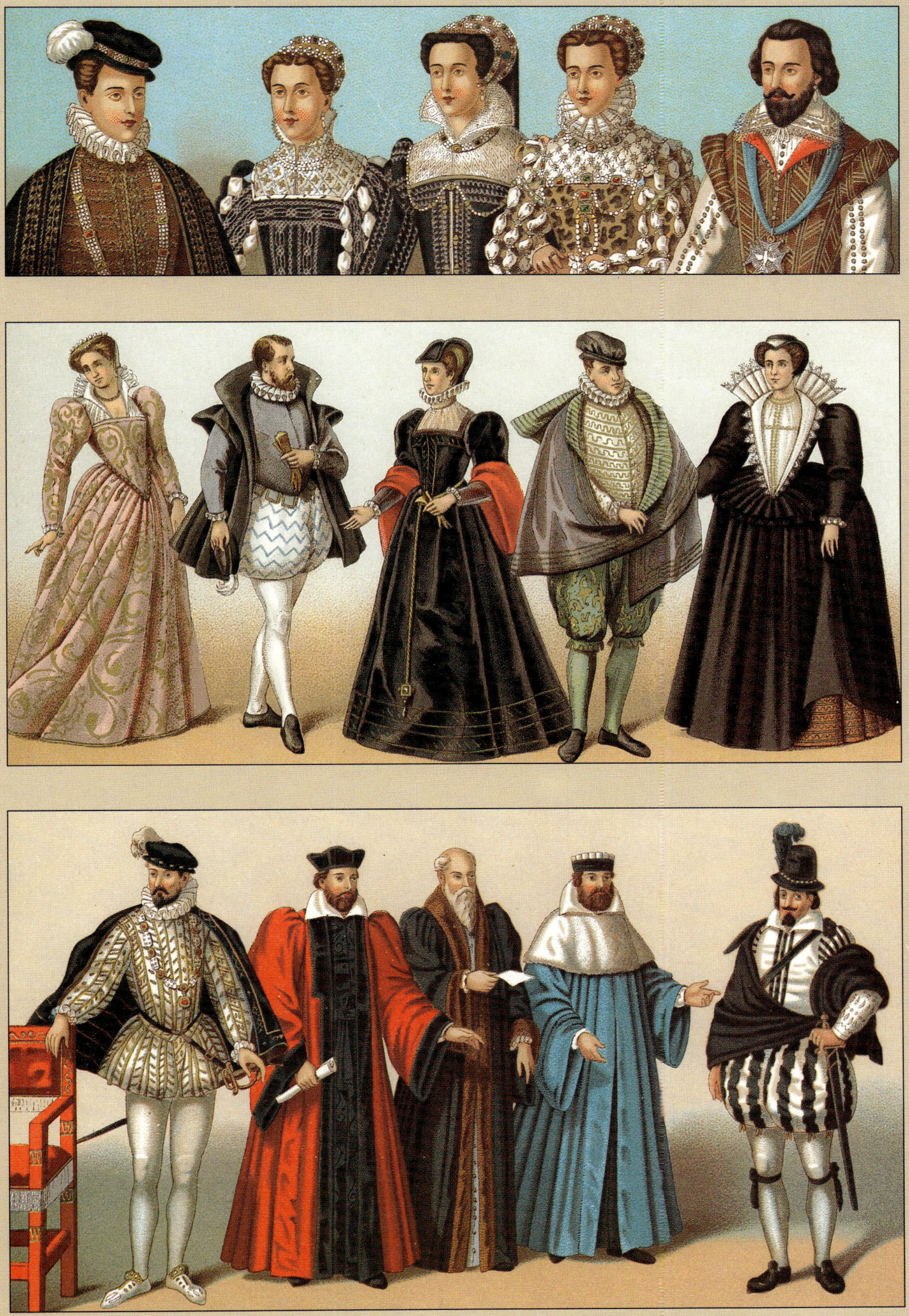

REIFRÖCKE UND WEITE ÄRMEL

Die Mode, in der das trichterförmige Leibchen mit der langen Taille und der spitzen Vorderseite aufkam, erreichte ihren Höhepunkt gegen Ende der Regierungszeit Heinrichs III. und dem Aufstieg Heinrichs IV. Zu diesem Zeitpunkt war sie fast schon unpraktisch, da der Effekt des spitzen Leibchens noch durch das Hinzufügen der Krinoline verstärkt wurde (das 18. Jahrhundert sollte auf sie modisch wieder zurückgreifen), und die riesigen Ärmel oben fast so weit wie das Leibchen selbst waren.

Diese Ärmel gab es in verschiedenen Stilrichtungen (**3**.1 & 3). Die ersteren rufen den italienischen Stil in Erinnerung, der im frühen 16. Jahrhundert so beliebt war. In diesem Fall war der Ärmel nicht mit dem Leibchen verbunden, aber mit goldenen Knöpfen daran befestigt. Die Ärmel auf Bild **3**.3 sind ebenfalls nicht mit dem Leibchen verbunden und unter den Epauletten befestigt.

Der Wappenrock oder das Übergewand hatte keine Ärmel mehr, endete jedoch an der Schulter in Form von Epauletten; der Rock des Wappenrockes war vorne nicht mehr offen.

Unter der Krinoline trugen die Frauen lange Unterhosen, die genau wie die Kniehosen der Männer aussahen (**1**.2). Diese waren an einem Gewand befestigt, das dem Männerwams ähnelte und über einem wattierten Leibchen getragen wurde. Lange seidene Strümpfe aus Neapel und Spanien waren mit Fangschnüren an den Unterhosen befestigt oder wurden mit Hilfe von Strumpfbändern hochgehalten. Die Strümpfe hatten immer leuchtende Farben: Rot, Violett, Blau und auch Grün waren beliebt.

Die Schuhe waren oft weiß; die niedrigen französischen Schuhe waren aus der Mode gekommen – die Frauen zogen italienische Schuhe mit hohen Absätzen vor – und jede Adelige trug parfümierte Handschuhe.

Die Halskrause wurde durch einen hohen, fächerförmigen Kragen ersetzt, der mit Draht gestützt und mit Spitze oder feinen Goldfäden geschmückt war (**3**.2).

Die Frauen trugen oft sichtbare Korsettstäbchen (**3**.1). Diese waren in das Leibchen eingenäht und konnten aus Holz, Elfenbein, Perlmutt, Stahl, Messing oder Silber sein.

Frauen von Rang trugen tagsüber oft schwarze Samtmasken, um Sonnenbrand zu vermeiden. Nachts trugen sie ebenfalls Masken, um die Wirksamkeit der Cremes und Salben zu verstärken, die zur Erhaltung eines jugendlichen Teints verwendet wurden.

1.1 Eine Witwe in Trauer.

1.2 Heinrich III.

1.3 Eine junge Adelige.

1.4 Eine junge Adelige oder Witwe in Trauer.

1.5 Eine Frau aus dem Mittelstand in Trauer.

1.6 Ein Anwalt.

2.1 Ein Arzt in zeremonieller Kleidung im Jahre 1586. Er trägt einen viereckigen Hut, eine Halskrause, einen roten Mantel mit Armlöchern und ein Hermelincape.

2.2 Ein Lakai in königlicher Livree. Er trägt einen kleinen Biberhut mit Pompons in den königlichen Farben: Blau, Karminrot und Weiß. Sein Kragen ist umgeschlagen, und er trägt ein Wams mit langen Ärmeln. Seine langen Strümpfe werden mit Satinstrumpfbändern hochgehalten, und die Schuhe mit den roten Absätzen sind mit karminroten Schnürsenkeln gebunden.

2.3 Eine junge Dame mit gepudertem Haar, das in der Form eines Feigenkaktus zum Knoten geschlungen und mit Nadeln und einem goldenen Stern geschmückt ist. Sie trägt eine Samtmaske und eine Kette aus Edelsteinen um den Hals.

Ihr Spitzenkragen ist mit Draht abgestützt, ihr Leibchen ist rund ausgeschnitten und hat bauschige Ärmel im italienischen Stil. Über der äußeren Robe hängen kleine, an goldenen Ketten befestigte Spiegel.

2.4 Ein Kurier eines Herrenhauses. Er ist mit einem Stab bewaffnet und trägt eine rote Samthaube, die mit Federn geschmückt ist. Sein Kragen ist im italienischen Stil umgeschlagen.

2.5 Ein königlicher Page, der eine kleine Halskrause, ein langärmeliges Wams, einen Überwurf mit offenen Ärmeln, der auf der Taille gegürtet ist, und eine Strumpfhose trägt.

3.1 Eine Adelige.

3.2 & 3 Frauen aus dem Mittelstand.

3.4 Eine junge Dame im Morgenmantel.

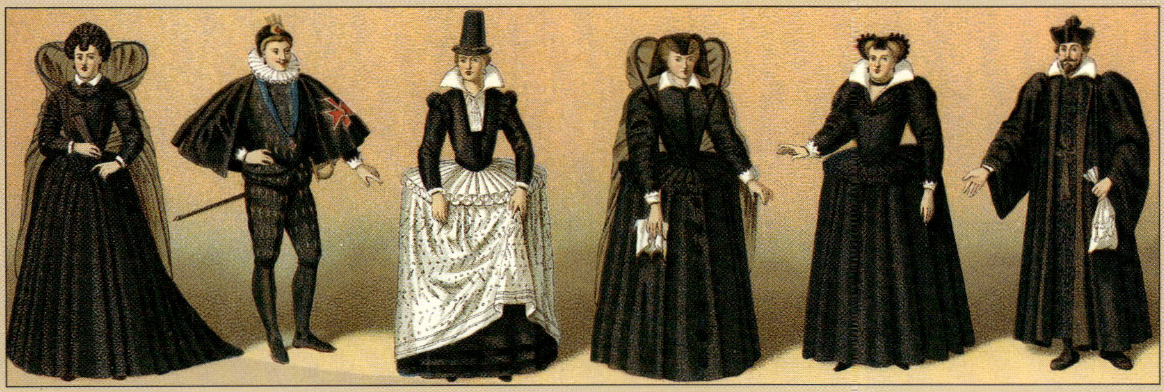
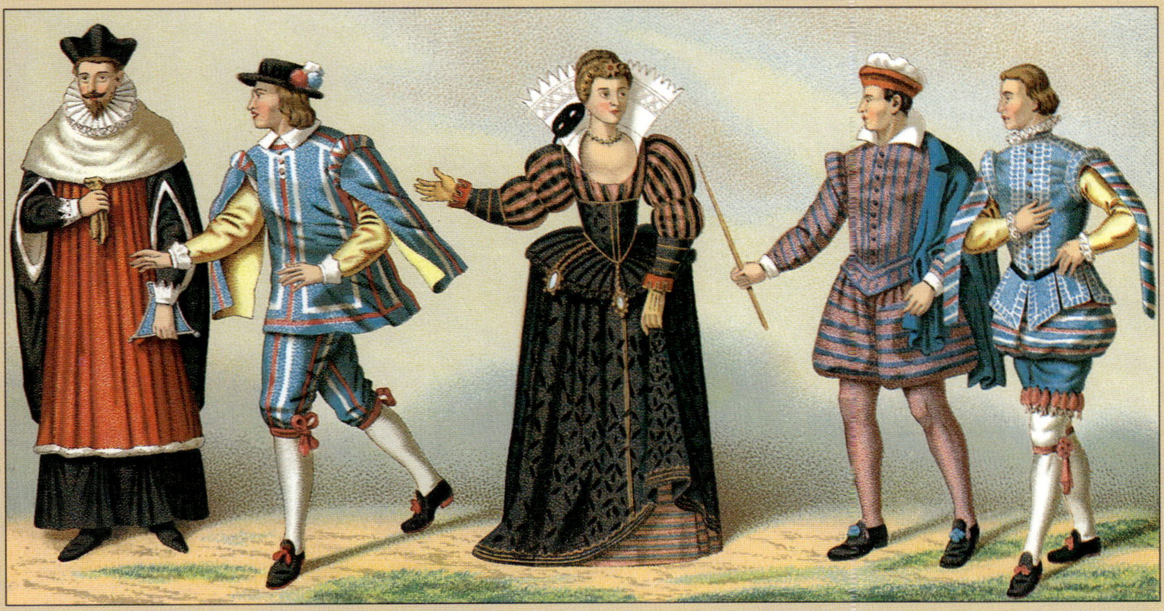
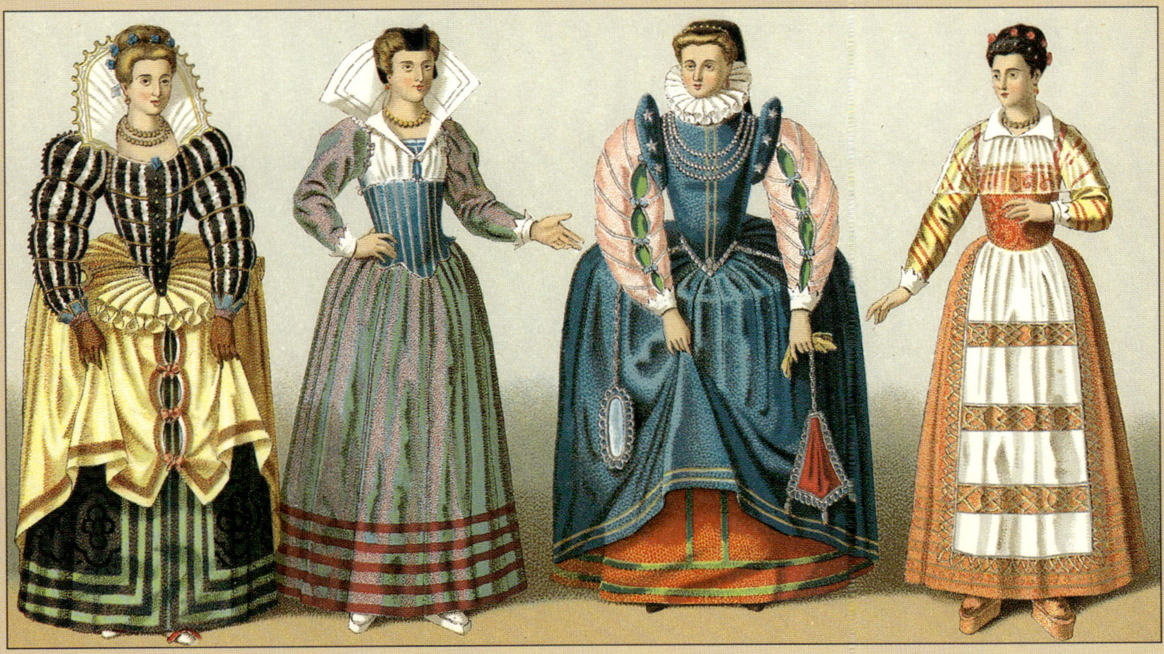

BAUERN UND SOLDATEN

Die oberen Illustrationen der gegenüberliegenden Seite zeigen Kostüme der französischen Arbeiterschicht im 16. Jahrhundert zur Zeit Heinrichs III. Die unteren beiden Bildreihen zeigen Abbildungen französischer Infanterieuniformen aus derselben Zeit. Einige Experten behaupten, daß diese Uniformen eigentlich flämischen Soldaten gehören, es gibt jedoch genügend Ähnlichkeiten zwischen den französischen und flämischen Infanterieuniformen, so daß die unten angegebenen Details als angemessene Beschreibung für beide dienen können.

1.1 Ein Bauer aus der Umgebung von Saumur mit einem Filzhut mit heruntergeschlagener Krempe, einem *Sayon*, der bis zur Mitte der Oberschenkel reicht, und einem blauen Wams. Er trägt einen ländlichen Mantel, der *Balandras* genannt wird, und Gamaschen, um seine Beine vor Schmutz zu schützen. Das blaue Wams ist ungewöhnlich, da arme Leute für gewöhnlich Weiß trugen.

1.2 Ein Weinverkäufer im Jahre 1586 mit einem rot aufgeputzten Filzhut und einer losen Jacke mit einem langen Schoß, die auf der Taille mit einem Ledergürtel gerafft ist, an dem ein Geldbeutel hängt. Seine Kniehosen sind schmal geschnitten, und seine langen Strümpfe werden unterm Knie mit Strumpfbändern hochgehalten. Männer wie dieser durchwanderten am Morgen die Straßen von Paris und boten Passanten Wein an.

1.3 Ein Stiefelputzer, der einen langen Kittel mit einem Cape und Strümpfe aus grober Wolle trägt. Seine riesige Ledertasche wird an einem Schultergurt getragen.

1.4 Eine Schäferin aus Anjou, die eine Haube aus Tuch mit einer erhöhten Spitze, eine Bluse mit losen Ärmeln und gaufriertem Kragen, ein blaues Leibchen mit Trägern und einen Wollrock trägt.

1.5 Eine reiche Bäuerin in einer ausgeschnittenen Bluse mit einem großen, hohen Kragen, einem blauen Wappenrock, einem weißen Mantel und einer schwarzen Schürze.

1.6 Eine junge Dienstmagd auf dem Weg zum Markt in Paris, im Jahre 1586. Die Haube ist mit einer Kapuze aus Tuch bedeckt, die hinten bis zum Gürtel herunterhängt. Sie trägt eine Bluse mit hohem Kragen und ein rotes Leibchen, das vorne geschnürt wird und mit schwarzem Samt aufgeputzt ist. An den Seiten ihres Rockes befinden sich Ketten, an denen ein Schlüsselbund, eine Geldbörse und ein Messer in der Scheide hängen.

1.7 Ein Stubenmädchen aus Saumur mit einer Haube aus Anjou, wie in Bild 1.5, und einer Bluse, die am Kragen gerafft ist.

In den Jahren 1574 und 1579 bestimmte Heinrich III., daß nur die Kommandeure einer Infanteriekompanie Überwürfe und Kniehosen aus goldenem oder silbernem Stoff oder Seide tragen durften. Davon abgesehen unterschieden sich die Offiziere außer durch den Besitz eines Kommandostabes in nichts von den anderen Soldaten.

Es gab keine starre Uniform, und Farben durften gemischt werden; dabei hatten die Strümpfe eine und die Kniehosen eine andere Farbe. Die Soldaten der Infanterie trugen oft acht bis zehn Farben zur Schau.

Die Farbe Grün hatte jedoch eine besondere Bedeutung, und diejenigen, die einen grünen Kopfschmuck hatten, trugen ebenfalls grüne Fußbekleidung. Der Herzog von Alençon, Bruder Heinrichs III., erfand diese Mode.

Während die Damen Korsettstäbchen trugen, um den Bauch abzuflachen, trugen die Soldaten dieser Zeit Vorrichtungen, die als *Panserons* bekannt waren und einen gegenteiligen Effekt erzielten. Das ließ die aufgeputzten französischen und flämischen Soldaten wie fröhliche Jungens erscheinen – was scheinbar zu Beginn des 16. Jahrhunderts als begehrenswert galt.

Das Wams, mit oder ohne Ärmel, war so angepaßt, daß es über die *Panserons* angezogen werden konnte. Die Kniehosen konnten eng oder pluderig sein und reichten gerade bis unters Knie; Hosenbeutel wurden zu diesem Zeitpunkt jedoch nicht getragen.

Ein gekräuselter Kragen oder eine Halskrause erhob sich aus dem Wams. Die Kopfbedeckung bestand aus einem Barett oder einem Sombrero im spanischen Stil mit einem Federbusch.

Die Soldaten trugen Schärpen als persönliches Erkennungszeichen. Ihr Sammelpunkt war die Flagge der Kompanie. Diese war aus Seide und oft so groß, daß sie hochgehalten werden mußte, um nicht am Boden zu schleifen. Die Trommeln waren ebenfalls enorm groß und schwer zu tragen, aber die militärischen Umhänge waren erstaunlich klein und reichten kaum bis unter die Knie.

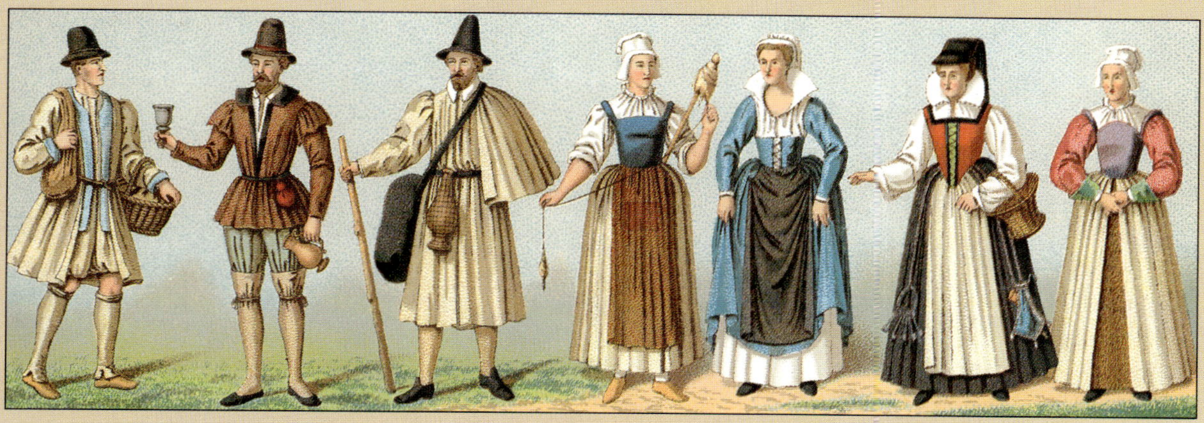

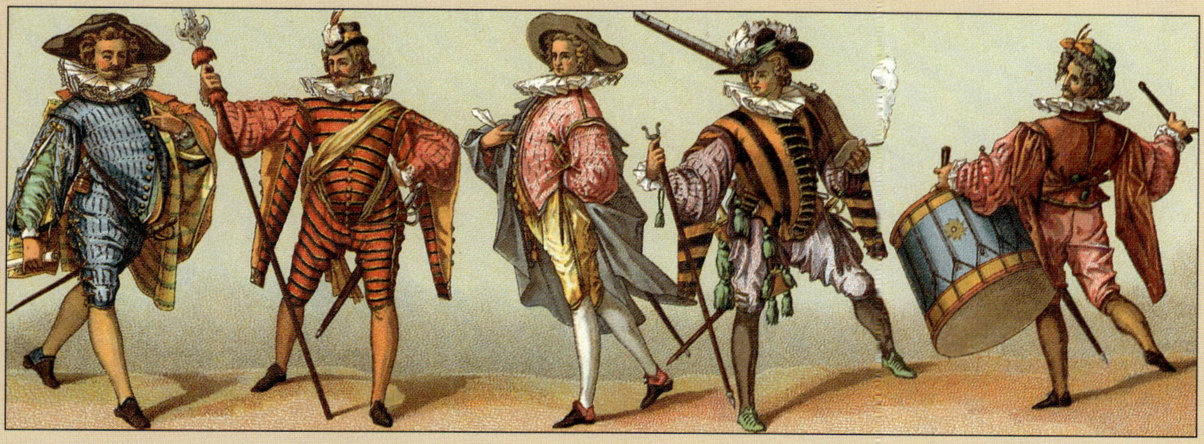

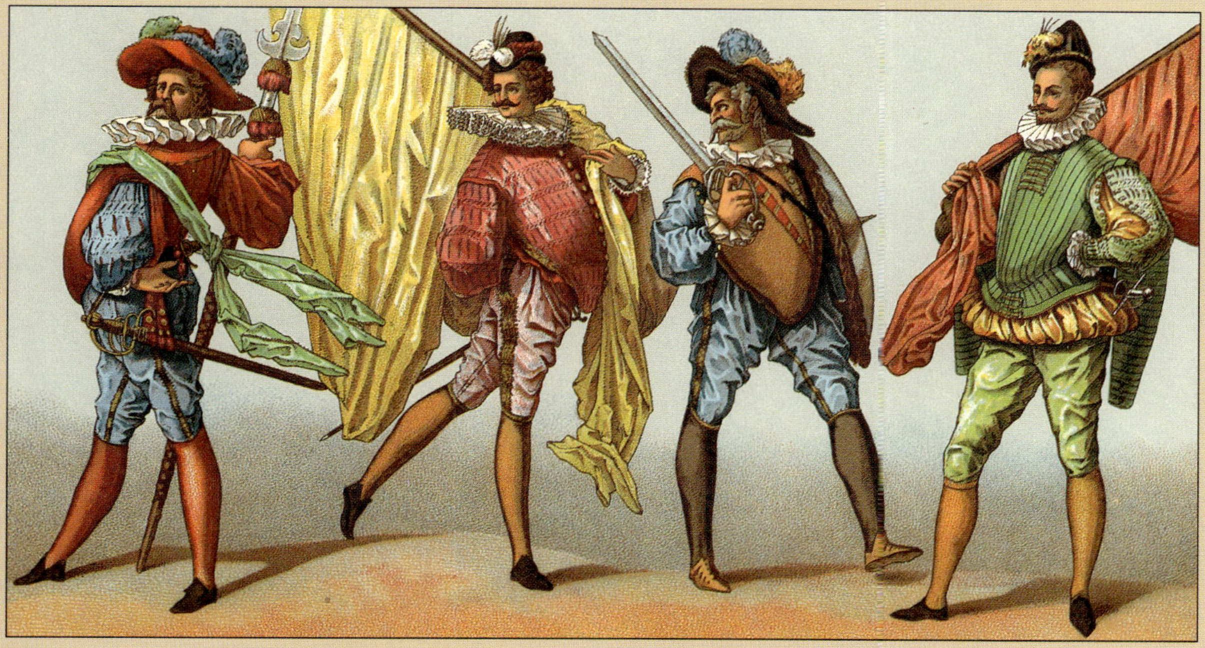

ENGLAND

EINE ELISABETHANISCHE INNENEINRICHTUNG

Die gegenüberstehende Illustration zeigt das Innere der Speke Hall in Lancashire aus dem späten 16. Jahrhundert, wie sie unter der Leitung von Joseph Brereton im 19. Jahrhundert rekonstruiert wurde. Einige Teile des Gebäudes stammen aus der Zeit vor dem 16. Jahrhundert, das Enstehungsdatum dieses Zimmers ist jedoch durch die Inschrift über dem Türstock zum Gedenken an Sir Edward Norris, der den Raum im Jahre 1598 erbauen ließ, genau festzulegen. Aufgrund Breretons Restauration bietet es eines der perfektesten Beispiele eines elisabethanischen Herrensitzes, obwohl der ursprüngliche Wallgraben aufgefüllt und in Gärten verwandelt wurde.

Ende des 16. Jahrhunderts begannen die Franzosen, Spanier und Deutschen, die klassischen Traditionen wieder aufzugreifen. England hielt sich jedoch abseits dieser Tendenz, um sich eine eigene Renaissance zu schaffen. Diese wurde als der elisabethanische Stil bekannt.

Der Eßsaal in Speke ist ein Inbegriff dieses Stils. Es ist ein schöner und geräumiger Raum, der zusammen mit der Eingangshalle Zeugnis für den Reichtum seines Besitzers liefert. Man kann sich Sir Edward gut vorstellen, wie er hier seine adeligen Gäste bei Diners unterhielt oder seine reicheren Pächter empfing.

Die Zimmerdecke ist besonders wegen ihrer profilierten Querbalken bemerkenswert, die sich überkreuzen und eine kassettierte Fläche ergeben. Die Balken selbst sind mit verschnörkelten Mustern aus verschlungenen Hopfenstengeln verziert, die ein feines, stickereiartiges Relief bilden, ohne das Muster der Balken zu entstellen.

Eichentäfelung bedeckt die Wände vom Boden bis zur Decke und der breite Kaminsims ist ebenfalls aus geschnitztem Holz. Darüber befinden sich allem Anschein nach geschnitzte Porträts von Sir Edward und seinen zwei Gattinnen, mit ihren beiden Kindern darunter.

Der Reiz dieses Raumes liegt teilweise in der entzückenden Fensternische, die nichts von dem eher verdrießlichen Baustil des Mittelalters hat. Die Nische ist aus Holz und das Licht strömt durch die kleinen, mit Blei eingefaßten Fensterscheiben.

Die ganze Szene hat einen sehr nordeuropäischen Charakter, jedoch mit einem Unterschied, der durch die typische Kälte, die Feuchtigkeit und den Nebel, Britanniens bedingt ist. Die Fenster zum Beispiel sind so entworfen, daß sie soviel Licht wie möglich einlassen, während sie den Insassen zugleich Schutz vor den Elementen bieten sollen.

Der Stil der Fenster macht diese Nische typisch englisch. Man findet überall ähnliche Beispiele; Fenster, die an den Häusern wie überglaste Balkone hervorspringen. Sie sind ein besonderes Merkmal der schwarz-weißen Fachwerkhäuser aus Balken und Gips, die in Cheshire, Shropshire, Lancashire und Worcestershire so häufig sind.

Ein französischer Reisender aus dem 18. Jahrhundert bemerkte im Zusammenhang mit diesem auffallenden Stil einst: "Wenn ein Engländer baut, will er sein eigener Architekt sein; eine Wunschvorstellung, die wahrscheinlich in ihrer Freiheit als Nation begründet liegt."

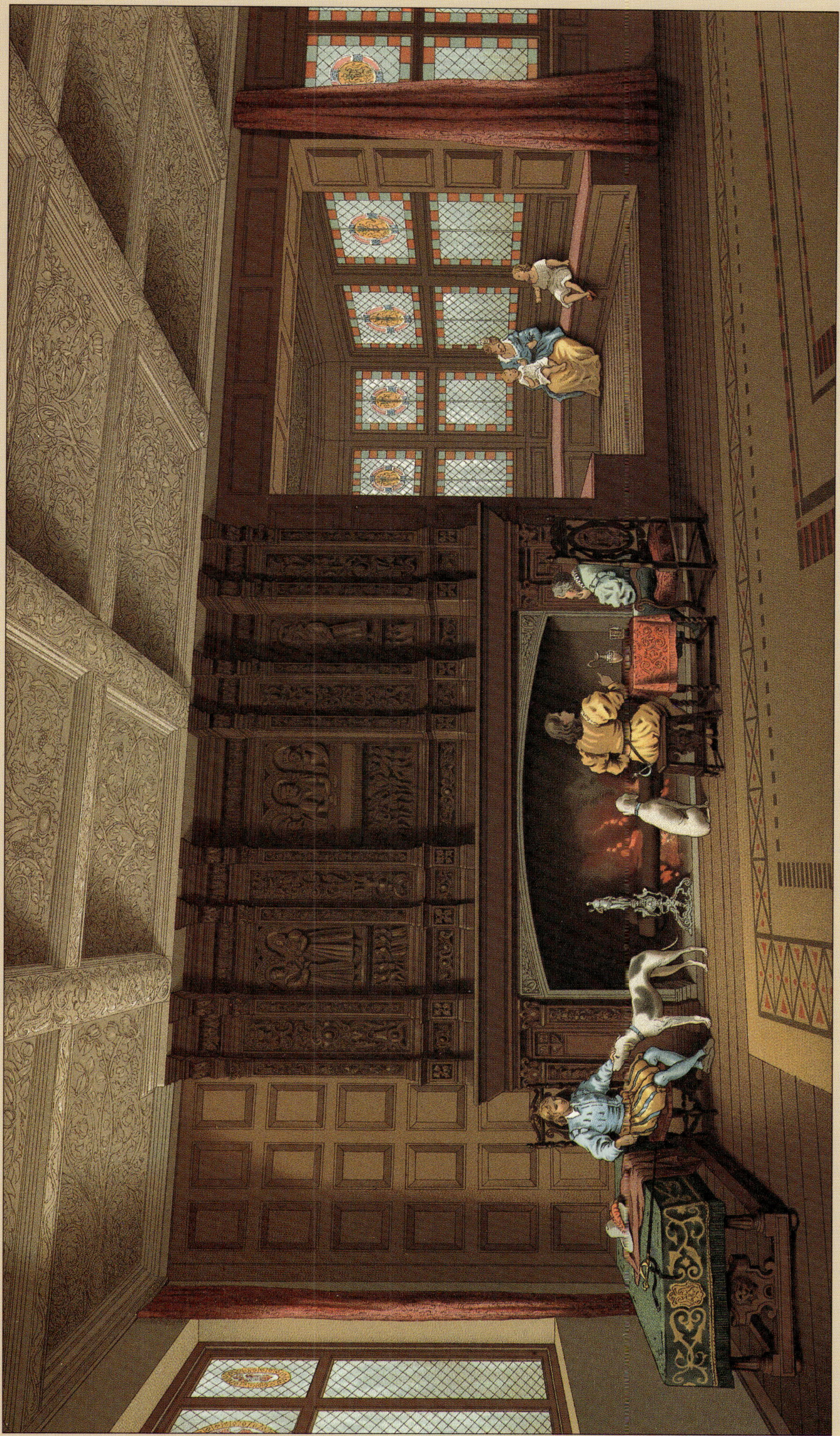

FRANKREICH

SCHLICHTE ELEGANZ

Im 17. Jahrhundert wurde Frankreich wieder einmal führend in der europäischen Mode, nachdem es mit Italien und Spanien im vorangegangenen Jahrhundert einflußmäßig gleichgestanden hatte. Um ungefähr 1620 wurde die Spitze ein Teil der Tracht – und zwar in einem solchen Ausmaß, daß innerhalb von wenigen Jahren jedes erdenkliche Kleidungsstück damit geschmückt war. Diese Mode artete derartig aus, daß im Jahre 1635 schließlich ein Gesetz erlassen wurde, das sie verbot. Von diesem Zeitpunkt an waren alle Rüschen, Fransen und jeglicher Flitterkram untersagt, und die Kostüme wurden zum Ausdruck nüchternen, guten Geschmacks. Bänder wurden durch Knöpfe ersetzt, und die Kleider wurden dunkel oder neutral gefärbt.

1.1 Eine Frau an einer Harfe in einem holländischen Kostüm. Der Rock ist aus Satin und der Schal aus feinem Leinen. Die Ausstattung ist in dem eher nüchternen Stil gehalten, der sich in Europa aufgrund der französischen Regeln von 1635 ausbreitete.

1.2 Eine Gruppe von Musikanten, ein Fragment eines Gemäldes von Adrian Van de Venne; es stellt ein Fest dar, das die Schließung des österreichisch-holländischen Bundes im Jahre 1609 zum Anlaß hatte. Eine Szene von Plato ist auf dem geöffneten Deckel eines Spinetts rechts hinter den Musikanten zu sehen, die ihre Hüte und die Kästen ihrer Instrumente auf den Boden gelegt haben.

Die hier abgebildeten Kragen sind gerundet; sie waren bis um 1634 nicht so kunstvoll gearbeitet wie auf Bild **2**.

2 Das Innere eines französischen Hauses um 1635; eine musikalische Soiree. Links hält ein feiner Herr ein Notenblatt in der einen Hand, während er mit der anderen dirigiert. Er scheint für die Jagd gekleidet zu sein und trägt einen mit einem prächtigen Federbusch geschmückten Hut, Sporen und rote Strumpfhosen.

Ein derartiges Kostüm bedeutete nicht unbedingt, daß er sich auf dem Weg zu einer Jagd befand oder von einer zurück kehrte. Das rote Kostüm könnte ein Hinweis darauf sein, daß seine Absicht eher amouröser Natur war und keineswegs mit Pferden zu tun hatte.

Die Hüte in dieser Zeit waren niedrig und aus Filz oder Biberpelz, mit breiten Krempen, auf denen sich zwei lange Federn befanden. Langes dichtes Haar war in Mode; daher trugen Männer oft Perücken; sie trennten auch eine einzelne Locke ab – die *Moustache* genannt wurde – und befestigten diese mit einem Stück farbigem Band, wie es der zweite Junge von rechts getan hat.

Spitze war noch immer sehr in Mode, und die Kragen waren nun viel kunstvoller gearbeitet als die auf Bild **1**.2. Der neue Stil bedeutete die Abschaffung der Halskrause und des hochgeschlossenen Kragens sowohl für Frauen als auch für Männer. Die Stiefel wurden auf Wadenhöhe verkürzt und dort, wo sie umgeschlagen wurden, mit Spitze bedeckt.

Wenn sie Stiefel anhatten, wurde es von Ehrenmännern erwartet, daß sie seidene Strümpfe trugen. Zuerst waren diese mit Wolle gefüttert, um der Kälte abzuhelfen. Diese Strümpfe waren jedoch leicht unansehnlich, und bald wurden stattdessen mehrere seidene Strümpfe übereinander getragen. Der Cellist rechts auf der Abbildung trägt Strümpfe, die mit Strumpfbändern hochgehalten werden und mit Rosetten verziert sind.

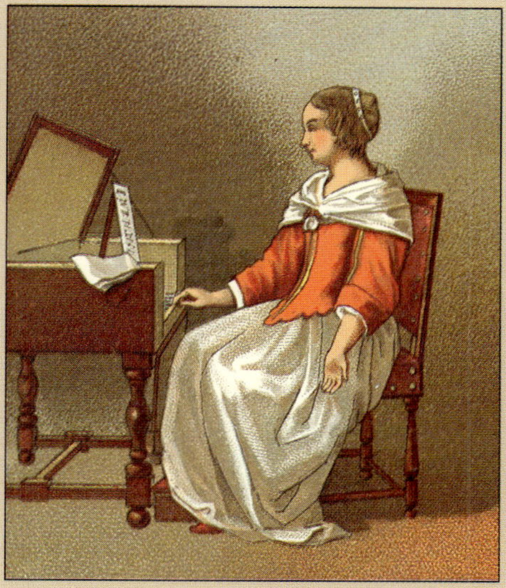

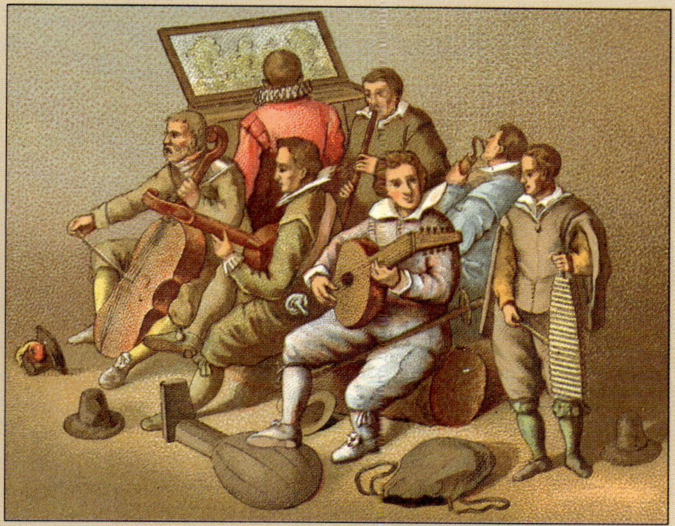

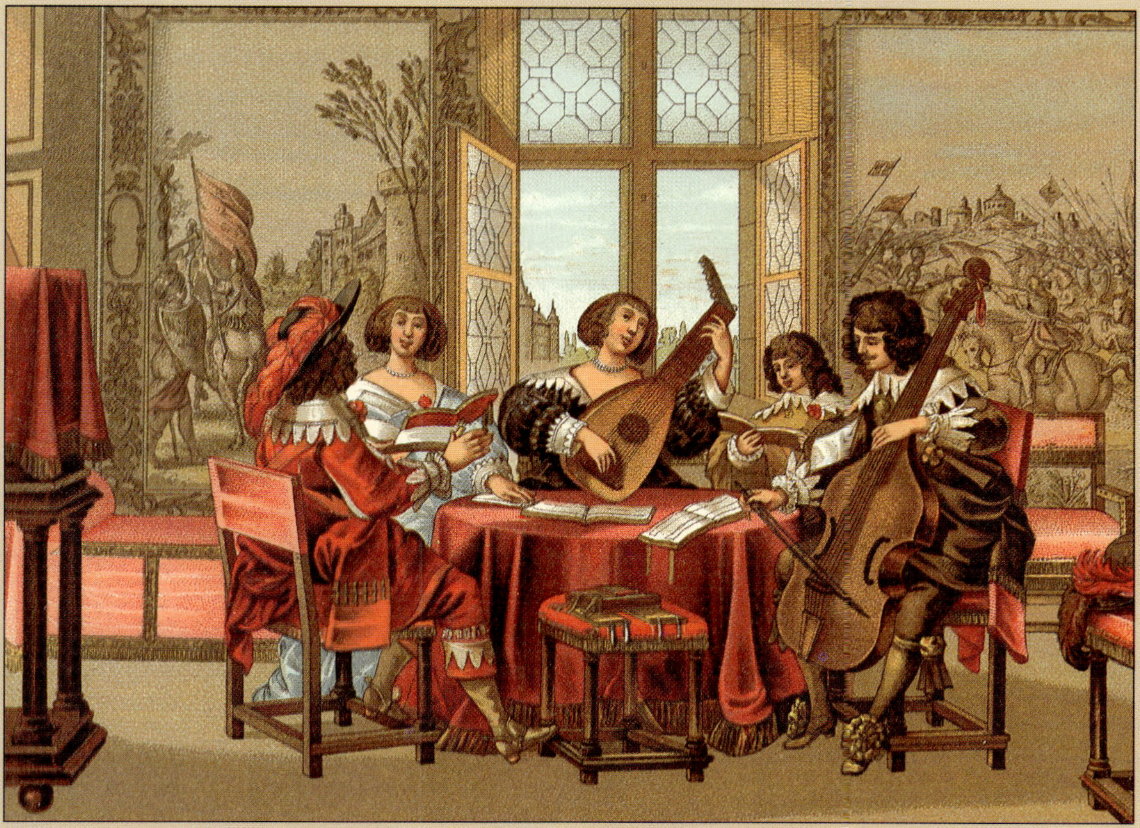

EUROPA

DAS 17. JAHRHUNDERT: DEUTSCHLAND, FRANKREICH UND ENGLAND

Das gemeinsame Element dieser Illustrationen, die sich an englische, französische und deutsche Stilrichtungen anlehnen, ist ein Schal, der um die Schultern getragen wird und über einem tiefausgeschnittenen Leibchen, das mit Spitze eingefaßt ist, liegt. Der Einfluß der Puritaner ist spürbar, und, obwohl die Spitze von höchster Qualität ist, ist der Stil der Kleidung grundsätzlich sehr schlicht und Schmuck selten.

1.1 & 3 Engländerinnen, die Herbst- und Sommerkleidung im Stil des Jahres 1641 tragen.

1.2 Die Gattin des Oberbürgermeisters.

1.4 Eine Frau in Hauskleidung, 1647.

1.5 Herbstkleidung von 1644.

1.6 Eine Frau aus Antwerpen im Jahre 1644.

1.7 Eine englische Dame, gegen die Winterkälte gewappnet, im Jahre 1641. Die schwarze Samtmaske mit dem weißen Kinnriemen wird teils aus Gründen der Wärme und teils aus Koketterie getragen. Das Fell des Spaniels ist zu einer Mähne frisiert.

2.1 & 7 Eine Engländerin, die die Frühlingsmode des Jahres 1641 trägt und einen Elfenbeinfächer flämischen Designs hält.

2.4 Das Porträt eines jungen Mädchens, wahrscheinlich vom holländischen Maler Van der Helst.

2.5 Eine Engländerin in Winterkleidung, im Jahre 1641.

2.6 Das Porträt einer Frau – wahrscheinlich einer Französin, da sie ungewöhnlich langes Haar hat, das auf beiden Seiten eher in Korkenzieherlöckchen als in den üblichen Ringellöckchen fällt. Die kleine Kappe, die *Rond* genannt wird, sitzt modisch schief am Hinterkopf.

3 Alle Frauen in dieser Bildtreihe tragen eine Art Märtyrerhaube, die als *Gibeline* bekannt ist, und die in der Mittelschicht nach 1613 in Mode und besonders in Spanien beliebt war. Manche *Gibelines* sind klein und zeigen das Haar fast ganz; andere sind vorne mit einem Federbusch versehen.
Mit der Zeit wurden die *Gibelines* den Kappen immer unähnlicher und ähnelten auf der Stirn eher Pilzen, aus denen Federbüsche hervorsprossen. Der Federbusch, den die Dame ganz rechts trägt, ist fast waagerecht.

3.1 Eine Frau aus Köln.

3.2 Eine verheiratete Frau aus Köln um 1634.

3.3 Eine Frau aus Köln, die für einen Spaziergang gekleidet ist, mit einer großen gerüschten Halskrause um den Hals. Es war zu dieser Zeit unter den Frauen Mode, die Zipfel ihrer Schleppen über den Arm zu legen und die mit Federbüschen versehenen Hüte in der Hand zu halten.

3.4, 5 & 6 Adelige Frauen aus Köln, zwischen 1642 und 1643. Obwohl zu dieser Zeit düstere Farben die Kleidung dominierten, waren die Unterröcke immer in leuchtenden Farben gehalten.

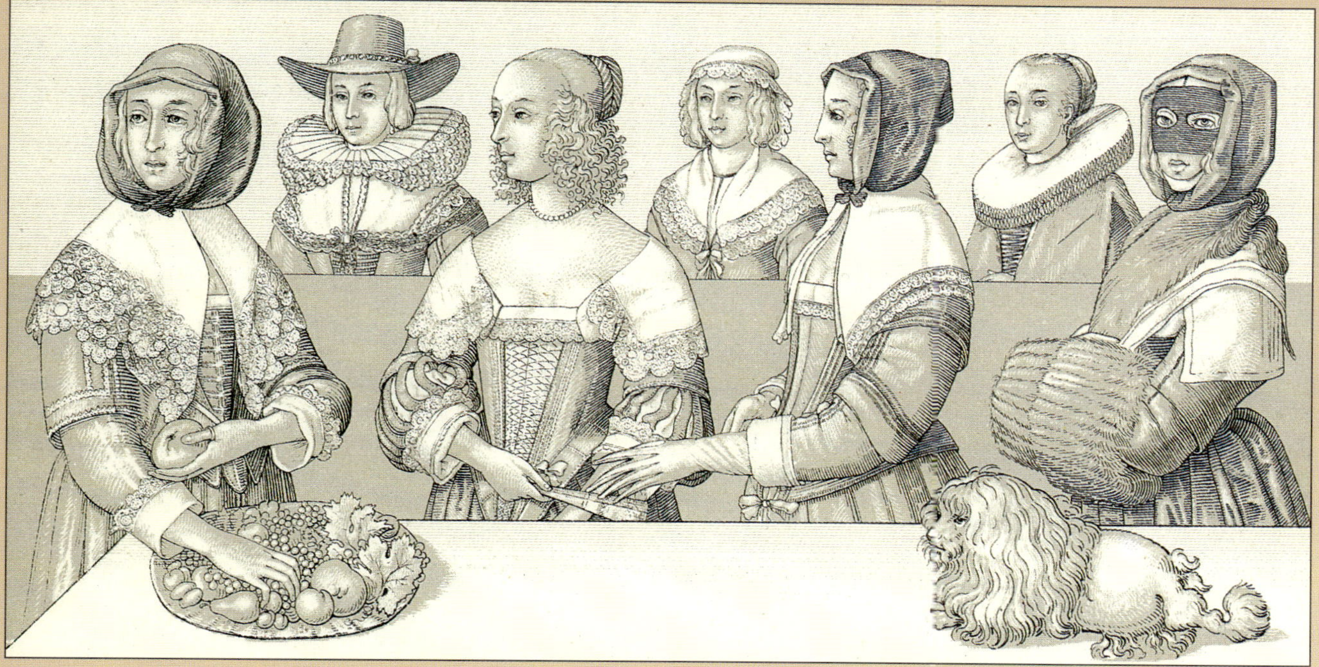

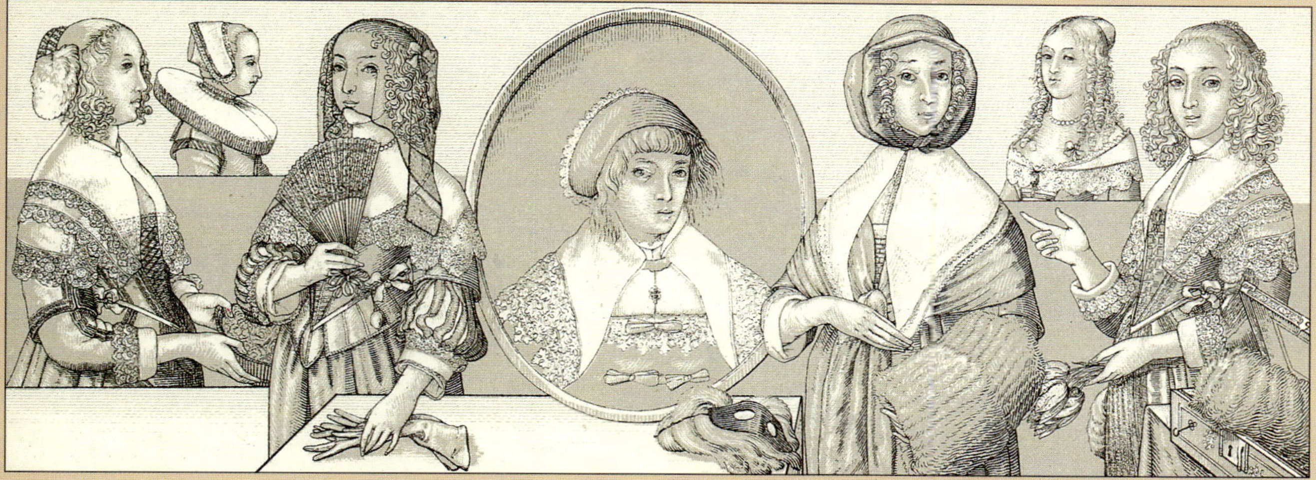

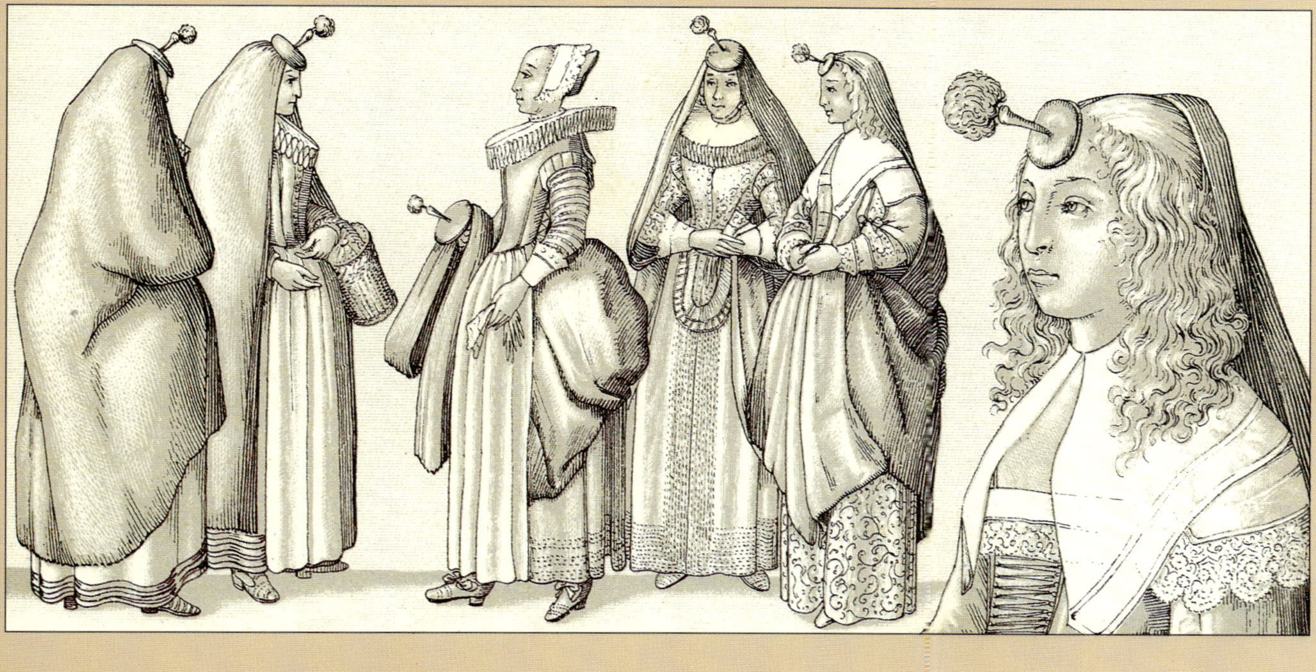

HOLLAND

EIN SALON IM 17. JAHRHUNDERT

Dieses interessante Bild ist in Zusammenarbeit von Dirck Hals, der die Personen und Van Dalen, der den Raum malte, entstanden. Es stellt einen der *Salons de Conversation* dar, die im 17. Jahrhundert in Flandern beliebt waren. Diese Salons wurden von eleganten Damen geführt und wurden zu Treffpunkten, an denen sich junge Leute, Intellektuelle und Mitglieder der Gesellschaft zum Gedankenaustausch zusammenfinden konnten. Sowohl Männer als auch Frauen durften sich frei nach individuellem Geschmack kleiden und äußern, wobei ein jeder durch die neueste Kleidermode oder durch feinsinniges Denken und geistreiche Konversation zu gefallen suchte.

Die Frau in der Bildmitte und die Frau ganz rechts tragen beide ein außergewöhnliches Kleidungsstück. Es handelt sich dabei um ein Mieder mit weiter Halskrause, die nur aus einer Stoffschicht gefertigt ist.

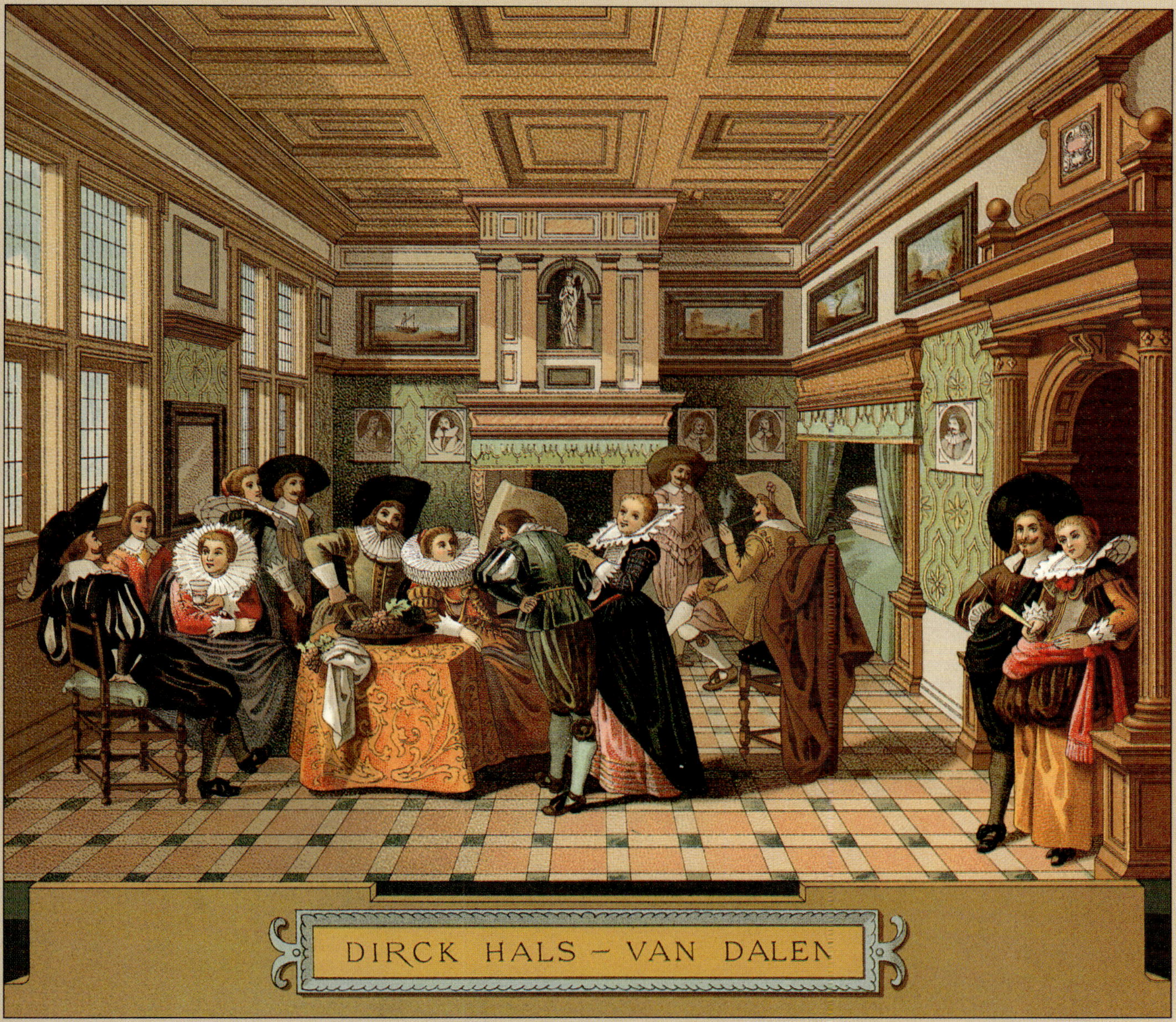
DIRCK HALS – VAN DALEN

DIE BEERDIGUNG EINES PRINZEN

Die bemerkenswerte Illustration gegenüber ist ein Zeugnis der Beerdingungsprozession von Frédéric-Henri-Friso, ein Prinz, der im Jahre 1647 in Den Haag starb. Es entstammt einer Sammlung ähnlicher Bilder, die von Post gemalt, von Nolpe graviert und im Jahre 1651 in Amsterdam von Van Ravesteyn herausgegeben wurden. Der Prinz war Protestant, daher sind in der Prozession weder Kerzen noch der katholische Klerus zu sehen. Es sind hier tatsächlich weitaus weniger religiöse Persönlichkeiten zu sehen, als normalerweise bei dieser Art feierlicher Zeremonie anwesend wären.

Wegen der hohen Stellung des Prinzen lief diese Beerdigungsprozession beinahe wie eine mittelalterliche Prozession ab. Neben anderen Details, die in den Legenden der Originalbilder enthalten sind, kann man sehen, daß die Waffen, Embleme und Pferde, die in Turnieren verwendet werden, die Prozession, wie im Mittelalter, hinter einem Herold, einem Kornett und einem Fahnenträger anführten. Als nächstes folgen die Waffen und Pferde, die der Prinz im Kampf benutzte.

Dieser Brauch war wohl sehr fest verankert, da man ihn in der Mitte des 17. Jahrhunderts in Holland immer noch beobachten konnte, und alles deutet darauf hin, daß es sich hier um eine Tradition handelt, der alle christlichen Länder folgten.

Berichten aus dem 14., 15. und 16. Jahrhundert zufolge unterschieden sich die Einzelheiten solcher Prozessionen sehr. Obwohl die Wachen Wurfspieße und Musketen tragen, werden zum Beispiel keine Schilde hochgehalten, was laut Jean de Troyes bei königlichen Beerdigungen Brauch war.

Die Einheitlichkeit im Bezug auf die Tracht wurde sicherlich in den vorangegangenen Jahrhunderten nicht so genau beachtet. Auch die Zahl der Pferde, die die Beerdigungskutsche zogen, war unterschiedlich. Bei der Beerdigung König Karls VII. von Frankreich waren es fünf Pferde, hier wird das Gefährt jedoch von acht Pferden gezogen.

1 Wachen.

2 Diener.

3 Tambourspieler.

4 Trompeter.

5 Ein Herold.

6 Der Kornett.

7 Ein Fahnenträger.

8 Ein Mann, der den mit einem Helmbusch geschmückten Turnierhelm trägt.

9 Ein Mann, der den Turnierbrustpanzer mit dem Emblem trägt.

10 Das Pferd des Prinzen.

11 Die große Fahne.

12 Ein Herold und ein Bannerträger.

13 bis 32 Pferde mit Schabracken und Trauerfahnen, die Wappen tragen.

33 Ein Herold mit einem Wappenschild.

34 & 35 Fahnenträger.

36 Das Chargenpferd.

37 Eine Standarte mit dem Wappen des Prinzen.

38 Ein Zeremonienpferd.

39 Ein Bannerträger.

40 bis 43 Die vier Stände des Adels: Leval; Staelbergen; Coligny und Nassau.

44 Der Helm.

45 Der Schild mit dem vollständigen Wappen.

46 Das Schwert des Prinzen.

47 Seine Insignien.

48 Ein Zeremonienpferd.

49 Die Insignien des Hosenbandordens, auf einem Kissen getragen.

50 Eine zeremonielle Wache.

51 Die Krone des Prinzen.

52 Ein Herold.

53 bis 72 Trauernde: Prinzen, Ritter, Ratgeber, Beamte und der Klerus (72).

73 Zivilgarde.

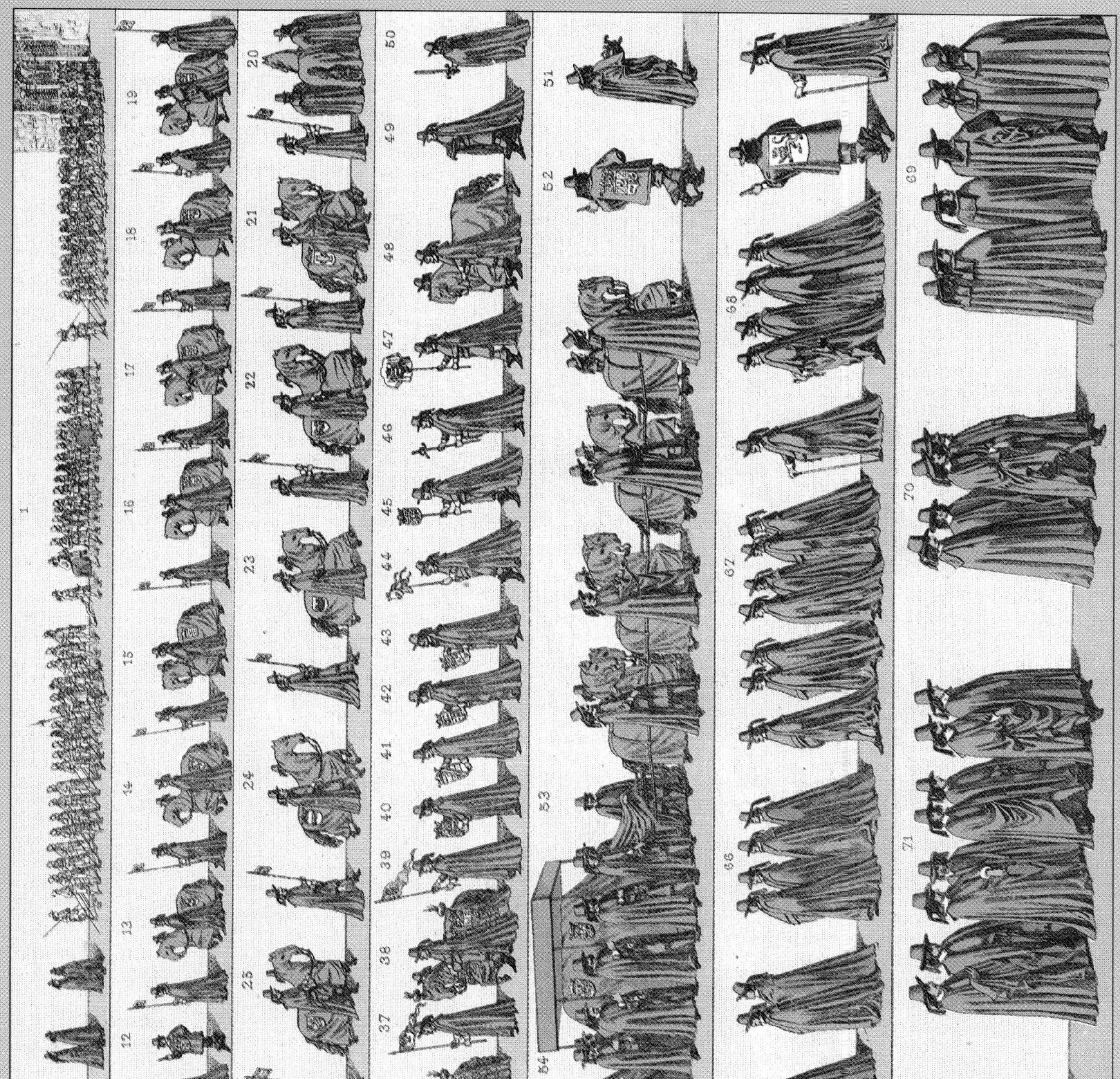

EINE TRADITION FÜR SICH

Holland unterscheidet sich nicht nur in geographischer, sondern auch in gesellschaftlicher Hinsicht von den anderen Ländern Europas. Seine Bräuche und Traditionen sind ganz anders als die anderer europäischer Länder. Diese Unterschiede wurden von großen holländischen Künstlern, wie zum Beispiel Van der Helst, Dirck Hals, Peter de Hoogh, Van der Velde und Collaert hervorgehoben, die uns durch ihre Bilder von Szenen im Freien und vom Inneren der Salons einen hervorragenden Einblick in das holländische Leben im 17. Jahrhundert geben.

Die meisten der Figuren gegenüber stammen aus den oberen Schichten der holländischen Gesellschaft. Drei verschiedene Aspekte der Frauentracht werden gezeigt. Da sind zunächst die Damen auf Bild **1**.2 & 6, die für einen Spaziergang in der Stadt gekleidet sind. Sie tragen zu diesem Zeitpunkt immer noch hohe, dicke und gestärkte Halskrausen und Krinolinen unter einer Art offenem Umhang.

Diese Kleider, die aus prächtigem Stoff gefertigt sind, werden durch Strohhüte ergänzt. Diese Strohhüte, die ebenfalls von Engländerinnen getragen wurden, erinnern an den von Tizian erwähnten Hut, der wie eine umgedrehte Schale aussieht.

Ein anderer Stil ist an den Frauen auf **1**.1 und **2**.8 zu sehen. Die erste Dame trägt ein Stadtkostüm und die zweite ein Ballkleid. Diese Damen richten sich stärker nach der letzten Mode und sind in einem Stil gekleidet, der in Frankreich zwischen 1634 und 1635 häufig zu sehen war.

Der Hals ist frei von anliegenden Kragen und der Rock ist unter einem vorne offenen Gewand zu sehen. Dieses Gewand hat weite Ärmel, die der Länge nach geschlitzt und sowohl auf halber Höhe als auch an den Manschetten gerafft sind.

Die erste dieser Damen trägt ihr Haar zu einem Chignon geschlungen, der bis zum 19. Jahrhundert in Frankreich in Mode blieb. Das Haar der zweiten Dame fällt einfach offen auf die Schultern und ist mit einem Federbusch versehen, der dieselbe Farbe wie ihr Rock hat.

Einen dritten Stil zeigt die Dame in Bild **1**.4. Im Originalbild geht diese Frau in einem Amsterdamer Stadtviertel spazieren; genaugesagt gehört dieses Kostüm in eine frühere Periode als die beiden vorhergehenden, dieser Stil war in Holland jedoch noch bis 1660 zu sehen.

Gegenüber wird eine Reihe verschiedener Stilrichtungen in der Männerkleidung gezeigt. Der Mann auf Bild **2**.7 spielt ein Violoncello und trägt ein Wams aus Satin mit Schlitzen an der Brust und den Ärmeln. Ein mit Guipurespitze aufgeputzter Kragen ist über das Wams heruntergeschlagen.

Dieser Mann ist seiner Erscheinung nach ein Mitglied des reichen Mittelstandes, der ein Leben wie die hohen Herren führte, ohne es ihnen jedoch jemals in ihrer zwanglosen Haltung oder ihrem vornehmen Benehmen ganz gleichzutun.

Bei dem Mann auf Bild **2**.9 verhält es sich ganz anders: sein Kostüm und seine ganze Erscheinung sind durchdrungen von Vornehmheit. Sein mit einem Federbusch versehener Filzhut *à la Bassompierre*, sein geschlitztes Wams und seine pluderigen rotseidenen Hosen, die unten mit breiten Bändern gebunden werden, kennzeichnen ihn als einen Galan, bereit, mit der Dame ihm gegenüber zu tanzen, die ein ebenso elegantes Kostüm trägt.

Der Reiter auf Bild **2**.10 mit einem großen, federgeschmückten Filzhut, einem weißen Wams, das mit Leder bedeckt ist, und Stiefeln mit Sporen ist typisch für die robusten, tapferen holländischen Soldaten, die Van der Helst so häufig malte.

Die Figur auf Bild **2**.11 stammt jedoch aus einer späteren Zeit und hat eine weniger militärische Erscheinung. Sie hat mehr gemeinsam mit den jungen Schönlingen aus Amsterdam; ihr langes Haar flatterte im Wind, wenn sie – den Hut in der Hand – in der Öffentlichkeit flanierten oder sich anmutig vor einer jungen Dame verbeugten (**1**.3 & 5).

Diese beiden letzten Figuren tragen das gleiche Kostüm, das in den prunkvollen Jahren zur Zeit Ludwigs XIV. am französischen Hof getragen wurde.

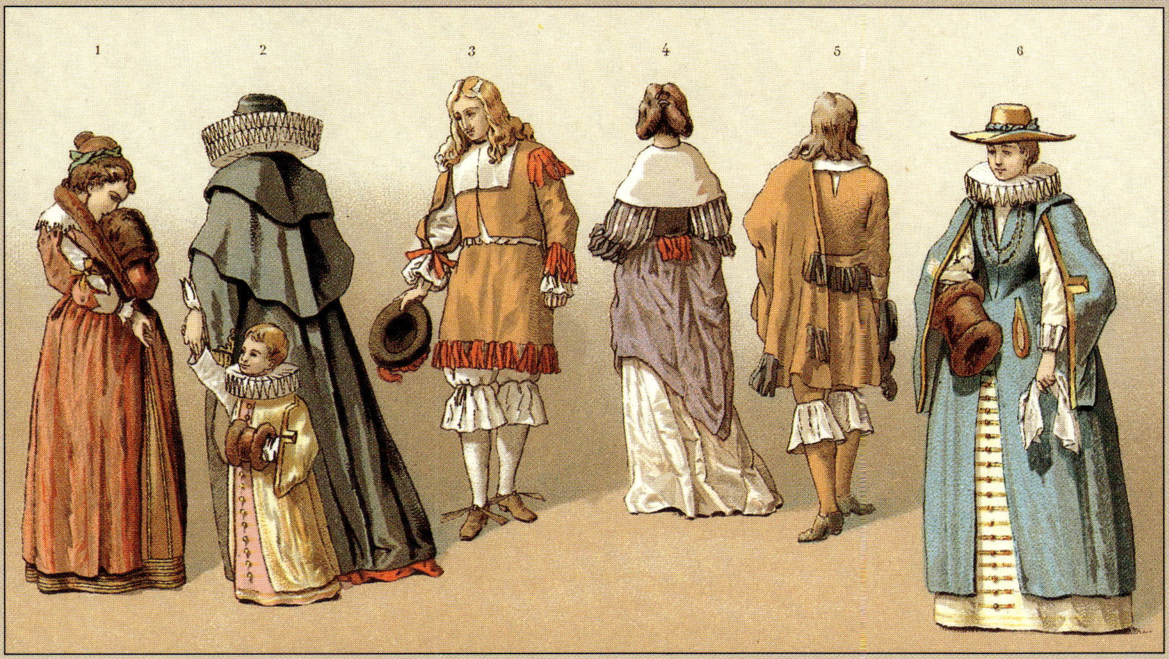
1
2
3
4
5
6

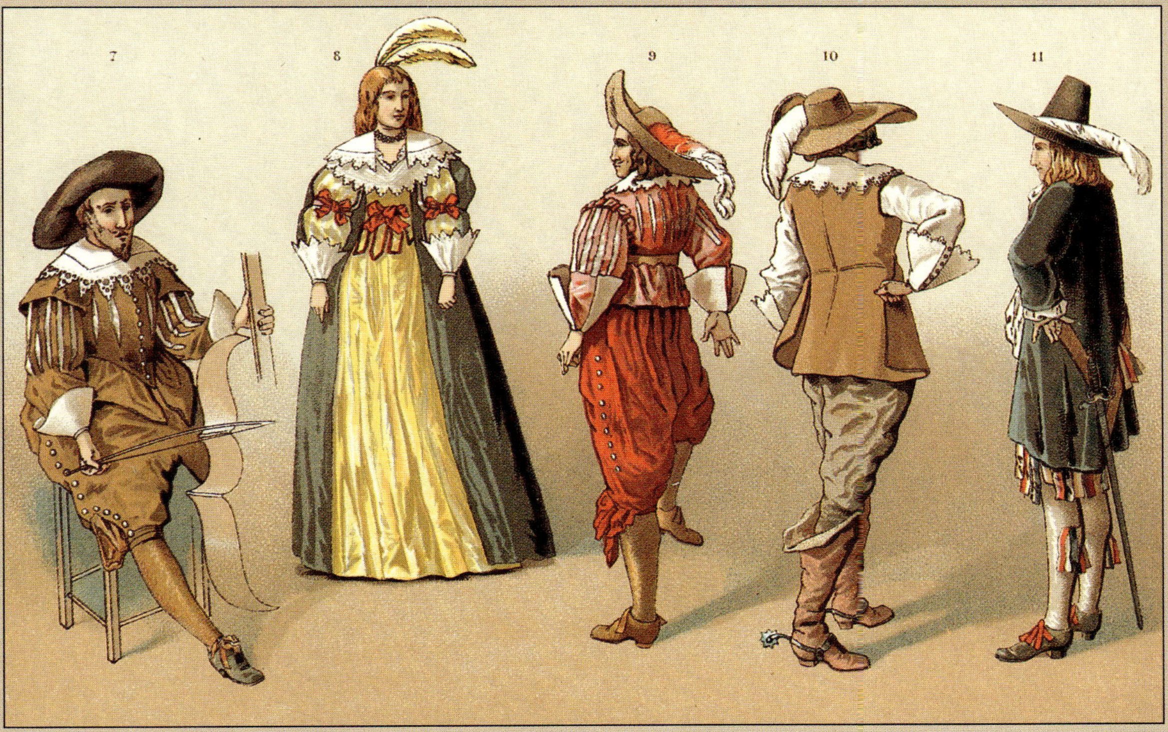
7
8
9
10
11

DEUTSCHLAND

DER EINFLUSS FRANKREICHS

Die Reformation im 16. Jahrhundert verlieh der deutschen Tracht ein ziemlich nüchternes Aussehen. Diese Strenge wurde im frühen 17. Jahrhundert jedoch langsam durch den Einfluß französischer Moden aufgelockert. Im Verlauf der folgenden Jahre setzte sich ein eleganter, leichter Kleidungsstil durch, der dann, jedenfalls in den unteren Schichten, bald zu vulgärer Protzerei verkam.

Einige der gegenüberstehenden Illustrationen von mittelständischen Frauen stammen von einer Serie von Stichen von Hollar, die Mehrzahl stammt jedoch aus deutschen Quellen. Sie sind deswegen interessant, weil sie unwiderlegbar Zeugnis davon geben, wie deutsche Schneider die französische Mode über den Rhein transportierten.

Die Figuren zeigen außerdem deutlich, daß die traditionelle Steifheit der germanischen Kleidung nicht vollkommen von der lässigen Eleganz der französischen Tracht überwunden wurde – trotz vieler Anstrengungen derjenigen, die der französischen Mode folgten. Das Porträt des zukünftigen Herzogs von Braunschweig (1) ist ein ausgezeichnetes Beispiel hierfür.

Die Erfinder neuer Moden waren im allgemeinen Männer, da die Frauen sich lieber – zumindest in den grundsätzlichen Bestandteilen ihrer Tracht – an die Tradition hielten. Auf Bild 10 zum Beispiel sieht man eine Frau in einem modernen Kleid und einem *Fichu*, der durch Anne von Österreich – zusammen mit der *Pelzkappe*, einem traditionellen Pelzhut, der fast jede Form oder Größe haben konnte – populär wurde. Dennoch kann diese Figur wegen der Pantoffeln mit den hohen Absätzen zeitlich auf das Ende des 17. Jahrhunderts festgelegt werden.

1 Ferdinand Albert, der im Jahre 1666 Herzog von Braunschweig-Bevern wurde. Er trägt ein Kostüm, das ungefähr um 1650 in Mode war. Es besteht aus einem kurzen Wams mit offenen Ärmeln, die das Unterhemd zeigen, und einem hohen Filzhut, der mit einer Schleife verziert ist. Er trägt Jagdhandschuhe, seine Hosen oder *Canons* enden in einer Bänderborte, die mit Fangschnüren befestigt wird. Seine Stiefel haben die Form eines Trichters und sind mit Spitze verziert.

2 Ein etwas barocker Charakter, von Hollar im Jahre 1646 nach einem lebenden Modell gezeichnet. Seine ganze Erscheinung wirkt irgendwie nicht gerade vertrauenswürdig. Ein dickes Ledergewand auf der Brust dient als Küraß, und seine steifen Lederkniehosen, die weit ausgeschnitten sind, so daß er sich setzen kann, und die vorne mit Bändern geschmückt sind, sind Überbleibsel einer alten, germanischen Tradition. Ein schwerer Säbel hängt hinten am Rücken herunter, und im Küraß steckt ein Dolch.

3, 4, 5, 6 & 7 Frauen aus Augsburg, deren erhöhter Kopfschmuck aus dem 15. Jahrhundert stammen muß. Die Dame auf Bild 3 trägt eine hohe gebogene Haube, eine kleine Schürze, einen Umhang, der mit gestreifter Litze aufgeputzt ist, und ein mit Spitze verziertes Cape. Die Frau auf Bild 4 trägt einen sehr breitkrempigen Hut über lockigem Haar, das mit einem Haarnetz in Position gehalten wird. Sie trägt einen Spitzenkragen und einen kurzen Umhang aus grobem Stoff.

Der riesige gebogene Kopfschmuck auf Bild 5 hat einen soliden Rahmen, während seine Trägerin eine Halskrause trägt, die die Schultern bedeckt. Der Kopfschmuck auf Bild 6 ist ähnlich, bedeckt jedoch das Haar völlig, während das Leibchen der Trägerin mit Pelz besetzt ist und spitze Epauletten hat.

Die Dame auf Bild 7 trägt eine kleine konische Haube mit einem Schleier. Die Hände sind in einer Tasche am Gürtel verborgen.

8, 9, 10, 11, 12, 13, 14, 15, 17, 18 & 19 Kostüme aus der Rheinebene. Diese Frauen tragen Pelzkappen und kurze Jacken oder *Kittel*. Die Dame auf Bild 14 zeigt die französischen Einflüsse dieser Zeit am besten: offene Ärmel enthüllen die feine Qualität ihres Hemdkleides unter einem hochgesteckten Umhang und einem Muff.

16 Ein Ehrenmann, dessen Erscheinung viel gemeinsam hat mit den Galanen am Hof Ludwigs XIII., besonders im Bezug auf den Hut mit Federbusch, den Spitzenkragen, die trichterförmigen Stiefel und die Kniehosen, die unten am Wams mit Fangschnüren befestigt sind.

20 Ein protestantischer Geistlicher, der einen kleinen runden Hut, eine Halskrause und ein Wams mit Puffärmeln trägt. Diese Ärmel werden an den Öffnungen des Umhangs sichtbar.

21 Ein Porträt der für ihre Tugend berühmten und außerordentlich reichen Baronin Barbara.

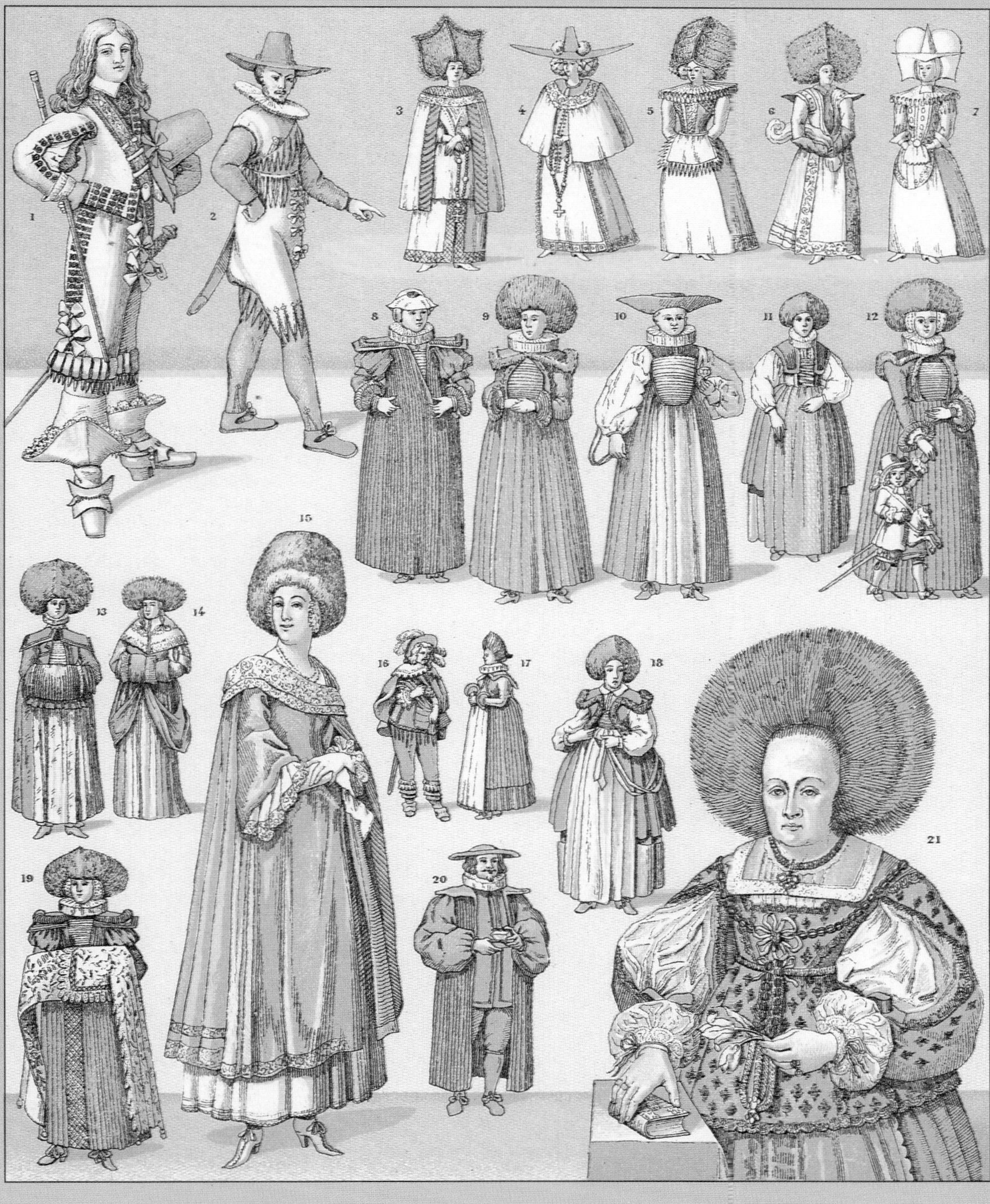
1
2
3
4
5
6
7
8
9
10
11
12
13
14
15
16
17
18
19
20
21

ITALIEN

EKKLESIASTISCHE TRACHTEN

Das 17. Jahrhundert ist eine bedeutende Zeit in der Geschichte der ekklesiastischen Kleidung. Viele Jahre lang spiegelte sich die Beständigkeit der Kirchenideale in der unveränderten Tracht wider, die während der Gottesdienste getragen wurde. Die Verbreitung des Protestantismus und der freikirchlichen Gesinnung im 16. und 17. Jahrhundert führte jedoch zu deutlichen Unterschieden in der Tracht des jeweiligen Klerus. In England zum Beispiel kennzeichnete die Uniformitäts-Akte, die im Jahre 1559 von Königin Elisabeth I. eingeführt wurde, den Beginn einer Gegenreaktion auf äußere Symbole der katholischen Kirche wie die ekklesiastischen Meßgewänder und die Tonsur. In Ländern, die katholisch blieben, wie zum Beispiel Italien, lebten die Meßgewänder jedoch fort und waren häufig sogar noch kunstvoller gearbeitet.

1.1, 2 & 4 Eine Nonne, der Kaplan und die Äbtissin des Ordens von St. Etienne in Florenz, dessen Symbol ein rotes Kreuz ist.

Die beiden Frauen tragen weiße Untertuniken, ein Skapulier – ein Gewand, das über dem Habit getragen wurde und ursprünglich aus einer Stoffbahn mit einem Halsloch bestand – und schwarze Schleier über weißen Guimpen aus Leinen.

Der Kaplan trägt eine knöchellange Soutane, die vorne offen ist, darüber ein besticktes und am Saum mit Spitze versehenes Chorhemd und ein kurzes Cape mit Kapuze, das *Mozetta* genannt wird.

1.3 Eine Ordensschwester des Ordens von St. Dominik in einem weißen Habit unter einem Skapulier, einem schwarzen Schleier und einer weißen Leinenguimpe.

1.5 und **2.**2 Benediktiner; die Frau trägt ein schwarzes Habit über einer weißen Tunika mit einem tiefen, viereckigen Ausschnitt. Die benediktinische Lehre betonte körperliche Arbeit genauso wie das Beten und die Meditation. Der Orden hatte eine Anzahl von besonderen Kleidungsregeln, die bestimmten, wie und wann gewisse Gewänder getragen werden sollten.

1.6 Ein Priester des Demutsordens in ähnlichen Roben wie der Kaplan auf Bild **1.**4, jedoch mit einem Cape anstelle eines Chorhemdes, einem Skapulier und einer weichen spitzen Kappe.

2.1 Eine Augustinernonne in einem weißen Habit mit einem besonders weiten Vespermantel, der an das darunter getragene Habit gebunden werden konnte sowie mit einem Schleier aus feiner schwarzer Gaze.

2.3 & 4 Schwarze Roben wurden der Tradition entsprechend bei Todesmessen und am Karfreitag getragen. Die Figur links ist jedoch ein Büßer, der Christusbilder und ein Symbol der Buße und Selbstbestrafung trägt.

2.5 Ein weltlicher Kanoniker mit einem Birett – einim dreieckigen Hut, der ursprünglich von Laien getragen wurde und dann dem allgemeinen Gebrauch des Klerus angepaßt wurde. Ursprünglich war das Birett des Kanonikers schwarz und das des Kardinals rot.

3 Die von verschiedenen religiösen Orden in Rom getragenen Stilrichtungen. Die Hüte sind besonders interessant denn sie zeigen freikirchlichen Einfluß. Niedrige Hüte dieser Art mit weiten Krempen wurden von Dissidenten und Quäkern ab 1680 getragen.

3.1 Ein Schüler des griechischen Kollegiums in einer Samarie – einem ärmellosen schwarzen oder roten Gewand aus Seide oder Satin, das von anglikanischen Bischöfen und Doktoren der Theologie getragen wird – über einer Soutane. Die Kappe ist fast turbanähnlich und zeigt östlichen Einfluß.

3.2 Ein Schüler des Nazarenerkollegiums, der ein ähnliches Kostüm wie das auf Bild **3.**1 trägt, außer daß seine Soutane vorne der ganzen Länge nach geknöpft ist; der umgeschlagene Kragen ist weiß.

3.3 Ein Mitglied des Heilskollegiums in weißen Gewändern.

3.4 Ein Mitglied des schottischen Kollegiums, abgesehen von dem weißen Kragen schwarz gekleidet.

3.5 Ein Mitglied des Matthäuskollegiums, dessen Kleidung deutlich weltlichen Einfluß zeigt: Kniehosen, Strumpfhosen, Lederschuhe und ein Mantel sind unter der Samarie zu sehen.

3.6 Ein Priester in einer Art weißem Chorhemd, das er über der Soutane trägt.

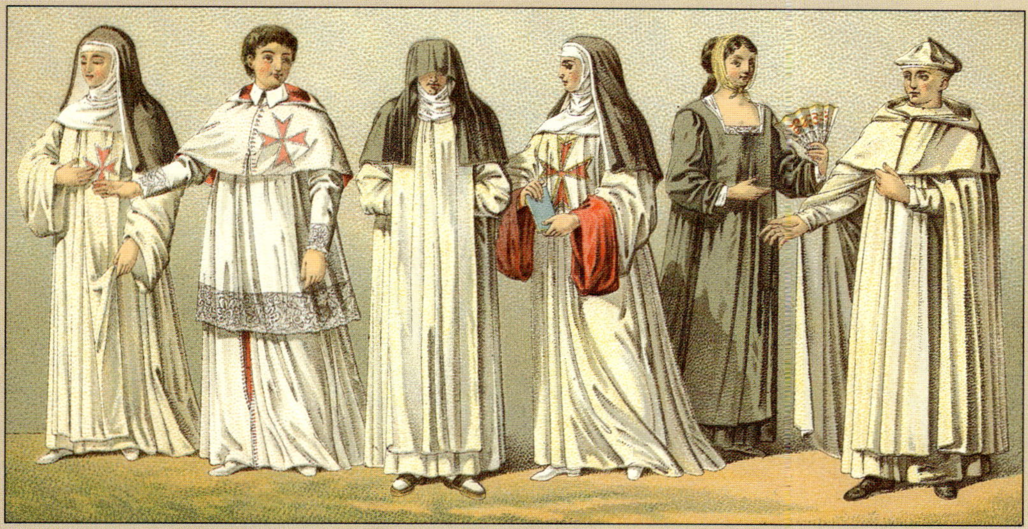

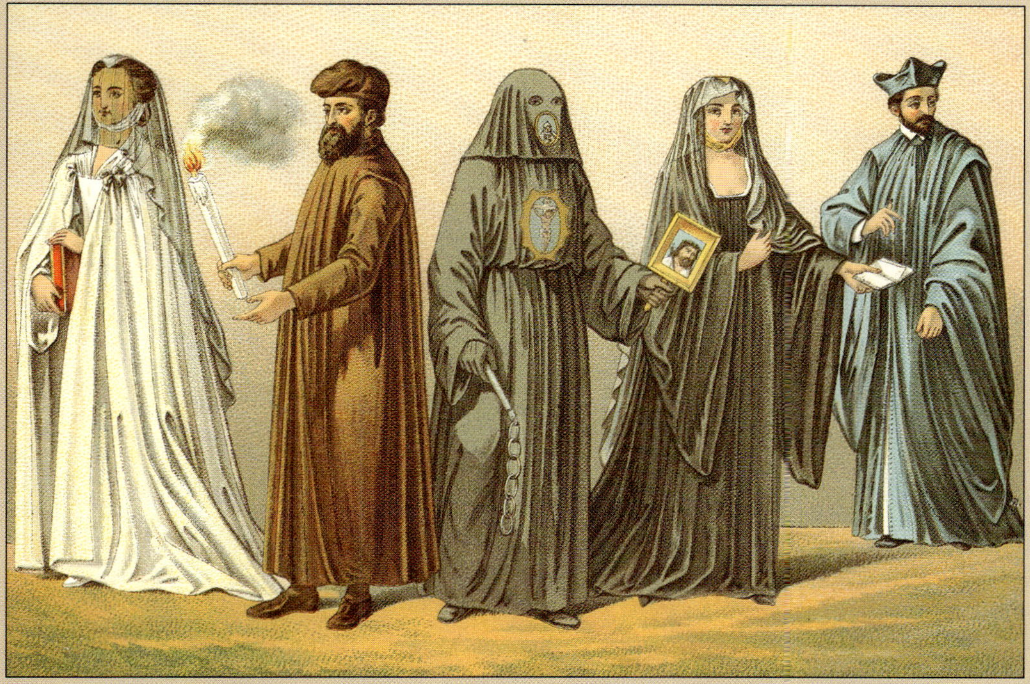

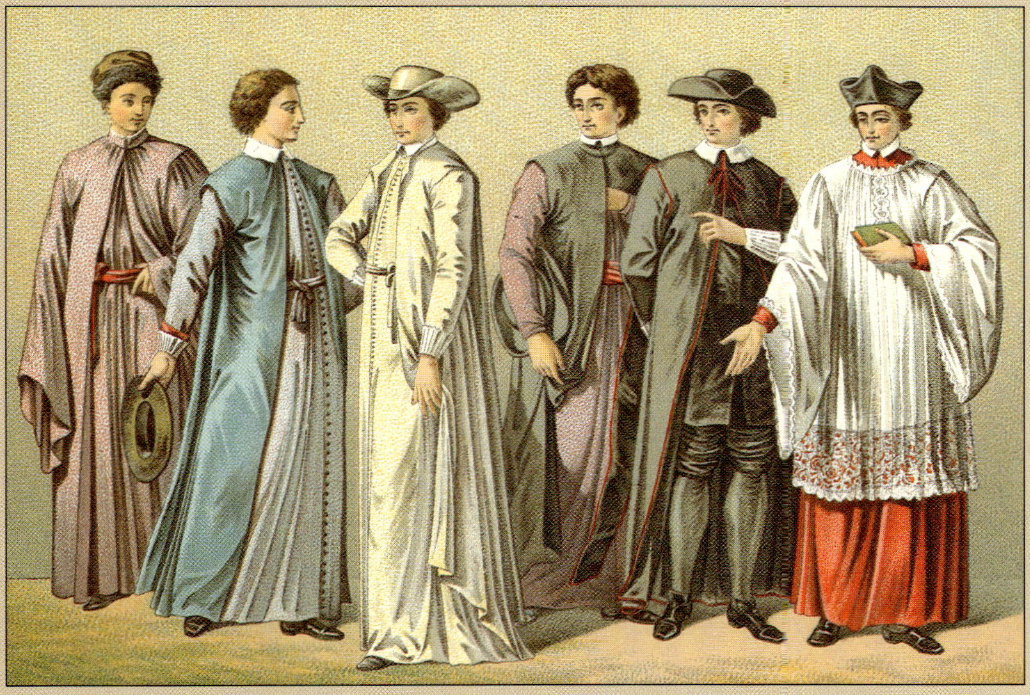

FRANKREICH

DIE GECKENHAFTIGKEIT DES 17. JAHRHUNDERTS

Das zweite Viertel des 17. Jahrhunderts in Frankreich war das Zeitalter der Kardinäle Mazarin und Richelieu. Es war die Zeit der Duelle und Intrigen, wie sie von Alexandre Dumas in seinen *Die drei Musketiere* verewigt wurde. Die Männer mögen geckenhaft erschienen sein, aber sowohl ihre Tracht als auch ihre Gesten machten deutlich, daß sie stets zum Kampf bereit waren.

1.1 Ein Adeliger mit einem Biberpelzhut, der mit einem extravaganten Federbusch geschmückt ist. Sein Wams hat kleine Epauletten und Puffärmel, und seine Schuhe sind mit einem Knäuel Bänder, das zu einer Rosette gerafft ist, geschmückt.

Zu dieser Zeit wurden die Schwerter nicht mehr an einem Schultergurt getragen, sondern hingen an einem bestickten Bandelier, das oft mit goldenen oder silbernen Fransen versehen war.

1.2 Eine Adelige mit einem enormen Kopfschmuck, der aus einem Drahtgestell mit einer Hülle aus feinem Tüll besteht. Diese bedeckt den Kopf völlig und ist an einem runden Kragen befestigt. Ihr langer, weiter Umhang ist stark tailliert und fällt in schweren Falten auf den Boden.

1.3 Dieser Mann mit dem affektierten Gang eines Hofgalanen trägt ein extravagantes Kostüm, das mit Rüschen aus Spitze und Bändern versehen ist.

1.4 Ein Ehrenmann, der eine Jacke wie einen Übermantel trägt – über die Schultern geschlungen und mit der linken Hand festgehalten. Die Stiefel haben Sporen und sind oben mit Spitze verziert.

1.5 Die Komtess von Saint-Belmonte, eine agressive und ziemlich maskuline Frau, die nichts lieber tat, als Männerkleidung zu tragen; eher im Männersitz auf dem Pferd ritt als seitwärts und in Duellen kämpfte.

Sie trägt einen Hut mit einem Federbusch und eine Perücke, und hinter ihr flattert ein Schal. Ihre Jacke ist an beiden Seiten geschlitzt, so daß ein Schwert daran befestigt werden kann; die oben trichterförmigen Stiefel sind mit Spitze eingefaßt.

2.6 Es galt für einen Ehrenmann als elegant, wie hier ein Cape lässig über die Schulter zu werfen, wodurch die freie Hand, zum Ziehen des Schwertes bereit, an der Hüfte verweilen konnte. Dieser Ehrenmann trägt Kragen und Manschetten, die zusammenpassen, und ein Wams, das hinten geschlitzt ist und auf der Taille mit einem Gürtel aus Bändern gerafft ist.

2.7 Ein Reiter, der im Militärstil gekleidet ist und seinen *Moustache* – eine lange Haarlocke von seiner Perücke – mit der linken Hand zwirbelt. Die Kniehosen sind knapp unterm Knie gerafft und mit einer Schleife gebunden.

2.8 Das Cape dieses Ehrenmannes hängt in Falten über seiner Schulter; er hält den Stoff vors Gesicht, um seine Identität zu verbergen. Das war Brauch unter Ehrenmännern, wenn sie einen vollen Raum betraten – sie konnten so die Versammlung nach möglichen Feinden absuchen, ohne selbst gesehen zu werden.

2.9 Nach dem Ziehen des Schwertes konnte ein Ehrenmann während eines Duells sein Cape als Schild benutzen.

2.10 & 11 Adelige in ähnlichen Kostümen wie die auf Bild **1.1**, mit einem einzigen Unterschied – der Fußbekleidung.

3.1 & 6 Zwei wohlhabende Damen in Überkleidern, die als *Modestes* bekannt sind. Bei diesen handelte es sich eigentlich um eine Art lange Jacke, die vorne offen getragen und hinten dicht gerafft wurde. Die Röcke, die auf der Taille eng gerafft werden, fallen in langen, prächtigen Falten und schleifen am Boden entlang. Man trug zwei Unterröcke – von denen einer als *Friponne* und der andere als *Secrete* bekannt war.

3.2 Ein Höfling mit einem breitkrempigen Hut, der mit einem dicken Federbusch versehen ist. Sein Wams läuft vorne spitz zu, und die Kniehosen sind mit einer Schleife gebunden. Er hält einen Krocketschläger; Krocket war ein beliebter Zeitvertreib in den langen Baumalleen, die den königlichen Palast umgaben.

3.3 & 4 Ludwig XIII. und der Marquis von Gesvres, auf einem Stich zum Gedenken an einen Staatsakt in Fontainebleau am 24. Mai in Jahre 1633.

3.5 Ein Soldat aus der Armee Ludwigs XIII. – wahrscheinlich aus der Reserveeinheit, da er keine Halsberge und auch keine Rangabzeichen am Ärmel trägt. Die ärmellose Lederjacke, *Buffe* genannt, ersetzt den früheren Brustharnisch und wird über der Weste getragen.

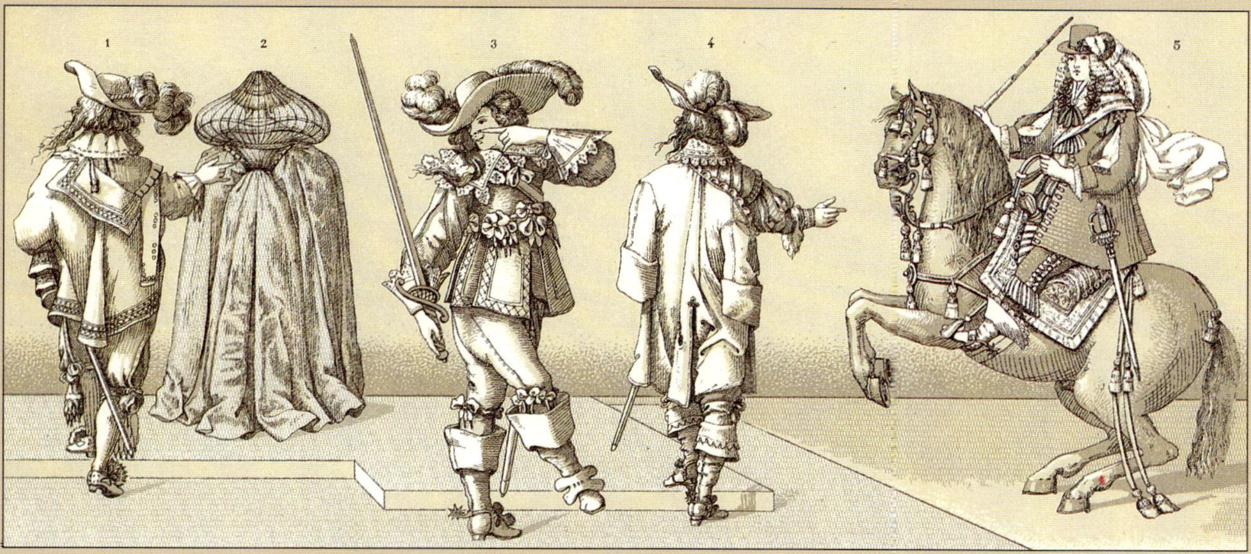
1
2
3
4
5

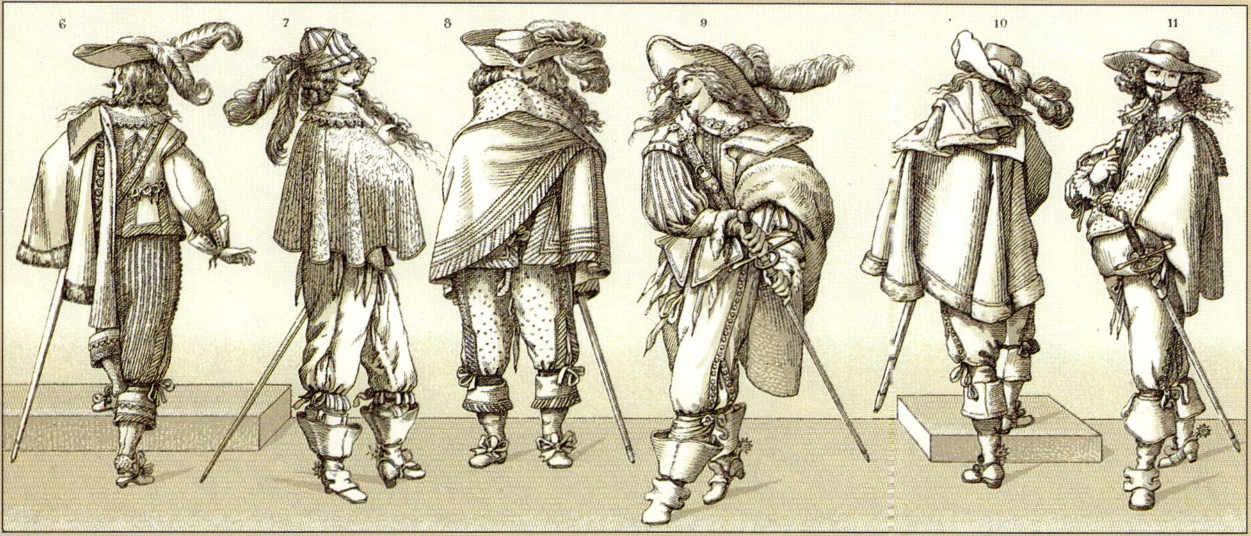
6
7
8
9
10
11

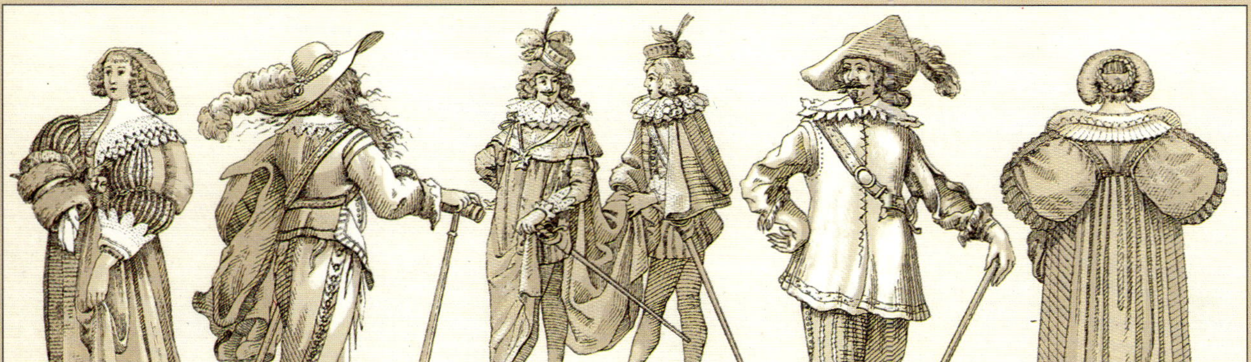

DER HOF DES SONNENKÖNIGS

Zur Zeit Ludwigs XIV. von Frankreich war der Glanz des Königshauses so stark, daß der Einfluß des Königs auf die damaligen Persönlichkeiten die traditionelle Machtstellung der Kirche fast in den Schatten stellte. Der König wurde zum absoluten Herrscher über Stil und Geschmack, und die Produktion von Gegenständen, die *de rigeur* wurden, weil der König sie benutzte, wurde zu einem florierenden, landesweiten Gewerbe. Es schien, als hätte alles, was der König tat, und jede Angewohnheit, die er annahm, auf irgendeine Weise eine wichtige Konsequenz für den französischen Alltag.

Der König gewöhnte es sich zum Beispiel an, morgens, noch bevor er ganz angezogen war, Empfänge zu geben. Daraus entwickelte sich eine Mode mit kostspieligen Morgenmänteln, die mit Gold und Silber bestickt waren, und kurzen Morgenperücken.

Als Alternative zu dieser kurzen Morgenperücke wurde eine Kappe getragen – Männer mußten ihren Kopf kahl scheren lassen, wenn sie Perücken tragen wollten und zeigten deshalb nur ungern ihre bloßen Schädel.

Schließlich wurden diese Kappen zu Luxusgegenständen. Sie waren aus Leinen, Seide oder Samt und manchmal sogar wattiert oder mit Pelz gefüttert und mit dem kunstvollsten Schmuck bedeckt. Das Tragen solcher Kappen nahm im 17. Jahrhundert eine solche Bedeutung an, daß Bräute ihren zukünftigen Gatten besondere Kappen anfertigten – einige Beispiele werden auf Bild **1**. gezeigt.

Dieser Mode breitete sich auch in anderen Ländern aus. Bild **1**.3 zeigt eine venezianische Hochzeitskappe aus dem 18. Jahrhundert, auf der Embleme abgebildet sind, die gekrönte Liebe darstellen und das Symbol der Vaterschaft, den Pelikan, tragen. Die Kappe auf Bild **1**.8 mit den verschlungenen Herzen wurde von ähnlich liebevollen Händen gefertigt.

2.1 Ein Ehrenmann, der den Stil Ludwigs XIV. nachahmt – eine blaue Schärpe liegt unter seiner Jacke, jedoch über seiner Weste. Die Kniehosen sind seitlich geschnürt.

2.2 Ein Priester in einer langen Robe mit einem kleinen Kragen. Während dieser Zeit gehörten die Priester zu den elegantesten Mitgliedern des Hofes. Dieser trägt teure Manschetten, mit Bändern versehene Schuhe und die roten Hosen eines Monsignores.

2.3 Ein Ehrenmann, der einen für diese Zeit ungewöhnlichen Mantel ohne Litzenbesatz trägt.

2.4 Der Herzog von Maine, der seine Schärpe auf dieselbe Weise wie Ludwig XIV. trägt, mit einem winterlichen Muff, der an einem Band vom Gürtel hängt.

2.5 Die Königin von Dänemark in einem Kostüm, das mit Spitze bedeckt ist – eine Mode, die von Madame de Maintenon, der Mätresse des Königs eingeführt wurde. Die auffällig erhabene und geflochtene Verzierung des Rockes war aus Gold und Silber, und die mit Bändern versehenen Muffe kamen gerade in Mode.

Was das Kostüm für diese Zeit typisch macht, ist jedoch die Form des mit Federn eingefaßten Hutes.

3 Für die Höflinge war der Stil jedes Kleidungsstückes wichtig: das Arrangement der Perücke; die Farbe der Krawatte; die Länge des Mantels; die Zierborte an den Ärmeln; die Höhe der Schuhabsätze; der Winkel, in dem das Schwert hing; sogar die Länge des Schwertgurtes, der unter der Weste verborgen war, wurde als höchst wichtig angesehen.

Eine Anzahl von Variationen der Grundthemen werden in diesem Bildstreifen gezeigt.

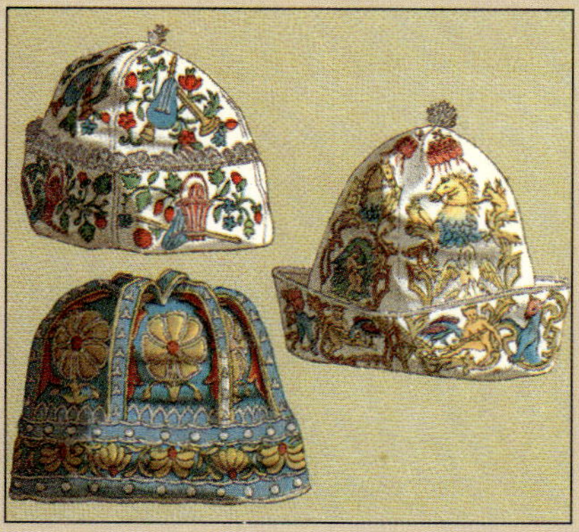

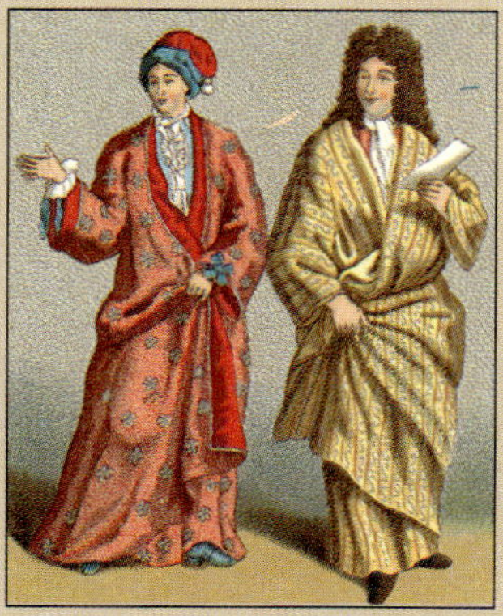

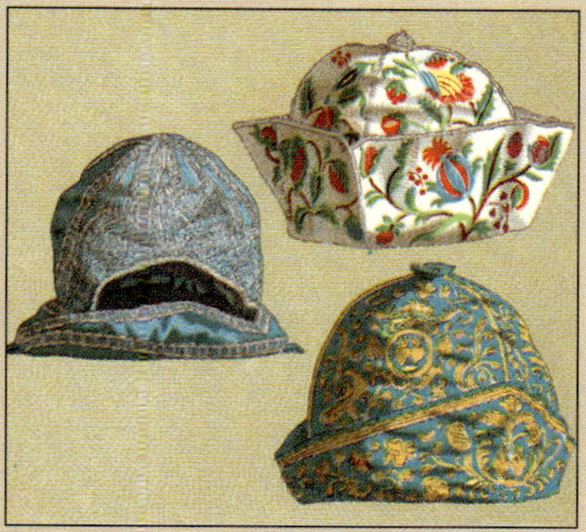

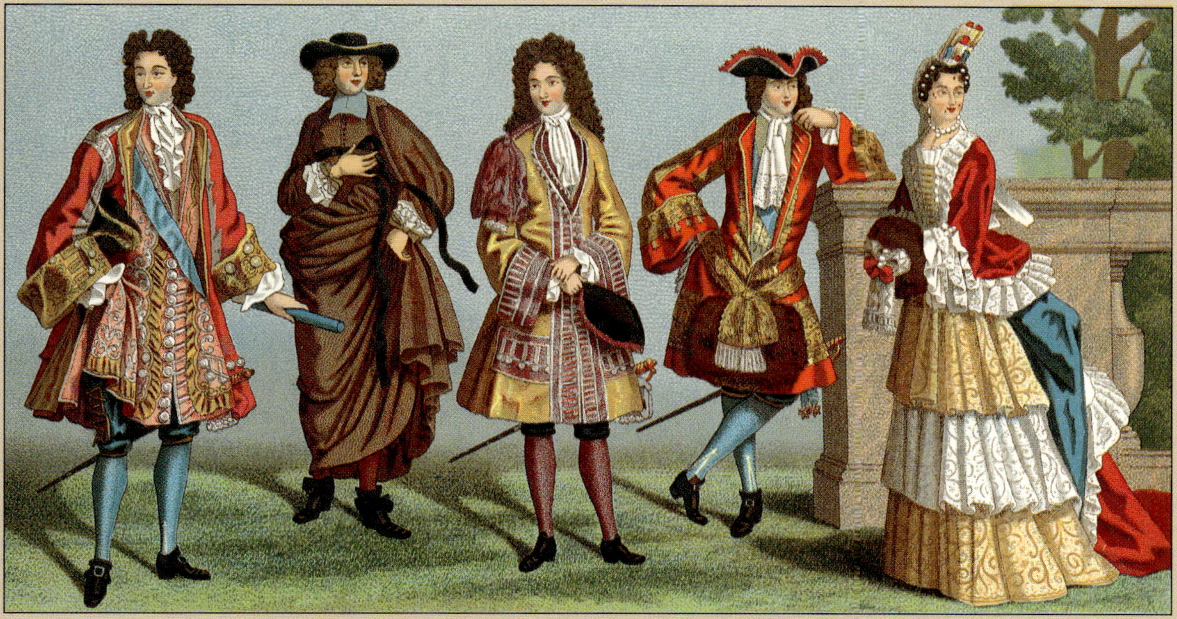

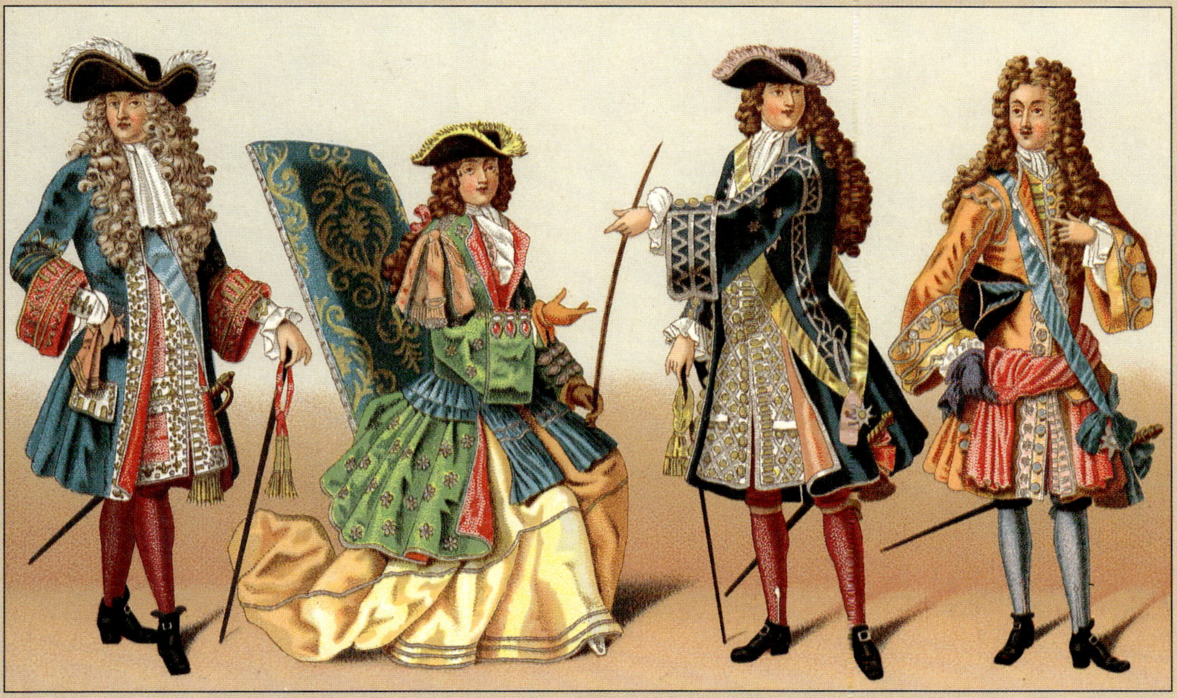

EIN TREFFEN IN FONTAINEBLEAU

Die gegenüberliegende Szene, die von einer Gobelintapisserie stammt, die auf den Zeichnungen von Lebrun basiert, kennzeichnet einen bedeutenden Augenblick zu Beginn der Regierungszeit Ludwigs XIV. Dargestellt sind Kardinal Chigi, der Neffe von Papst Alexander VII., und sein Legat in Frankreich, beim Zusammentreffen mit dem König am 29. Juli 1664 in Fontainebleau. Kardinal Chigi war mit der Absicht gekommen, der Reihe von Auseinandersetzungen ein Ende zu setzen, die die Beziehungen zwischen Frankreich und dem Vatikan seit 1661 vergiftet hatten, weil die Anhänger von Herzog Créqui Rom beleidigt hatten.

Der Kardinal wurde mit großem Zeremoniell willkommen geheißen: "Unter einem Baldachin empfing er die Würden der höchsten Hofmitglieder, des Stadtmilitärs und des Klerus; er zog feierlich von Kanonenschüssen begleitet in Paris ein, mit dem Großen Condé zu seiner Rechten und dem Sohn des Prinzen zu seiner Linken . . .", berichtete Voltaire in *Das Zeitalter Ludwigs XIV.*

Diese außergewöhnliche Audienz wurde im königlichen Schlafgemach abgehalten. Dieser Raum, der zur Zeit Karls IX. erbaut wurde, blieb, bis Ludwig XIII. es um 1642 herum neu dekorieren ließ, fast genau so, wie er ursprünglich entworfen worden war: das hier dargestellte Mobilar und die Wandbehänge stammen aus dieser Zeit. Im Jahre 1713 ließ Ludwig XIV. den Raum um ungefähr ein Drittel vergrößern und vollkommen neu dekorieren.

Im Jahre 1664 war der König von Frankreich erst 26 Jahre alt. Voltaire sagt, "Das war eine gute Zeit, in der Ludwig XIV. durch seinen fröhlichen Lebensstil den Eindruck erweckte, als hätte er sein Königreich zu dem glücklichsten auf Erden gemacht."

Mazarin war tot und der Erlaß von 1660, der den Adel dazu verpflichtet hatte, die feine Litze und die Spitze von seinen Gewändern zu entfernen, war schon in Vergessenheit geraten. Dieser Sachverhalt förderte nicht nur die Ausdehnung der französischen Spitzenherstellung sondern hatte auch die Zuwanderung von Hunderten von Spitzenmachern aus Flandern und Venedig nach Paris zur Folge.

Dieses Jahr – 1664 – kennzeichnete die Einführung der "königlichen Jacke" als Institution. Ziel war nicht, den Luxus abzuschaffen, sondern ihn zu einem Zeichen der Privilegiertheit zu machen. Die Jacke konnte nur von denen getragen werden, die die königliche Vollmacht dazu erhalten hatten, welche vom König eigenhändig unterschrieben wurde.

Ludwig, in der Blüte seiner Jugend, liebte den Prunk und übte verständlicherweise einen starken Einfluß auf die neuen Moderichtungen aus. Zu Beginn bestanden diese aus einfachen Abänderungen, die zum Femininen tendierten. Die Weste wurde stark verkürzt und die Ärmel verschwanden nahezu, wobei immer mehr vom Unterhemd gezeigt wurde.

Die Kniehosen von Ludwig XIII. wurden durch Kniehosen ersetzt, die eher wie Fahnen aussahen und über dem Knie mit Bändern gehalten wurden. Sie wurden *Rhingrave* genannt und kamen aus Maastricht in Holland.

Das hier abgebildete Übergangskostüm charakterisiert den ersten Teil der Regierungszeit Ludwigs XIV.: die Säume waren mit schmalen Spitzenstreifen verziert; die Kragen waren viereckig geschnitten und umgeschlagen; alle Arten von Spitze und eine Unzahl von Bändern in Form von Muscheln, Knäueln und Rüschen zierten die Kleider von den Schultern bis zu den Schuhen.

Zu diesem Zeitpunkt trug Ludwig XIV. keine Perücke und das lange, dichte Haar war sein eigenes; unter den Adeligen erfreute sich jedoch schon eine majestätische Perücke ihrer Beliebtheit, die wie die Mähne eines Löwen aussah. Die Hüte waren mit zwei Reihen Federn geschmückt. Über der Weste wurde ein Blouson getragen und über dem Blouson das Bandelier, an dem ein Schwert hing.

"Diese Mode," sagte Voltaire, "wurde, mit Ausnahme von Spanien und Polen, überall in Europa populär. Ohnehin schon modebewußte Leute beeilten sich allerorts, den Prunk des französischen Hofes zu imitieren."

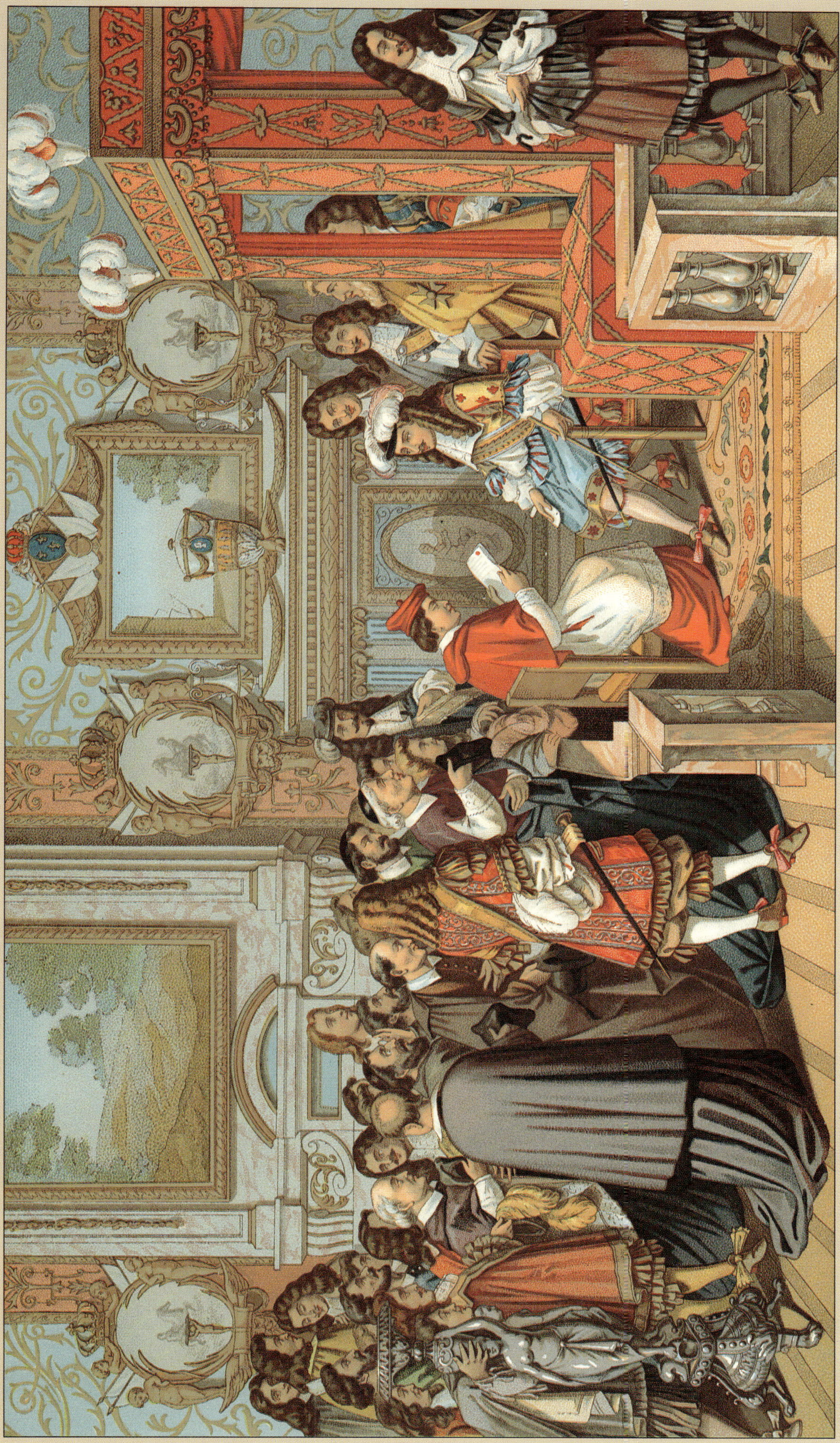

DIE MODELÖWEN: MONTAURON UND CANDALE

Zwanzig Jahre nachdem der Herzog von Bellegarde die Mode am Hof und für den König bestimmt hatte, diktierten zwei andere Männer den Stil. Diese waren im Jahre 1644 Montauron und später Candale. Sie waren die letzten von denen, die die Engländer "Löwen" nannten – das heißt, einzelne Individuen, die im Alleingang dazu fähig waren, eine Mode zu erfinden, ihr einen Namen zu geben und andere dazu zu bringen, sie zu übernehmen. Nach 1648 wurden diese Modelaunen jedoch nicht länger nach Einzelpersonen benannt, und Modeneuerungen kamen vom König. Mit dem Verschwinden von Candale war es mit der Herrschaft der "Löwen" vorbei.

1.1 Ein Offizier für die Wachen im Jahre 1685, wobei "für" im Falle der französischen Wachen die richtige Bezeichnung ist. Seine Uniform ist türkisfarben, rot gefüttert und aufgeputzt, und seine Kniehosen und Strümpfe sind scharlachrot.

1.2 Ein Offizier des Militärs im Jahre 1688, der ein graues Wams mit blauem Besatz an Kragen und Manschetten trägt.

1.3 Ein Offizier im Jahre 1660. Zu dieser Zeit wurde die Uniform des Offiziers gerade eingeführt. Der Rang konnte eigentlich nur anhand der Lanze oder dem hohen Kragen erkannt werden, wobei der letztere nur bei einer Parade getragen wurden.

1.4 Ein General im Jahre 1694 mit einem Hut, der mit weißen Federn verziert ist, und einer roten, mit goldener Litze versehenen Jacke. Der blaue Übermantel ist mit breiten roten Bändern aufgeputzt.

1.5 Ein Offizier in Winterkleidung im Jahre 1685 mit einem Hut, der mit weißen Federn geschmückt ist, und einem scharlachroten Umhang. Das Wams ist aus blauem Stoff, der aus Holland stammt, und ist mit goldstickerei aufgeputzt. Blaue Strümpfe und eine Schärpe um die Taille ergänzen das Kostüm.

2.1, 2 & 5 Kostüme aus der Zeit Montaurons, um 1646.

2.1 & 5 Charakteristisch für den Stil Montaurons war die Art und Weise, in der die Weste so verkürzt wurde, daß die Unterwäsche auf der Taille sichtbar wurde. Die Ärmel wurden ebenfalls offen gelassen, um das Unterhemd zur Schau zu stellen. Die Kniehosen sind ziemlich kurz, und die seidenen Strümpfe darunter kommen aus England; eine Marotte dieser Zeit machte es inakzeptabel, diese aus Neapel oder Mailand zu beziehen.

Der Ehrenmann ganz rechts trägt ähnliche Kleidung, wenn auch in anderer Farbe. In diesem Falle hat der Umhang jedoch einen eher militärischen Anstrich.

2.2 Ein Galan, der kurze, pluderige Kniehosen trägt, die zur Zeit Heinrichs IV. modern waren. Einzelheiten, wie das Bandelier, die Seidenstrümpfe und die kleinen Stiefel verlegen dieses Kostüm jedoch zeitlich zurück auf die Zeit Heinrichs III.

2.3 & 4 Die Frau und die Nichte des Maarschalls von Guébriant. Erstere trägt ein tief ausgeschnittenes Kleid, und ihr bloßer Hals ist, bereit zu einer Stadtfahrt, mit einem weißen *Fichu* bedeckt. Dieser ist an dem großen Kragen befestigt, der wie ein Cape auf ihre Schultern umgeschlagen ist. An dem schwarzen Gewand kann man erkennen, daß sie sich in Trauer befindet.

Ihre Nichte ist ähnlich gekleidet, trägt aber keinen Witwenmantel, und ihr Kostüm ist farbenfroh und reichlich verziert.

3.1 Ludwig XIV. im Jahre 1660, und 3.3, Ludwig im Jahre 1670. Auf der ersten Abbildung kultiviert er immer noch die Erscheinung der lässigen Alltagskleidung, die in erster Linie von Candale eingeführt wurde. Die Weste ist kurz, und der Gürtel wurde nach unten versetzt, beides in übertriebenem Ausmaß, so daß die Untergewänder, die über der Strumpfhose hängen, sichtbar werden. Kinder auf der Straße pflegten auszurufen: "Passen Sie auf, mein Herr, Ihre Hosen fallen herunter!"

Das erste Kostüm, das Ludwig im Alter von nur 22 Jahren trug, zeigt den Einfluß von Mazarin und seinen Regeln – es sind keine Gold- oder Silberverzierungen zu sehen. Ludwig erhielt dieses Gesetz für die Mehrheit seiner Untertanen aufrecht, verkündete jedoch im Jahre 1664, daß er und seine Familie davon ausgeschlossen waren. Weder Verzierungen noch die "königliche Jacke" – blau mit einem roten Innenfutter und herrlicher Stickerei – durften von anderen ohne königliche Vollmacht getragen werden.

3.2 Maria Theresa von Österreich im Jahre 1660. Ihr Kleid ist oben mit einem Streifen aus Gaze oder Leinen aufgeputzt und mit Perlen und Edelsteinen geschmückt.

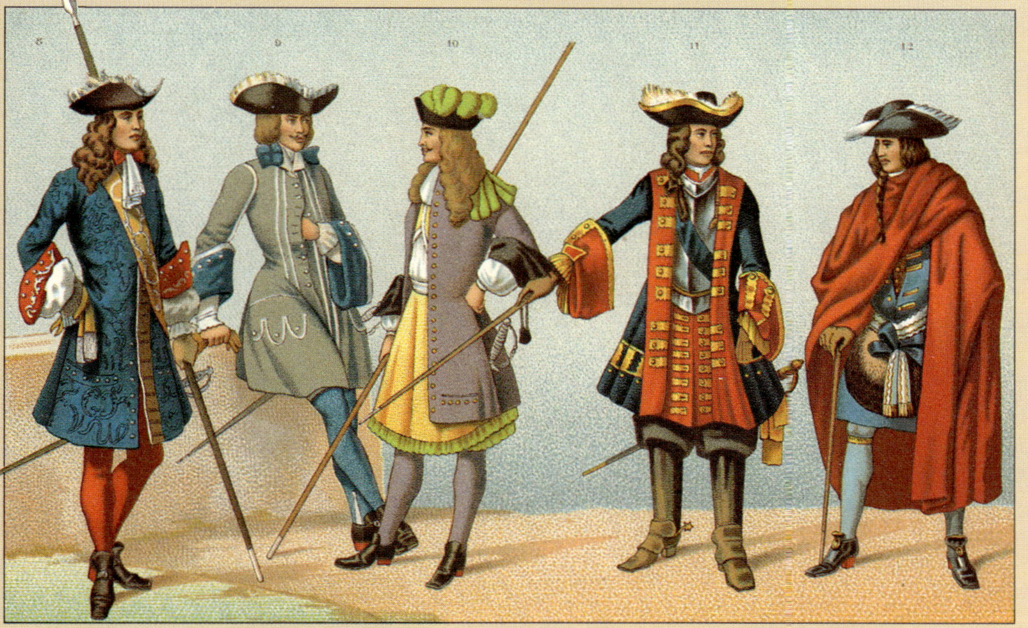
8
9
10
11
12

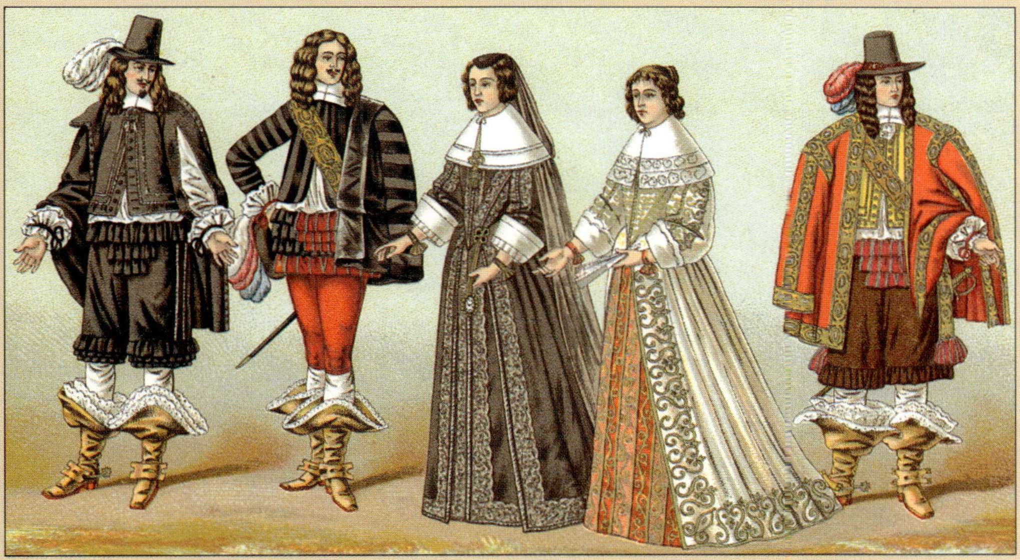

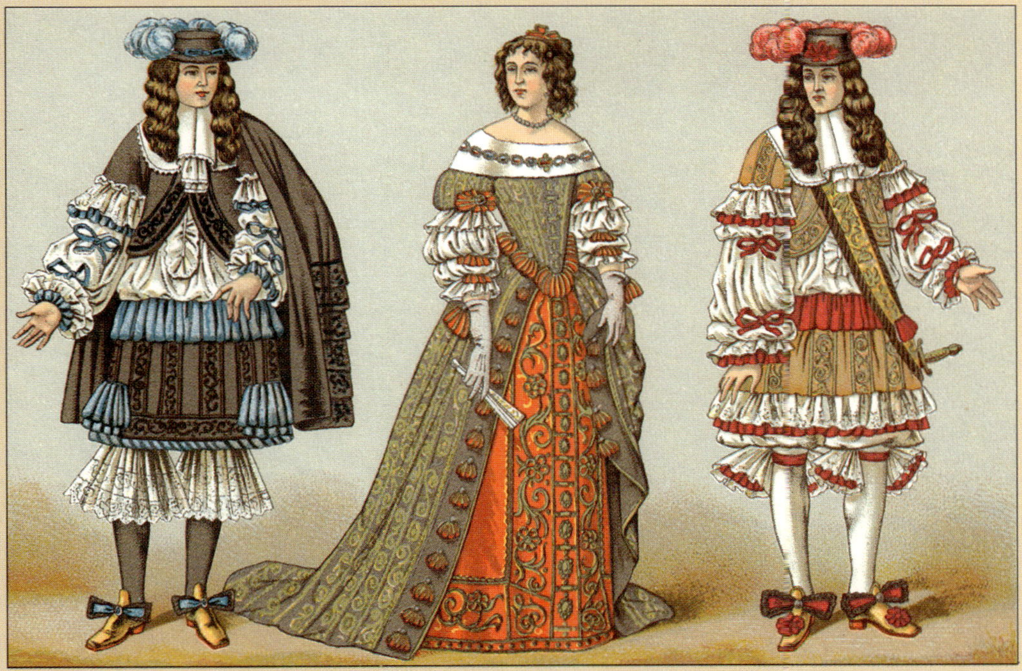

FRANKREICH

DAS SPÄTE 17. UND DAS FRÜHE 18. JAHRHUNDERT

Die abgebildeten Kostüme stammen alle aus der späten Regierungszeit Ludwigs XIV., das heißt, aus dem Ende des 17., und vom Anfang des 18. Jahrhunderts. Madame de Maintenon, die Mätresse des Königs, hatte eine etwas steife, diziplinierte Einstellung zur Kleidung, aber trotzdem war die Frauenkleidung noch immer reich verziert – besonders im Bezug auf den Kopfschmuck.

Zwischen 1680 und 1701 trugen die Frauen Kopfschmuck *á la Fontange*. Eine Auswahl davon ist auf Bild **1** zu sehen. Für diese Konstruktionen wurden Spitze, Haare, Bänder und Eisenrahmen verwendet, und jeder Stil hatte einen eignen Namen: "Herzogin", "Einsam", "Maus", "Firmament", "10. Himmel" und so weiter.

Die Frauen trugen sehr viel Schminke, unter anderem Grundierung und Rouge, und sie klebten Schönheitspflästerchen aus Seide oder Samt auf ihre Gesichter. Diese waren als *Mouches* oder Fliegen bekannt, und wurden als unentbehrlicher Teil des Frauenkostüms angesehen. Die Männer trugen ebenfalls *Mouches*, deren Design jedoch dezenter ausfiel.

1.1 Madame de Maintenon.

1.2 Die verwitwete Prinzessin von Conti.

1.3 Die Herzogin von Bourbon.

1.4 Elizabeth-Charlotte de Bourbon, die "Mademoiselle de Chartres". genannt wurde und die Schwester des Regenten war.

1.5 Die Gräfin von Egmont, geborene Prinzessin d'Aremberg.

1.6 Die Herzogin von Chartres.

2.1 & 5 Adelige Frauen in Winterkleidung. Sie tragen Taftschals wie Capes, die Kopf und Schultern bedecken, wenn die Damen ins Freie treten. Diese Frauen trugen außerdem Muffe, die zu dieser Zeit immer mehr in Mode kamen und die aus verschiedenen Tierfellen, wie zum Beispiel Wolfs-, Fuchs-, Bären-, Tiger- und Zobelfell waren.

2.2 & 3 Die Schwestern Loison.

2.4 Ein Abt in einem kurzen Cape und einer *Soutanelle*. Dieses Gewand unterschied ihn vom niederen Klerus; im Grunde handelt es sich um eine *Soutane*, die für das Tragen auf dem Land verkürzt wurde.

2.6 Ein Adeliger in Sommerkleidung. Diese Ausstattung mit den Bändern an der rechten Schulter und an den Handgelenken, die an die alten *Galane* erinnert, datiert auf die Zeit vor 1690 zurück. Im Jahre 1684 wurde die Verzierung am oberen Stiefelrand *Amadis* genannt, nach einer Oper von Lully, die zu dieser Zeit sehr beliebt war.

Trotz solcher Frivolitäten hat das Kostüm dieses Adeligen etwas Formelles und Strenges, was die letzten Tage des alten Regimes wiederspiegelt. Die Jacke wird eigentlich wie ein Cut getragen und ist schmal- und geradegeschnitten, mit zwei oder drei Knöpfen, wobei das seidene Wams darunter sichtbar bleibt.

Das Unterhemd ist nicht zu sehen, eine Krawatte aus besticktem Musselin oder Spitze ist jedoch am Hals mit einem farbigen Band gebunden.

3.3 Alle Damen auf Bild **3** tragen ähnliche Kostüme.

Der Kopfschmuck ist im *Fontange*-Stil gehalten. Das Leibchen ist lang und eng und läuft auf der Taille spitz zu. Die halblangen Ärmel sind mit Spitze aus Alencon oder Valenzia aufgeputzt, und sie trägt eine einzelne Perlenkette, lange Handschuhe und eine Krawatte auf dem Leibchen, die *Squinquerque* genannt wird.

Der hier getragene Überrock wurde als Umhang bezeichnet, da er so gerafft ist, daß er nur an einer Seite herunterfällt. Der seidene Rock selbst ist auf zwei Arten verziert: zuerst unten, wo der Stoff gerüscht ist, mit einem Volant (eine Vorrichtung, die Langlée entwarf); und außerdem der Länge nach mit goldenen Fäden. Unter dem Rock befindet sich ein steifer Unterrock, der als *Criarde* bekannt ist.

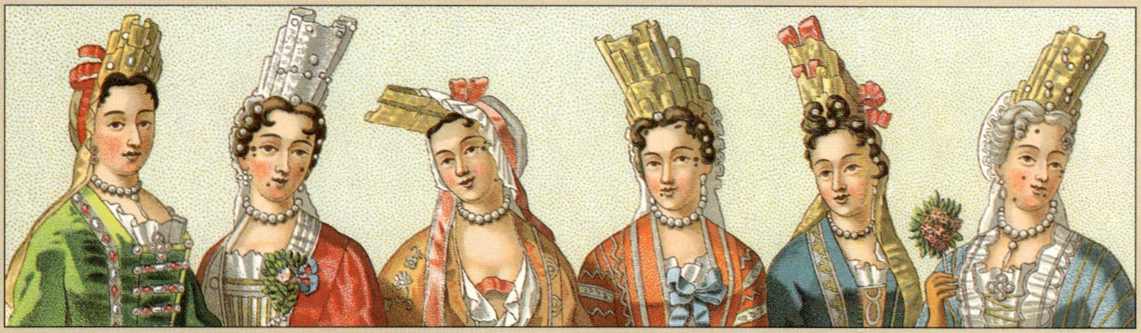

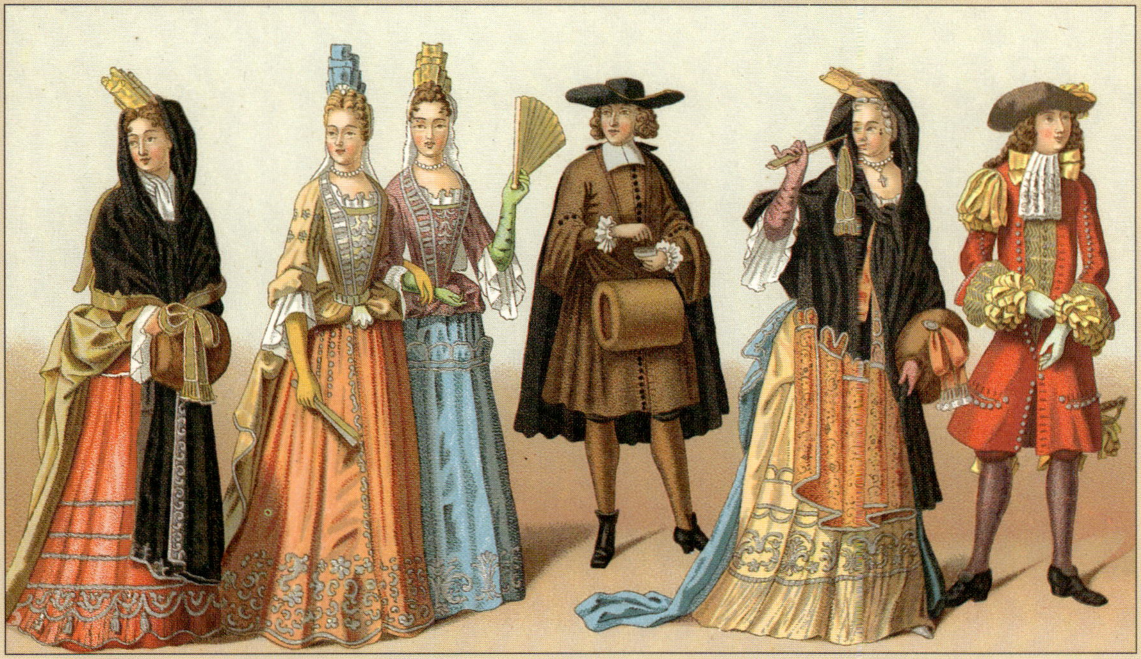

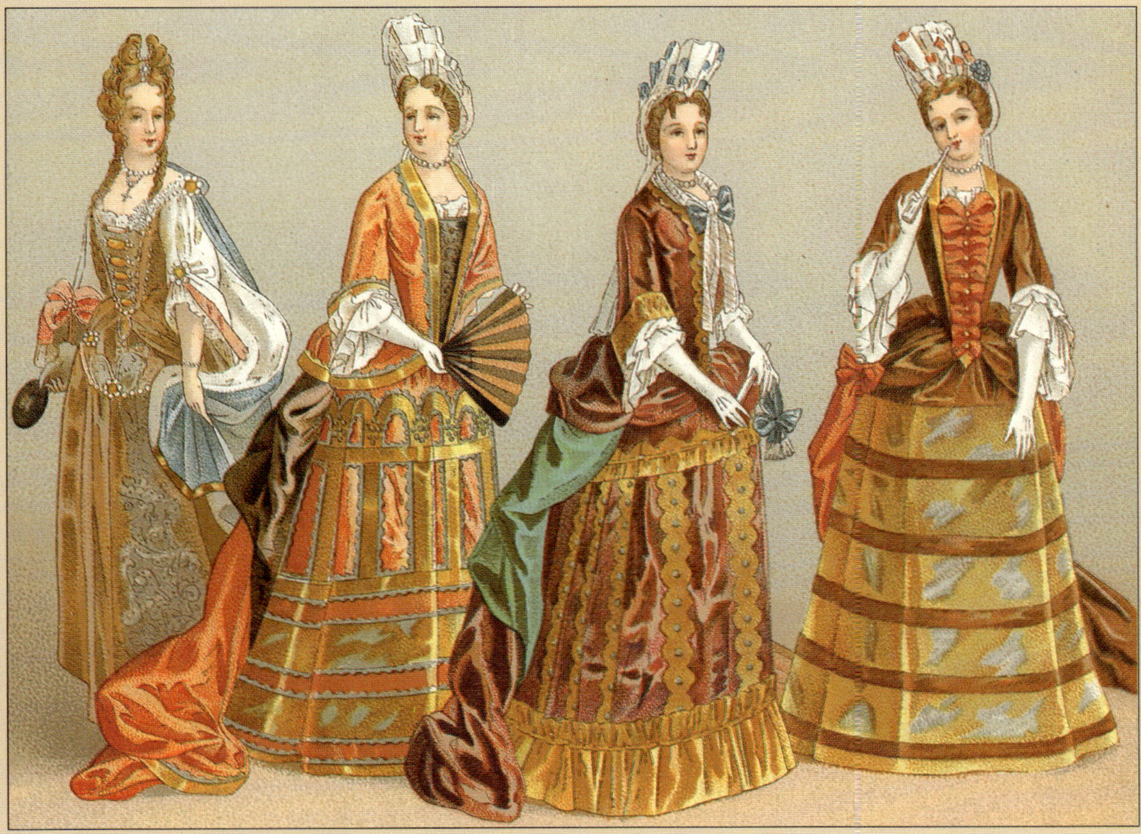

DAS FRÜHE 18. JAHRHUNDERT

Diese Beispiele für männliche Kopfbedeckungen stammen von einem Stich von Bernard Picart, der selbst eine Arbeit von Baron Eisenberg aus dem Jahre 1727 als Vorlage hatte. In dieser Zeit gab es nur wenige Variationen zu dem Grundentwurf des dreieckigen Hutes: die Dreieckskrempe konnte manchmal nach oben gebogen sein und manchmal flach liegen; die Höhe konnte unterschiedlich sein. Im Bezug auf die Verzierung gab es jedoch mehr Möglichkeiten. Federn und Litzenbesatz wurden in großem Ausmaß verwendet, und manchmal wurde die Litze auf der Spitze des Hutes überkreuz gelegt, so daß sie die Biegung der Krempe veränderte.

1 Foliantperücken mit langem, wehendem und offenem Haar kamen bei denen, die in der Kleidung tonangebend waren, bis nach dem Tod Ludwigs XIV. im Jahre 1715 ganz aus der Mode. Zu Beginn des 18. Jahrhunderts kam eine allmähliche Gegenreaktion gegen eine solch hinderliche Haarmenge auf.

Diese Bewegung fing damit an, daß man das Haar gerne hinten scheitelte, die zwei Stränge im Sommer band und im Winter offen hängen ließ. Schritt für Schritt ersetzten geknotete Perücken den losen Stil. Als Nächstes kamen Perücken mit Schwänzen und die Börsenperücke auf – beides Variationen der Perücke des alten Stils mit offenem Haar, die in drei Teile geteilt war, wobei sich zwei Teile an den Seiten befanden (die *Cardenettes*), und einer hinten am Rücken herunterhing (der Schwanz).

Wie gegenüber zu sehen ist, konnte dieser Schwanz auf viele Arten getragen werden: mit einem Band, das die Form einer Rosette mit langen Enden hatte; gebunden (6 & 14); auf halber Höhe mit einer Klammer befestigt (9 & 10); oder zu einer langen Spirale gedreht (1, 2, 3 & 17). Diesem letzten Stil wurde der Name "Rattenschwanz" gegeben.

Die Börsenperücke war eine neue Art, den Schwanz zu tragen. Die Börse selbst bestand aus einem kleinen Beutel aus schwarzem Taft, der mit einer Rosette in der gleichen Farbe geschmückt war, und sie umfaßte den unteren Teil des Haares am Hinterkopf. Von 1710 an trug die Mehrzahl der militärischen Offiziere und der Soldaten ihr Haar auf diese Weise.

Börsenperücken wurden zuerst von Bürgerlichen übernommen und schließlich in den gehobenen Kreisen getragen – wo sie als "Perruques à la régence" bekannt waren. Tatsächlich gaben Mitglieder des Militärs das Tragen von Perücken bald auf und ließen ihr eigenes Haar wachsen.

In Hofkreisen hielten sich die Perücken um einiges länger. Schließlich wurde nur noch ein Haarteil auf der Stirn getragen, das unter grobem Puder, der "Spinatsamen" genannt wurde, verborgen wurde.

Der Reiter trägt ein typisch kurzes Kostüm dieser Zeit. Die Art, wie er auf dem Pferd sitzt, kennzeichnet ihn als ein Mitglied der franko-italienischen Reitschule: der Sitz zu Pferde unterschied sich von Nation zu Nation und hing außerdem von der Zeit ab.

3.1, 3 & 4 Kostüme aus dem Mittelstand von 1730 bis 1740, wie sie Leclerq zeichnete. Der Mittelstand kleidete sich in rauhe Stoffe, wie Ratiné. Nahezu alle Kleidungsstücke paßten farblich zusammen, hauptsächlich waren es Töne, die zwischen Dunkelrot und Hellbraun lagen. Von 1750 an wurde Schwarz jedoch allmählich die bei festlichen Anlässen getragene Farbe.

Der Mann auf Bild **3**.3 trägt ein Reisekostüm mit einer zugeknöpften Jacke und einem Gürtel und lange Gamaschen mit Sporen (wie sie von den Dragonern zu dieser Zeit getragen wurden). Diese Ledergamaschen waren für die Reiter unentbehrlich. Die Strümpfe waren nicht dick genug, um die Kälte abzuhalten, und deshalb wurden mehrere Paare übereinander getragen.

3.2 Diese luxuriöse Ausstattung wurde "Das europäische Kostüm" genannt und im Dresdner Museum aufbewahrt. Es war aus Goldfäden gefertigt und wurde von einem Ritter des "Weißen Adlers" getragen, einem Orden, der im Jahre 1705 von Augustus II., König von Polen, gegründet wurde.

Das Wams ist an einer Seite offen, damit das Schwert hindurch kann, und die Kniehosen – ohne Schnallen und Strumpfbänder – wurden unter den Strümpfen gerafft.

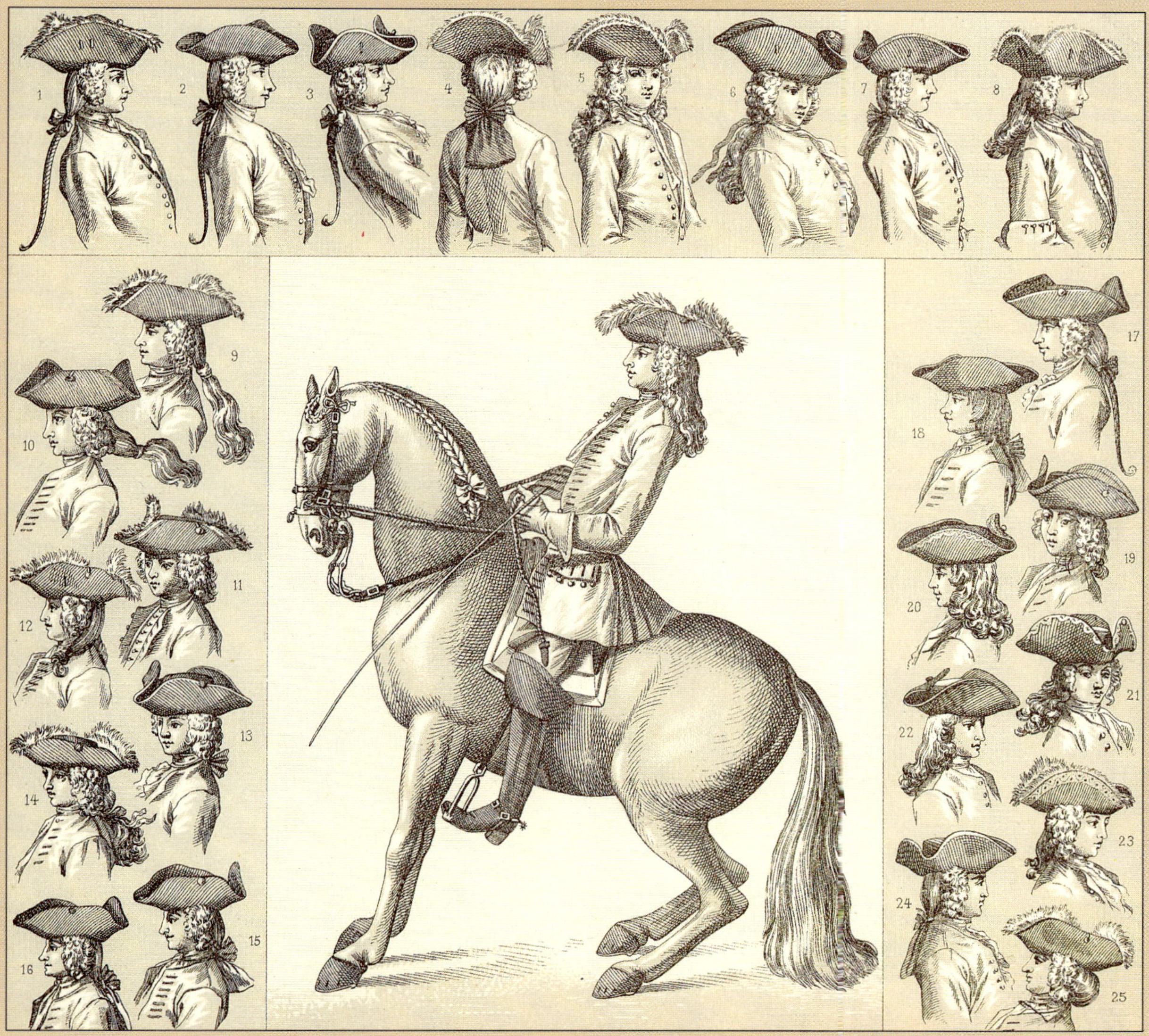

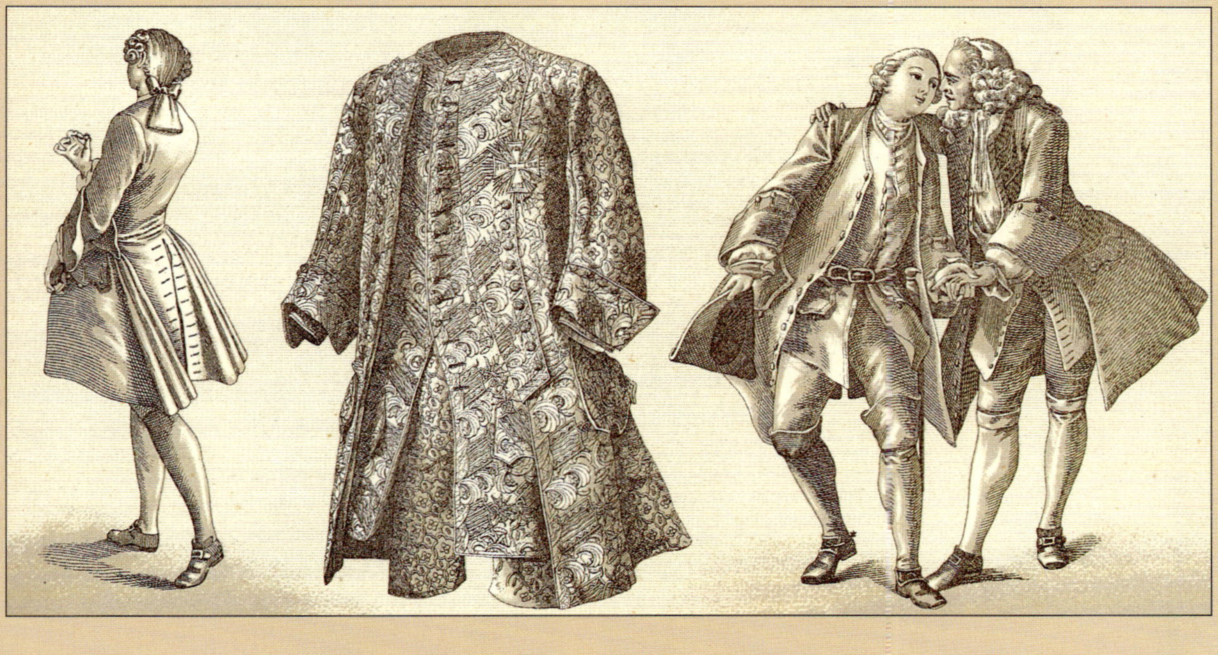

VON DER STRENGE ZUR ELEGANZ

Die gegenüberliegenden Illustrationen zeigen Kostüme aus der Zeit Ludwigs XV. (1710–1774), dessen Hof für seine Ausschweifungen bekannt war, die schließlich zum Untergang der Monarchie als Institution führten.

1.1 Ulrique-Eléonore, Königin von Schweden und Schwester Karls XII. – für den sie im Jahre 1719 auf den Thron verzichtete. Diese Illustration stammt von einem Gemälde aus dem 18. Jahrhundert im Museum von Versailles.

Ulrique-Eléonore war für die maskuline Erscheinung, die sie anstrebte, bekannt und trägt hier ein polnisches Kostüm, komplett mit Säbel. Es besteht aus einer Pelzhaube, die mit einer Feder geschmückt ist, und einem blauen *Kontousch* mit einem Schnurbesatz und einem Pelzkragen, der mit einer glänzenden Silberbrosche geschmückt ist.

Die Schärpe ist weiß, und sie trägt einen langen, ärmellosen Umhang, der über der Brust geschlossen wird. Die Jacke und die Kniehosen sind rot, und die weißen Strümpfe stecken in vorne flachen Schuhen.

1.2 & 4 Zwei Damen, die beide einen *Casaquin* tragen – eine leichte Variante der *Casque* oder Überbluse. Im 18. Jahrhundert war diese Jacke mit den langen Schößen zuerst als *Casaquin*, dann als *Pet-en-l'air* und zuletzt als *Caraco* bekannt.

Die Dame links trägt eine Art Kopfschmuck aus Gaze, der *Marli* genannt wurde, dessen Zipfel nach hinten gefaltet und mit einer Nadel befestigt sind. Sie trägt außerdem einen Vatermörder aus Spitze, und ihr *Casaquin* hängt über den Rock herunter und wird mit einem Reifgestell abgestützt. Die andere Dame trägt einen *Casaquin*, dessen Taille mit einem Gürtel gerafft ist, und einen Kopfschmuck wie oben beschrieben. Der Saum des Rockes ist mit Chenille verziert, und sie trägt eine Arbeitstasche.

1.3 Eine mittelständische Frau. Zu Beginn der Regierungszeit Ludwigs XV. waren die Kostüme des Mittelstands eher streng. Dieses Kostüm ist ein gutes Beispiel dafür: ein weites Kleid ist über dem Leibchen so arrangiert, daß es hinten wallend fällt, und die Pagodenärmel sind zurückgeschlagen. Der Kopf ist mit einer Mantille bedeckt, deren Enden unter dem Kinn gebunden werden und auf die Brust fallen.

1.5 Ein Alltagsgewand aus dem Jahre 1730. Der Hut ist mit einer Kokarde von Bändern aufgeputzt, und der Mann trägt eine Börsenperücke, eine Krawatte, ein Hemd mit einem Jabot und eine Weste, die nur bis zum Gürtel zugeknöpf ist. Der Mantel fällt anmutig und hat Pagodenärmel und roten Besatz, und die Schöße des Mantels stehen so bauschig ab, als wären sie mit einem Reifgestell abgestützt. Die Kniehosen sind unter dem Knie befestigt, und die Schuhe haben Schnallen und hölzerne Absätze.

2.1 & 4 Zwei Damen, die Mantillen tragen – im Frühling und im Herbst waren diese sehr in Mode. Eine Mantille war ein kleiner Schal mit spitzen Zipfeln wie ein sehr langer *Fichu*, die sich über der Brust kreuzte und hinten zusammengebunden wurde.

2.2 Ein Mann, der einen Mantel mit Pagodenärmeln trägt – dies waren Ärmel, die trichterförmige Öffnungen hatten und dann über die Ellenbogen hinaufgeschlagen wurden.

2.3 und 3.2 Im ersten Teil des 18. Jahrhunderts waren die Kleider entweder anmutig und fließend oder steif und so geschnitten, daß sie eng am Körper anlagen.

Im Jahre 1729 wurde es jedoch Mode, die Mantelschöße bauschig abstehen zu lassen in Anlehnung an die Reifgestelle der Frauenkleidung. Falten wurden nach hinten, und zwar rechts und links vom Mittelschlitz verlegt, während die Weste auf der Taille oder unterhalb offen getragen wurde. Dadurch wurden das Unterhemd und die Krawatte sichtbar.

Manchmal ersetzte ein schwarzes Band, das um den Hals gebunden wurde, die weiße Krawatte, und das Unterhemd hatte ein Jabot, das an die Stelle der Krawattenzipfel aus Leinen trat. Die Kniehosen wurden bis 1730 in die Strümpfe gesteckt, was einen Hinweis auf das Datum dieser Illustrationen liefert.

3.1 & 3 Beispiele für die *Bagnolette*, einen winterlichen Kopfschmuck, der von Frauen jeden Alters und aller Schichten getragen wurde.

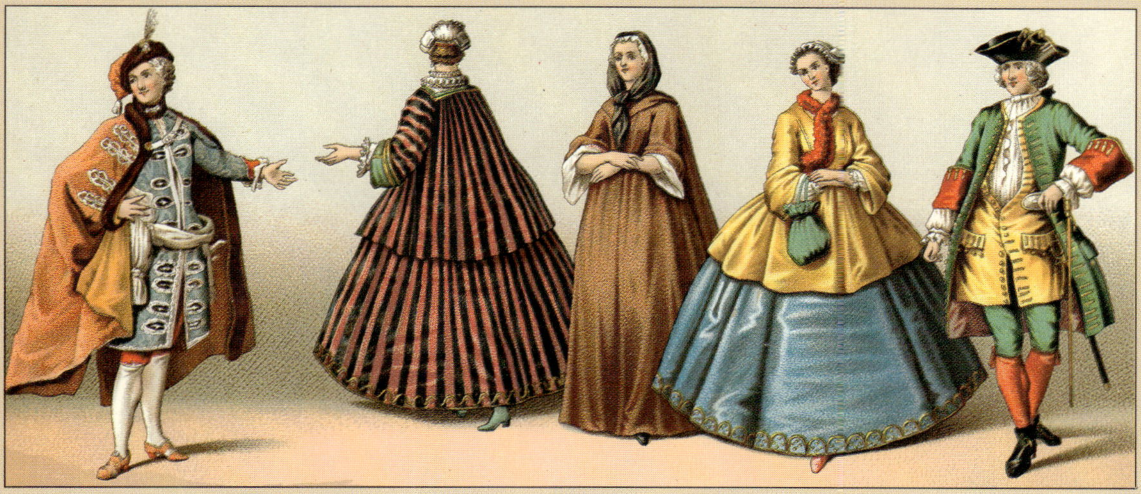
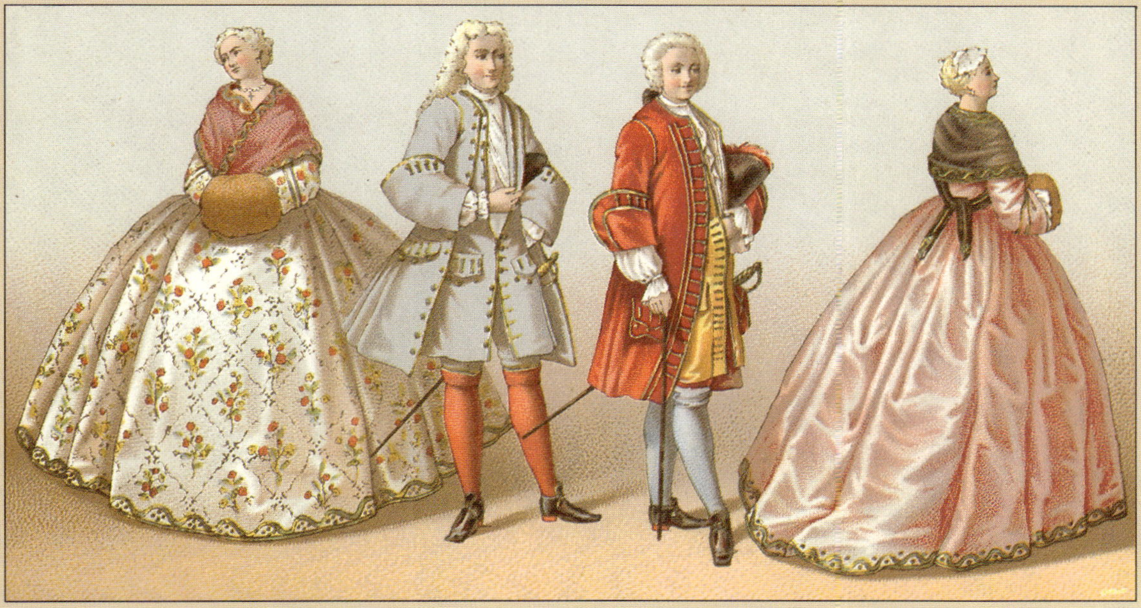
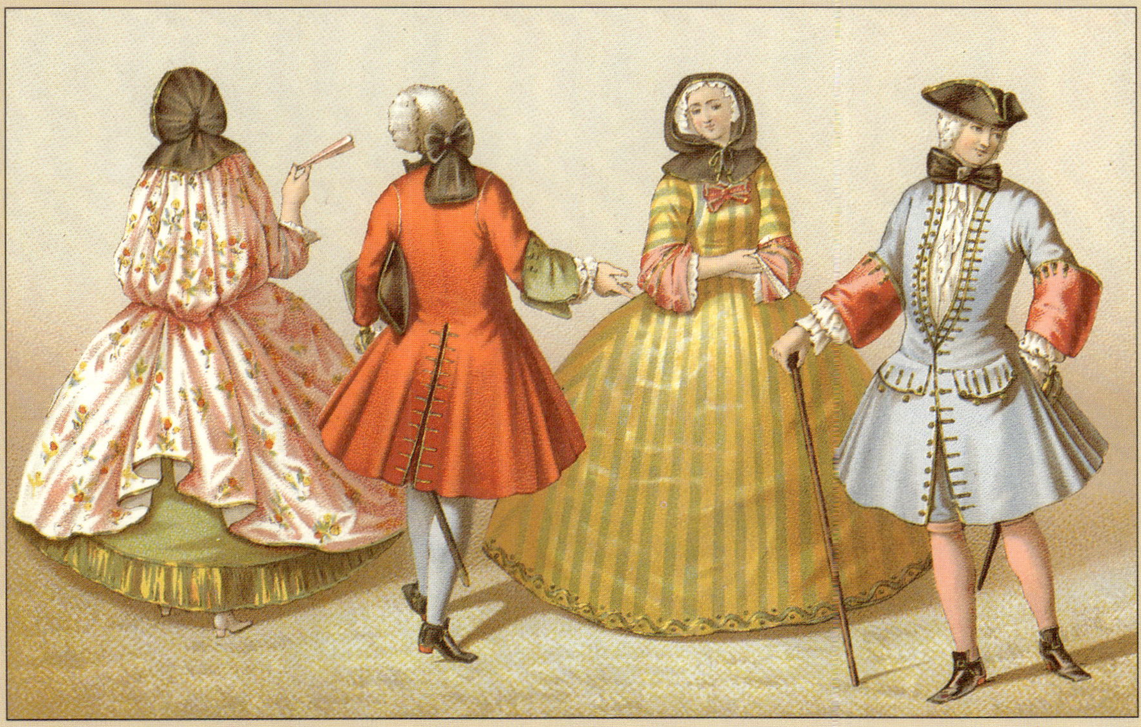

DER ZEITGEIST

Bei der oberen Illustration auf der gegenüberliegenden Seite handelt es sich um eine Reproduktion einer Skizze von Joseph Vernet, aus einer Serie von 12 Hafenbildern aus Frankreich. Léon Legrange bemerkte über den Künstler: "Wäre er nicht der große Maler der Matrosen gewesen, die er so bewunderte, so wäre er einer der besten Modemaler gewesen. Er besitzt in großem Ausmaß den richtigen Sinn für Kleidung, wobei er unter Kleidung genau das versteht, was man darunter zu verstehen hat, nämlich, nicht nur Farbe und Schnitt, sondern auch die Art, wie sie getragen wird und die Art, wie sie außer der Figur auch das Benehmen und die Moralvorstellungen eines Zeitalters neu gestaltet."

In einem Zeitalter, in dem sich die Mode in Variationen undankbarer Themen erschöpfte, wie zum Beispiel dem Fischbeinmieder, dem hinten wallenden Kleid, großen Reifgestellen und hohen Schuhen, verschwand der menschliche Körper unter Vorrichtungen, die ihn zunehmend mehr verstümmelten und verdeckten.

Es ist daher eine wahre Erholung, ein Porträt zu finden, das Figur und Gesicht einer Frau zeigt, die den Erfordernissen der Mode in der Mitte des 18. Jahrhunderts nachkommt. Das Bild einer Dame und ihrer Toilette, unten links, von ungefähr 1760 ist genau so ein Porträt.

Der Künstler ist Baudouin, der Schwiegersohn von Boucher und einer der stilvollsten Maler dieser Zeit. Laut der Brüder de Goncourt "besaß er eine geschmackvolle Unschicklichkeit", die hier spürbar ist.

In dieser Zeit war das weibliche Schönheitsideal beträchtlich von dem Absinken der Moral betroffen. Das neue Ideal war, daß das Gesicht etwas haben sollte, was *Physionomie* genannt wurde. Wahre Schönheit wurde abgewertet; Unregelmäßigkeiten galten nicht als unangenehm, sondern boten Möglichkeiten, eine ausgefallene Hübschheit, eine modisches Gesicht, eine weltoffene Erscheinung in sie hineinzulesen.

Das größte Kompliment, das man einer Frau machen konnte, richtete sich nach diesem Satz von Bachaumont: "Selbst wenn sie nicht im eigentlichen Sinne schön ist, wird sie es doch durch ihre Anmut".

Wie die Brüder de Goncourt bemerkten, "schuf die Mode das Frauengesicht." Um ihr Gesicht zu einem Blickfang zu machen – ein Gesicht, das mehr als nur hübsch war – benötigte eine Frau folgendes: große Augen – "da große, ausdruckslose Augen die schönsten Augen auf Erden sind" . . . "eine feine edle Nase mit einem fast unmerklichen Schönheitsfehler, der das Gesicht belebt", . . . oder eine Stupsnase, . . . "mit einer leichten Biegung nach oben", . . . "der Mund sollte klein und der Teint nicht zu blaß sein".

Die Heldin dieses Bildes enspricht ziemlich genau den Vorstellungen der de Goncourts. Sie hat einen zarten, schlanken Körper, eine anmutige Haltung und ein Gesicht, das fast vergeistigt wirkt. Ihre Zofe rückt ein Leibchen zurecht, das hinten am Rücken zugeschnürt ist. Das Leibchen ist lang und eng, und unter dem Rock wird ein Reifgestell getragen; der allgemeine Eindruck ist der eines Orangenbaums in einer Schachtel.

Sie trägt ihr lockiges Haar ohne Kopfschmuck zu einem einfachen, flachen Chignon gesteckt, was ihr das natürliche Aussehen im griechischen Stilgibt, wie es um 1760 modern ist. Der junge Mann, der so lässig im Sessel sitzt, und dessen Jacke über die Seitenlehne hängt, ist gerade dabei, ihr einen Strauß Rosen zu reichen. Er sieht aus wie ein typischer Galan mit wahrscheinlich genauso vielen Lastern wie Schulden.

Das Bild von Grandval neben dieser Szene ist von Lancret. Es wurde im Jahre 1742 gemalt, vor dem Gesinnungswandel in Moral und Benehmen. Der Gegenstand ist ein "verheirateter Philosoph", der die traditionellen Werte der strengen Etikette aufrechterhält.

Der Titel "Philosoph" ist in Wirklichkeit spöttisch gemeint, und macht sich über den ernsthaften Gesichtausdruck und die gerunzelten Brauen lustig, die gewisse Ehrenmänner in der ersten Hälfte des 18. Jahrhunderts gerne aufsetzten.

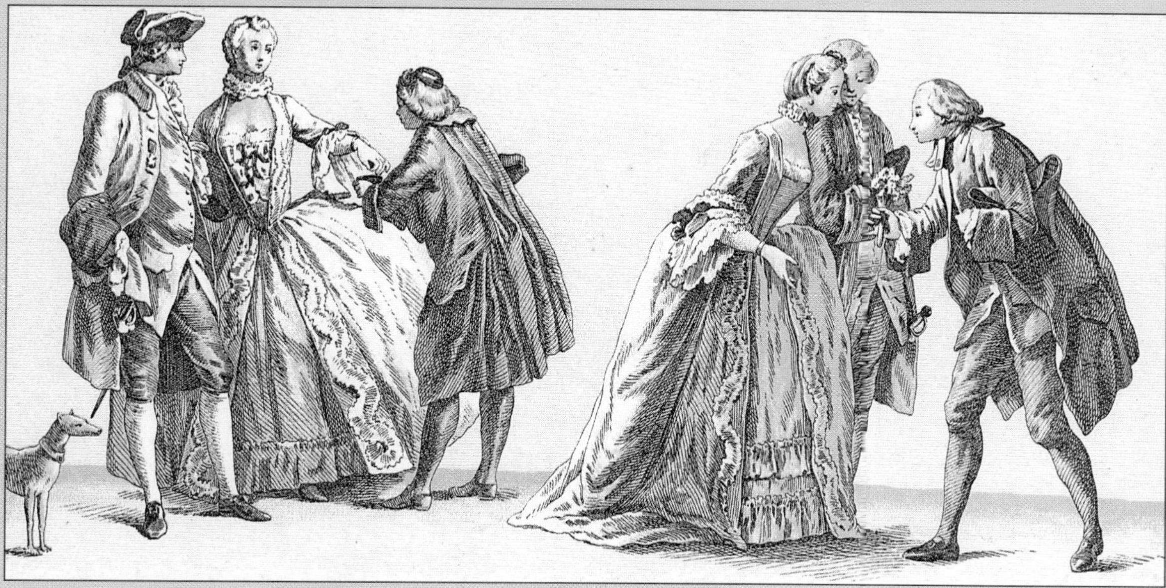

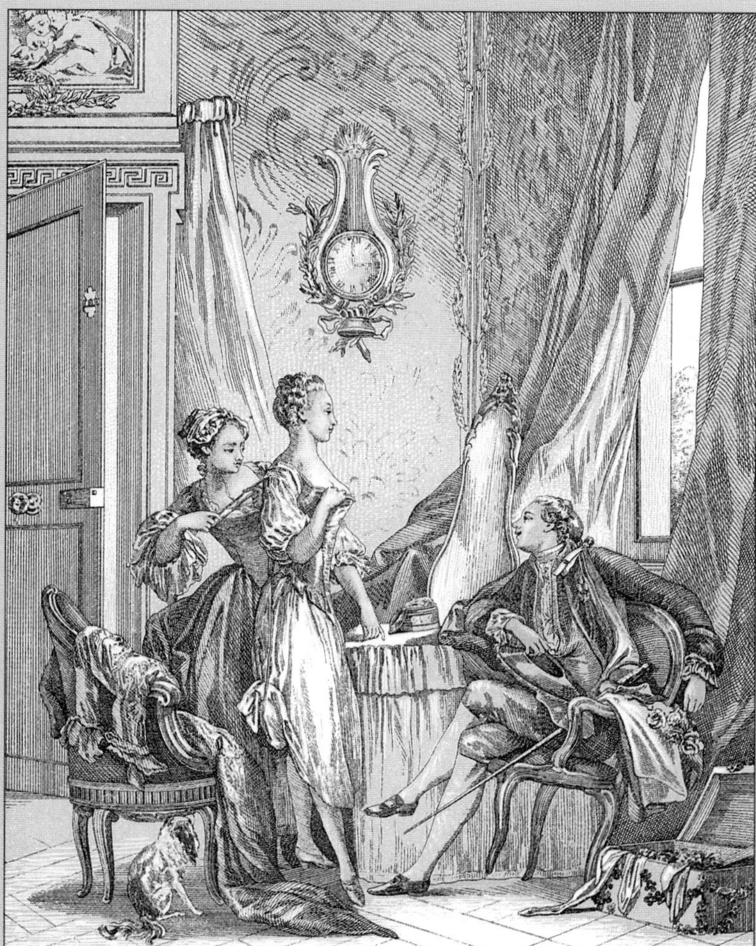

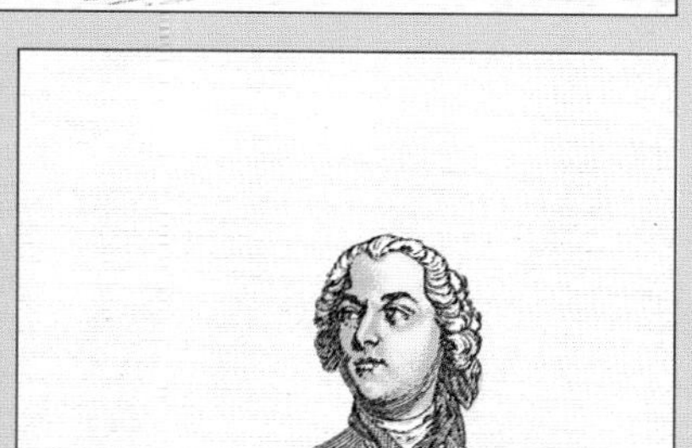

DIE NORMIERUNG DER UNIFORMEN

Während des 18. Jahrhunderts wurden die Militäruniformen allmählich durch Dekrete der Nationalversammlung vereinheitlicht. Vorher kennzeichneten gewisse Farben auf den Rockaufschlägen und Manschetten die Herkunft der verschiedenen Regimenter; diese wurden nun abgeschafft. Von diesem Zeitpunkt an trug die ganze Armee Blau, und Unterschiede in der Uniform, die auf den Gebrauch von Rot und Weiß auf den Aufschlägen und den Manschetten beschränkt waren, bezeichneten nur noch die verschiedenen militärischen Aufgaben.

Theoretisch wurden die gleichen Uniformen auch von den Soldaten in der Reserve und den Freiwilligen getragen. Oft standen jedoch zu Kriegszeiten keine kompletten Uniformen zur Verfügung, so daß Freiwillige eher in gestreiften als in weißen Hosen kämpften.

1 Die Kopfbedeckung war je nach Aufgabe des Soldaten verschieden: Infanteriesoldaten trugen den Dreispitz; Grenadiere trugen bis zum Jahre 1793 Bärenfellmützen, danach wechselten sie zum Dreispitz über, wobei dieser in ihrem Falle jedoch mit einem roten Federbusch versehen war. Die schwere Kavallerie trug Helme aus leichtem glänzendem Filz.

Nach 1791 mußte jeder Soldat eine rot-weiß-blaue Standardkokarde auf seinem Hut tragen. Hierbei handelte es sich um die Farben, die die Nationalgarde von Paris nach dem Sturm auf die Bastille übernommen hatte. Die genaue Reihenfolge, in der die Farben auf Fahnen verwendet wurden, wurde im Jahre 1794 festgelegt: Blau neben dem Fahnenmast, Weiß in der Mitte und Rot an den Enden. Im Kampf wurde diese Fahne von einem Feldwebel getragen (**1**.2).

1.8 zeigt einen Tambourmajor, der eine prächtige Uniform aus den neunziger Jahren des 17. Jahrhunderts trägt: die Kniehosen sind aus Wildleder, und er trägt feine, oben umgeschlagene Stiefel; der Soldatensäbel; ein mit einem Federbusch versehener Hut; Pistolen am Gürtel; ein Halter für die Trommelstöcke an einer Kette und ein Spazierstock mit Stahlspitze, der mit Katgut verziert ist, ergänzen die Uniform.

2.1 & 2 Die Französische Revolution führte zu einem vollständigen Personalwechsel in der Armee, da höhere Offiziere, die Bourbonsympathisanten waren, ausgemerzt wurden und jüngere Leute an ihre Stelle traten. Schließlich wurden die Offiziere anhand von Wahlen innerhalb der Truppen ernannt.

Der linke dieser beiden Offiziere aus dem Jahre 1792 trägt das gleiche Kostüm wie seine Vorgänger. Der Matrose trägt jedoch einen lässigeren Stil, der schnell populär wurde. Er besteht aus einem blauen Hemd mit einem großen umgeschlagenen Kragen, einer losen Jacke und Hosen, die in den Nationalfarben gestreift sind.

2.3 & 4 Ein Offizier und ein Soldat der Küstenwache. Sie tragen das auffallende Grün der Marine, die im Jahre 1793 aufgelöst wurde.

2.5 Ein Matrose im Jahre 1786 in einer Jacke und Hosen aus einem Stoff, der *Estamète* genannt wurde.

2.6 Ein Schiffsarzt.

2.7 & **3**.1 Ein Soldat und ein Offizier vom Brester Marineregiment. Dieses wurde im Jahre 1772 gegründet; seine Uniformen hatten bis zum Jahre 1789 die gleiche Farbe, nämlich Königsblau mit rotem Kragen, Manschetten und Aufschlägen.

3.2 & 3 Die Flaggenwache eines Admirals. Diese Einheit wurde von Ludwig XIV. als eine unabhängige Truppe von Ehrenmännern aufgestellt. Ihre Mitglieder trugen einen königsblauen Mantel, der mit scharlachroter Sersche gefüttert und mit scharlachrotem Besatz versehen war.

3.4 Ein Konteradmiral mit einem blauen Mantel, der mit goldener Litze aufgeputzt ist, einer roten Weste und roten Kniehosen. Die Epauletten des Offiziers wurden durch goldene Litze ersetzt.

3.5 Ein Vizeadmiral, der die Standarduniform mit roten Aufschlägen und Verzierungen trägt. Sowohl Standard- als auch Galauniformen hatten vergoldete Lederknöpfe mit der eingestanzten Form eines Ankers.

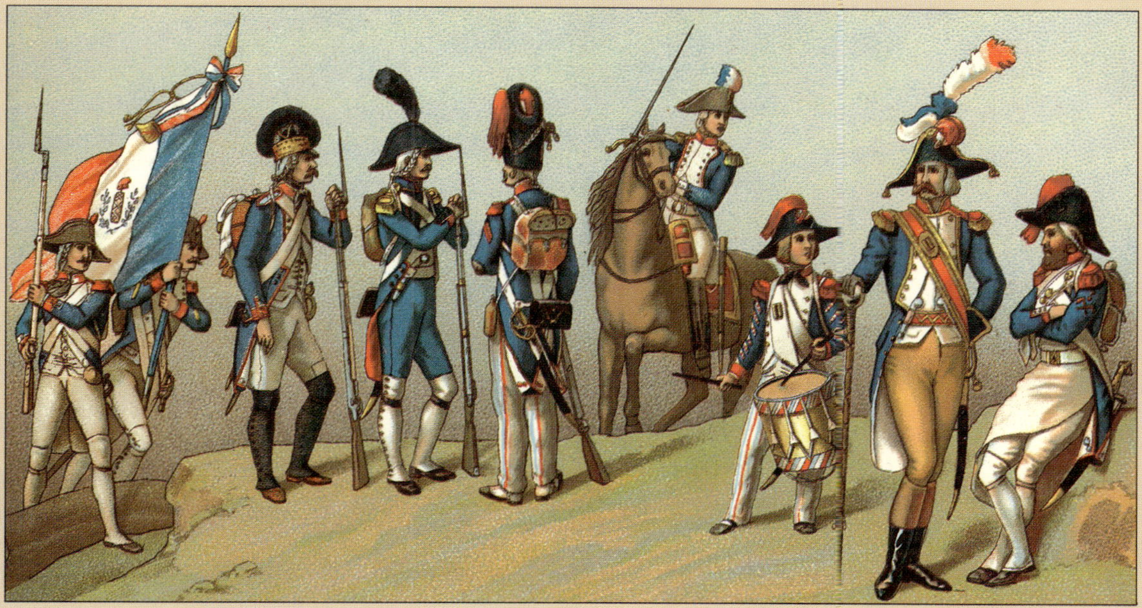

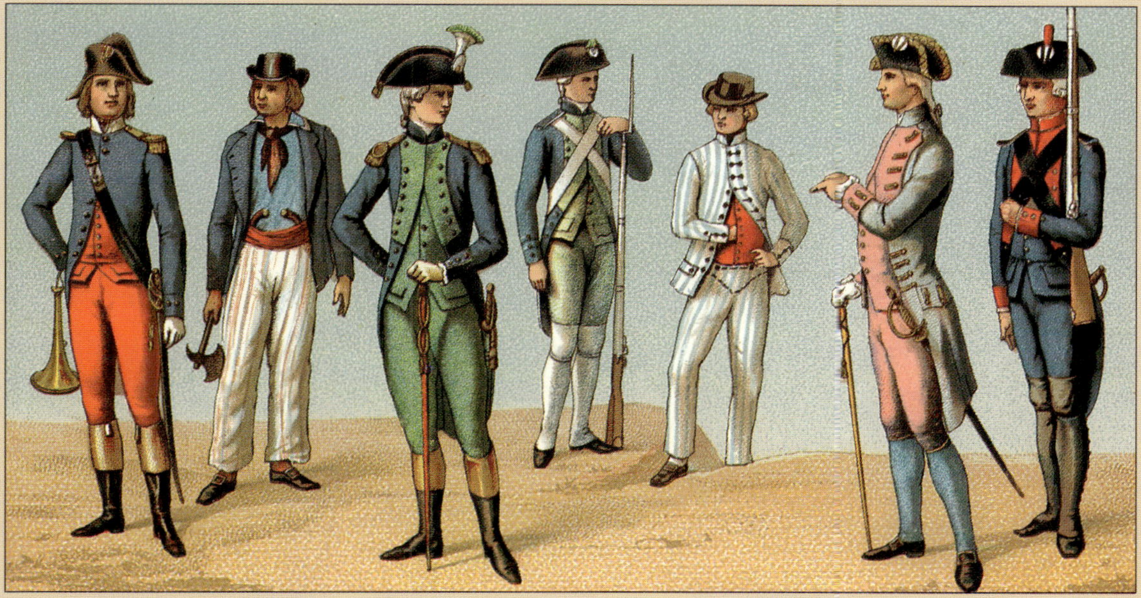

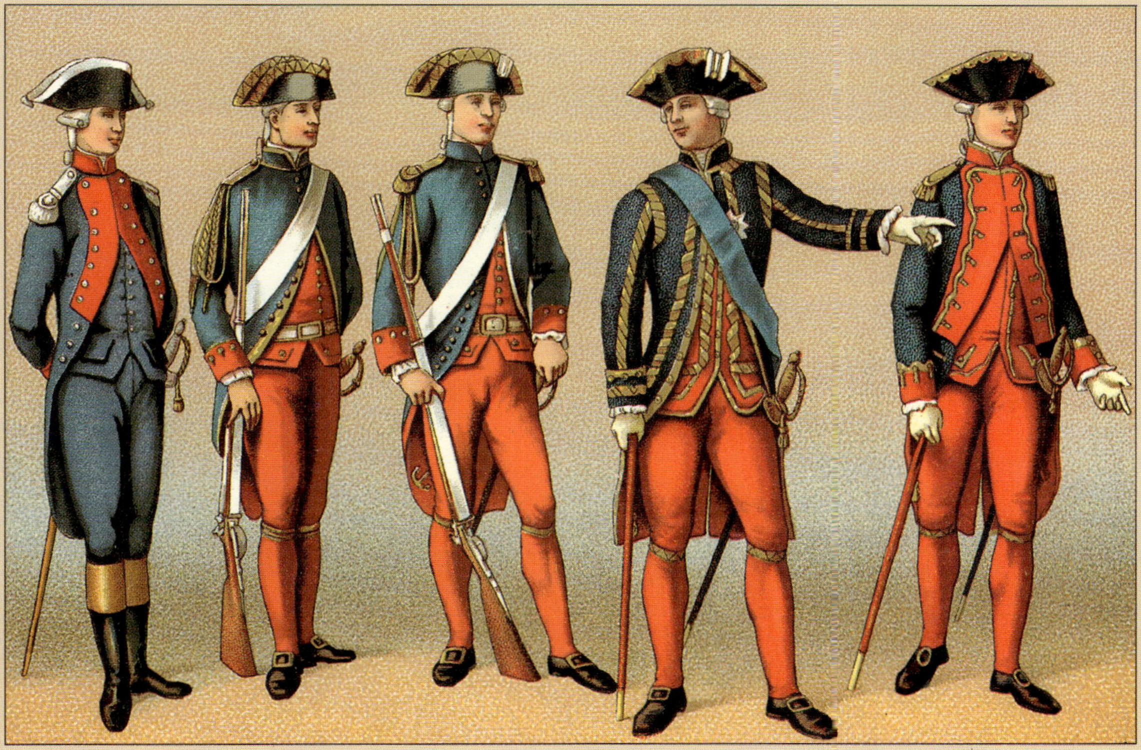

LUXUS UND FRIVOLITÄT

Die Kleidermode durchlief zur Zeit Ludwigs XVI. (1774-1793) zwei deutliche Entwicklungsphasen. Die erste zeichnete sich durch exzessiven Luxus und Frivolität aus. Sie kennzeichnete das explosive Finale des Kleiderkarnevals, der im ersten Viertel des Jahrhunderts begonnen hatte. Die Reifröcke beispielsweise wurden lächerlich groß – manche hatten einen Umfang von 4,5m – und auch der Kopfschmuck entwickelte sich ins Übertriebene. Der zweite Stil war das genaue Gegenteil. Schlichtheit war das Schlüsselwort, und Frauen übernahmen kindliche Kleidungsstile mit Hemdkleidern, Kammertuchen und Linons.

Die gegenüberstehenden Illustrationen stammen alle aus der ersten extravaganten Periode. Zu dieser Zeit waren manche der Reifgestelle nicht so groß wie die oben beschriebenen, sondern abgeschnitten. Bei diesem Stil wurden dicke breite Reifgestelle mit einem gekürzten Rock getragen, der gerade herunterfiel, um die Füße und die hohen Schuhe zu zeigen.

Der Kopfschmuck war jedoch immer riesig. Der Rahmen, der den Kopfschmuck stützte, war so hoch, daß der Kopf der Trägerin ungefähr zwei Drittel der Körpergröße auszumachen schien; es handelte sich gewiß um ein technisches Meisterwerk.

Oben auf dem Rahmen konnte das Haar entweder aufgetürmt, zurückgekämmt, lackiert, gelockt oder mit weißem Puder bestäubt sein. Eine Kappe aus Bändern und Federn krönte das Gefüge, oder es wurde ein *Pouf* getragen. Bei diesem handelte es sich um ein Stück Gaze, das mit Haarsträngen durchwoben war.

1.1 & 4 Der Inbegriff des übertriebenen Stils. Der Kleiderstoff ist mit Verzierungen aller Arten bedeckt: Knoten, Muscheln, Zweigen, Sträußen, Gazeballen und Halbedelsteinen.

1.3 Eine Dame, deren Kostüm nicht viel Schmuck aufweist, was zeigt, daß es aus den Anfängen des Zeitalters stammt, in dem Schlichtheit vorherrschte.

2.1 Ein Beispiel eines gekürzten Reifgestells, das zur Schaustellung der wohlgeformten Fußgelenke einer Kokotte und ihrer hohen Schuhe getragen wird.

2.2 Eine junge Dame edler Herkunft, die formelle Kleidung trägt, mit einem eleganten *Pouf* und einem großen faltenreichen Kopfschmuck. Das Kleid ist tief ausgeschnitten und liegt am Oberkörper eng an. Der Besatz ist sandfarben, hat geradlinige Falten und ist rundherum mit gerafften, gelben Bändern geschmückt. Die Falten sind von zwei Streifen aus acht Puffs quer durchschnitten, wobei jeder Puff oben mit zwei gelben Bändern bedeckt ist.

Sie trägt eine Perlenkette, die mit zwei goldenen Bändern befestigt ist, und ihr Kopfschmuck – in einem Stil, der als *à la victoire* bekannt ist – umfaßt einen doppelten Olivenzweig und zwei Straußenfedern.

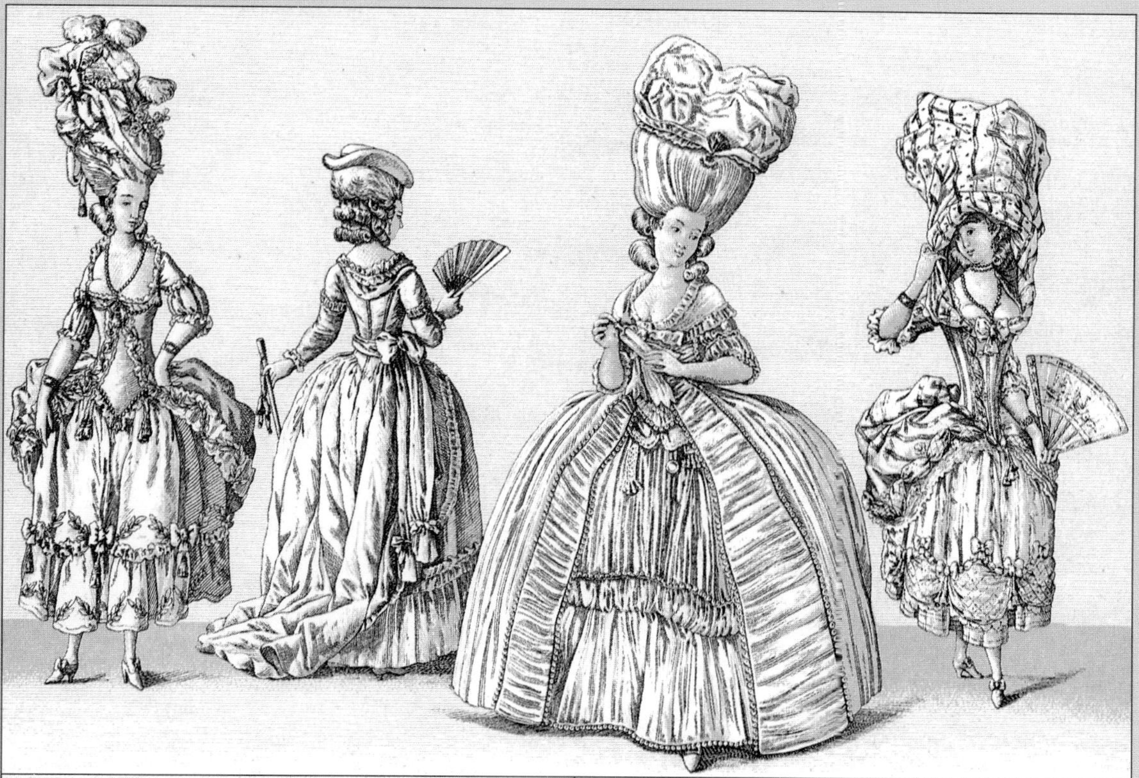

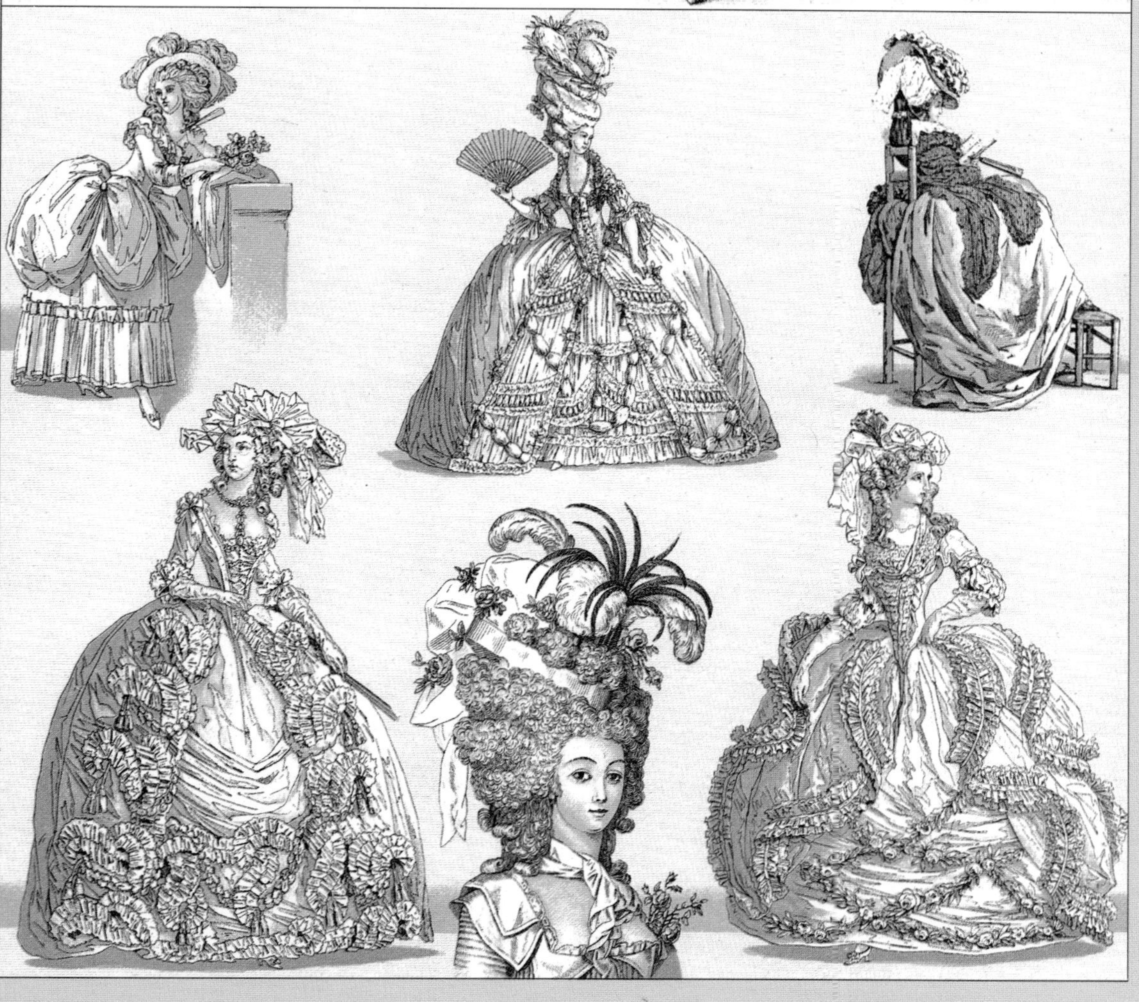

BILDUNG UND GLEICHHEIT

Laut der Brüder de Goncourt sollte das Lächeln einer Frau eher von ihrer Seele als von ihrem Verstand herrühren. Dieser Anspruch ist schon eine der Akzentverschiebungen, die den Beginn des Zeitalters der Schlichtheit kennzeichneten und von der ersten Schwangerschaft Königin Marie-Antoinettes ausgelöst wurden. Frauen begannen, schlichte, weiße Stoffe zu bevorzugen, was später in eine gekünstelte Parodie eines ländlich-bäuerlichen Stils ausartete. Danach übernahmen sie einen Kleidungsstil, der die neue Einstellung der Frauen sich selbst gegenüber widerspiegelte. Die Betonung lag nun, den Lehren von Philosophen wie Voltaire und Rousseau folgend, auf Lernen und Wissen und damit auch auf einer gewissen Gleichheit zwischen den Geschlechtern. Demzufolge übernahm die Frauenkleidung gewisse traditionelle Elemente der Männerkleidung, was in dieser Reihe von Bildtafeln vom Ende des 18. Jahrhunderts zu sehen ist.

13 Ein Mann in Herbstkleidung mit einem Mantel aus braunrotem Stoff, der mit weißer Litze eingefaßt ist. (Das war eine Neuerung, da sich bisher die Litze auf der Weste befand.) Die Mantelknöpfe sind aus graviertem, mit Gold eingefaßtem Perlmutt.

Die Weste ist aus rotem Moiré mit violetten Streifen; die am Oberschenkel eng anliegenden Kniehosen sind aus Kaschmir, und die seidene Strumpfhose ist blau-weiß gestreift. Die Weste hat zwei Taschen, die jeweils eine Uhr aufnehmen können. Aus einer Tasche hängt eine einfache schwarze Kordel mit einem goldenen Schlüssel am Ende; aus der anderen hängt eine goldene Kette mit mehreren Amuletten.

Die Handschuhe sind aus dünnem, gelbem Sämischleder, dazu trägt er einen Spazierstock aus Bambus, der mit einer schwarzen Seidenkordel und Quasten verziert ist.

15 Ein Ehrenmann in seiner Frühlingsaustattung, mit einem zitronengelben Mantel und einer Jacke mit grünen Streifen und lilafarbenen Ärmeln. Die Knöpfe sind jeweils emailliert, zitronengelb getupft und mit künstlichen weißen Edelsteinen eingefaßt. Die schmalgeschnittenen Kniehosen sind aus schwarzer Seide, und die Schuhe haben rote Absätze.

17 Eine Dame, die einen Gehrock über einem Untermantel trägt; beide sind aus dunkelblauem Taft. Manchmal paßte der untere Mantel zum Gehrock, so wie hier, er konnte jedoch auch aus Taft in einer Kontrastfarbe wie Weiß, Rosa oder Scharlachrot sein.

Zwei große Perlmuttknöpfe sind an beiden Seiten über der Hüfte angebracht, um das Oberteil vom Unterteil abzutrennen; drei kleinere Knöpfe befinden sich an den Ärmelenden. Das rosafarbene Mieder ist wie eine Männerweste geschnitten und paßt zu dem rosafarbenen Taftunterrock, der mit weißem Schleier verziert und mit einem Streifen desselben Materials abgesetzt ist.

Das Kostüm dieser Dame war der letzte Schrei in der damaligen Tagesmode. Sie ist im wesentlichen wie ein Mann gekleidet: die Weste, der Schnitt des Gehrockes und sogar die Uhren und die Amulette der Armbänder sind dem Männerkostüm entliehen.

21 Eine Frau in einem Hemdkleid aus Foulard, das mit schwarzen Bändern aufgeputzt ist. Das Kleid wird mit einem breiten, schwarzen Gürtel gehalten, der hinten am Rücken geknotet ist, und der Oberkörper ist mit einem breiten Schal aus weißer Gaze bedeckt.

Ihr Kopfschmuck enspricht einem Stil, der als *à la Bellone* bekannt ist. Dieser trat zum erstenmal auf der Theaterbühne an die Öffentlichkeit, wo er eine solche Attraktion war – wie man sich erzählt – daß das Theaterstück ganz in Vergessenheit geriet, da das Publikum sich den Hals ausreckte, um diese neue Erfindung besser sehen zu können.

Seine Spitze aus gelbem Satin mit schwarzen Tupfen wird fast bis über die Augen gezogen, und die bauschige Haube ist aus hellblauem Satin. Sie ist mit einem breiten karminroten Band umwickelt, das schwarz aufgeputzt ist.

24 Ein junger Mann in einem Frack aus Bourbontuch, das ein meergrünes Schuppenmuster hat. Das Tuch ist ungewöhnlich, der Stil jedoch der Tradition bis hin zu den Gamaschen, die bis unters Knie reichen entsprechend.

26 Eine Dame, die sich in Trauer um den König von Portugal befindet. Sie trägt ein schwarzes Taftkleid mit dazu passenden Schuhen, die mit Rüschen aus schwarzen Bändern geschmückt sind, und einen Schal aus weißer, italienischer Gaze mit breiten Rüschen.

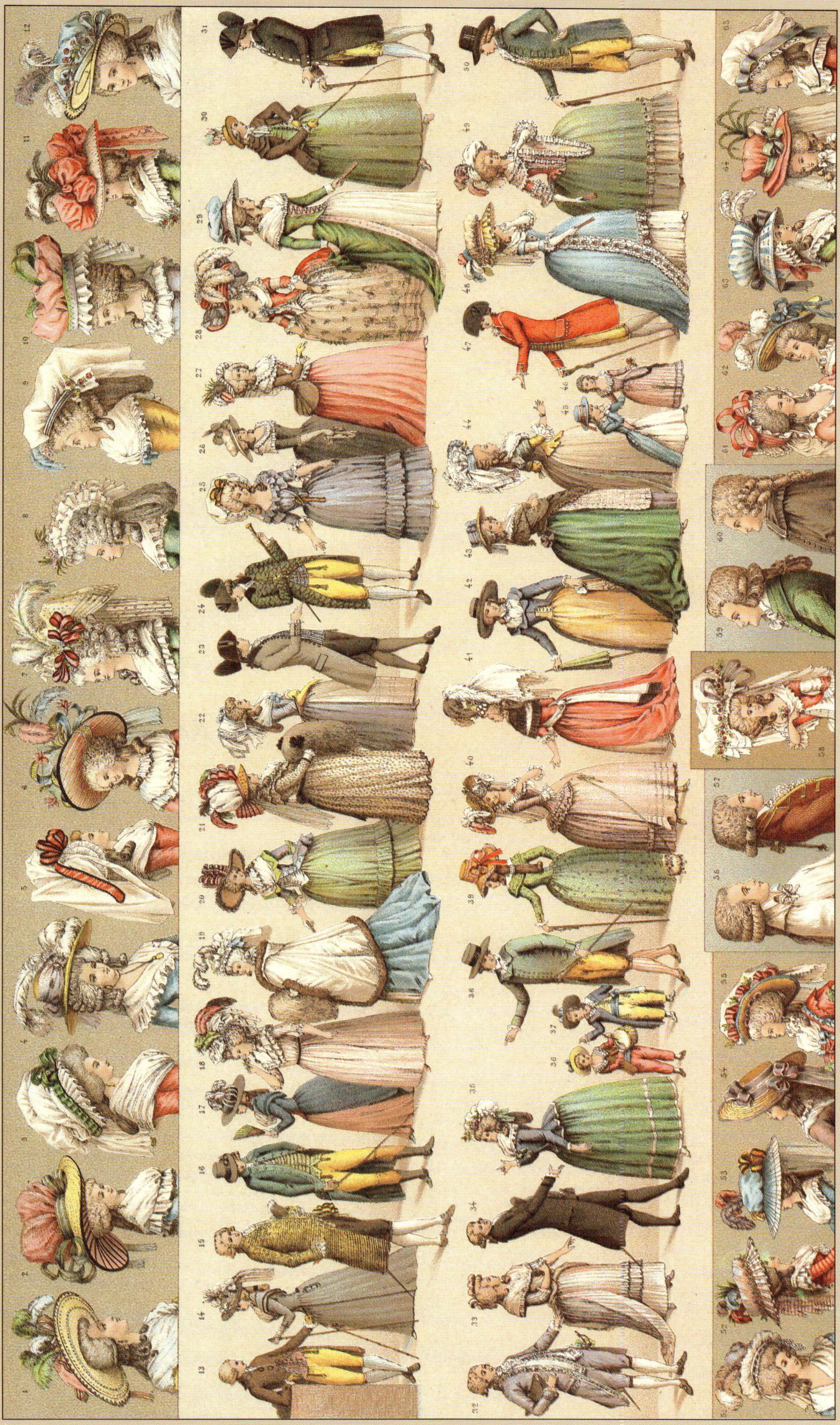

UM DIE JAHRHUNDERTWENDE

Die Frauentracht änderte sich in dem Zeitraum zwischen 1790 und 1794 nicht wesentlich. Der Oberkörper streckte sich unter dem Druck der Mieder aus Fischbein weiterhin; es kam eine Neuerung auf, nach der ein *Fichu* aus Leinen über dem Leibchen getragen wurde, um es größer erscheinen zu lassen. Schals aus Crêpe de Chine und weite Blusen konnten ebenfalls über *Fichus* getragen werden. Der einzige wirkliche Wandel bestand in der Art des verwendeten Stoffes. Dieser war oft gestreift, und man neigte dazu, einfachen Linon und Leinen der Seide vorzuziehen.

Das Haar wurde noch immer in Ringellöckchen getragen, wobei hinten ein Chignon in dem Stil herunterhing, den Marie-Antoinette im Jahre 1785 einführte. Im Jahre 1794 wurden große Hauben hochmodern, und die aufrechten hohen Hüte kamen aus der Mode. Dieser letzte Stil, der der Männermode entliehen war, war im Jahre 1786 von England nach Frankreich gekommen.

Nach dem Ablauf dieser wenigen Jahre, während derer die Mode sich kaum weiterentwickelte, änderte sich alles sehr plötzlich – außer der Frisur. Im Jahre 1796 waren die Mieder aus Fischbein, das verlängerte Leibchen und die maßgeschneiderten Kleider bereits verschwunden. Es wurde Wattierung mit falschen *Fichus* getragen, und die Kleider waren allgemein in blasseren Farben gehalten. Bänder dienten als Gürtel, und die Kleider waren am Halsausschnitt gerafft.

Es gab zwei Gründe für diesen Wandel. Der erste war der Einfluß Marie-Antoinettes, die eine natürliche Vorliebe für weiße Kleidung und eine leicht kindliche Erscheinung hatte. Der zweite war der Einfluß der Medizin, die viele Jahre darauf gedrängt hatte, die Frauen von der Schnürung ihrer Mieder zu erlösen.

Gesunder Menschenverstand und Mode gehen jedoch nie lange Hand in Hand. Dieses bequeme Kostüm mit dem Gürtel auf vernünftiger Höhe wurde bald durch ein tief ausgeschnittenes Kleid ersetzt, dessen Gürtel viel höher und unter der Brust getragen wurde.

Das Haar wurde noch immer so getragen, daß es in den Nacken fiel – obwohl es eine vorübergehende Mode gab, nach der es im Nacken abgeschnitten wurde, als Ausdruck des Mitleids mit den Opfern der "Madame Guillotine". Im allgemeinen waren jedoch dichte Perücken mit einem Chignon, der tief im Nacken saß und auf den Rücken fiel, immer noch beliebt.

Manchmal wurde das Haar offen getragen, oben mit einem Diadem auf dem Kopf und Ringellöckchen an den Seiten; die meisten Frauen befolgten jedoch den Rat in einem rückblickenden Artikel des *Journal des Dames et des Modes* im Jahre 1812: "morgens eine blonde Perücke und nachmittags eine braune."

Später, als letzte Anlehnung an die griechischen und römischen Kleiderstile der Vergangenheit, wurden die Perücken abgelegt und das Haar kurz und lockig getragen, mit all den Stirnbändern und gedrehten Haarsträhnen, die schon die Athener liebten. Das Färben war jedoch immer noch üblich, und normalerweise wurden Strohhüte getragen.

2 und **3** zeigen Frauenkostüme aus der Zeit zwischen 1794 und 1800. Sie stammen aus Modezeitschriften dieser Zeit und zeigen die Reihe von Veränderungen in der Kleidung – meistens betrafen sie die Länge und die Verzierung des Leibchens – die innerhalb einer kurzen Zeitspanne stattfanden. Die frühen Modeerscheinungen des ersten Empire zeigen eine Bewegung zur Wiederbelebung der alten griechischen Kostüme. Das ist besonders auffällig in der zweiten Figurengruppe, die aus den letzten beiden Jahren des Jahrhunderts stammt.

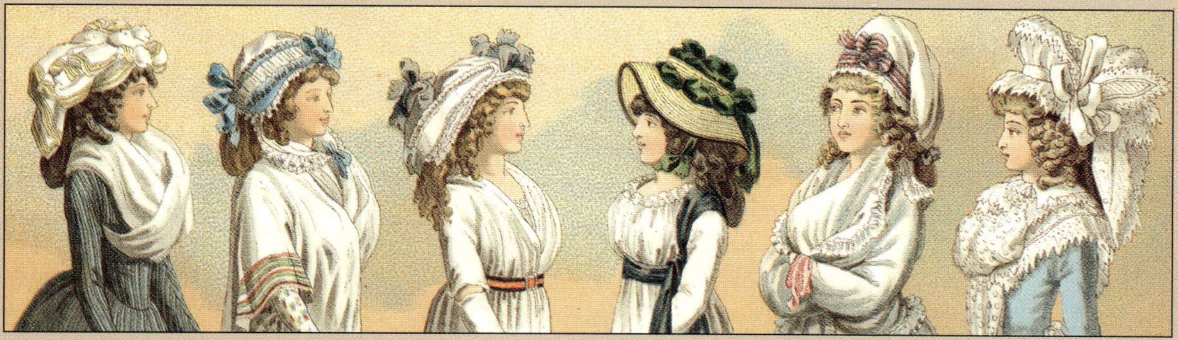

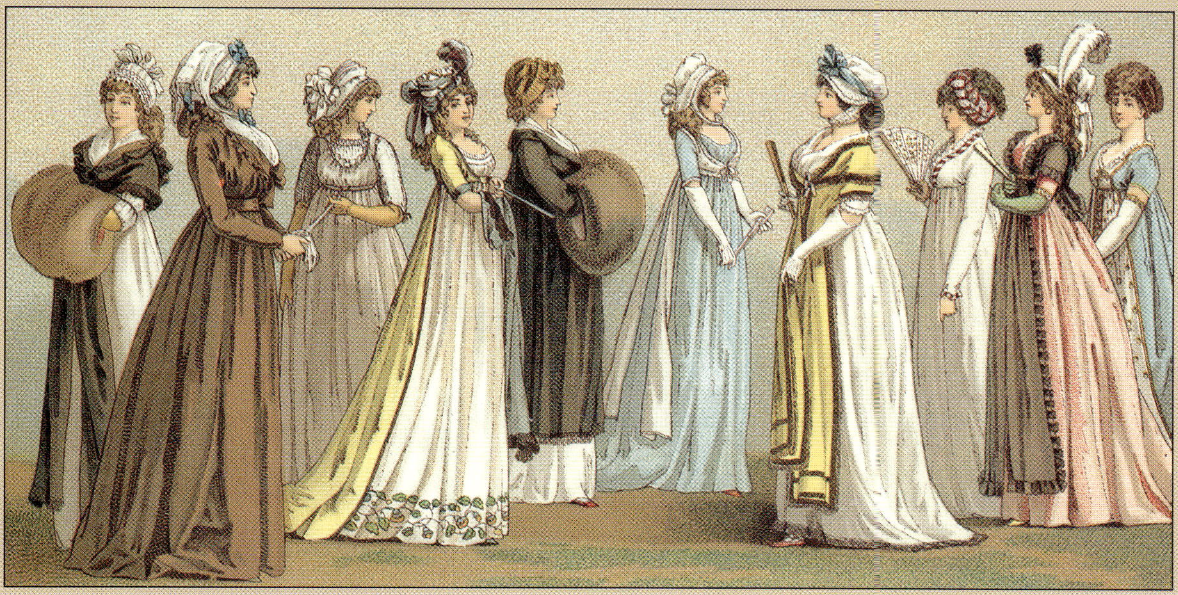

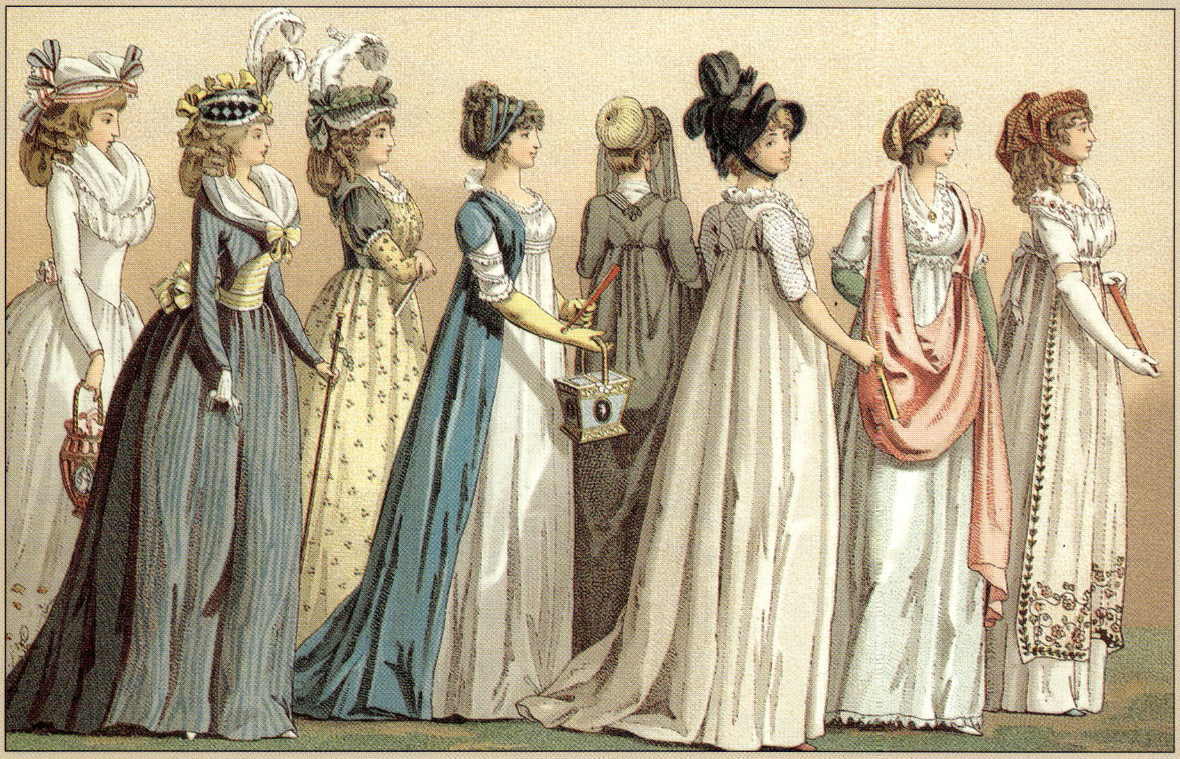

EUROPA

ORDEN UND EHRENZEICHEN

Im Europa des 17. und 18. Jahrhunderts waren die bekanntesten Ritterorden nicht mehr die alten Orden wie die der Tempelritter und der Ritter von Malta, die gleichzeitig religiös und miltärisch waren. Stattdessen handelte es sich um Orden, die kurz zuvor gegründet worden waren und deren Mitgliedschaft vom Herrscher als Gegenleistung für geleistete Staatsdienste zugesprochen wurde: eine Methode, wie man eher Belohnungen und Bänder als Geld oder ein anderes Zahlungsmittel ausgab. Wie Montaigne sagte: "Das war eine gute Erfindung. Sowohl wir als auch unsere Nachbarn gehörten Ritterschaften an, die einzig und allein zu diesem Zweck gegründet worden waren." Die gegenüberstehenden Illustrationen zeigen eine Vielfalt verschiedener Orden und Kostüme aus dem 17. und 18. Jahrhundert.

Die Insignien einer einfachen Ritterschaft wurden in Form eines Juwels getragen, das an einem Band hing und dessen Farbe festgelegt war. Schließlich wurde nur ein Band am Alltagskostüm getragen, wie auf Bild **1**.5, wo es an der Innenseite des Mantels befestigt und durch ein Knopfloch gezogen ist, damit es nach außen hin sichtbar ist; seine Farbe genügte, um den Orden zu kennzeichnen.

In manchen Kreisen wurden die vollen Insignien auf der linken Seite getragen (**2**.5), aber ältere Beispiele von Rittern des Ordens von Malta und Saint-Louis (**1**.2 und **2**.2, 4 & 6) zeigen, daß die Insignien in früheren Zeiten viel tiefer getragen wurden. Wie tief, hing von dem persönlichen Geschmack ab, wie auch das Gewand, an dem sie befestigt wurden; es war jedoch selbstverständlich, daß die Insignien der ältesten Orden immer auf Taillenhöhe getragen wurden.

In Erinnerung an eine Tradition, die bis ins Mittelalter zurückgeht, wurde das Zeichen gewisser militärischer Ritterorden noch immer auf der Kleidung getragen; wie heraldische Wappenbilder war es auf die Wappen gestickt. **1**.1 und 6 und **2**.3 zeigen, wie dieses Verfahren in neueren Orden weitergeführt wurde.

Hierbei handelte es sich möglicherweise um den Wunsch, Unterscheidungsmerkmale zur Schau zu stellen. So ist ein Ritter aus dem 17. Jahrhundert (**1**.1) zu sehen, der den Bruststern trägt. Der dazugehörige Orden wurde von König John im Jahre 1350 gegründet und war zuerst den edelsten Baronen vorbehalten, bevor er für normale Sterbliche zugänglich wurde.

Genauso verhält es sich mit dem Ritter des Hospitals von Aubrac (**1**.6). Dieses war ein altes Hospital, in dem Mönche und Nonnen dienten und das von Rittern geschützt wurde. Es wird jedoch nicht klar, warum das Abzeichen getragen wird, da der Orden schon im Jahre 1693 aufgelöst wurde.

1.1 Ein Ritter mit einem Bruststern aus Frankreich. Das Kostüm stammt aus der zweiten Hälfte des 16. Jahrhunderts.

1.2 Ein Ritter des königlich-militärischen Ordens von Saint-Louis, dessen Kostüm aus dem frühen 18. Jahrhundert stammt. **1**.5 und **2**.5 sind ebenfalls Ritter des Ordens von Saint-Louis. Der erste stammt aus dem Jahre 1784 und ist für einen Morgen in Paris gekleidet; der zweite aus dem Jahre 1787 trägt ein formelles Kostüm.

1.4 Ein Ritter des Ordens von den Zwei Schwertern (ein französischer Orden, ähnlich wie der von Saint-Louis); das Kostüm stammt aus der Zeit Ludwigs XVI.

1.6 Ein Ritter vom Hospital von Aubrac in einem Kostüm aus dem frühen 18. Jahrhundert.

2.1 Ein Ritter des königlich-militärischen Ordens von Saint-Louis; das Kostüm fällt zeitlich mit der Gründung des Ordens im Jahre 1693 zusammen.

2.2 Ein französischer Ritter des Malteserordens in einem Kostüm aus dem Jahre 1678.

2.3 Ein Ritter von der Axt (ein spanischer Orden) in einem Kostüm des frühen 17. Jahrhunderts.

2.4 Ein kommandierender Ritter des königlich-militärischen Ordens von Saint-Louis in formeller Kleidung, die aus der Zeit der Ordensgründung im Jahre 1693 stammt.

2.6 Ein Ritter des Malteserordens und ein Page Ludwigs XIV. in einem Kostüm aus dem Jahre 1678.

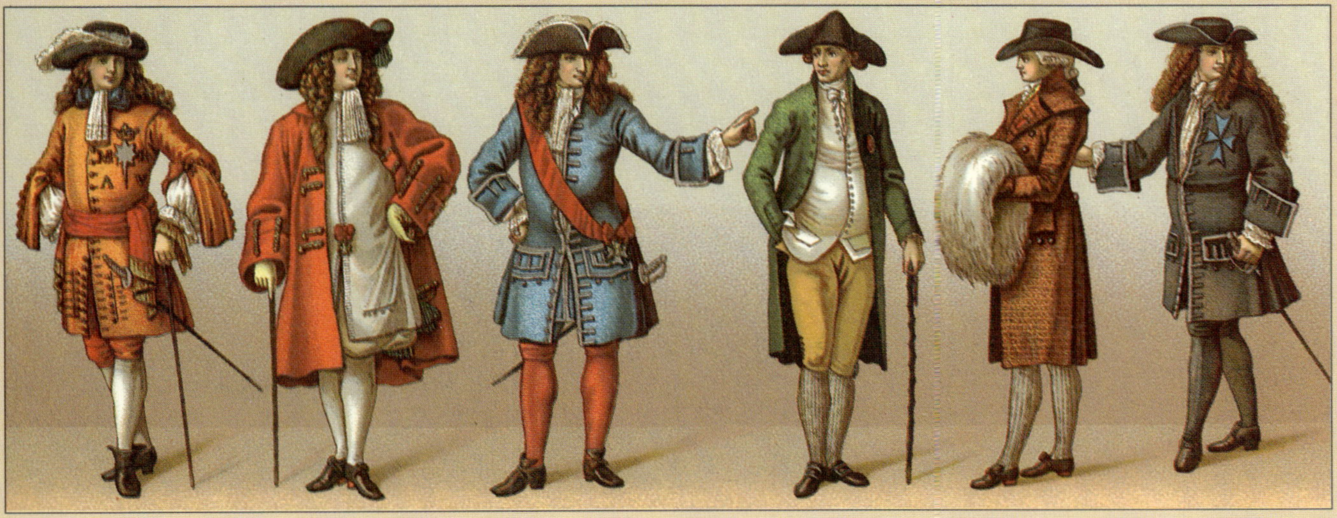

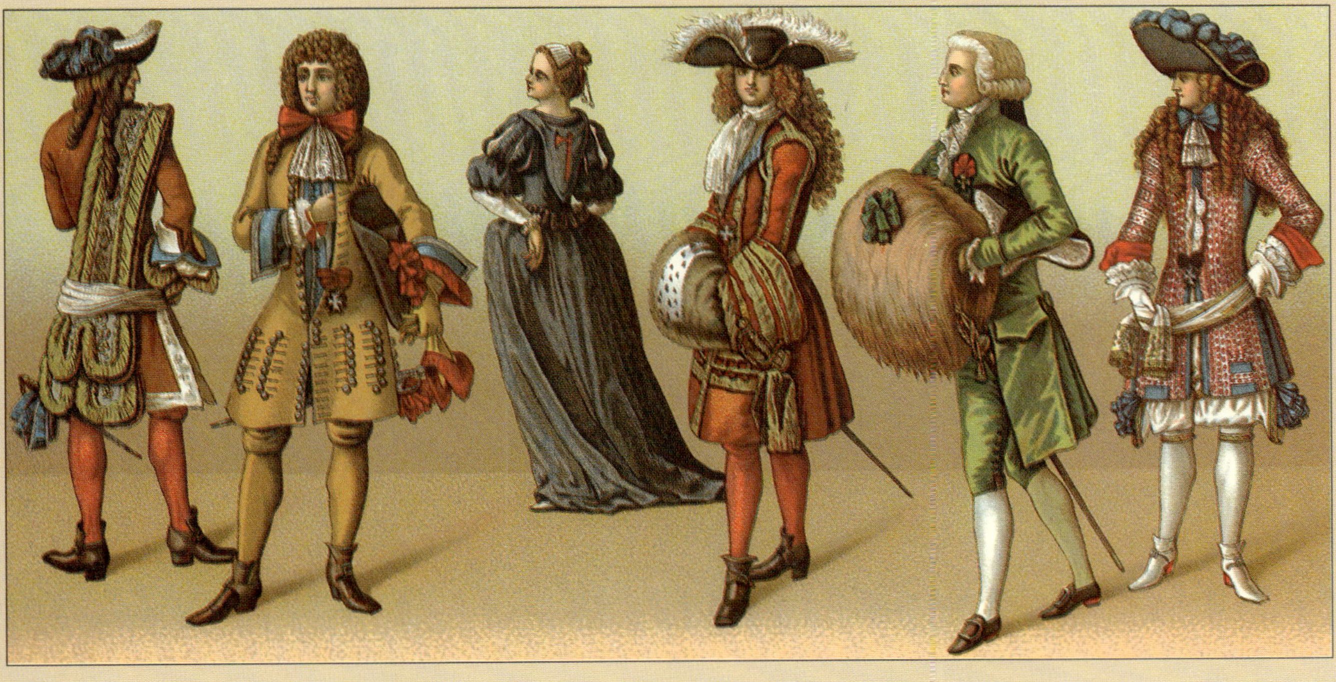

FRANKREICH, DEUTSCHLAND UND ENGLAND

Während der Französischen Revolution wurden keine Modezeitschriften veröffentlicht. Trotzdem beeinflußte danach der französische Stil innerhalb weniger Jahre wieder einmal ganz Europa. Carricciolis *Cabinet de la Mode* wurde im Jahre 1793 veröffentlicht, und seine *Galerie de la Mode* erschien im Jahre 1794 in London. Etwa zur gleichen Zeit berichteten Jahrbücher von seinen Ideen in Berlin, in der Schweiz und in Leipzig. Der Großteil der Illustrationen entstammt diesen Quellen; sie stellen ein Bild des Entwicklungsabschnitts europäischer Kleidung dar, der mit dem Beginn des 19. Jahrhunderts endete.

Die Französische Revolution führte zu einem vorübergehenden Stillstand in der Modeentwicklung Frankreichs, und neue Stilrichtungen kamen eigentlich erst nach 1794 auf.

Das typische Kostüm der Revolutionszeit wird auf Bild **3**.29 gezeigt – eine Frau aus Frankfurt, die die Haube einer Milchmagd und eine weite Bluse trägt. Die Frauen auf **1**.5, 7 & 11, **2**.16 & 27 und **3**.32, 35 & 37 tragen jeweils ein falsches *Fichu* und Leibchen im englischen Stil – alle mit verlängerten Oberteilen und engen Ärmeln. Die Kleider sind so geschnitten, daß sie Mänteln ähneln, mit gemusterten Oberteilen und geradegeschnittenen Röcken.

Nach 1794 faßte der Luxus wieder einmal Fuß. Die Mode wurde von den Französinnen bestimmt, die in London vor der Revolution Zuflucht gesucht hatten und dann nach Frankreich zurückgekehrt waren, wobei sie sich jedoch an die englische Opulenz gewöhnt hatten. Demzufolge führte "Anglomania", wie sie genannt wurde, die europäische Mode an – die Haube, die auf Bild **1**.7 getragen wird, ist dafür ein gutes Beispiel.

Die Gewänder, Gürtel und Farben, die in Mode kamen, erinnerten alle auf irgendeine Weise an die Kindheit. Der Kopfschmuck wurde niedriger, und das Haar wurde nicht mehr gepudert. Stattdessen wurden blonde Perücken getragen.

Die deutschen Frauen auf Bild **1**.8 und **2**.17 & 25 tragen Kostüme aus der Zeit zwischen 1799 und 1804. Diese Zeit war gekennzeichnet durch das Verschwinden der klassischen Frisuren und der Entwicklung der Frisuren, die angeblich *à la Antinous* waren.

Als nächstes folgte das Wiederauftauchen von Kleidern aus Seide, Musselin, Gaze und Perkal. Die meisten Europäerinnen richteten sich nach der Mode, die von den Mitgliedern des neuen französischen Hofes eingeführt wurde. Die Richter des Geschmacks waren die Modeexperten, die aus Frankreich geflohen, jetzt aber zurückgekehrt waren: der berühmteste von ihnen war La Mésangère, der Herausgeber des *Journal de la Mode*.

Erstaunlicherweise wurden diese Veränderungen in der Männerkleidung deutlicher als in der Frauenkleidung. Der gutangezogene Mann aus dem Jahre 1790 hatte den Hut im schweizerischen Stil, der in vielen dieser Beispiele zu sehen ist, abgelegt und dem Militär überlassen. Auf dem Haar, ob gepudert oder nicht, befand sich ein runder hoher Hut, der mit einer seidenen Kordel, die *Bourdalou* genannt wurde, umgeben war (**1**.2, 12 & 14, **2**.15 & 20 und **3** .31 & 33).

Mäntel mit langen Schößen und fast eckig geschnittene Gehröcke – wie auf **1**.12 und **3**.32, 33, 34 & 37 – verschwanden und wurden durch Fracks ersetzt. Deren Schöße liefen spitz zu wie ein Fischschwanz, und die Mäntel waren vorne der Länge nach mit zwei kurzen Aufschlägen verziert, die den Blick auf den größeren Teil der Weste freigaben, die wiederum die Jacke ersetzt hatte.

Eine Spitzenkrawatte wurde mit einem großen Knoten um den Hals gebunden. Die Kniehosen waren aus Wildleder oder aus Kaschmir und im Reiterstil geschnitten; sie reichten bis zu den Waden, wo sie über langen gestreiften Strümpfen mit Schleifen befestigt wurden. Die Ausstattung wurde durch elegante Stiefel, die oben umgeschlagen waren, oder flache Schuhe, die mit Schleifen versehen waren, ergänzt.

Das Erscheinen von Werbeanzeigen für Hosenträger in den Pariser Zeitschriften aus dem Jahre 1792 zeigt, daß dies der Beginn der Entwicklung zur richtigen Hose war, die entweder weit oder enganliegend sein konnte. Viele junge Männer dieser Zeit fanden Gefallen an einer Jagdjacke oder der Reiterjacke eines Postillions – siehe **1**.1 & 14.

Die Männer gegenüber stellen die verschiedenen Gesinnungen dieser Zeit zur Schau. Die eine neigte eher zur Konfrontation und zum Militarismus; eine andere im Gegensatz dazu zur Geckenhaftigkeit, die ihren Höhepunkt in der Erscheinung der sogenannten *Incroyables* fand. Viele von ihnen sind gegenüber abgebildet – besonders auf **1**.9 & 10 und **2**.18 & 19.

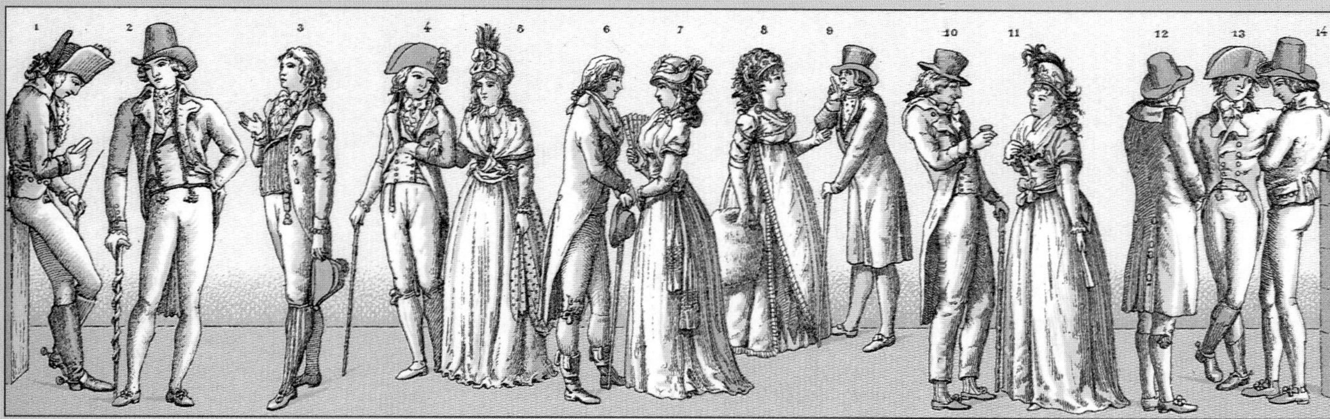
1 2 3 4 5 6 7 8 9 10 11 12 13 14

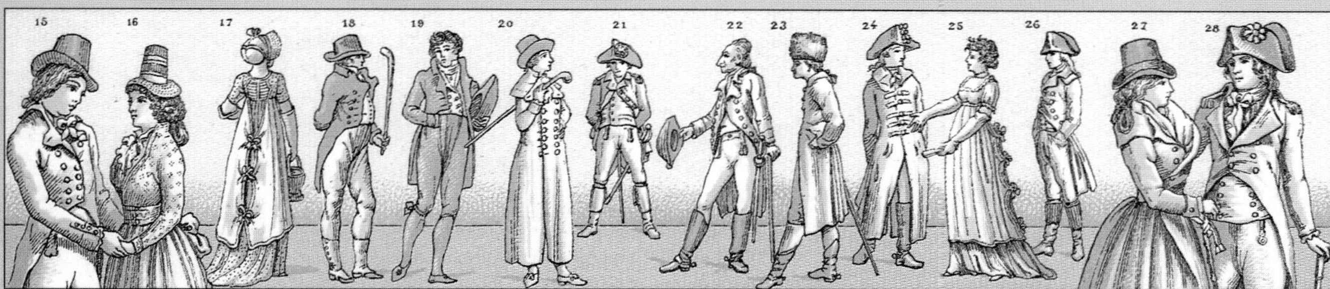
15 16 17 18 19 20 21 22 23 24 25 26 27 28

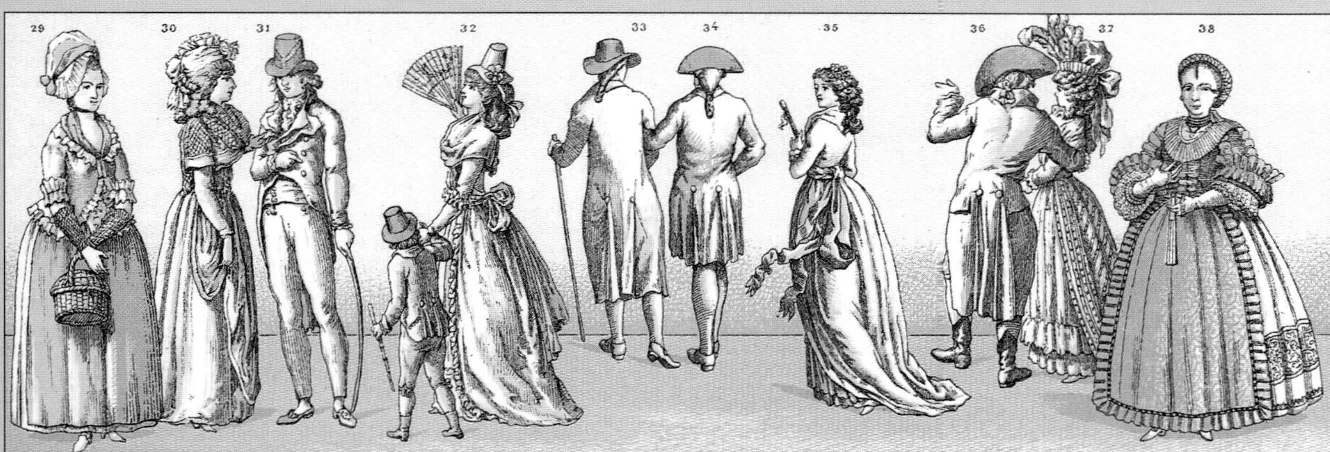
29 30 31 32 33 34 35 36 37 38

IN DEN FUSSTAPFEN FRANKREICHS

Während des 17. und 18. Jahrhunderts richtete sich der deutsche Hof – wie die meisten anderen europäischen Höfe – nach der französischen Mode. Natürlich dauerte es eine Weile, bis Neuerungen übernommen wurden: doch waren sie einmal Teil der Tracht, erfreuten sie sich viel längerer Beliebtheit als in Frankreich.

1.1 Sophie, Königin von Preußen, die im Jahre 1694 Friedrich I. heiratete. Sie trägt einen Schal oder eine Schärpe im Stil eines Umhangs, Diamanten im Haar und ein kurzärmeliges Leibchen, das mit Linon verziert ist. Auf dem Rock befinden sich querverlaufende Muster, seine Schleppe ist hinten gerafft.

1.2 Eine Adelige aus Augsburg in Sommerkleidung. Die Frauen dieser Stadt hielten länger als die meisten anderen an den Traditionen fest: das Kleid stammt mit Sicherheit aus dem 18. Jahrhundert, greift jedoch in Details auf ältere Einflüsse zurück, wie die Spitze am Hals, das kurzärmelige Mieder und der Rock zeigen.

1.3 Ein *Heiduque* – ein Diener, der im ungarischen Stil gekleidet ist.

1.4 Ein Laufbursche in Livree. Er trägt einen langen, an der Spitze mit Gold versehenen Stab, der wohl dazu verwendet wurde, den Weg für die Kutsche seines Herren zu bahnen.

1.5 Der Kurfürst von Brandenburg, der im Jahre 1701 König von Preußen wurde. Auf seiner großen Perücke befindet sich eine kleine Kappe mit dreieckigem Rand, die mit Federn geschmückt ist, und dazu trägt er ein Musselinhalstuch. Sein Mantel ist unten gerüscht und mit mehreren Knöpfen geschlossen, und von seiner linken Schulter hängen Zierbänder.

1.6 Wilhelmine-Amalie von Hannover, die Schwester der Herzogin von Modène. Ihr Haar ist für einen formellen Anlaß hochgesteckt und fällt in Locken über die Schulter. Es ist mit Diamanten und Perlen geschmückt, die auch auf dem Leibchen zu sehen sind. Die Schleppe ihres Mantels, die an der Schulter befestigt ist, ist mit Hermelinpelz gefüttert. Sie hält eine Maske in der Hand, die wiederum in einem mit Bändern versehenen Muff steckt.

1.10 Ernst August, der erste Kurfürst und Herzog von Hannover (1629-1698). Sein Mantel ist unten ausgestellt, jedoch am Hals sehr eng, und die Kniehosen werden unter dem Knie von den Strümpfen bedeckt.

2.11 & 12 Der kaiserliche Trommler; seine Uniform ist in den kaiserlichen Farben gehalten.

2.13 Friedrich III., Kurfürst von Brandenburg, der als König Friedrich I. von Preußen im Jahre 1701 gekrönt wurde. Seine Uniform ist fast identisch mit der, die die französischen Generäle dieser Zeit trugen.

2.14 Friedrike-Sophie-Wilhelmina, Prinzessin von Oranien und Nassau, geborene Prinzessin von Preußen. Sie trägt ein Kostüm, in dem sich sowohl maskuline als auch feminine Kleidungselemente verbinden: ein mit einem Federbusch versehener Hut und ein offener Gehrock.

3.2 Kaiser Joseph II., der im Jahre 1781 die Leibeigenschaft abschaffte. Joseph war ein sehr ernsthafter Monarch und ein wahrhaftig philosophischer König. Ein Angehöriger seines Hofes bemerkte einmal, er habe das Benehmen eines Soldaten, jedoch die Garderobe eines Leutnants.

3.3 Maximilian, Erzherzog von Österreich, mit einem Dreispitz, der mit Goldbesatz und Quasten geschmückt ist. Der weiße Mantel ist außen mit goldener und innen mit roter Litze eingefaßt, und er trägt einen schwarzen Schal und weiße Kniehosen und Stiefel.

3.4 Ein Mitglied der Dragonerwache mit einem Helm aus lackiertem Filz, auf dessen Lederverzierung seine Regimentsnummer eingraviert ist. Darunter trägt er eine Perücke, deren Zopf auf der Jacke aufliegt.

4.1 Prinz Heinrich von Preußen, der Bruder Friedrichs.

4.4 Friedrich II. von Preußen gegen Ende seiner Regierungszeit – er starb im Jahre 1786. Er trägt die gleiche Uniform wie sein Wachmann: einen blauen Mantel mit Kragen, roten Aufschlägen und silbernen Knöpfen.

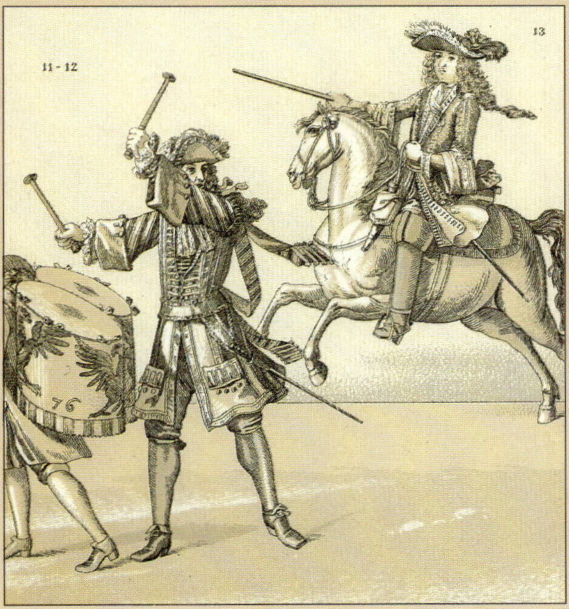
11-12
13
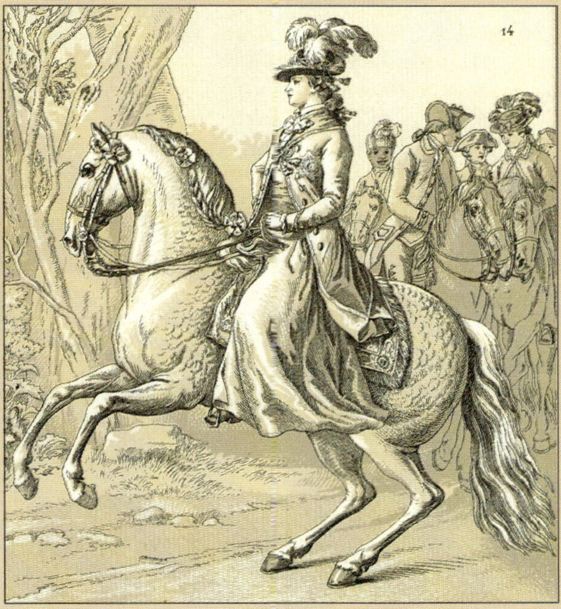
14
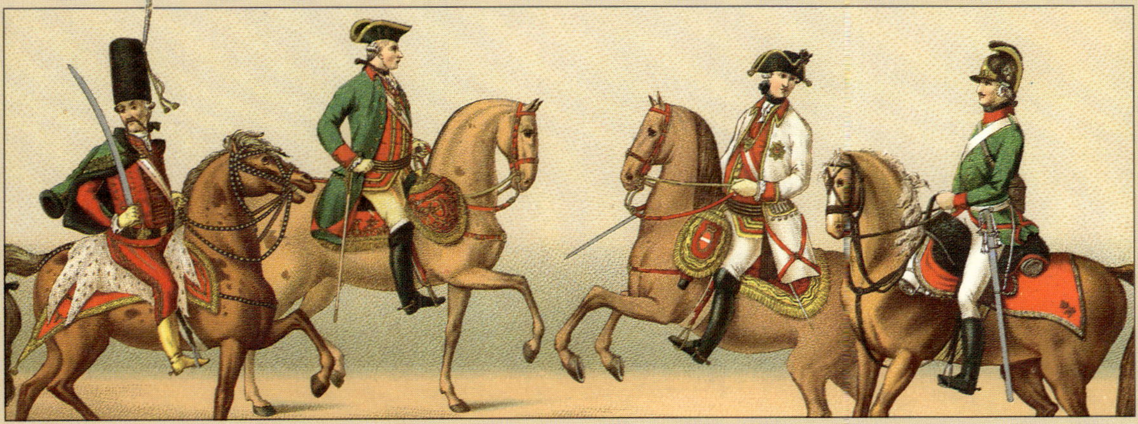
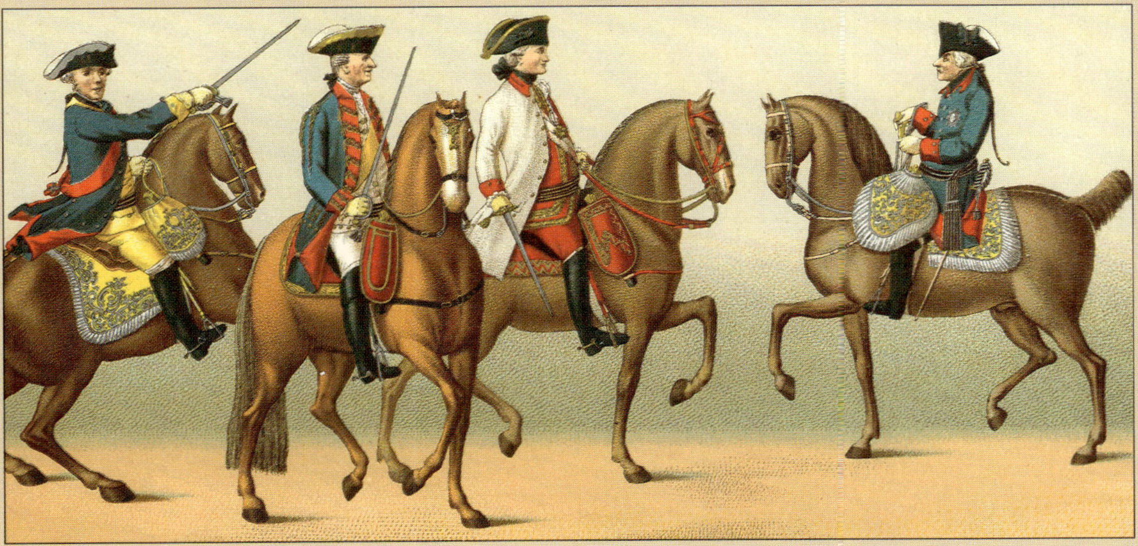

ENGLAND

PURITANISMUS UND AFFEKTIERTHEIT

Die zwei gegenüberstehenden Stiche zeigen zwei verschiedene Arten von Kostümen, die verschiedene Zeiten und gegensätzliche Gesellschaftsschichten widerspiegeln. Der obere Stich ist von Hogarth und stammt aus einer Bildreihe, die Butlers satirisches Gedicht *Hudibras* illustriert; er wurde von Zeichnungen um 1710 angeregt. Zu dieser Zeit existierten in London bis zu 180 verschiedene religiöse Sekten nicht gerade friedlich nebeneinander. Viele dieser Gruppen waren dem speziell englischen spöttischen Humor ausgesetzt: diese Bildtafel zeigt eine strenge puritanische Sekte, die "die Heilige Legion" genannt wurde.

Obwohl die meisten über die Ideale des Puritanismus im 18. Jahrhundert lachten, gab es immer noch Nachfahren der Stutzköpfe, die eisern an ihren speziellen Glaubensrichtungen festhielten. Solche Leute trugen schlichte Kleider und strebten in allen Dingen Einfachheit an – im Essen, Jagen und im Mobiliar. Damit stand ihr Lebenstil im starken Kontrast zu dem der offensichtlich weichlichen Oberschicht.

Die Puritaner verachteten gekünstelte Manieren, welche sie als von Ausländern importiert ansahen; sie ließen ihre Gäste selbst ihren Sitzplatz finden und bezeichneten sich nie als jemandes Diener oder Freund. Wenn sie jedoch jemandem die Hand schüttelten, schüttelten sie oft fast, bis ihr Gegenüber das Gleichgewicht verlor, wobei sie so lange zudrückten, bis dieser nahe daran war, um Erbarmen zu flehen.

Ihre Frauen trennten Welten von jenen Frauen, für die nur französischer Stoff und Mode existierte, und die niemals ein Band oder auch nur einen Faden getragen hätten, der in England hergestellt worden war. Puritanische Frauen spazierten morgens im St. James Park und trugen eine einfache Batistschürze, einen kleinen Strohhut und hatten eine einzelne Dienerin als Begleitung.

Allmählich beherrschten die Puritaner die ganze englische Gesellschaft, bis ungefähr um 1755 anmutiges Benehmen, schicke Kleider, edler Schmuck, Parfüm, Schönheitsflecken und angelernte Akzente – kurz, alle Künstlichkeiten, die von den Pariser Gecken übernommen worden waren – vollkommen verschwunden waren.

Die Engländer fingen an, sich stolz als einzigartig zu betrachten, und Londoner Gentlemen begannen, sich in gröberen Stoff zu kleiden als ihre Diener. Es belustigte sie, für Portiers gehalten zu werden, deren Benehmen und Sprache nachgeäfft wurde. Ihre Kleider waren die des einfachen Volkes: kurze ungepuderte Perücken, farbige Halstücher und Matrosenjacken.

Später wurde dieser Brauch – der reine Heuchelei war – allmählich mit dem Anwachsen des englischen Wohlstands und dem Niedergang der Jakobiner und der Heiligen Legion weniger populär.

Die untere Illustration zeigt eine Familienszene in einem mittelständischen Haus aus dem Jahre 1766. Obwohl sie qualitativ einem Hogarth nicht gleichkommt, besitzt sie eine Art naiven Charme, der in deutlichem Kontrast zu Hogarths spitzem, satirischem Stil steht.

Es scheint sich hier um das Haus eines Kaufmannes zu handeln – sein Familienwappen befindet sich über der Tür. Die Familie nahm vermutlich ihre morgendliche Tasse Tee in diesem großen Parterrezimmer ein; die Zeichnung vermittelt ein starkes Gefühl von Familienleben: die Kinder spielen mit den Hunden, eine besorgte Großmutter sitzt links, die jungen Leute sitzen höflich am Tisch, und der Hausherr macht es sich in einem Stuhl bequem.

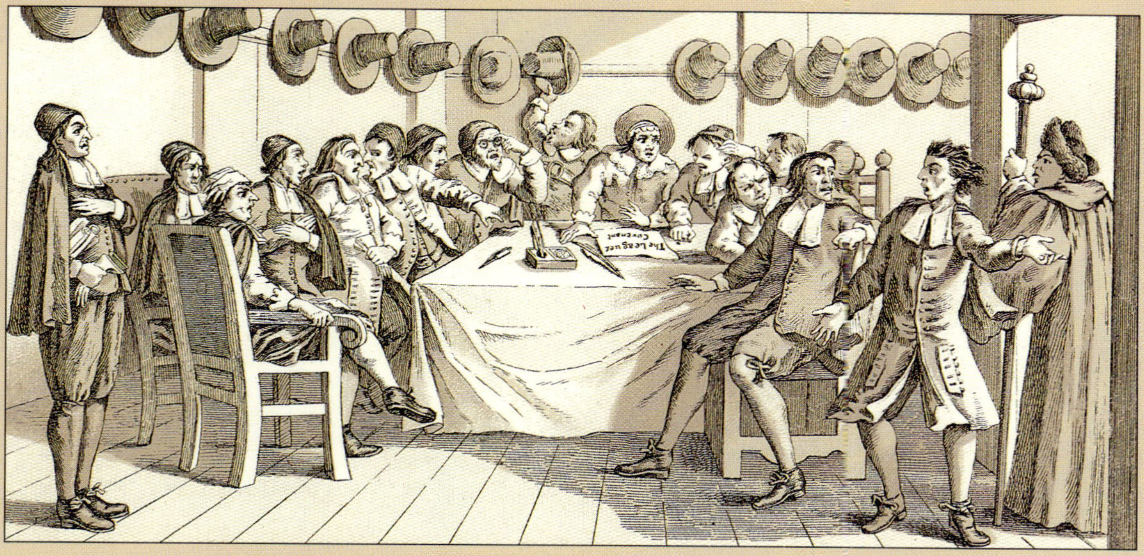

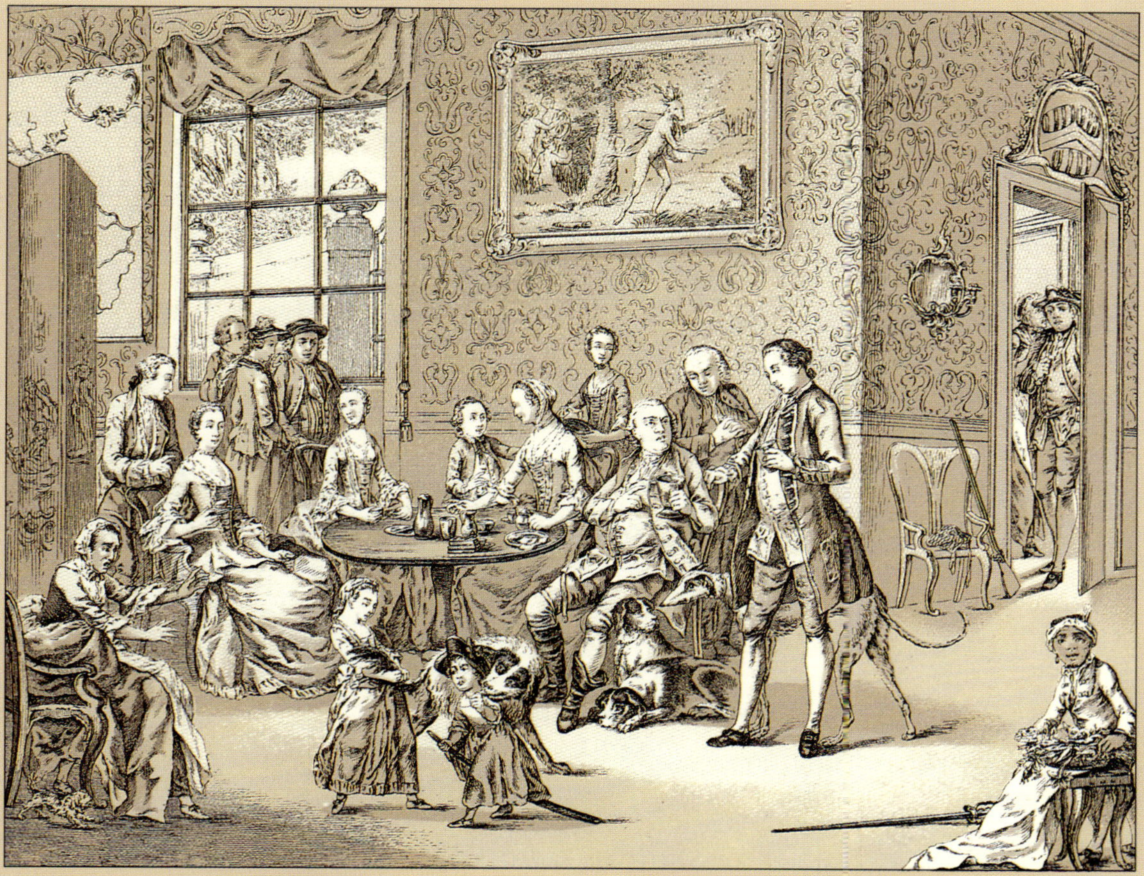

FRANZÖSISCHE SITTEN UND ENGLISCHE STEIFHEIT

William Hogarth war einer der wenigen Künstler, denen es gelang, in dem England seiner Zeit einen dauerhaften Eindruck zu hinterlassen. Als englischer Satiriker, der in der Tradition von Defoe und Richardson stand, hatte er eine wirklich bemerkenswerte Beobachtungsgabe und Ausdrucksfähigkeit.

Die obere Illustration ist eine von sechs Szenen aus Hogarths *Marriage à la Mode,* die im Jahre 1745 erschien. Der spitzzüngige französische Titel deutet an, daß das Benehmen der High Society dieser Zeit, die Hogarth angriff, sehr an die Frankreichs angelehnt war – ein Hinweis darauf ist in der Schwertlilie zu finden, die sich über dem Bett der Dame befindet. Zu dieser Zeit war es fast patriotische Pflicht, die Franzosen zu verabscheuen, und Hogarth scheint seiner Pflicht nachgekommen zu sein.

Das Thema von *Marriage à la Mode* ist die Ehe zwischen dem Sohn eines verarmten Adeligen und der Tochter eines habgierigen Kaufmanns. Der Bräutigam ist hoffnungslos verweichlicht; die Braut robust und lebhaft. Nach der Hochzeit wird der junge Mann boshaft und eigensinnig und die Frau launenhaft und gefallsüchtig. Es ist also nicht erstaunlich, daß sich die beiden den Krieg erklären.

Die junge Dame, die vor ihrem Frisiertisch sitzt – ihrer Kleidung nach könnte sie Französin sein – wird von ihrem Perückenfriseur gekämmt. Ein gutaussehender junger Mann, seiner schwarzen Kleidung nach ein Anwalt, unterhält sich mit ihr. Der Gatte, mit Lockenwicklern im Haar, schaut von rechts zu.

Sie werden von Musikanten unterhalten – bei dem Sänger handelt es sich um den berühmten Carestini, der prächtig in Kleider mit goldener Litze gekleidet ist; der Flötist hinter ihm ist Weidemann, ein deutscher Zeitgenosse Hogarths. Ein afrikanischer Diener serviert heiße Schokolade; eine vor ihm befindliche Dame ist sichtlich von der Musik hingerissen. Ihr Gatte zu ihrer Linken applaudiert mit gespreizten Fingern und abstehenden Daumen.

Die untere Illustration zeigt eine Szene in einem mittelständischen Heim. Es ist nicht ganz klar, was vor sich geht, aber es handelt sich eindeutig um den typischen Engländer in seinem Zuhause, würdevoll und ernsthaft sogar in Gegenwart seiner eigenen Familie.

Er gehört zu der Sorte, die zu dieser Zeit, wie man sagte, einen angeborenen Glauben an die eigene Überlegenheit hatten. Das Auftreten des Vaters und der Mutter soll speziell englisch wirken, nämlich: stark, stolz und aufrecht, obwohl diese Familie deutlich französisch akzentuierte Kleidung trägt und sogar das Mobiliar auf einen französischen Stil zurückgreift.

Gegen Ende des 17. Jahrhunderts schüttelten die Engländer allmählich alle fremden Einflüsse ab, nachdem sie im Bezug auf Modeideen fast 100 Jahre lang von Frankreich abhängig waren. Sie entwickelten einen auffallend originellen Kleidungsstil, der in Form einer Bewegung, die als "Anglomania" bezeichnet wurde, wieder seinen Weg zurück nach Frankreich fand. Am Ende behauptete ein französischer Schriftsteller, daß die Franzosen "*à l'Anglaise* dächten, spielten und stürben".

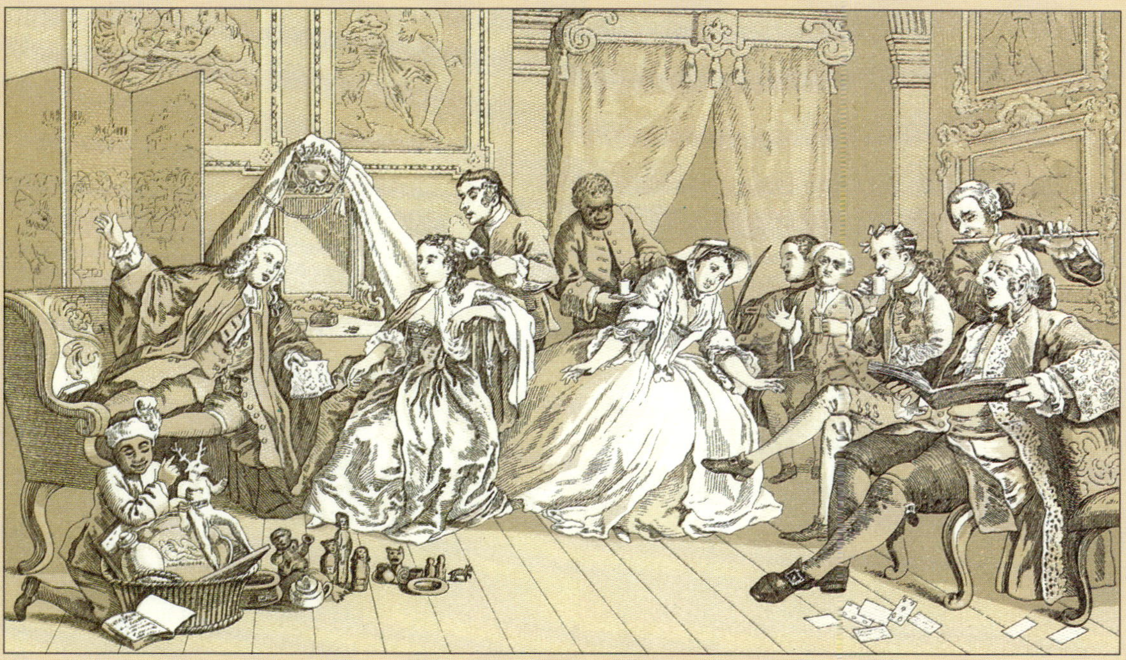

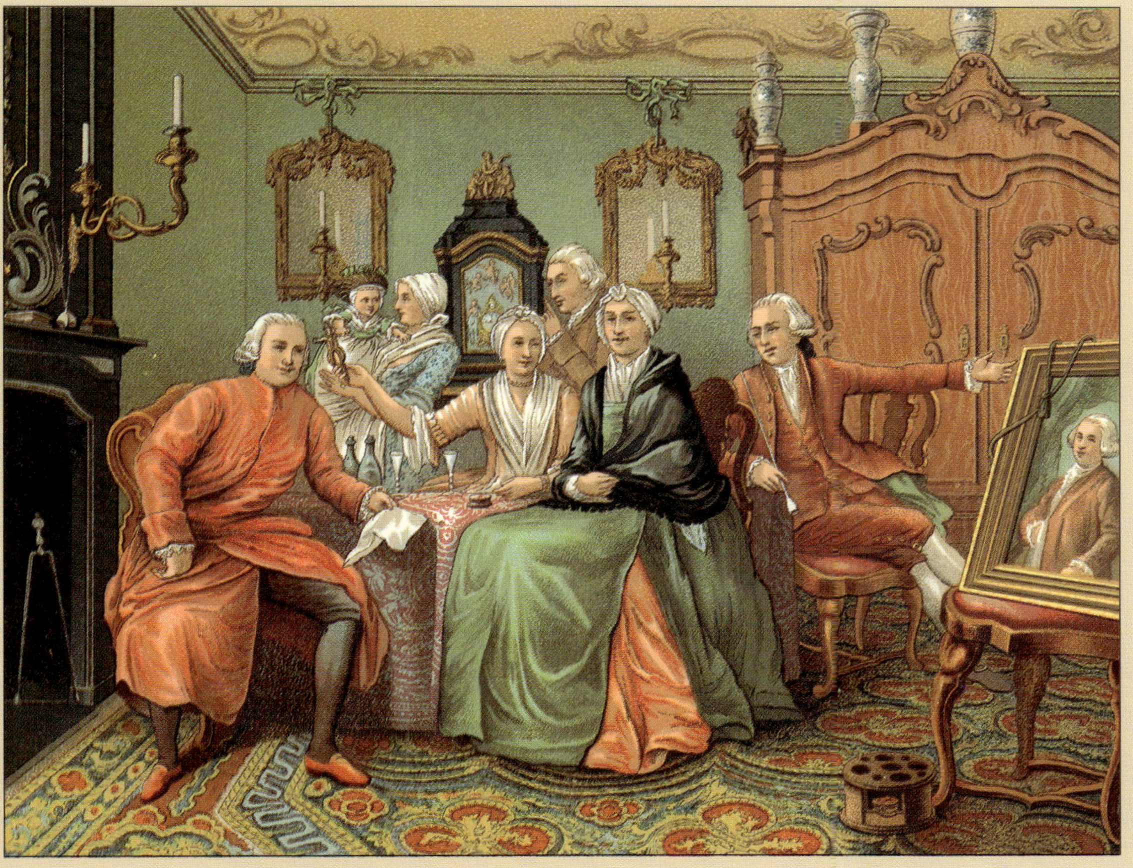

FRANKREICH

DIE SCHALMANIE

Schals wurden um 1900 in Frankreich ein wichtiger Bestandteil der Frauenkleidung. Sie kamen aus Asien, wo sie ursprünglich um den Kopf gewickelt wurden. Die folgenden Illustrationen zeigen eine Reihe von Schals und verschiedene Arten, sie zu tragen, aus dem Zeitraum zwischen 1802 und 1814.

Obwohl alle Schals im Grunde die gleiche Form hatten, konnten sie auf unendlich viele Arten und in unendlich vielen Formen gefaltet, drapiert und gebunden werden.

Sie waren entweder länglich oder quadratisch und konnten ein- oder zweimal oder auch diagonal zu einem Dreieck gefaltet sein. Sie konnten jedoch auch, wie bei der Dame auf Bild **1** ganz rechts, oder der Dame neben ihr mit dem kleinen Mädchen an der Hand, diagonal in zwei ungleiche Teile gefaltet sein, so daß zwei bestickte Teile sichtbar werden. Manche wurden vorne geknotet (siehe das Mädchen unten rechts auf Bild **1**), und manche hatten Quasten an den Enden; sie wurden jedoch alle mit angelernter Lässigkeit getragen.

Die Schals gab es in vielen verschiedenen Größen, und sie wurden zu allen Jahreszeiten getragen. Die verwendeten Stoffe waren unter anderem Baumwolle, Wolle, Seide, Batist, Musselin und Spitze; genauso vielfältig waren die Farben: Kanariengelb, Grün, Weiß, Mohnrot und Blau waren besonders beliebt.

Das Aufkommen von Kaschmir machte den Schal jedoch erst wirklich populär. Dieser weiche, prächtige Stoff aus dem Fell einer tibetanischen Bergziege war zum ersten Mal im Jahre 1755 zu sehen, wurde jedoch zu dieser Zeit am Hof im allgemeinen zurückgewiesen. Später tauchte er jedoch wieder auf und erlangte weite Verbreitung.

Das *Journal des Dames et des Modes* bemerkte im Jahre 1815 dazu: "Die Damen (und natürlich auch ihre Gatten) werden sich an die Zeit erinnern, als Kaschmirschals hochmodern waren. Was die Damen alles tun mußten, um diese edlen Stoffteile zu bekommen! Sie erfanden wohl 1000 Gründe, warum sie unbedingt einen solchen haben mußten. Die reichsten unter ihnen brauchten nur zu sagen, daß es die Mode erforderte; die Frauen des Mittelstandes hatten zwangsläufig wie alle anderen auszusehen; und die ärmsten Frauen behaupteten, daß Kaschmir ihrer Gesundheit dienlich und außerdem haltbarer als alles andere wäre. Wenn sie durchaus keinen anderen Grund fanden, beriefen sich die Frauen auf den Refrain, daß ein Kaschmirschal der einzig wahre Liebesbeweis war".

Zu Beginn dieser Modewelle waren die Frauen nicht von ihren Schals zu trennen. Sie wurden ununterbrochen getragen – sogar bei Tanzveranstaltungen, bei denen sie klassisch in Falten um die Schultern gelegt oder einfach über einen Arm gefaltet wurden.

Manche Schals waren lang und dünn, wie die auf Bild **2**.3. Auf diese Weise wurde der Schal mehr als Zubehör als zur Bedeckung verwendet, indem er den bloßen Hals umwickelte, jedoch die gebogene Halslinie nicht verhüllte.

Der Schal war ein passendes Gewand für ein Zeitalter, das die klassischen Zeiten verehrte und nachahmte, und er erreichte seinen Höhepunkt, als ihm ein Tanz – der Schaltanz – gewidmet wurde. In diesem Tanz spielte ein feiner Seidenschal eine wichtige Rolle – ähnlich dem, den die Dame auf Bild **1**.6 trägt.

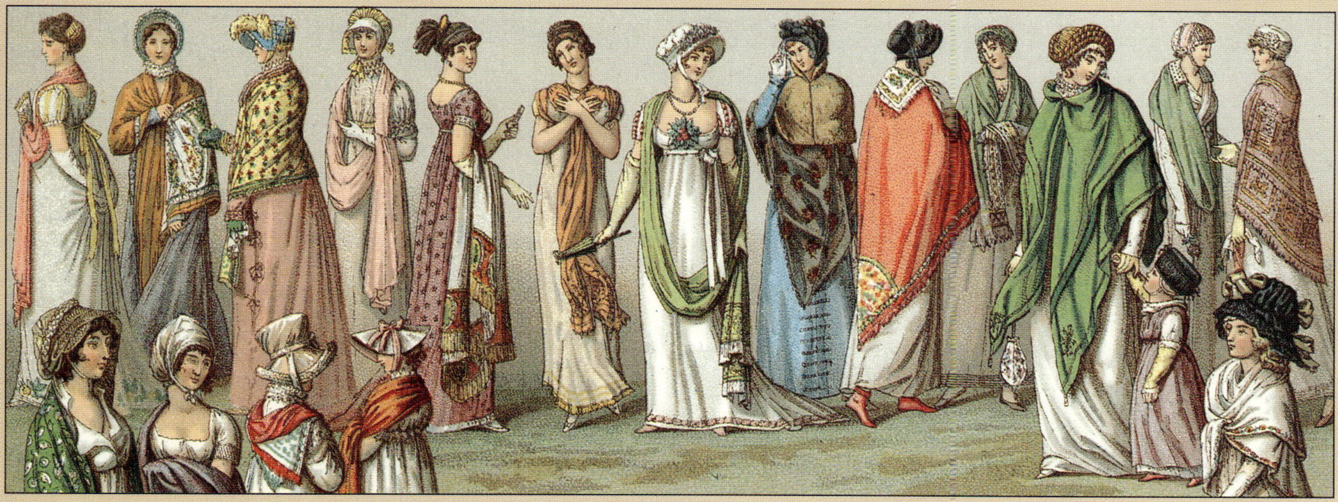

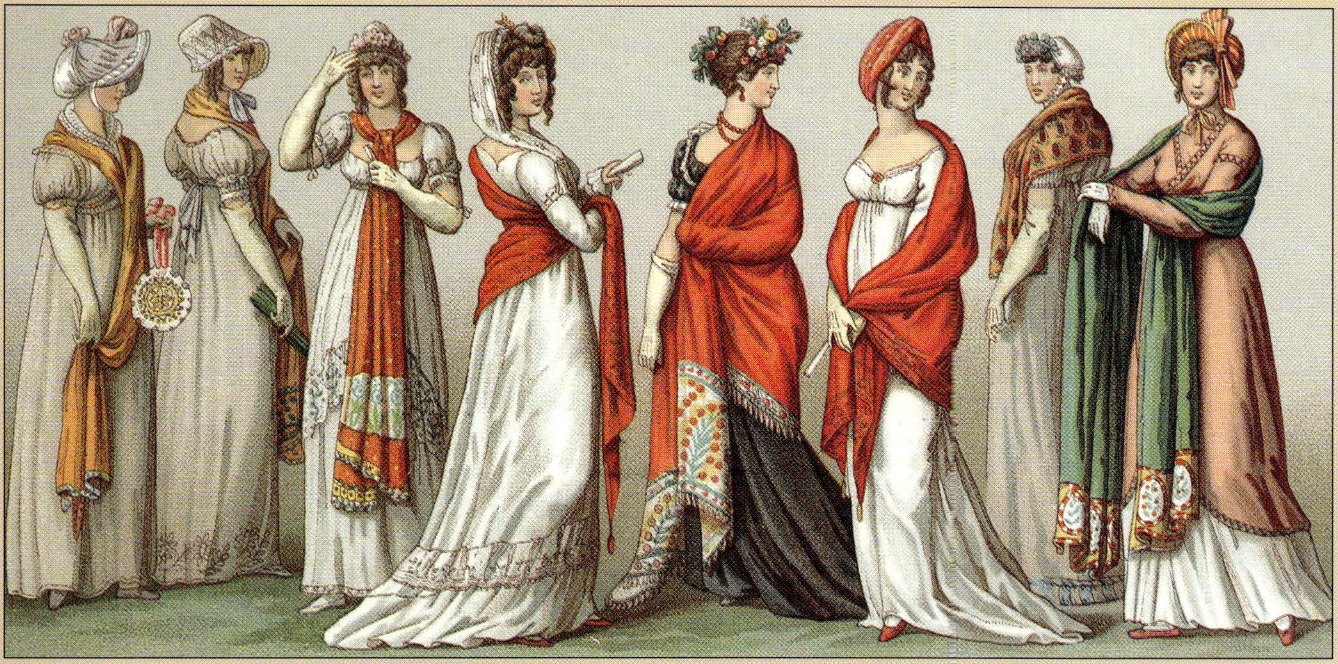

EIN SPAZIERGANG IM BOIS DE BOULOGNE

Während es für aristokratische Männer wichtig war, intelligent auszusehen, war Schönheit das wesentliche Attribut der adeligen Frau. Dieses Konzept ist für das Verständnis der Kostüme aus dem frühen 19. Jahrhundert wesentlich. Diese Szene, die Männer und Frauen der höheren Gesellschaft darstellt, die im Bois de Boulogne umherspazieren, zeigt, daß die Männer ihr farbenfrohes Gefieder abzulegen begannen und es allein den Frauen überließen, ihre Figuren zur Schau zu stellen.

Die Männer trugen eng geknöpfte Jacken in gedeckten Farben mit Gehröcken und enganliegenden Kniehosen aus schwerem Stoff. Die Frauen trugen transparente Kleider aus Leinen oder feinem Linon, jedoch keine Unterröcke; der Hals, die Arme und die Brust wurden unbekleidet gelassen.

Der Unterschied in der Kleidung der beiden Geschlechter war so auffällig, daß es den Anschein hatte, als seien sie für verschiedene Jahreszeiten gekleidet. Im strengen Winter des Jahres 1802 mußten viele Frauen diese spärliche Bekleidung teuer mit ihrer Gesundheit bezahlen.

Die Männer halten alle große halbkreisförmige Hüte, die *Chapeaux claques* genannt wurden, und tragen kurze dunkelblaue, grüne (die beliebteste Farbe) oder dunkelbraune Fracks mit runden, glänzenden Knöpfen. Die Kniehosen reichten entweder bis zum Knie, wo sie mit der weißen Strumpfhose zusammentrafen, oder sie waren weit und wurden in knielange Stiefel gesteckt, um ihnen eine militärische Erscheinung zu geben.

Der Stil der Hauben und Hüte veränderte sich ununterbrochen, was an dem unteren Bildstreifen der Hauptillustration ersichtlich ist. Die Frauen trugen zusätzlich Perücken in jeder erdenklichen Farbe, die sie je nach Laune wechselten.

In dieser Zeit entwickelte sich in Frankreich eine spezielle Modesprache. Sie beschrieb den Schnitt verschiedener Gewänder: ein Kleid war zum Beispiel *à la Philomèle, à la Romaine* oder *à la Psyché*. Diese letzte Phrase beschrieb ein tief ausgeschnittenes Leibchen, kurze Ärmel und einen faltenreichen Rock, der hinten mit einer Schleppe versehen war.

Das alles gehörte zur Wiederbelebung der Klassik, die zu dieser Zeit nicht nur Frankreich, sondern ganz Europa beeinflußte – und das nicht nur in der Kleidung, sondern auch in der Architektur und im Schmuck. Die klassische Erscheinung war jedoch ein ziemlich weiter Begriff, da sie Elemente wie lange Schals, Perlen und sogar Turbane mit einschloß.

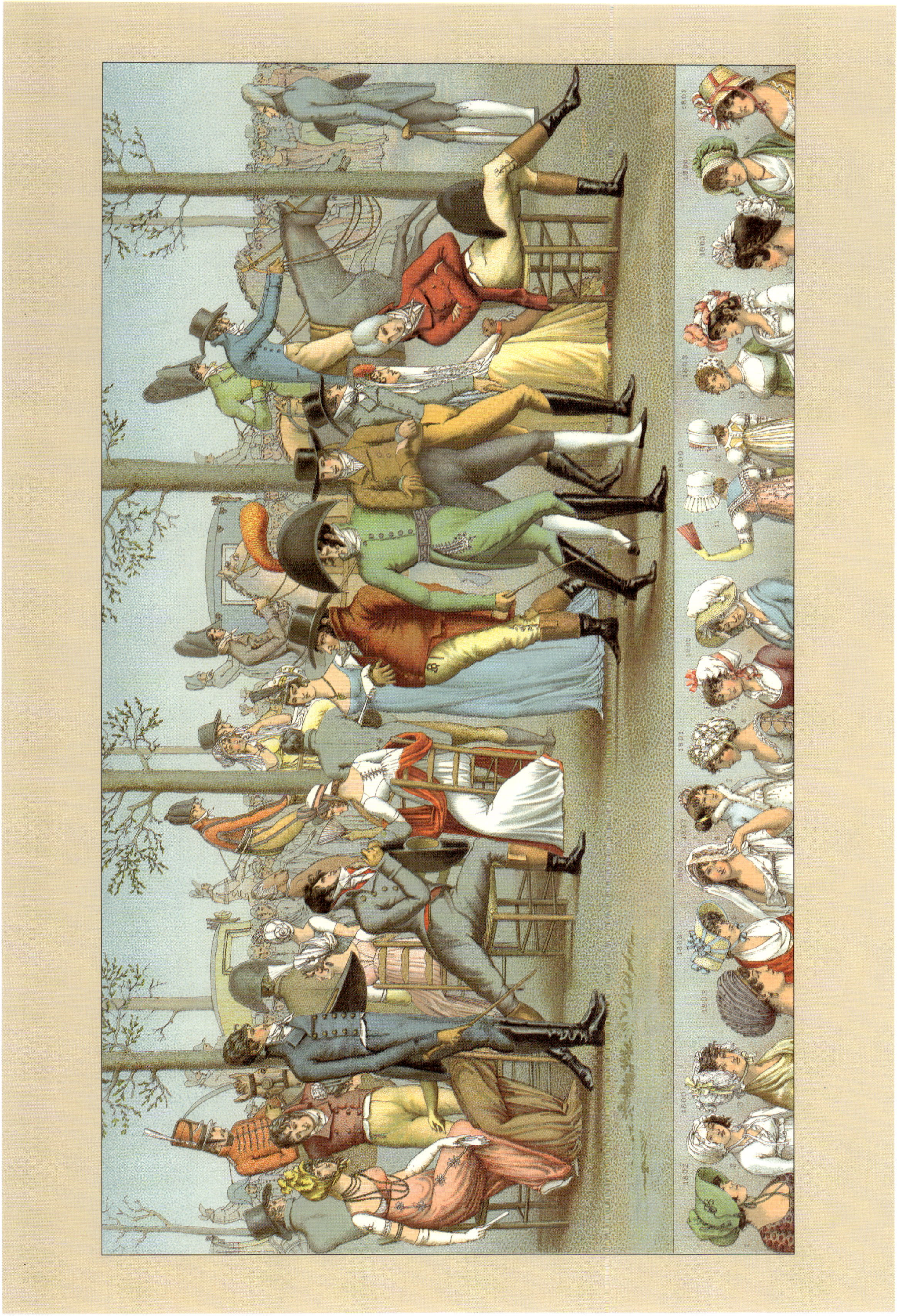

TEIL VIER

TRADITIONELLE TRACHTEN AUS DEN 8OIGER JAHREN DES 19. JAHRHUNDERTS

DIESER LETZTE TEIL des Buches ist vielleicht mit dem verwirrendsten aller Titel überschrieben. Racinet teilt dem Leser mit, daß er die traditionellen Trachten verschiedener europäischer Länder beschreibt, ohne jedoch jemals festzulegen, wie er solche Trachten definiert. Darauf gibt es in der Tat keine eindeutige Antwort: die Definition ändert sich von Land zu Land.

In einigen Fällen – der Bretagne zum Beispiel, beschreibt er Kostüme, die in dem Sinne traditionell sind, daß sie in den 80iger Jahren des 19. Jahrhunderts an Festtagen und bei Festlichkeiten getragen wurden. Im Falle von Polen nimmt Racinet den Leser auf eine Reise durch die Geschichte der polnischen Tracht mit und zeigt die Entwicklung eines Kostüms, das zu seiner Zeit immer noch von Bauern getragen wurde. Im Falle von England verwendet er Illustrationen aus dem zweiten Viertel des 19. Jahrhunderts – Zeichnungen von Londoner Persönlichkeiten und Händlern, wahrscheinlich deshalb, weil es in diesem Falle wie auch in vielen anderen Fällen, wirklich keine bestimmte Tracht gab, die als "traditionelle Kleidung" hätte bezeichnet werden können. Immerhin handelt es sich hierbei um das Zeitalter, in dem "traditionelle" Trachten im Zuge der Neugotik und des Wiederauflebens der Romantik erfunden wurden Schottland liefert dafür ein gutes Beispiel: Der Entwurf und die Zuschreibung bestimmter Tartans an bestimmte Clans hatte nur kurze Zeit vorher stattgefunden, ebenso wie die Entwicklung dessen, was heute als die traditionelle Hochlandkleidung bekannt ist.

Ein weiteres Gebiet, auf dem in diesem Teil des Buches Verwirrung entsteht, rührt von Racinets Gebrauch politischer und sozialer Trennlinien her, die nicht mehr existieren. Die Seiten über das ottomanische Kaiserreich, zum Beispiel, wurden ursprünglich von Racinet unter dem Titel "Türkei" mit eingeschlossen. Zu dieser Zeit gehörte ein Großteil von Griechenland und den Balkanländern zum türkischen Kaiserreich (dem ottomanischen Kaiserreich), und Racinet schrieb diesen Ländern nicht einzeln Kostüme zu.

Sein Vertrauen zu seinem Material macht es Racinet möglich, dem Leser weitere lapidare Nebenbemerkungen und Kommentare zu liefern: er betrachtet zum Beispiel den spanischen Stierkämpfer, der den Stierkampf als Familiensport betrachtete, bis er aufgespießt wurde und dabei den Tod fand; und die Billinsgater Fischverkäuferin, deren Marktschreie ihn nicht von der Frische ihrer Ware überzeugen konnten.

SKANDINAVIEN

SCHWEDEN, NORWEGEN, FINNLAND UND LAPPLAND

Skandinavische Trachten sind von den extremen Temperaturen, die in dieser Gegend herrschen, stark beeinflußt. Die abgehärteten Lappen im Norden müssen sich so kleiden, daß sie es mit den subarktischen Wetterbedingungen der Barents-See aufnehmen können; die Dänen im Süden haben milde Sommer, jedoch kalte Winter. Auf dieser und den folgenden Seiten werden Kostüme aus Schweden, Norwegen, Finnland und Lappland gezeigt.

1.33 Eine Händlerin aus Sodermanland in Schweden. Sie trägt einen Wintermantel aus Schaffell, der von einem Gürtel in Position gehalten wird. Ihre Haube ist traditionell aus gefranster Wolle und verbirgt ihr Haar völlig.

1.34 & 36 Eine Familie aus Dannemora in Schweden, einem Bergbaugebiet. Bei dieser Gruppe handelt es sich jedoch um freie Bauern, die *Dannemänner* genannt werden.

Der Mann trägt eine Art Gehrock mit breiten Epauletten, der mit einem Gürtel zusammengehalten wird, um die Weste zur Schau zu stellen. Die Frau trägt ein tiefausgeschnittenes, vorne geschnürtes Leibchen und einen ziemlich kurzen gestreiften Rock. Die Haube des Kindes hat denselben Schnitt wie die traditionelle Haube einer unverheirateten Frau: Sie ist hinten im Nacken offen, damit die Zöpfe herunterhängen können.

1.37 Eine junge Frau in Sommerkleidung, die sich gerade frisieren läßt. Die Friseuse ordnet ihr Haar kranzförmig zu einem Zopf an, der am Rand der Leinenhaube entlang liegen wird. Ihr Leibchen, das noch nicht geschnürt ist, ist üblicherweise aus schwarzer Seide oder Samt und mit breiten weißen oder silbernen Seidenbändern aufgeputzt.

1.38 & 39 Ein Bauernpaar aus Dannemora in seiner Sonntagstracht. Das Kostüm des Mannes ist dem Umstand entsprechend feierlich – sein Mantel und seine Weste sind dunkel und seine Hosen aus dunklem Wildleder.

2 & 3 Lappländer. Die Lappen leben im äußersten Norden von Skandinavien. Als Nomaden leben sie vom Jagen und Fischen. Einige Lappen, als die *Graanlaper* bekannt – wörtlich "Tannenlappen" – leben jedoch während des Sommers in Holzhüttensiedlungen und bebauen das Land; im Winter leben sie in Baumhäusern über der Schneeoberfläche.

2.40 Ein Lappe in Sommerkleidung. Er trägt einen dicken Kittel, der oben offen ist und über einen Gürtel fällt, an dem eine wollene Geldbörse hängt.

2.41 Ein Rentierschlitten, das traditionelle Transportmittel. Das lederne Zaumzeug ist mit Fransen aus verschiedenfarbigen Wollfäden versehen; manches Zaumzeug ist jedoch aus rotem Leder und fein mit dünnen Metallfäden bestickt.

3.43 & 44 Ein Paar aus Karasjok im Norden Norwegens in Hochzeitskleidung. Die Braut trägt einen Rentierfell-, der Bräutigam einen Bärenfellmantel. Bärenfelle sind ein so üblicher und wesentlicher Teil der Kleidung, daß die Bewohner dieser Gegend oft die "Weißen Bären" genannt werden.

Anders als sonst in Europa üblich trägt hier der Bräutigam weiß. Er sieht tatsächlich aus wie ein Bär, mit Handschuhen, Mantel und Hut aus Fell.

3.45 Eine Frau und ihr Kind aus dem schwedischen Teil von Lappland. Das Kind liegt in einer Wiege, die vom Zeltdach hängt. Die Bluse der Frau ist vorne offen und gibt den Blick auf die Enden ihres *Silfverkrage* frei: eine Art steifer falscher Kragen, dessen Enden mit Metallfäden bestickt sind.

3.47 Ein lappländischer Jäger, der mit einem großen Speer bewaffnet ist.

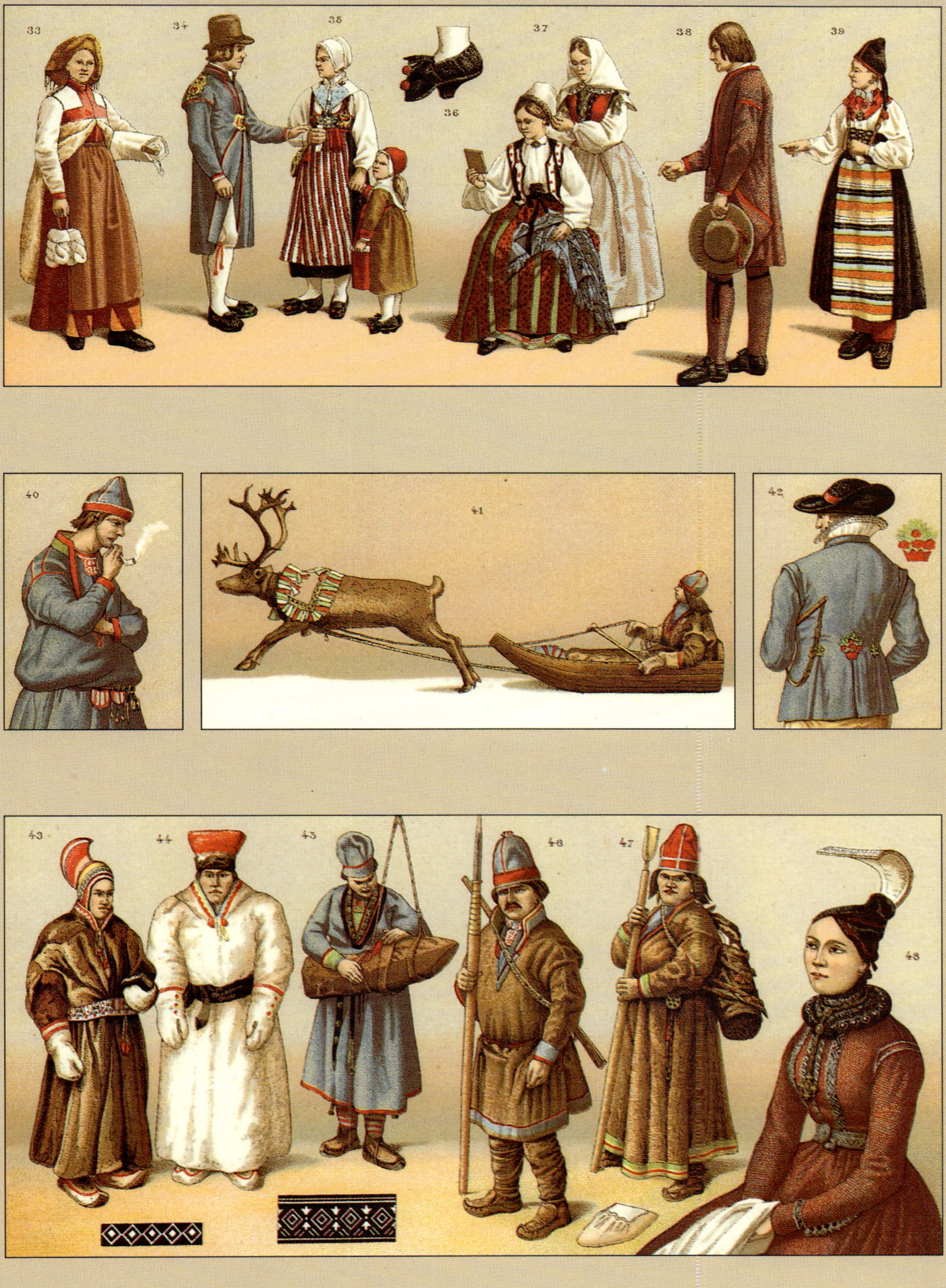
33
34
35
36
37
38
39
40
41
42
43
44
45
46
47
48

1.1 & 2 Ein Lappenpaar aus Finnland, das wollene Sommerkleidung trägt. Die zwei Kostüme sind sich im Stil ähnlich, variieren jedoch in Einzelheiten. Das Gewand des Mannes zum Beispiel hat im Gegensatz zu dem der Frau einen geraden Kragen. In beiden Fällen jedoch erwecken Bänder um die Schultern den Eindruck weiter Matrosenkrägen.

Die Frau trägt eine Art *Chatelaine*-Gürtel aus rotem Stoff mit schwarzer Stickerei, von dem diverse Küchengeräte hängen. Sowohl der Mann als auch die Frau tragen weiße Baumwollhalstücher zur Schau.

1.3 Eine Lappländerin in ihrem Zelt, wahrscheinlich beim Kaffeekochen. Sie ist mit Sicherheit nicht mit Essenkochen beschäftigt, da diese Aufgabe in der lappländischen Gesellschaft dem Mann zufällt. Die Frauen sind zu sehr mit der Herstellung von Schuhen, Handschuhen und Geschirren und Sätteln für die Rentiere beschäftigt.

1.4 & 5 Zwei Lappländerinnen aus Schweden. Beide tragen *Silfverkrages* mit Gold- und Silberstickerei. Am Gürtel der Mutter hängen nützliche Haushaltsgeräte.

2.1 & 2 Ein Hochzeitspaar aus Scania im äußersten Süden von Schweden. Der Mann trägt eine kurze Jacke, die mit getriebenen Silberknöpfen verziert ist, die so nah beieinander liegen, daß sie, ähnlich wie auf seiner Weste, den Eindruck eines Bandes erwecken.

Seine Hosen und seine Weste sind aus Wolle und seine Reitstiefel aus geschmeidigem schwarzen Leder. Sein Kragen ist hoch ausgestellt und stark gestärkt, und in der Hand hält er einen weichen Filzhut.

Die Braut trägt eine Reihe von Röcken – mindestens fünf – und ungewöhnlicherweise ein wollenes Leibchen; normalerweise ist dieses aus Seide. Die langen Enden ihres rotseidenen Gürtels hängen über einer weiten weißen Schürze.

Ihr Schmuck ist etwas ländlich. Er ist aus vergoldetem Silber und ohne Edelsteine. Der lange, kreuzförmige Anhänger besteht aus nach innen gewölbten Scheiben und anderen Formen, die mit metallischem Klimpern aneinanderschlagen, wenn die Braut sich bewegt.

2.3 Ein Bauer in winterlicher Arbeitskleidung. Die Farbe seines Übergewandes aus grobem Tuch ist entweder schwarz oder weiß, je nach der Gegend aus der er stammt. Dazu trägt er eine große Lederschürze, die mit einem Gürtel gehalten wird. Er trägt einen dicken Fellmantel, der innen mit Schaffell gefüttert ist, und widerstandsfähige Schuhe mit doppelter Sohle.

2.4 & 5 Eine Braut und Brautjungfer aus Buren in Schweden. Beide tragen eine Bluse mit steifem Kragen, ein dünnes Halstuch und Halsketten. Der traditionellte Kopfschmuck der Braut symbolisiert die Jungfräulichkeit, ist heute aber kaum noch zu sehen.

3.1 Ein Mädchen aus Scania zur Erntezeit. Sie trägt ein Kleid, das *Hoste sarken* oder "Herbsthemd" genannt wird.

3.2 & 3 Ein Bauer und ein Mädchen. Beide sind für einen besonderen Anlaß gekleidet. Der Mann trägt einen hellfarbigen Mantel mit weißen Knöpfen und schwarzer Wollstickerei.

3.4 Eine Mutter und ihr Kind in Winterkleidung. Ihre Kopfbedeckung entspricht der einer verheirateten Frau – eine bestickte Wollhaube, die mit Spitze besetzt ist und ihr Haar ganz verdeckt; im Sommer wird die gleiche Art von Haube getragen, nur daß sie dann aus Baumwolle ist. Unverheiratete Mädchen stellen ihr Haar zur Schau und schmücken es hübsch mit Bändern in leuchtenden Farben.

3.5 Ein Bräutigam mit einem Zylinder. Sein Hemdkragen ist gerade und sehr gestärkt, und seine rote Jacke ist weiß gefüttert und mit weißen Knöpfen verziert.

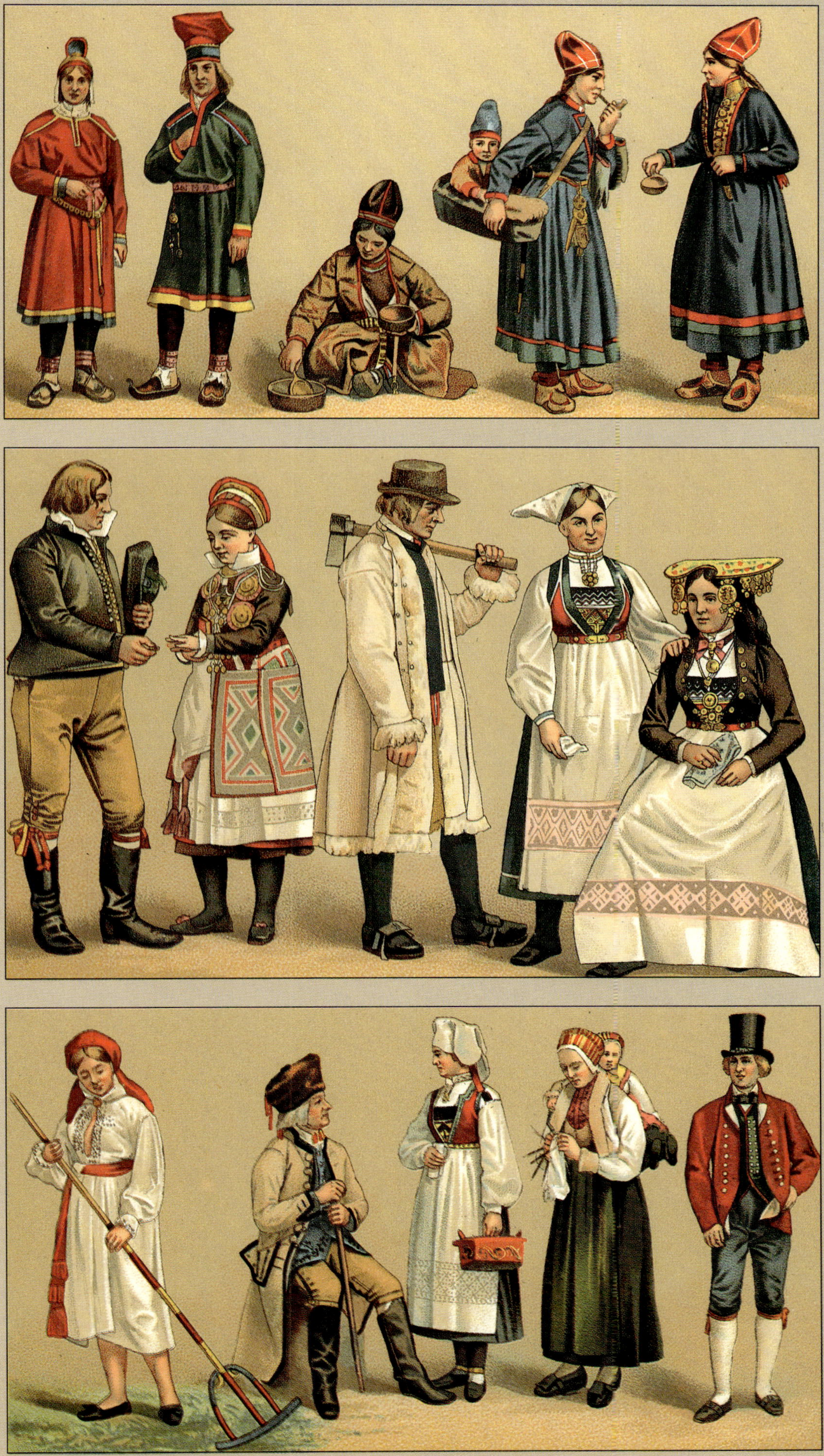

1.1 Eine Braut aus Trondheim in Norwegen, die einen kronenartigen Kopfschmuck aus vergoldetem Messing trägt. Dieser Kopfschmuck wird von der Kirche an Bräute vergeben, deren Tugend über jeden Verdacht erhaben ist.

Ein weiterer, besonders hochzeitlicher Teil ihres Kostüms ist ein schön verziertes Cape. Es ist aus Wolle, wird am Hals befestigt und bedeckt die Brust. Es ist mit Seide und Bändern verziert, die auf breiter gemusterter Spitzenarbeit liegen, die um den Hals führt und die Borte der Capes bildet. Das dreieckige Muster in der Mitte hat einen roten Hintergrund und ist fast vollkommen mit Metallarbeit, Ornamenten und mit farbigen Steinen, die durch Ketten verbunden sind, besetzt.

Ihre restliche Kleidung ist dunkelfarbig und einfach gehalten: ein langer, weiter Rock und Schuhe mit Silberschnallen.

1.2 & 3 Ein Hochzeitspaar aus Scania in Schweden. Die Metallstickerei der Braut hat ein traditionelles Muster, der Mann jedoch sticht mehr als gewöhnlich hervor, da er seine Ausstattung einem Reiterkostüm angeglichen hat.

Seine kurze Jacke mit Epauletten ähnelt der spanischen Kleidung des 16. und 17. Jahrhunderts; auf dem Rücken befindet sich eine in lebhaften Farben gestickte Blume.

1.4 & 5 Verlobte aus Sodermanland in Schweden. Der Mann trägt keine Kopfbedeckung, aber sein Hut wäre normalerweise aus Biberfell mit breiter, hochgestülpter Krempe, mit Samt und einer Silberschnalle an der Vorderseite verziert.

Sein Übergewand von der Art eines *Walmars* ist aus ungebleichtem Leinen. Hier handelt es sich um einen Sommermantel mit einem kleinen geraden Kragen aus schwarzem Samt, jedoch ohne Knöpfe. Er trägt eine gestrickte Weste, schmalgeschnittene Hosen und Lederschuhe mit weißen langen Strümpfen.

Bei dem Kleid des Mädchens handelt es sich um ein besonderes Verlobungskostüm, das zur eigentlichen Hochzeit nicht mehr getragen wird. Die hohe Baumwollhaube ist eher eine Art Mitra – oben bedeckt sie den Kopf vollkommen, wobei das Haar am Rücken herunterhängen kann.

Ihre Bluse hat einen umgeschlagenen Kragen, der mit Spitze eingefaßt ist. Sie trägt eine Art schwarzen Wollschal mit Ärmeln. Dieser bedeckt das Leibchen und ist am Kragen mit einer breiten Metallklammer befestigt. Der hohe Bund ist über der seidenen Schürze mit einer weiteren Metallschnalle befestigt. Ein scharlachroter Wollrock und lederne Schnallenschuhe ergänzen die Ausstattung.

2.1 & 2 Einwohner Dalarnes im nordschwedischen Bergbaugebiet Dieses Bauernpaar trägt die örtliche Hochzeitstracht.

2.3 & 4 Eine Uhrmacherfamilie aus Mora in Schweden in Arbeitskleidung.

2.5 & 6 Eine Familie aus Leksands im Inneren Schwedens. Sie ist für den Kirchgang in der traditionellen Tracht der Gegend gekleidet.

3.1 & 2 Eine Brautjungfer und eine Braut aus Hardanger in Norwegen.

3.3 & 4 Ein Hochzeitspaar aus Satherdalen.

3.5 Ein reicher Bauer aus Scania in Schweden.

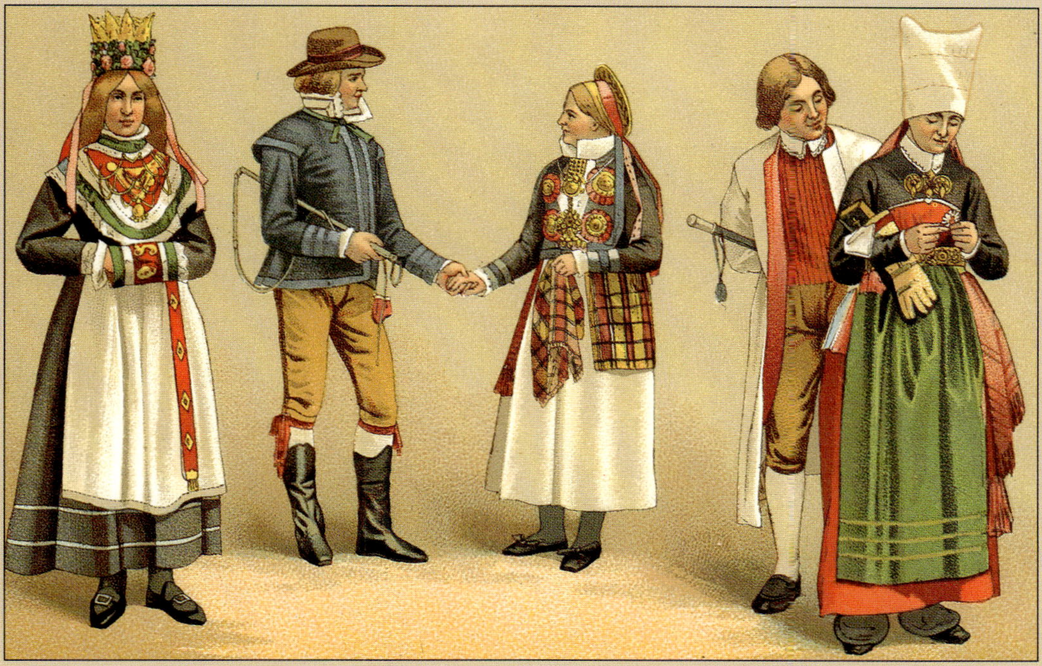

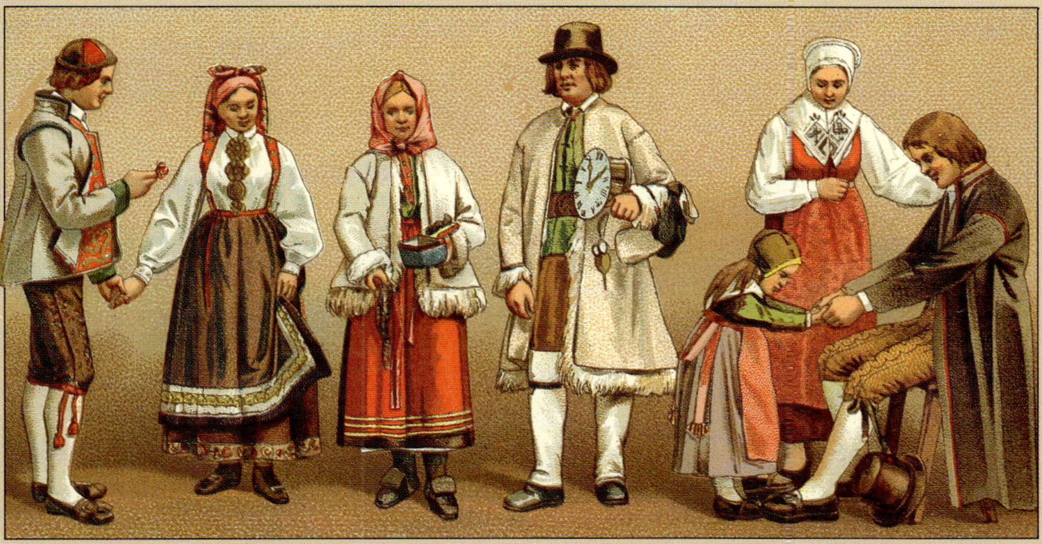

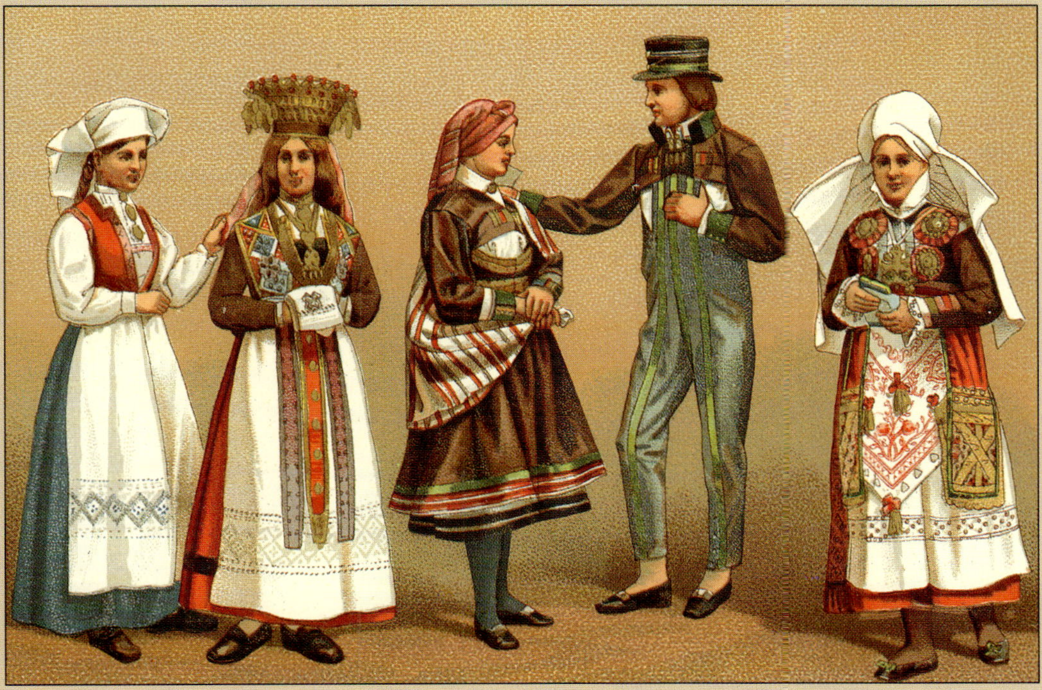

HOLLAND

FISCHERSLEUTE, FRIESEN UND BATAVIER

Die verschiedenen Gruppen der arbeitenden Bevölkerung Hollands unterscheiden sich in ihren Trachten beträchtlich: zum einen gibt es die Fischersleute, oft von den Küsteninseln, deren Isolation von den Bevölkerungszentren und deren einfacher Lebensstil bedeuten, daß sich ihre Kleidung nur sehr langsam ändert.

Zum anderen gibt es die Friesen, die skandinavisch beeinflußt sind und deren verhältnismäßige Isolation zu einem allgemeinen Konservatismus führt. Dann gibt es die Batavier von den zwei Seelandinseln. Den Bataviern fehlt es zwar an der Originalität, die die Friesen in ihren Trachten erkennen lassen, andererseits tragen sie jedoch Kleider, die wesentlich moderner sind. Bei den Männern zum Beispiel sieht man Jacken, Westen, schmalgeschnittene Hosen und Schnallenschuhe, allesamt nicht Teile ihrer traditionellen Tracht. Die Frauen tragen ebenfalls Kleider moderneren Schnittes und übernehmen modische Frisuren.

1.1 Eine Braut von der Insel Marken, die im 13. Jahrhundert bei einem Sturm von der Westküste nahe bei Amsterdam abgeschnitten wurde. Die Tracht der Einwohner hat sich seit damals wenig geändert und gilt heute als einmalig.

Das Mädchen trägt eine feine Leinenhaube in der Form einer Mitra, die am oberen Rand mit einem roten Seidenband versehen ist. Die Ärmel ihrer Bluse, die zwischen Schulter und Ellenbogen sichtbar sind, laufen über dem Handgelenk in einer bestickten Borte aus. Der Rock – normalerweise dunkelblau – liegt über bis zu sieben Unterröcken, die als ein Zeichen des Reichtums getragen werden.

1.2 & 3 Provinzielle Friesen in Festkleidung. Die Tracht des Mannes ist seiner Alltagskleidung sehr ähnlich, nur eben neu. Sie besteht aus einem braunen Wams aus Sersche und einem Paar weiter Kniehosen desselben Stoffes, die an den Knien mit geknoteten Bändern befestigt sind. Er trägt eine schmale Krawatte, und sein Hemd wird unter dem Kinn mit doppelten Goldknöpfen geschlossen.

Die Frau trägt ein vorne offen gelassenes Wams aus bedrucktem Kattun und einen Damastrock, dessen Falten über Ringe gespannt sind, die man an der Hüfte gerade erkennen kann.

1.5 & 6 Die Gattin eines reichen Friesen und ihre Dienerin. Die Dienerin ist für einen Gang zum Markt fein angezogen. Sie trägt zwei Kopftücher: eines ist weiß und wird unter dem Kinn mit einer goldenen Klammer gehalten; das zweite ist rot und wird hinten wie ein kleiner Schal geknotet. Der aufwendige Kopfschmuck der Dame ist ganz aus Spitze.

2.1 & 2 Inselbewohner vom Ijsselmeer. Wie auf der Insel Marken hat auch hier die Isolation viele traditionelle Bräuche erhalten. Der Mann trägt eine Art wollenes Käppchen, das sehr fest gestrickt ist, dazu eine blaue Jacke, die mit roter Litze eingefaßt ist, eine rote Weste mit Silberknöpfen, weitgeschnittene, rote Hosen und Holzpantinen.

Die Frau ist im gleichen Stil gekleidet wie Generationen ihrer Vorfahren und setzt hier Litze auf Kleidersäume. Sie trägt ein scharlachrotes Leibchen, dessen Ärmel knapp unter dem Ellenbogen mit einem Knopf gehalten werden.

2.3 & 4 Ein Bauer und seine Frau aus der Gegend um Gouda.

3.1 & 2 Eine Dienerin und eine Milchmagd aus Rotterdam. Wie es der Brauch ist, trägt die Milchmagd einen großen Stohhut mit aufgeschlagener Krempe, große Ohrringe und eine Perlenkette. Die Dienerin nimmt Geld aus ihrer Tasche, in der sie auch noch Nadel und Faden aufbewahrt.

3.3 & 4 Seeländer aus Walcheren, für einen besonderen Anlaß gekleidet. Die Seeländer sind für die Eleganz ihrer Kleidung bekannt. Der Mann hier trägt einen schönen Biberfellhut und eine blau-rote Weste aus Sämischleder über einem Hemd, das am Kragen mit einem Goldknopf geschlossen wird.

Das Kostüm der Frau unterscheidet sich von denen, die in anderen Gegenden Hollands zu sehen sind: Ihr Strohhut ist so aufgebogen, daß man darunter die fein gefaltete Haube sehen kann, unter der geknotete Goldfäden hervorschauen.

3.4 Ein Fischverkäufer aus Scheveningen.

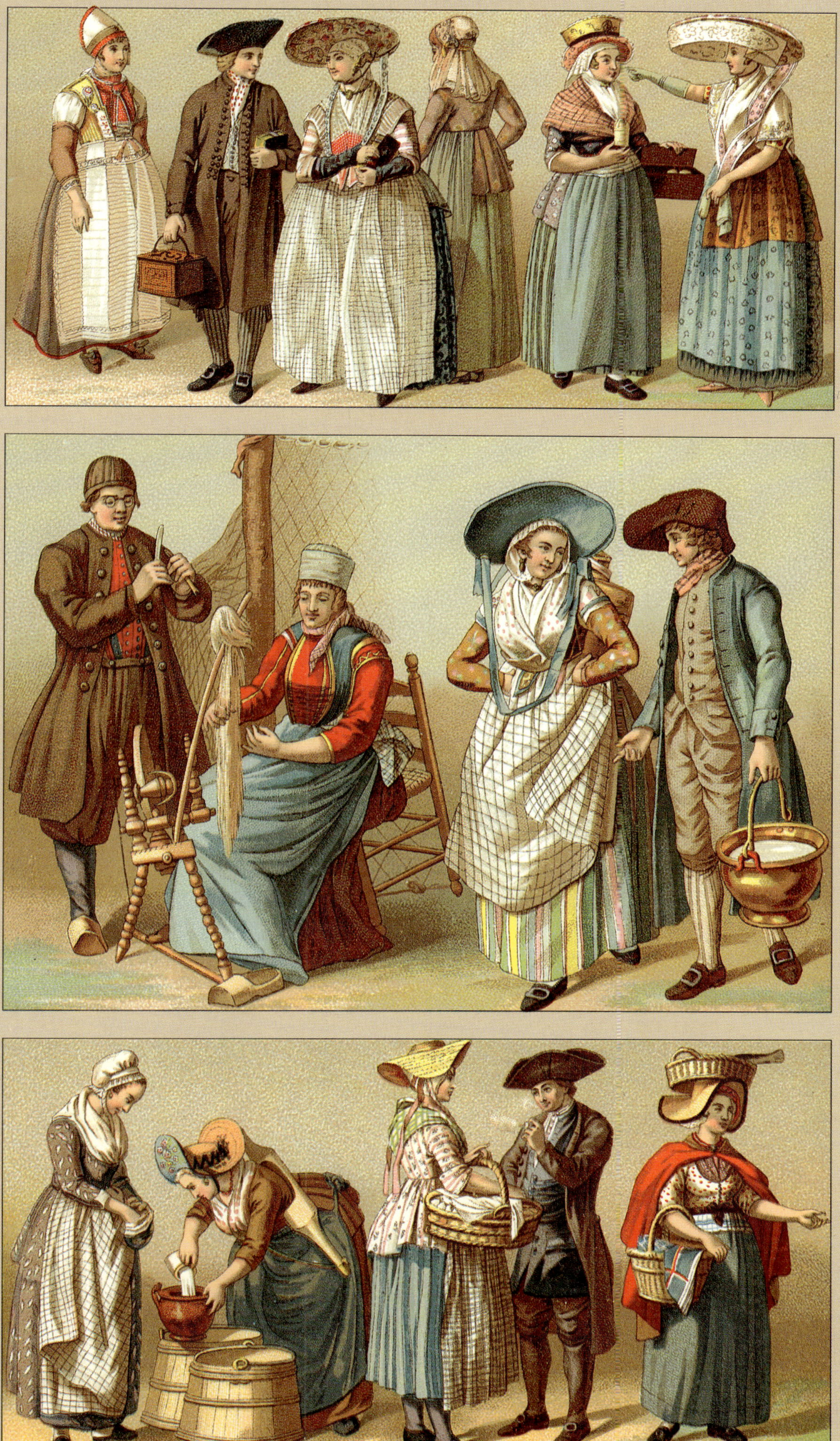

1.1 & 2 Zwei Seeländer von der Insel Zuid-Beveland. Betrachtet man Walcheren als den Garten Seelands, dann ist Zuid-Beveland dessen Gemüsegarten, Kornkammer und Obstgarten. Das hat seine Ursache darin, daß das dem Meer abgewonnene Land so reich an natürlichen Düngemitteln ist.

Hier hält der Mann einen Spaten als Symbol für den Reichtum dieser Gegend. Er trägt eine Weste aus gelbem Damast mit einem Blumenmuster und einer silbernen Knopfleiste. Zwei Goldknöpfe schließen seinen Kragen, und auf seinem Hosengürtel befinden sich zwei große, nach außen gewölbte Silberknöpfe, die zu den kleineren passen, die seine Uhrtasche schließen.

Über den Knien werden die Hosen von schwarzen Riemen mit Silberschnallen gehalten. Seine Schuhe sind ebenfalls mit silbernen Schnallen versehen. Zusätzlich zu dieser eindrucksvollen Sammlung an Silberschmuck trägt er noch eine silberne Uhr mit Uhrkette zur Schau.

In den ländlichen Gebieten tragen die Bauern ihr Haar im Nacken lang, so daß es über dem Kragen einen Halbkreis bildet. Vorne fällt es tief in die Stirn. Die Bauern hängen sehr an diesem Haarschnitt, den sie als Symbol ihrer Freiheit betrachten.

Die Dame ist für gesellschaftliche Visiten in ihrem Dorf gekleidet. Ihre Jugend und Stellung als unverheiratete Frau werden dadurch zum Ausdruck gebracht, daß ihr *Hoofdnaald* – ein flaches Metallstück– diagonal über der Stirn getragen wird, wobei es sich von links nach rechts schräg nach unten neigt. Wäre sie verheiratet, würde es sich in umgekehrter Richtung – von rechts nach links – neigen.

Ihr Strohhut ist über einer Haube befestigt, die ihr Haar zurückhält, wobei nur der Eisenschmuck in ihrem Haar sichtbar sein darf. Ihr Kostüm besteht aus einem großen Stück bemaltem Kattun, das den Körper unterhalb des Kinns bis unter die Brust verhüllt. Zwei weitere Stücke Kattun bedecken die Ärmel des Leibchens; sie werden über dem Ellenbogen mit Goldknöpfen gehalten.

Das Leibchen ist aus schwarzem Damast mit einem weißen Blumenmuster und hat ein gekreuztes Seidenband, das mit seidenen Blumenmustern bestickt ist. Darunter hält eine silberne Klammer eine weite Schürze aus rotkariertem Tuch.

1.3 & 4 Zwei Fischersfrauen aus dem Norden Hollands in ihrer besten Kleidung. Die Frau links trägt einen Kopfschmuck aus einem Stück feiner Gaze, das mit Blumen bestickt ist und am Hinterkopf von einem geknoteten Band in Position gehalten wird. Die Gaze befindet sich auf einem schwarzen Käppchen und wird mit einer breiten, goldenen Klammer befestigt, die in zwei Knöpfen über den Ohren endet. Die Haube ist vorne an jedem dieser Knöpfe mit einer goldenen, perlenbesetzten Nadel befestigt.

Die Frau rechts trägt ein viel einfacheres Kostüm mit wenig Schmuck. Ihre Leinenhaube ist ins Gesicht gezogen und vorne mit Spitze versehen. Ihre Halskette ist aus roter Koralle, und ihre Schuhe sind nur mit einem geknoteten Band verziert.

2 & **3** Obwohl heutzutage holländische Trachten durch und durch europäisch sind, hält sich noch immer die Tradition, eisernen Schmuck im Haar zu tragen, wie diese Illustrationen zeigen. Nur die Dame auf Bild **3**.1 ist im traditionellen Stil gekleidet: die Arme sind unterhalb der engen, kurzen Ärmel unbekleidet; das Leibchen wird von einem Gürtel gehalten und fast völlig von einer Schärpe bedeckt; die Kopfbedeckung liegt eng am Kopf und verbirgt dabei die Ohren; sie trägt außerdem ein hochschließendes Halsband aus Perlen.

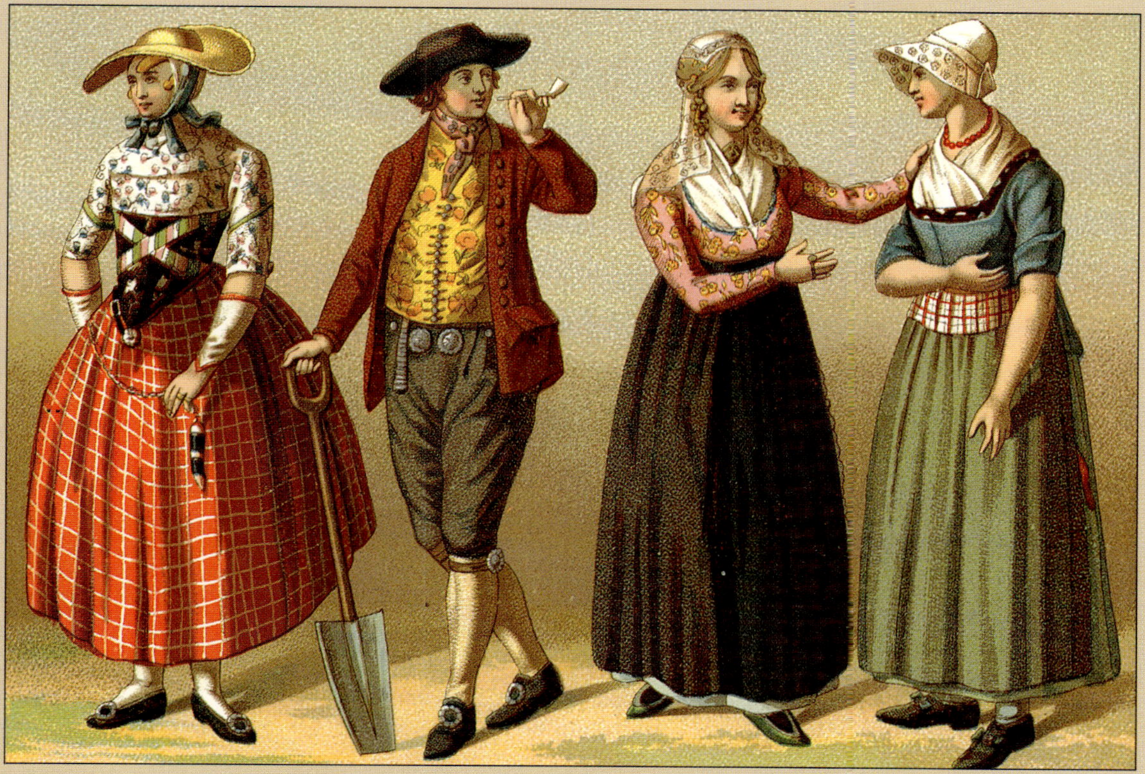

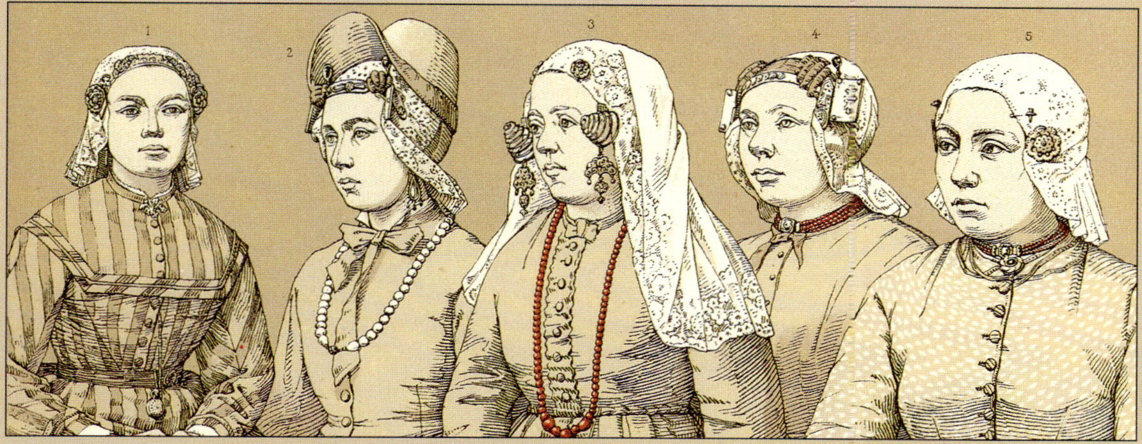
1
2
3
4
5

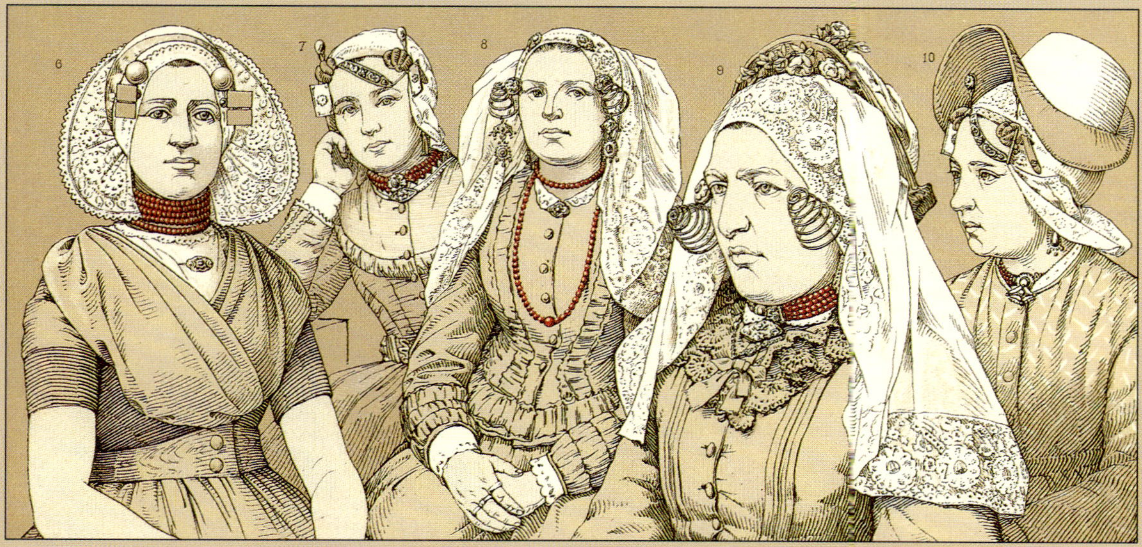
6
7
8
9
10

SCHOTTLAND

DER TARTAN UND DIE CLANS

Das auffälligste an der traditionellen schottischen Tracht ist der Tartanstoff. Es mag sein, daß es sich dabei ursprünglich um eine Art Tarnkleidung für die Jagd handelte; jedenfalls vermischt es sich gut mit den Farben der heideüberwucherten Landschaft, in der die Hochländer leben. Das Tartanmuster wird als *Breacen* bezeichnet – möglicherweise eine Andeutung auf die Art und Weise, wie der Tartanstoff das Auge täuscht, indem er visuelle Eindrücke bricht und es dem Jäger so ermöglicht, der Entdeckung zu entgehen.

Die Wahl der Farben für die Tartanstoffe ist nicht willkürlich, sondern einem Gesetz unterworfen, das gewisse Muster bestimmten Clans zuschrieb, so daß diese im Kampf auseinandergehalten werden konnten. Außerdem war den verschiedenen Rängen eine unterschiedliche Anzahl von Farben erlaubt: gewöhnliche Mitglieder eines Clans besaßen nur eine Farbe, die Anführer drei und die königliche Familie sieben Farben.

1.1 Ein Krieger des Macdougal of Lorne-Clans. Er trägt den traditionellen Kilt und eine beschlagene Felltasche, die Tabak enthält. In seinem Gürtel steckt ein kleiner Dolch. Sein Zweihänder ist mehr als 1,50m lang. Deshalb ist sein Griff mit einer Bleifüllung versehen, um das Gewicht der Klinge auszugleichen.

1.2 Ein Stammesmitglied des Ferguson-Clans. Der Blätterzweig auf seinem Helm ist das Stammeszeichen der Fergusons. Er trägt ein safrangelbes Hemd – eine beliebte Farbe in Schottland, besonders unter Ehrenmännern – und führt einen kleinen hölzernen Schild mit sich, der in mehreren Schichten mit einer Mischung aus Flachs und Teer bedeckt und mit einem großen Knauf verziert ist.

1.3 Ein Krieger des Macmillan-Clans. Er trägt einen Kilt und schw'ngt einen kleinen Zweihänder mit einem Handschutz aus Bast. Er trägt Beinlinge, jedoch keine Schuhe – im Hochland ein gewohnter Anblick.

1.4 Ein Stammesmitglied des MacInnes-Clans. Er ist mit einem *Aseth* bewaffnet. Hierbei handelt es sich um einen Speer, der auf den Feind geschleudert und dann mit Hilfe des an ihm befestigten Riemens zurückgezogen wurde. Er trägt eine Pelzjacke und einen Panzermantel, der seinen Flanellmantel und einen Teil seines Kilts bedeckt. Der kleine Schild, der *Targaid* genannt wird, wurde zum Abwehren von Pfeilen benutzt.

1.5 Ein Dudelsackpfeifer vom MacCruimin-Clan. Er trägt die traditionelle Haube, auf der sich das Symbol des Clans befindet. Der Dudelsackpfeifer, dessen Stellung vererbt wurde, war eine wichtige Figur im königlichen Haushalt, denn er unterhielt nicht nur bei Festessen, sondern feuerte im Kampf auch die Kämpfer an. Er ist auch dieser Stellung entsprechend gekleidet. Hier trägt er ein Pelzbandelier und geschnürte Wildlederstiefel und hält einen kleinen Zweihänder mit einem Handschutz aus Bast.

1.6 Der Grundherr von MacDonald of the Isles und einer seiner Barone. Er hält Audienz auf dem "Berg des Gesetzes", dem *Tom moid*. Sein Helm ist rundherum mit Edelsteinen geschmückt, und darüber befindet sich ein Adlerflügel, das Zeichen des Anführers. Sein Panzermantel, unter dem er ein ledernes Wams trägt, reicht fast bis zu den Knien, seine Arme und Beine tragen die Farben des MacDonald-Clans.

1.8 Ein Bogenschütze des MacLaurin-Clans. Er trägt einen kegelförmigen Helm und unter einem Panzermantel ein seidenes Wams.

1.12 Ein Bogenschütze des MacQuaries-Clans. Er trägt ein Wams, das an den Schultern aufgeschlitzt ist.

2.14 Ein Grundherr des Skenes-Clans. Er ist im Stil der Zeit James IV. von Schottland (später James I. von England) gekleidet. Sein Wams ist nach spanischer Art mit Litze verziert – eine Mode, die sich im Hochland noch lange hielt, nachdem sie sonst überall verschwunden war.

2.16 Ein schottischer Ehrenmann des Robertson-Clans. Er lebte am Hof Ludwigs XV., und es ist ihm vortrefflich gelungen, den französischen Einfluß mit dem schottischen Plaid zu verbinden.

2.19 Ein Ehrenmann des Macintosh-Clans. Er ist für den Hof in einen Samtmantel gekleidet, der verschwenderisch mit Goldverzierungen aufgeputzt ist.

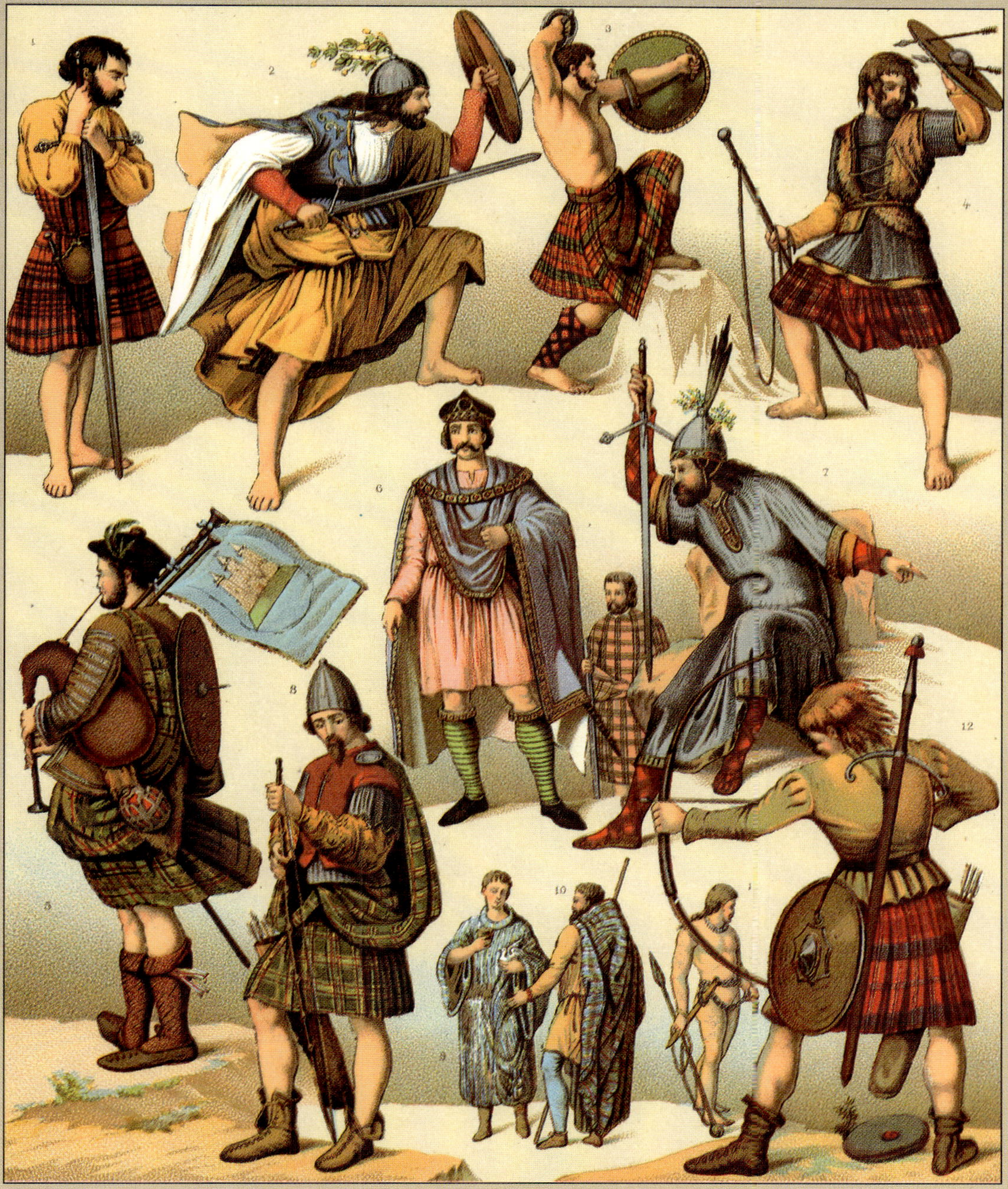

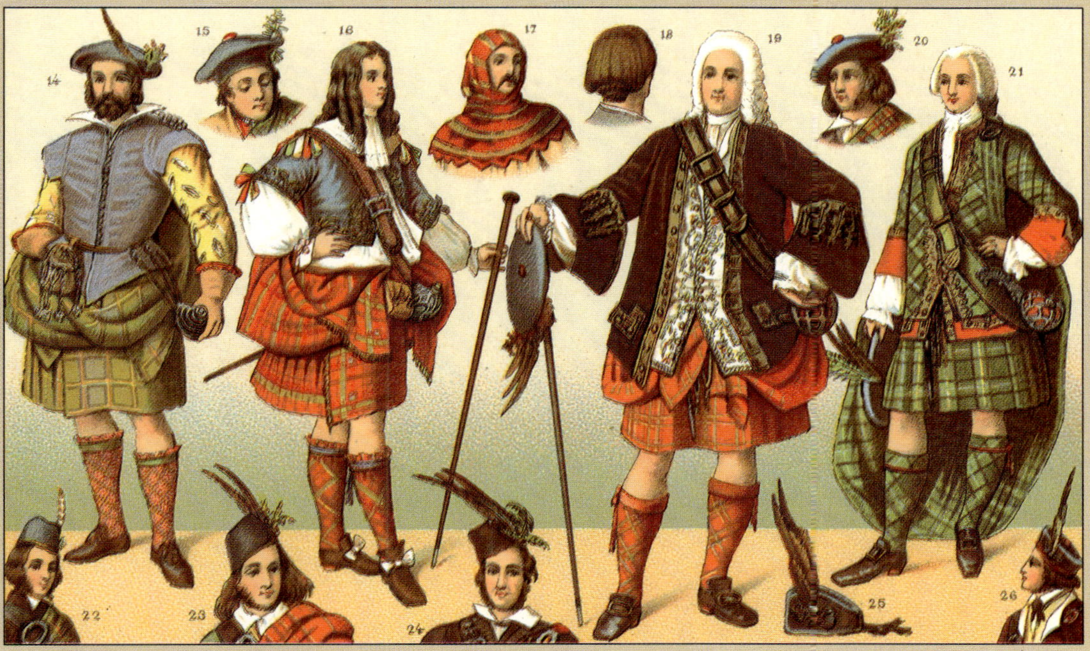

1.27 Ein Ehrenmann des Ogilvie-Clans aus dem Hochland. Er trägt einen seinen Plaid, wie es im Jahre 1745 modern war, über einem Wams.

1.28 Ein Stammesmitglied des Davidson-Clans. Er trägt seinen Plaid als Kapuze. Im westlichen Hochland mit seinen ungünstigen Wetterbedingungen war diese Trageweise sehr beliebt.

1.29 Charles Edward Stuart – "Bonnie Prince Charlie", die Galionsfigur der 45iger Rebellion – trägt den Tartanstoff der Stuarts und hält eine samtene Haube mit einer weißen Rosette.

1.30 Ein Stammesmitglied des Buchanan-Clans. Er trägt eine kleine flache Haube mit dem Emblem des Clans, einem Büschel Blätter.

1.31 William, Herzog von Sutherland. Er trägt die Haube eines 1759 von ihm aufgestellten Regiments.

1.32 Ein Schäfer des Macmachtans-Clans, der den Kopf in den Wind hält. Seine flache Haube ist zum Schutz ins Gesicht gezogen.

1.33 Ein Kostüm des Macintyre-Clans aus dem 18. Jahrhundert. Es zeigt, daß es den Hochländern trotz des gesetzlichen Verbots im Jahre 1746 gelang, ihre traditionelle Tracht zu erhalten.

2.2 Eine Dame des Sinclair-Clans. Sie trägt einen blauen Rock aus einer Mischung aus Wolle und Baumwolle und einen langen Schal, der den Kopf bedeckt, aus dem Tartanstoff des Clans. Einst war es der Brauch, diesen Schal mit einer Brosche aus Silber, Bronze oder Kupfer an der Brust zu befestigen. Die Position der Brosche gab Auskunft über die politische Zugehörigkeit ihrer Trägerin.

Das Barfußlaufen, wie bei dieser Dame, ist im Hochland üblich und kann nicht als Zeichen der Armut aufgefaßt werden.

2.4 Ein Stammesmitglied des Colquhoun-Clans aus dem 18. Jahrhundert. Er trägt eine flache Kappe, auf der sich das Emblem des Clans befindet. Die Tunika ist mit Messingknöpfen verziert. Der lange Plaid wird an der Brust überkreuzt getragen und an der Schulter mit einer Brosche befestigt. Die engen, karierten Hosen (*Trews*) sind aus demselben Tartanstoff wie der Plaid.

2.6 Eine Milchmagd des MacNicol-Clans. Sie trägt einen *Tonag* – ein Viereck aus Tartanstoff, das wie ein kleiner Schal getragen wird. Die silberne Brosche, die diesen in Position hält, ist gewöhnlich ein geschätztes Familienerbstück, das von einer Generation an die nächste weitergereicht wird.

2.11 Ein Krieger des Farquharson-Clans nach der Schlacht von Culloden im Jahre 1746. Er ist in einen großen Plaid gewickelt und trägt eine große, an der Spitze mit einem Beil versehene Pike.

3.13 Ein weibliches Stammesmitglied des Urquhart - Clans. Sie ist in einen *Arisaid* gekleidet – einen Plaid, der so groß ist, daß er die Trägerin von Kopf bis Fuß einhüllt. Sie trägt ihr Haar in Zöpfen, die mit Bändern geschmückt sind.

3.15 Eine Frau und ein Kind des Matheson-Clans. Die Frau trägt einen gestreiften, gelben *Arisaid*, der an der Brust mit einer Brosche gehalten wird und auf der Taille mit einem Gürtel gerafft ist. Das Ende des Gürtels hängt über dem Plaid sichtbar herunter.

Das Leibchen ist aus scharlachrotem Stoff, mit Silber bestickt und mit edelsteinbesetzten Knöpfen verziert.

3.17 Ein Reiter des MacNeil-Clans. Er trägt enge, karierte Hosen (*Trews*). Seine Jacke wird auf der Taille eng mit einem Gürtel gehalten. Nadeln aus Hirschknochen halten den Rand seiner flachen Kappe nach oben gebogen und deren Pflanzenschmuck in Position.

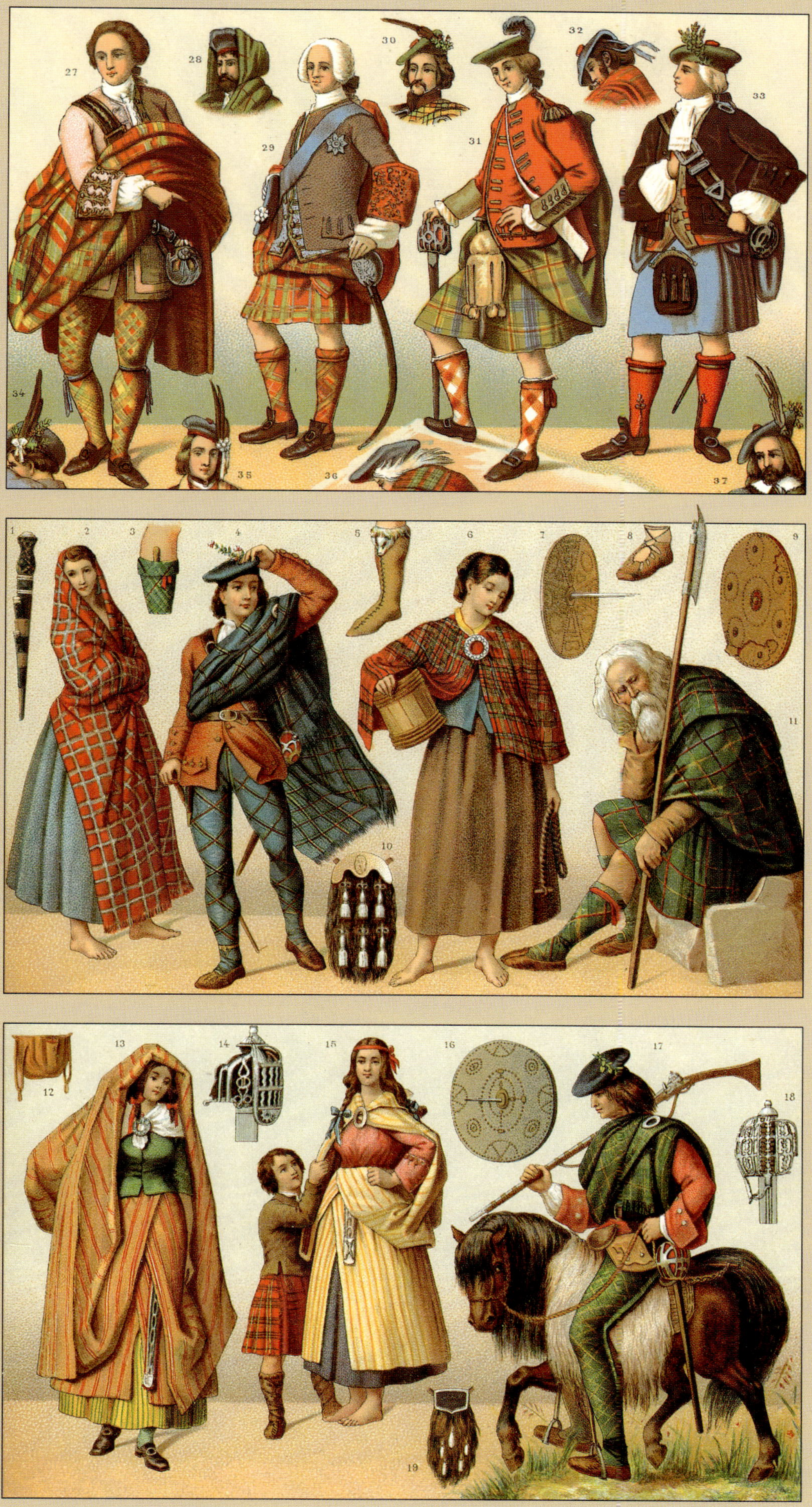
27
28
29
30
31
32
33
34
35
36
37
1
2
3
4
5
6
7
8
9
10
11
12
13
14
15
16
17
18
19

ENGLAND

INDIVIDUELLE KLEIDUNGSSTILE

Die traditionellen englischen Trachten unterscheiden sich je nach Stellung und Beruf des Trägers. Es war früher oft tatsächlich möglich, den Beruf eines Mannes oder einer Frau durch einen Blick auf ihre Kleidung zu erkennen. Fischer, Zwiebelverkäufer, Stiefelputzer und Richter, sie alle hatten ihre bestimmte Kleidung und verteidigten das Recht, diese zu tragen. Aus diesem Grund boten die englischen Straßen ein buntes Bild des Individualismus mit den lauten Rufen der Straßenverkäufer und der Vielfalt der Kostüme. Diese Illustrationen stammen hauptsächlich aus dem späten 18. und dem frühen 19. Jahrhundert.

1.1 Eine Almanachverkäuferin.

1.2 Ein Straßenhändler, der Fett aus den Küchen von Hotels und Häusern reicher Leute sammelt und es zur Kerzenherstellung verwendet.

1.3 Eine alte Frau, die mit Hilfe ihres Gehstocks durch die Straßen humpelt und ein Faß mit Blutwurst trägt.

1.4 Ein Kurpfuscher, der Elixiere verkauft, die Krankheiten heilen und die Lebensgeister beleben sollen.

1.5 Ein Zwiebelverkäufer.

2.6 & 7 Bierkutscher, die Brauereikarren fahren. Bierkutscher müssen außerdem Fässer abholen und sie in den Kellern ihrer Kunden aufstellen. Diese Arbeit erfordert schiere Muskelkraft, und die Bierkutscher sind wackere Gesellen, deren Konstitution ständig unter der Gastfreundlichkeit zu leiden hat, die ihnen von dankbaren Kunden angeboten wird.
John Barrington, ein Bierkutscher, soll angeblich täglich 12 bis 15 Liter starkes Porterbier getrunken und es mit ungefähr dreißig Gläsern Gin hinuntergespült haben.

2.8 Ein Tränker an einem Kutschenstand. Zu seiner Arbeit gehörte es, die Pferde während eines kurzen Aufenthaltes zu tränken und zu füttern und Passagieren die Kutschentüren zu öffnen. Die Tränker sind allesamt gedungen und tragen ein metallenes Schild mit ihrer persönlichen Nummer. Sie umwickeln ihre Beine mit Stroh, um sie trocken zu halten.

2.9 John Clancey, ein irischer Matrose, der vor der Küste Amerikas Schiffbruch erlitt und seine Beine durch Erfrierungen verlor. Er lebte von öffentlichen Almosen und wurde ein bekanntes Gesicht in London, wo er auf Holzbeinen und Krücken, jedoch immer gut angezogen, umherhumpelte.

2.10 Ein Viehtreiber.

2.11 Eine Fischverkäuferin. Diese Frauen, die oft bis zu dreißig Kilometern täglich laufen mußten, um ihre Ware feilzubieten, führten ein hartes Leben.

2.12 Ein Postbote bei der Abendleerung, deren Briefe noch vor Einbruch der Nacht zugestellt werden mußten.

2.16 Henry Thrale, ein Stiefelputzer, der zwischen 1805 und 1820 am Strand, einer Straße in London, arbeitete.

2.18 Ein Feuerwehrhauptmann. Er trägt eine Uniform, die seine Mitgliedschaft bei einer Organisation, die zur Zeit Königin Annes gegründet wurde, anzeigt. Am Arm trägt er ein metallenes Rangabzeichen.

2.19 Ein Landarbeiter aus den Vororten von London. Er trägt einen Kittel aus einfachem ungebleichtem Leinen, der an der Seite geschlitzt ist, um die Bewegung zu erleichtern.

3.2 Eine Milchmagd, die schwere Zinneimer an einem hölzernen Joch trägt. Eine Milchmagd mußte ungefähr um drei oder vier Uhr morgens aufstehen und manchmal mehrere Kilometer laufen, um ihre Milch zu holen. Sie konnte die Milch vor dem Verkauf bis zu einem Drittel mit Wasser verdünnen.

3.3 Ein Feuerwehrmann, der anders als sein oben abgebildeter Kollege gekleidet ist. Dieser Mann trägt einen Helm aus dickem schwarzen Leder, der mit Metallbändern verziert ist. Er ist blau gekleidet und trägt eine Axt.

3.4 Eine Streichholzverkäuferin.

3.5 Ein Zeitungsverkäufer. Wenn es wichtige Nachrichten gab, kündigten diese Männer sie mit lautem Blasen auf einem metallenen Horn an; ein Hinweis auf die Neuigkeiten wurde auf das Schild geschrieben, das an seinem Hut befestigt war.

3.6 Ein Wächter, der alle halbe Stunde seine Runde machte und dabei die Zeit ausrief. Diese Wächter waren nicht gerade eine wirksame Polizeitruppe, da viele von ihnen gebrechlich und alt waren.

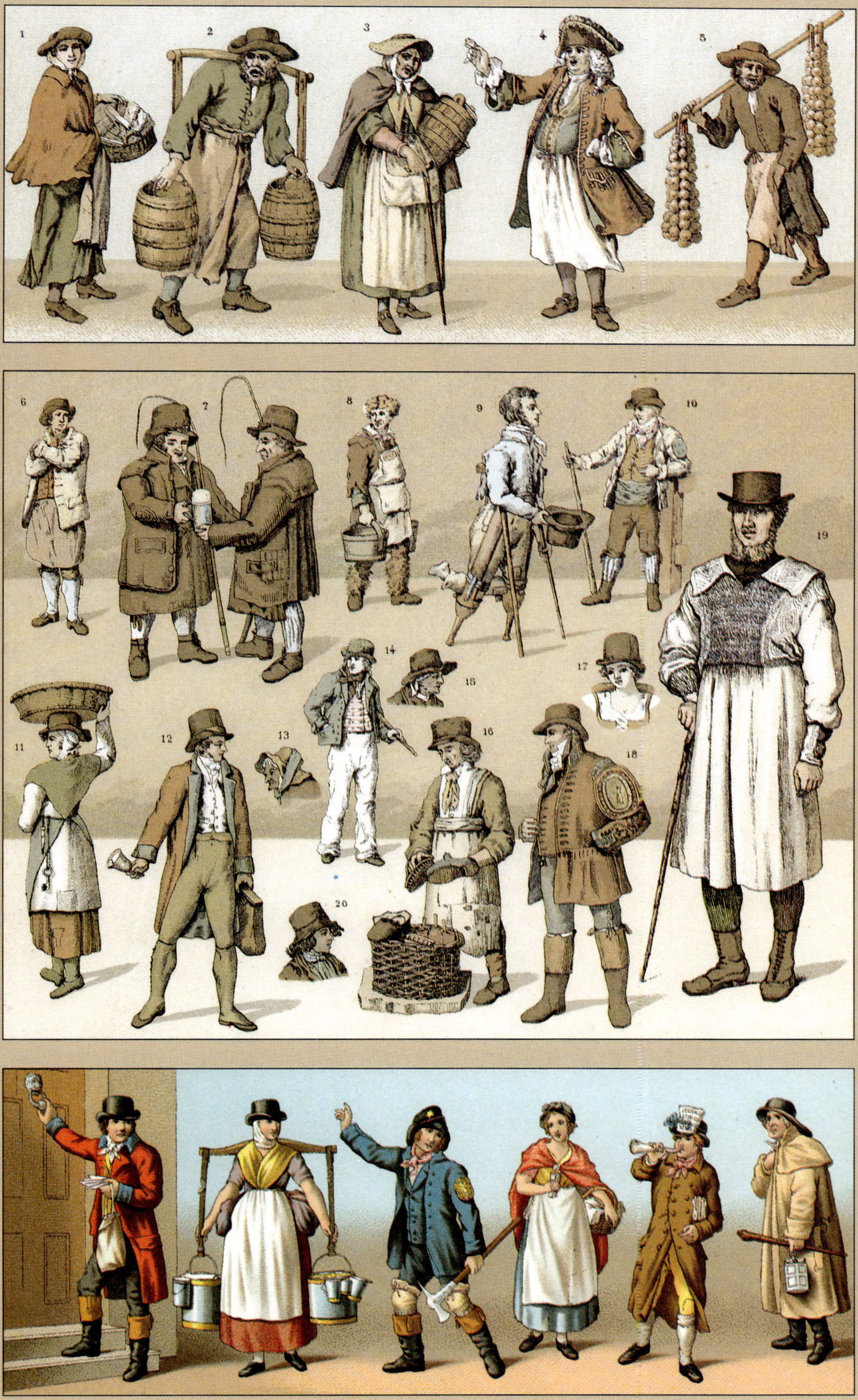
1
2
3
4
5
6
7
8
9
10
19
14
15
17
11
12
13
16
18
20

1.1 Eine Kärrnerin, die wahrscheinlich Früchte verkauft.

1.2 Eine junge Frau, die Garnelen verkauft und das Netz trägt, in dem sie gefangen werden.

1.3 Eine Fischverkäuferin auf dem Markt von Billingsgate, auf dem nach ungeschriebenem Gesetz alle Fische, die in die Londoner Innenstadt eingeführt wurden, verkauft werden mußten. Leider konnten sich diese Frauen meistens nicht die besten Fische leisten, so daß ihre Rufe "die besten Fische hier" meistens gelogen waren.

1.4 Ein Bäcker. Die Bäcker waren die einzigen Händler, deren Gewinn gesetzlich beschränkt war.

1.5 Wäscherinnen. Diese Frauen säumten die Flußufer und wuschen ihre Wäsche, indem sie die nassen Stücke mit einem Holzspachtel schlugen, dann einseiften, spülten und wieder schlugen.

2.1 Ein Londoner Ratsherr, der seine offizielle Tracht in Form einer scharlachroten, mit Pelz eingefaßten Robe trägt. Ursprünglich war der Ratsherr der höchste Beamte in einer Grafschaft. Später bezeichnete dieser Titel einen Stadtbeamten. Es gab in London 26 Ratsherren – einen für jedes Stadtviertel.

2.2 Eine Dame, die ein Sommerkleid in dem Stil trägt, der im Jahre 1814 der letzte Schrei war. Solche Kleider wurden bei einem Morgenspaziergang in London oder einem der Seebäder getragen.

2.3 Ein Richter, der eine rote mit Hermelinpelz besetzte Robe trägt.

2.4 Ein Bischof, der für seine Einführung in das Oberhaus gekleidet ist.

2.5 Ein Pensionär aus Chelsea aus dem Altersheim für Veteranen. Der Bau des Altersheims begann unter Charles II. und wurde von Königin Mary beendet. Die Uniform besteht aus einem roten Uniformmantel, einer blauen Jacke und blauen Hosen.

2.6 Ein Pensionär aus Greenwich. Das Royal Hospital in Greenwich wurde von König William im Jahre 1639 als Zuflucht für alte und verkrüppelte Matrosen gegründet. Sowohl die regulären Pensionäre als auch die Offiziere tragen rot; die Offiziere tragen jedoch außerdem einen dünnen goldenen Streifen.

3.7 Ein Aschentonnenmann. Aschentonnenmänner waren von Unternehmern angestellt, die sich das Recht erkauft hatten, die Asche von den Kaminen der Herrenhäuser zu sammeln.

3.8 Ein Fischer aus Hastings, dessen Hemd und kleiner Hut an die Kleidung der normannischen Fischer erinnern.

3.9 Ein Kirchendiener, dessen Hauptpflicht darin bestand, dafür zu sorgen, daß sich niemand in unmittelbarer Nähe der Kirche schlecht benahm, und nachzuprüfen, ob alle Wirtshausinhaber ihre Türen während der Gottesdienste geschlossen hielten.

3.10 Ein Schüler des Christchurch Hospitals, der Schule der "Blaujacken".

3.11 Der Sprecher des Unterhauses. Bei einer Sitzung des Unterhauses trägt der Sprecher eine lange Perücke und eine schwarze Robe.

3.12 Der Oberbürgermeister von London.

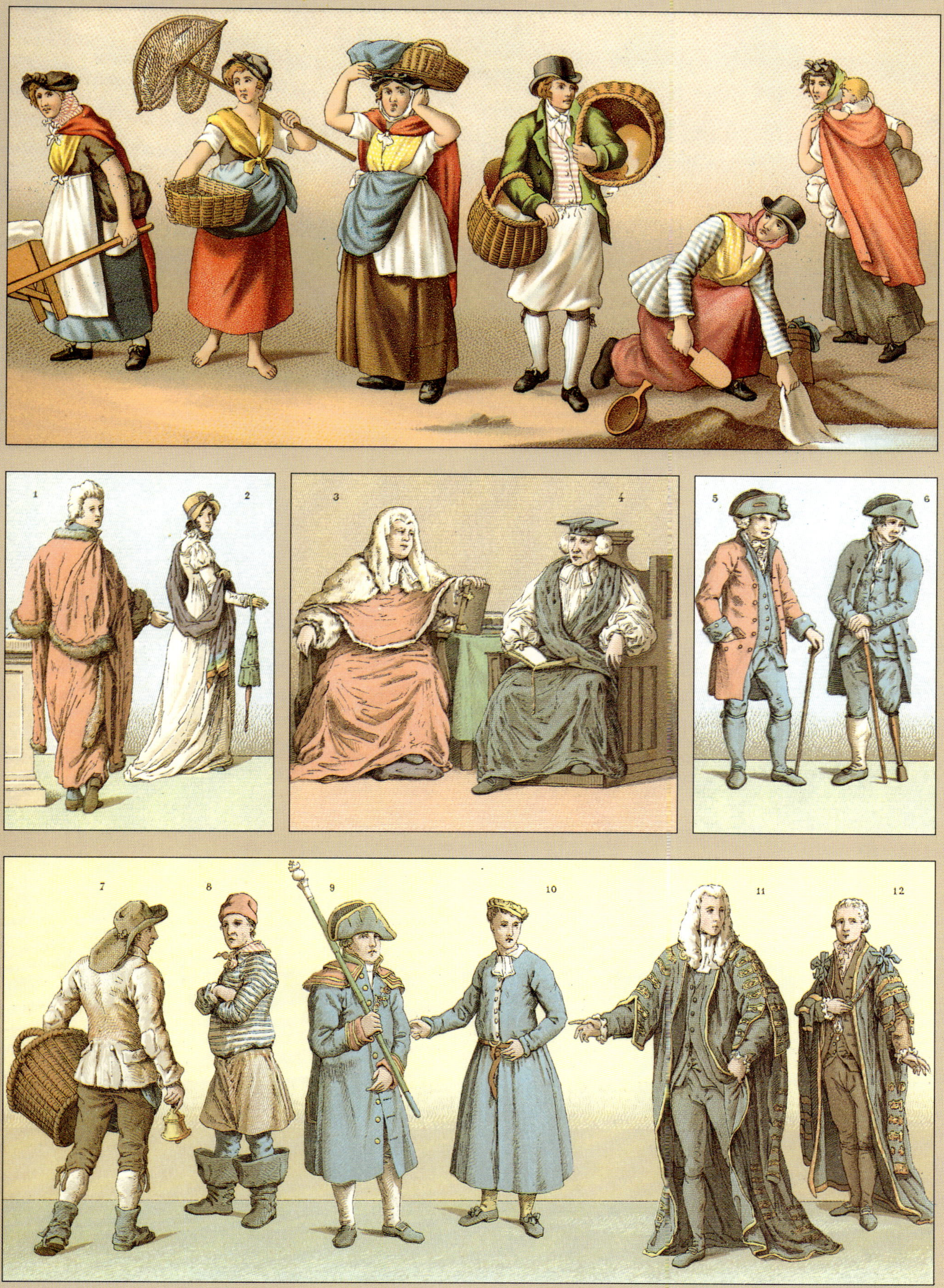
1
2
3
4
5
6
7
8
9
10
11
12

DEUTSCHLAND

DIE FRANKEN UND DIE BAYERN

Geographisch gesehen setzt sich Bayern aus einer Vielzahl von verschiedenen Völkern zusammen. Genau betrachtet bewohnen die Bayern das südöstliche Gebiet bis hin zum Lech; in Nordbayern findet man verschiedene fränkische Völker; diese sind für die Anmut und die Eleganz ihrer Tracht bekannt. Die Bewohner Südbayerns stehen eher unter dem Einfluß ihrer Nachbarn, der Italiener.

In den Gebieten Bayerns, in denen die Bevölkerung in zwei Konfessionen aufgespalten ist, können Katholiken und Protestanten anhand ihrer Trachten unterschieden werden. Im allgemeinen ziehen die ersteren leuchtende Farben vor, während die letzteren sich eher dunkel kleiden.

Der Hut eines Katholiken wird mit gelben und grünen Bändern verziert sein; der des Protestanten dagegen mit schwarzen. Oft tragen junge katholische Bauern immer noch die roten Jacken, die die Protestanten bereits abgelegt haben.

Der Kopfschmuck der Frauen richtet sich jedoch nicht nach der Glaubensrichtung. Die Pelzkappe, zum Beispiel, eine runde Kappe aus Otterfell, die mit einem kleinen Stück besticktem Stoff (**1**.7) geschmückt ist, wird schon seit vielen Jahren von deutschen Frauen getragen.

Es gibt außerdem noch eine kleine Haube mit einem gebogenen Rand, die mit Riemen unter dem Kinn gehalten wird (**1**.1 & 17 und **2**.25). Eine Variante davon ist die phrygische Haube, entweder mit Flügeln (**1**.2 & 16) oder einfach mit Bändern geschmückt (**1**.11).

Die Frauen auf Bild **1**.4 und **2**.24 tragen beide Tücher, die die Gesichter umrahmen, jedoch auf verschiedene Art und Weise auf der Stirn gebunden sind. Die Dame auf Bild **1**.9 trägt eine Haube, die vorne hervorsteht, und die auf Bild **2**.22 & 23 eine Art Visier aus Tüll bildet.

Die Haube der serbischen Frau auf Bild **1**.14 ist ebenfalls ähnlich, bis auf die Krone, die eher aus bestickter Seide als aus Tuch gefertigt ist. Manche Frauen aus Südbayern tragen ein dunkles Stück Stoff auf dem Kopf, das sie, wie auf Bild **2**.20, zu einer Art Haube abwandeln.

Unter ihren Hemdkleidern, mit halblangen Ärmeln tragen die Bayerinnen Mieder, normalerweise mit V-Ausschnitt. Diese werden mit *Fichus* aus bedrucktem Baumwollstoff getragen, normalerweise in Rot mit einem Blumenmuster.

An Festtagen werden diese durch fein bestickte weiße Tücher (**2**.22 & 23) ersetzt. *Fichus* können entweder eng oder lose im Nacken gebunden sein (**1**.4, 7 & 17 und **2**.20, 24 & 25).

Die Jacken haben leuchtende Farben und gepolsterte Puffärmel. Die Kleider sind eng gefaltet und reichen normalerweise bis zur Mitte der Wade. Sie sind genau wie die Schürzen oft in leuchtenden Farben gehalten: leuchtendes Rot, Karminrot, Grün und Blau. An Festtagen werden seidene, mit Spitze und Bändern geschmückte Schürzen getragen.

Man trägt Schmuck in Form von Halsketten aus Perlen, Gold, Silber und Granaten, von denen ein oder mehrere Medaillons hängen. Außer den langen Strümpfen tragen einige Bauern Schuhe mit Fransen am Rist (**2**.24).

Einst hatten die Hüte der Männer weite Krempen und waren aus weichem Filz, so daß sie zum Schutz des Trägers vor Sonne oder Regen unterschiedlich gebogen werden konnten. Diese Hüte wurden von den nachfolgenden Generationen jedoch zu Gunsten hoher, kegelförmiger Hüte mit sehr schmalen Krempen abgelegt.

Normalerweise kleiden sich Bauern einfach in eine Jacke ohne Schoß, aber an Sonntagen tragen sie einen dunkelblauen Cut mit Stehkragen und silbernen Knöpfen. Die Weste, die normalerweise leuchtend rot ist, ist zwischen den Metallknöpfen mit farbiger Seide verziert.

Die Metallknöpfe sind eigentlich Münzen und werden bei Zechgelagen vom Cut oder von der Weste abgetrennt und als Zahlungsmittel verwendet. Heute tragen viele Männer Stoffhosen, obwohl es einige gibt, die immer noch an den traditionellen Lederhosen festhalten.

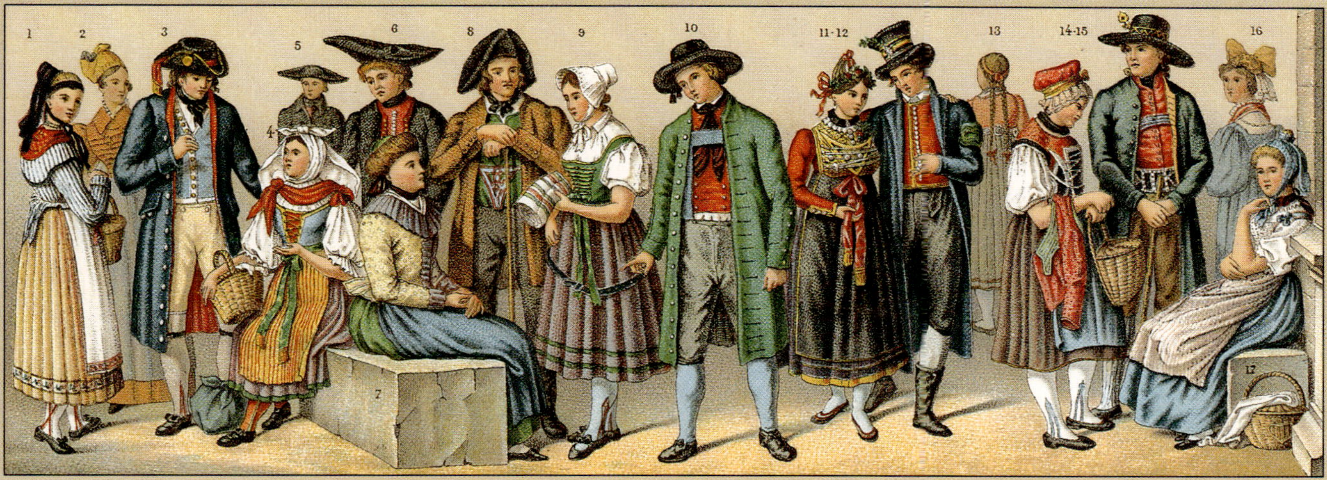
1
2
3
4
5
6
7
8
9
10
11-12
13
14-15
16
17

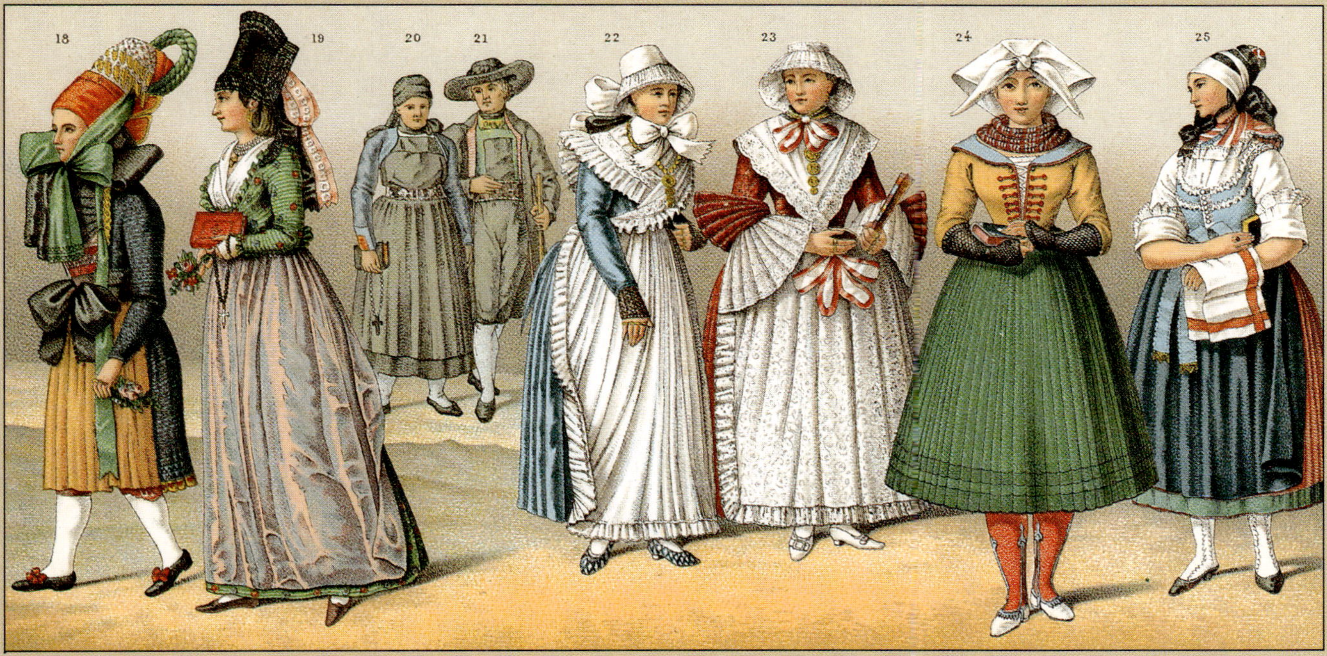
18
19
20
21
22
23
24
25

TIROL, SCHWARZWALD, HESSEN UND SACHSEN

Wie Bayern setzt sich auch Tirol aus vielen verschiedenen Völkern zusammen. Im Osten besteht die Bevölkerung aus Deutschen und Slawen, während der Westen sich aus Deutschen und Ladinern zusammensetzt. Die Schönheit des Tiroler Berglands, die anziehende Tracht der Tiroler, ihre Jagdkünste und die Lieder und Traditionen ihres Landes haben alle dazu beigetragen, dieser Gegend in den Augen aller ihrer Besucher einen Ehrenplatz einzuräumen.

1.1 Ein Bergbewohner aus dem Zillertal. Sein Hut ist aus schwarzem Filz mit einer breiten, mit Seide gefütterten Krempe und einem Büschel Auerhahnfedern. Er trägt einen Brustfleck, eine leuchtend rote Weste, die am Hals mit silberner Litze aufgeputzt ist, und außerdem Lederhosen und weiße lange Strümpfe.

1.2 Ein junges deutsches Mädchen aus Auherzen in Sommerkleidung mit langen Zöpfen, die mit weißen Bändern gebunden sind. Ein dicker Unterrock aus Heu läßt ihren Wollrock bauschig abstehen.

1.3 & 4 Frauen aus dem Schwarzwald. Der außerordentliche Kopfschmuck besteht aus einer schwarzen Haube, deren Spitze aus Samt und mit metallenen Objekten geschmückt ist. Ein halbkreisförmiger Federbusch, der auf einem Eisenrahmen befestigt ist, erhebt sich über dem Kopf, und vier breite, schwarze Bänder, die an der Samtspitze befestigt sind, fallen hinten am Rücken herunter; zwischen ihnen sieht man die langen, mit roten Bändern gebundenen Zöpfe.

1.5 Ein Student aus Heidelberg, dessen langes Haar und riesige Porzellanpfeife zum typischen Erscheinungsbild der Romantik gehören.

1.6 Eine Frau, die einen breitkrempigen Filzhut und ein geschnürtes Leibchen mit Trägern trägt.

1.7 Ein Bauer in Festtagskleidung. Er trägt einen Cut und einen Filzhut.

1.8 Eine Frau, die ein weißes Hemdkleid trägt, das mit Trägern befestigt ist. Ihr kleines wollenes Mieder ist mit silbernen Haken und Seidenschnüren geschlossen.

1.9 Ein junger Deutscher aus Kladau. Sein Filzhut ist mit Blumen und einem Band mit schwarzen Seidenquasten verziert.

1.10 Eine Frau aus Darmstadt. Sie trägt einen Kopfschmuck, dessen Bänder das Gesicht umrahmen und über Brust und Rücken fallen. Ihre Bluse mit den langen engen Ärmeln ist, wie auch der Rock, aus Seide.

1.11 Ein Bauer aus dem Inntal. Durch das Tal führt eine Straße, und äußere Einflüsse haben dem traditionellen Kostüm wollene Hosen und einen maßgeschneiderten Mantel hinzugefügt.

2.12 Ein junges Mädchen aus Wend, das einen Rock mit eingenähten Falten trägt. Sie ist eine Katholikin, daraus kann man schließen, daß Protestanten Röcke ohne eingenähte Falten trugen.

2.13 Eine Obstverkäuferin aus Hamburg, die eine indische Haube mit einer geraden Spitze trägt.

2.14 & 17 Frauen aus Sachsen-Altenburg, die im allgemeinen dunkle Kleidung tragen, diese jedoch farbig verzieren. Ein Hemdkleid wird unter der Jacke getragen, deren kurze Ärmel nahe an der Schulter immer mit Initialen bestickt sind.

2.15 Ein Bauer aus dem Ötztal. Er trägt einen bemerkenswerten Hut mit einer glockenförmigen Krempe. Seine *Joppe* oder Jacke ist aus dunkelbraunem Tuch, und der Ledergürtel ist mit Reihen polierter Beschlagnägel verziert.

2.16 Ein Bauer aus Passau. Er trägt einen baumwollenen Kopfschmuck und ein *Niederleibel*. Dabei handelt es sich um eine Jacke aus violettem Tuch, die am Hals und an den Manschetten mit karminroter Seide aufgeputzt ist und die vorne mit farbigen Bändern und einer Reihe Silberknöpfe geschlossen wird.

2.18 Ein junges Mädchen aus Coburg mit einer kleinen, mit Glasperlen verzierten Kappe auf dem Kopf. Ihr Hemdkleid hat Puffärmel, und ihr Rock ist schmal plissiert.

2.19 Ein Bauer aus dem Sarntal in Festtagskleidung. Seine Joppe und sein Brustfleck sind aus leuchtend rotem Tuch, seine Hosenträger aus Damast leuchtend grün. Seine Strumpfbänder, die über weißen Strümpfen getragen werden, sind ebenfalls leuchtend rot.

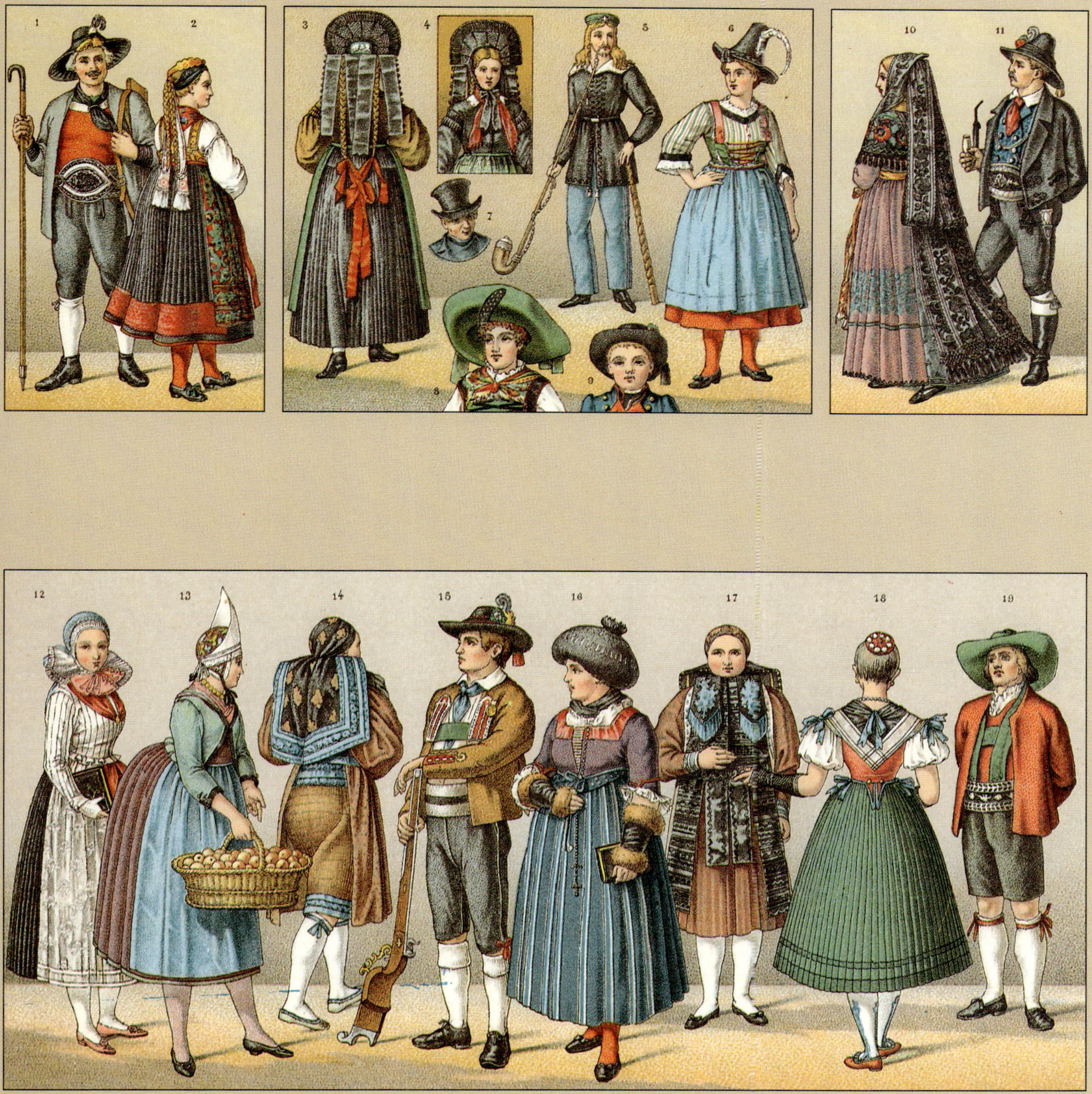
1
2
3
4
5
6
7
8
9
10
11
12
13
14
15
16
17
18
19

TRADITIONELLE TRACHTEN AUS DEN 80IGER JAHREN DES 19. JAHRHUNDERTS

DIE SCHWEIZ

LEUCHTENDE FARBEN UND BÄNDER

Im frühen 19. Jahrhundert war die Kleidung überall in der Schweiz fröhlich und in leuchtenden Farben gehalten. Das ist an sich nicht verwunderlich, da sich die Schweizer schon immer gerne in leuchtenden Farben kleideten. Ihr Kleidungsstil vermittelt immer einen heiteren und strahlenden Eindruck.

1.1 Eine Frau aus dem Kanton Luzern. Sie trägt ein Kostüm, das gegen den ruhigen, ländlichen Hintergrund nur als kokett bezeichnet werden kann: ein Stohhut; ein Hemdkleid mit Dreiviertelärmeln, das eng am Hals geschlossen wird (traditionell zeigen die Frauen aller Kantone ein wenig Arm); ein besticktes Leibchen; ein faltiger Rock, der bis zum Knie reicht und weiße, lange Strümpfe zeigt.

1.2 und **2**.1 & 3 Frauen aus dem Kanton Freiburg. Fast alle Frauen tragen die gleiche Haartracht. Sie flechten ihr Haar und tragen große, mit Spitze verzierte Strohhüte. Die Befestigungen, die am Rückenteil des Kleides zu sehen sind, sind die Träger einer Milchmagd.

Die erste Figur stammt aus einer französischen Gemeinde, während die anderen beiden Figuren aus dem deutschen Teil des Kantons kommen. Diese tragen Bänder um den Hals, an denen kleine Beutel hängen, die *Agnus Dei* genannt werden. Ihre Mieder sind geschnürt. Sie heben die schwarzen seidenen Schürzen an und zeigen dabei ihre roten Unterröcke.

1.3 & 4 Bauern aus dem Kanton Zug in ihrer Sonntagskleidung. Sonn- und Festtage bieten diesen Bauern die Gelegenheit, sich mit farbenfrohen Trachten herauszuputzen.

Die bauschigen *Chausses* des Mannes erinnern an die Tracht Heinrichs IV., während das gefältelte Hemdkleid von einem der Galane aus der Regierungszeit Ludwigs XIV. hätte getragen werden können.

Junge Mädchen trugen Hüte, die reichlich mit Bändern und Blumen verziert waren, und kurze enge Röcke aus blauem oder grünem Stoff, normalerweise mit roten Strumpfhosen.

1.5 und **2**.5 Verheiratete Frauen aus dem Kanton Bern. Die obere Figur trägt ein Hemdkleid mit Keulenärmeln und eine schwarze Satinkappe. Ihr Haar ist geflochten und oben auf dem Kopf gedreht. Der Konvention entsprechend trugen unverheiratete Frauen ihre Zöpfe lang. Zwei auf das Hemdkleid gestickte Buchstaben kennzeichnen ihren Taufnamen.

Die andere Frau ist eine Milchmagd aus dem Tal. Sie trägt eine Samtkappe und eine große Schürze über einem langen Rock in leuchtenden Farben.

1.6 Ein Bauer aus dem Kanton Schwytz. Er trägt eine Jacke, die geschnürt wird, und eine offene Weste, die den Blick auf das Unterhemd freigibt, das mit einem Gürtel gehalten wird. Er trägt Kniehosen und weiße, lange Strümpfe, die mit Strumpfbändern hochgehalten werden.

2.2 Ein junges Mädchen aus dem Kanton Schaffhausen. Sie trägt ein kurzärmeliges Hemdkleid, ein geschnürtes Mieder und einen kurzen Rock. Ihre weiße Schürze ist vorne mit einer roten Schleife gebunden. Man beachte den kleinen Samthut oben auf dem Kopf und das lange, mit blauen Bändern geflochtene Haar.

2.4 Ein junges Mädchen aus dem Kanton Wallis. Sie trägt einen Strohhut mit einer gebogenen Krempe. Ein *Fichu* bedeckt Schultern und Brust, und die Ärmel ihres Mieders sind mit Spitze verziert. Ihr Rock ist kurz und ihre Schürze aus Seide: alles in allem ein sehr elegantes Kostüm.

3.1 Eine Frau aus dem Kanton Bern. *Einzelheiten ihres Kostüms sind auf Seite 266 zu sehen.*

3.2 & 6 Frauen aus dem Kanton Appenzell. Ihr hübscher und origineller Kopfschmuck aus schwarzer Gaze ähnelt Schmetterlingsflügeln, die sich über dem Kopf erheben.

3.3 Eine Braut aus dem Kanton Freiburg. Dieses Mädchen stammt aus dem deutschen Teil des Kantons, in dem die alten Traditionen besser als im französischen Sektor erhalten sind. Die Hochzeitszeremonie wird in der gesamten Schweiz sehr ernst genommen, in diesem Kanton wird sie jedoch mit besonderer Feierlichkeit vollzogen.

3.4 Eine Frau aus dem Kanton Luzern. Sie trägt ein schwarzes Samtleibchen mit einem *Plastron* – einem gefältelten Hemdkleid, das die obere Brusthälfte bedeckt –, eine offene Bluse mit losen Ärmeln und eine gerüschte Haube.

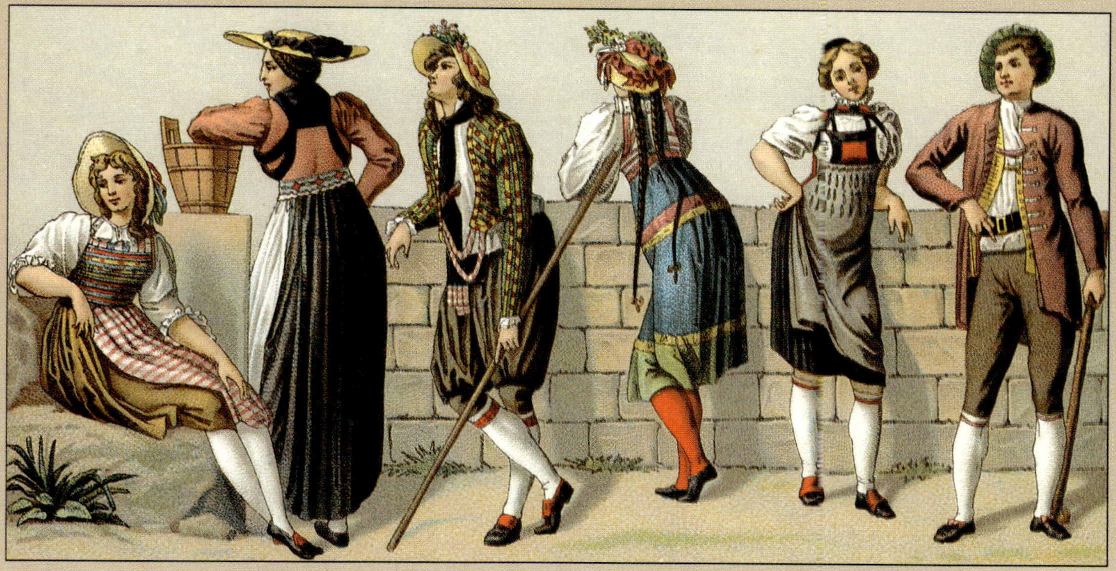

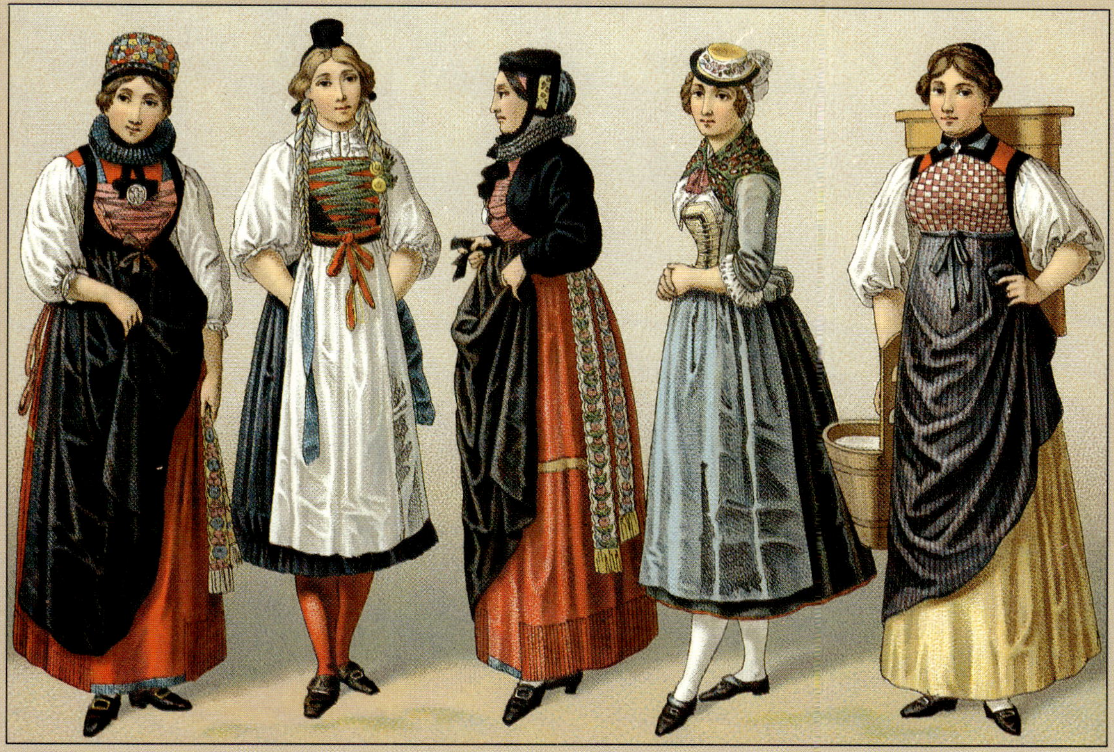

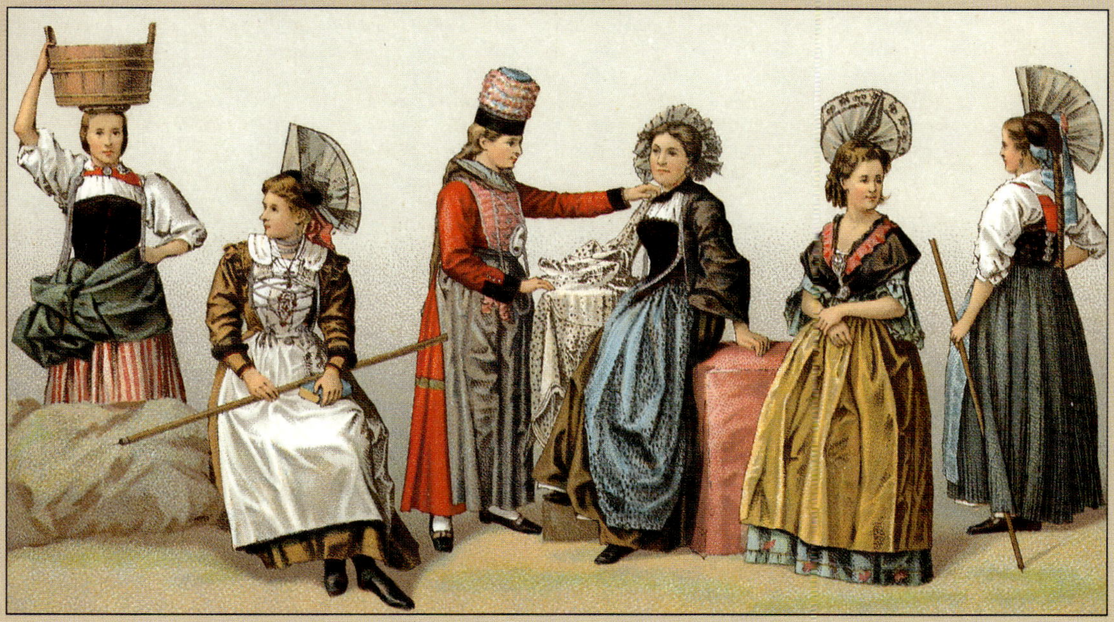

REGIONALE ABWEICHUNGEN

Die traditionellen Schweizer Trachten sind von Gegend zu Gegend verschieden. Im allgemeinen sind sie im Flachland langweiliger und eher dunkelfarbig und im Hochland heller und eher heiter. Die Kleidung spiegelt jedoch nicht nur den Charakter der Gegend wider: sie übt ihrerseits auch Einfluß auf die örtlichen Bräuche und das allgemeine Verhalten aus.

1.2 & 4 und Seite 264/ **3**.1 Kostüme aus dem Kanton Bern. Die traditionelle Tracht des 19. Jahrhunderts wird in der Schweiz, wie auch in vielen anderen europäischen Ländern, vor allem von Bediensteten und Bauern getragen.

Die meisten Frauen richten sich nach der ausländischen Mode, besonders nach der französischen, was man hier an der Darstellung einer Dienerin, die einen Korb trägt, erkennen kann. Der lange, dunkelfarbige Rock schleift über dem Boden, und ihr Mieder ist aus schwarzer Seide oder Samt.

In dem Beispiel auf Seite 264 ist das Mieder viereckig geschnitten. Brust und Hals sind von einem weißen, faltigen Hemdkleid mit Keulenärmeln bedeckt und um dem Hals befindet sich ein Halstuch aus Samt. An jeder Seite des Leibchens hängen silberne Ketten herunter, die an den Enden dieses Halstuchs und am Gürtel befestigt sind.

1.4 Diese Frisur ziert eine hübsche Kappe mit einer Quaste.

1.1 & 3 Frauen aus den Kantonen Uri und Unterwalden. Das Kostüm besteht aus einem weiten Rock aus braunem Stoff, einem roten Gürtel, blauen langen Strümpfen und eleganten Schuhen.

Ein auffallendes Merkmal ist ein weiter, hoher *Plastron*, auf dem sich eine feine Kette kreuzt, an der an beiden Seiten Anhänger aus Filigran hängen. Hier zeigt sich der italienische Einfluß besonders an dem *Fichu* unter dem geschnürten Leibchen.

2.1 Eine Frau aus Unterwalden. Sie trägt ein geschlossenes Leibchen und ein Halstuch. Das Leibchen ist hinten aus schwarzem Stoff, während vorne verschiedene Farben, wie zum Beispiel Rot und Grün, verwendet werden. Die kleinen Ketten vorne sind aus silbernem Filigran.

2.2 Eine Frau aus Sankt Gallen, einem Kanton, der für seinen Handel mit Wolle, Flanell und vielen anderen Stoffen berühmt ist. Das tief eingeschnittene Leibchen hier gewährt Bewegungsfreiheit bei der Arbeit.

2.3 und **3**.3 Frauen aus dem Kanton Bern. Dieser malerische Landstrich voller Gegensätze stellt hier zwei sehr verschiedene Kostüme. Der kurze Rock, der von der zweiten Frau getragen wird, erleichtert das Auf und Absteigen in den Bergen und gibt den Blick auf weiße, lange Strümpfe frei.

Das erste Beispiel aus Sinnental zeigt ein junges Mädchen. Das geschlossene Leibchen, das einen italienischen Schnitt aufweist, ist aus schwarzem Samt und mit einem breiten Samtstreifen aufgeputzt.

Ein weißes Hemdkleid reicht bis zum Hals, und ein *Fichu* ist in das Leibchen gesteckt. Die Ärmel sind bis zum Ellenbogen gepufft und liegen dann eng am Unterarm an. Der Rock ist schwarz, farbig aufgeputzt und wird unter einer Schürze getragen.

2.4 Eine Frau aus dem Kanton Wallis, der sich laut Rousseau der schönsten Frauen der Schweiz rühmen kann. Die Tracht ist hauptsächlich französisch, wobei der einzig verbleibende traditionelle Kostümgegenstand der Hut ist.

2.5 Eine Frau aus dem Kanton Zürich.

3.1 Ein Mädchen aus dem Kanton Zug. Dieser landwirtschaftliche Kanton ist der kleinste und einer der bezauberndsten der Schweiz. Hier holen sich die Mädchen gerne die Anregungen für ihre Kleider von den Blumen der Felder. Hier hat das Hemdkleid des Mädchens einen gerüschten Kragen und ähnelt einer Margerite. Ihre Schürze hat die Farbe von Blaubeeren; sogar ihr Hut sieht aus wie eine Blumenkrone.

3.3 Eine Frau aus dem Kanton Luzern. Es handelt sich hierbei um ein weiteres Gebiet, in dem die Tracht sich an die Flora der Gegend anlehnt. Es wird behauptet, daß die Schweizer Tracht mit dem wadenlangen Rock, der die roten, langen Strümpfe zeigt, hier fast ihre vollkommenste Form erreicht hat. Das einfach geschnittene Leibchen ist oft mit einer Fülle von Ornamenten und Stickereien verziert.

3.4 Eine Frau aus dem Kanton Basel. Der Rhein trennt diese Stadt in zwei Hälften, von denen eine, Klein-Basel genannt, Straßen wie die Sprossen einer Leiter hat. Hier herrscht eine traurige Atmosphäre und diese spiegelt sich in der Tracht wider, die zwar geschmackvoll, aber eben düster erscheint.

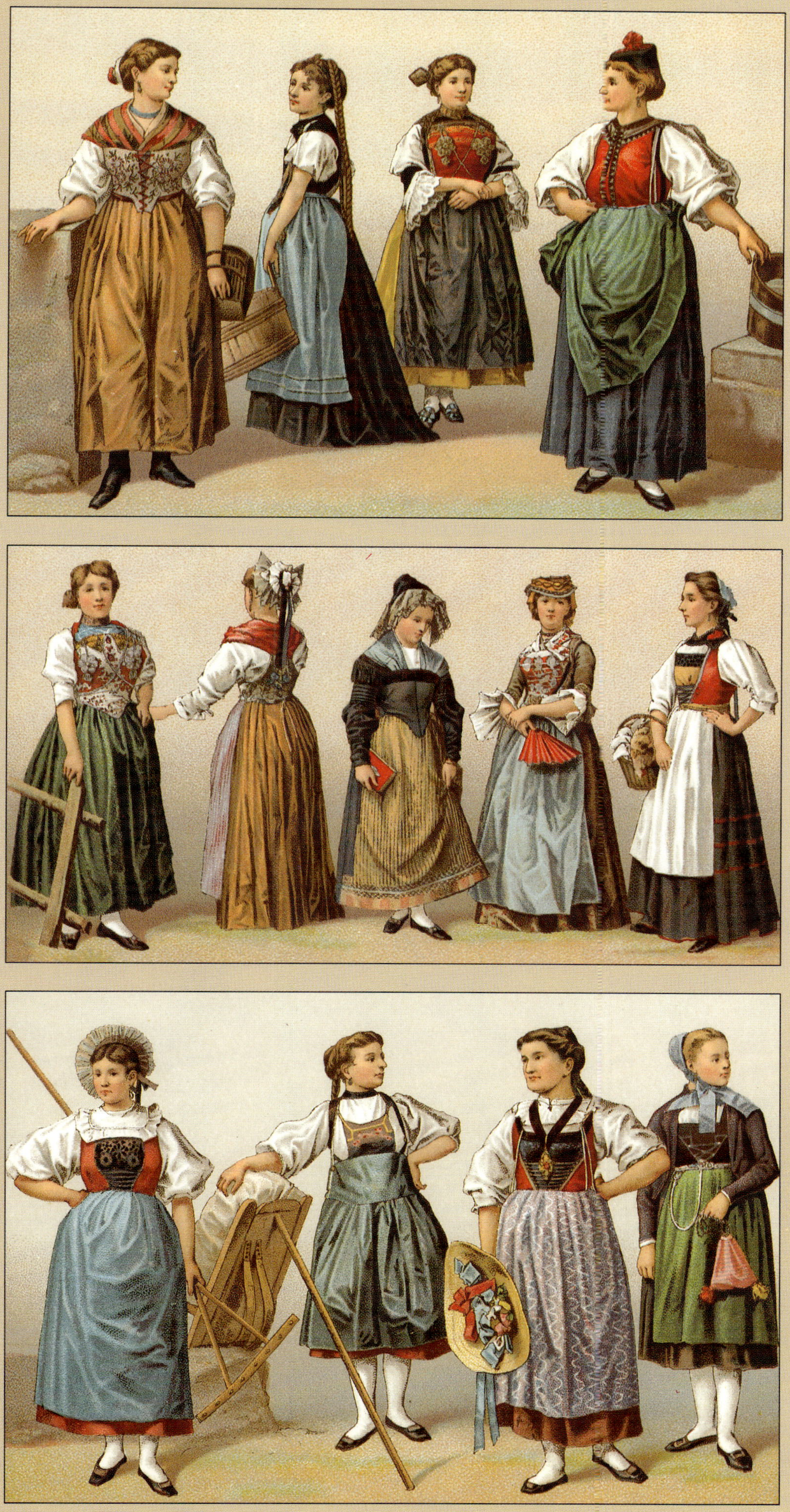

RUSSLAND

SLAWEN UND MONGOLEN

Kein Reich der Welt kann eine solche Mannigfaltigkeit an Rassen aufweisen wie das russische Reich, und selbstverständlich zeigt sich diese Vielfalt in den Trachten. Ohne schriftliche Zeugnisse können wir nicht mit Sicherheit sagen, was in alten Zeiten getragen wurde, es scheint aber, als hätte die slawische Bevölkerung an alten Traditionen festgehalten, auch wenn finnische und mongolische Einflüsse hinzugekommen sind und die unterschiedlichen Witterungsbedingungen in diesem riesigen Land gewisse Veränderungen an der Kleidung unumgänglich machen.

Rußland übernahm nicht nur seine Religion, sondern seine ganze Kultur von Byzanz. Die byzantinische Tracht wurde zuerst von Hofkreisen übernommen und breitete sich dann allmählich auf alle oberen Stufen der russischen Gesellschaft aus.

Das männliche Kostüm änderte sich von der ursprünglichen, relativ kurzen Kleidung, die vom Gürtel an offen war, zu der langen, geschlossenen, byzantinischen Robe mit Borten aus farbigen Stoffstreifen. Mehr noch als die Männer beeilten sich die Frauen, der neuen Mode zu folgen, bis dieser Trend im 13. Jahrhundert von der Invasion der Mongolen unterbrochen wurde.

Die Oberschicht übernahm bereitwillig die mongolische Tracht, und die geschlossene Robe wurde durch die mongolische Robe ersetzt. Diese wurde über der Brust geknöpft, von da an aber offen gelassen. Diese Robe hielt sich bis zur Zeit Peters des Großen, in manchen Gebieten sogar länger.

Im 16. Jahrhundert bestand die männliche Kleidung aus einem einfachen, weiten und kurzen Hemd mit einem kleinen Kragen – zwischen den Schultern wurde ein rotbesticktes Stück Seide eingenäht. Die Reichen ließen Ärmel, Kragen und Vorderseite mit Gold- oder Seidenfäden besticken und mit Perlen verzieren.

Der Kragen wurde mit zwei Knöpfen aus Gold, Silber oder Perlen geschlossen. Weite Hosen wurden auf der Taille gerafft und in kniehohe Stiefel gesteckt. Darüber wurde ein schmalgeschnittener Mantel, *Kaftan*, getragen, der normalerweise nicht weiter als bis zu den Knien reichte, jedoch Ärmel hatte, die so lang waren, daß sie die Hände bedeckten.

Als nächstes folgte ein *Ferez*, der wie der *Kaftan* einen ganz unterschiedlichen Schnitt haben konnte. Außerhalb des Hauses wurde auch ein Übermantel aus Wollstoff, Samt oder Satin getragen.

Das Kostüm der Frauen war dem der Männer sehr ähnlich, war aber größer. Frauen trugen keinen *Kaftan*, dafür jedoch große Hauben aus Satin oder Damast. Verheiratete Frauen frisierten ihr Haar hoch auf, während junge Mädchen es in die Stirn fallen ließen und hinten am Rücken flochten.

Hier werden vier Beispiele dieser Art von Kostüm gezeigt:

1.2 & 5 Zwei Ansichten eines Kosaken, der einen *Kaftan* trägt, dessen offene Ärmel an den polnischen *Kontousch* erinnern.

3.1 Boris Godounov in einer Art Kittel oder halblangem *Kaftan*, über dem sich ein *Ferez* befindet.

3.8 Zar Iwan IV. Er trägt entweder einen *Kaftan* oder einen *Ferez*.

Es gibt viele verschiedene Arten von volkstümlichen Trachten in Rußland. Sie weisen keinen byzantinischen Einfluß auf und sind, mit leichten örtlichen und politischen Variationen, slawischen und tartarischen Ursprungs. Der Glanz der gegenüber dargestellten Tracht ist darauf zurückzuführen, daß es sich um Festtagskleidung handelt.

2.1, 3, 4 & 8 Frauen, die den *Sarafan* tragen. Dieser Kopfschmuck ist eine Art metallenes Diadem, das mit Steinen oder Glas verziert und auf einer Haube befestigt ist, die *Volosnik* genannt wird. Diese ist wiederum mit einem Stück Stoff bedeckt, das selbst von einem Schleier aus Seide oder Gaze verhüllt ist.

2.4 & 6 und **3.2 & 4** Verheiratete Frauen aus Torjok. Sie tragen alle einen spitzen Kopfschmuck, der *Kokoschnik* ("Krone einer Henne") genannt wird. Seine Besonderheit ist ein Ornament, das oben an der Spitze des Kopfschmuckes befestigt ist und entweder die Form eines Halbmondes, eines Dreiecks oder eines Kreises hat.

2.7 & 8 Junge, unverheiratete Mädchen aus Torjok, die eine Variante des *Kokoschniks* tragen.

3.2 & 4 Das Winterkostüm, wie es in Torjok getragen wird. Das *Fichu* ist aus weißem Taft, der mit Fransen aus goldenem Stoff versehen ist und den *Kokoschnik* bedeckt. Dieser ist aus besticktem blauem Satin und mit Perlen eingefaßt. Der Übermantel und die *Pelisse* sind entweder aus Wolle oder aus Samt und die Schuhe aus marokkanischem Leder.

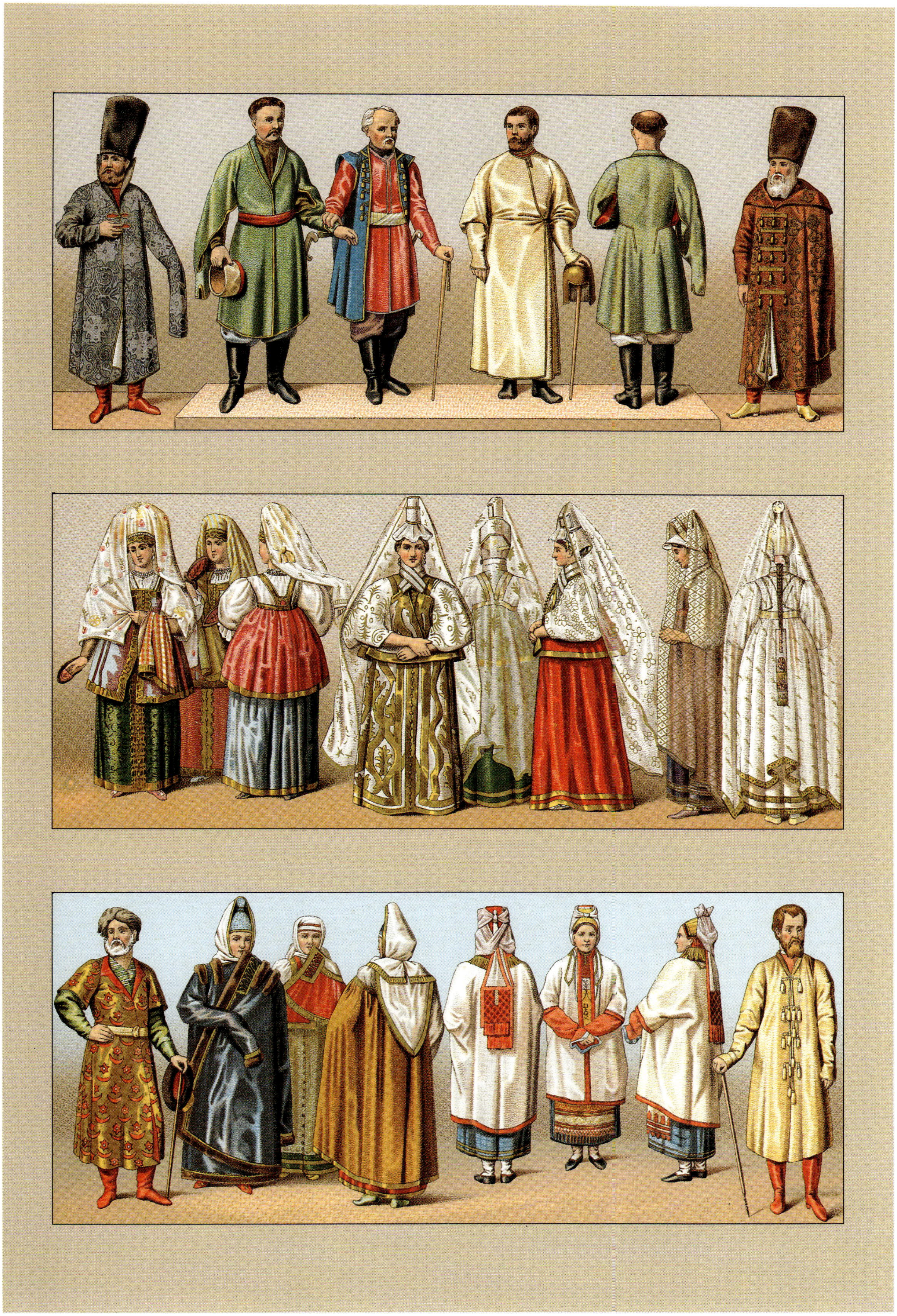

1.1 Peter der Große, von 1682 bis 1725 Zar von Rußland. Er trägt das Kostüm eines Matrosen, während er sich inkognito in Holland aufhält, um Schiffsbau zu studieren. Bei dem Stoff handelt es sich um rauhen Wollstoff, der mit Taft gefüttert ist.

1.2 Ein junges Mädchen der Oberschicht zur Zeit Peters des Großen. Sie trägt einen langen *Sarafan* aus weißer Seide, der rundherum bestickt ist und an dem sich Knöpfe befinden, die mit demselben Stoff bezogen sind. Ihr Gürtel ist ebenfalls aus weißer Seide und mit Blumen bestickt.

1.3 Dieser *Kaftan* eines Prinzen ist aus Samt und seine *Pelisse* aus blauem Satin mit einem Futter aus Zobel. Er trägt einen roten Seidengürtel und einen mit Pelz besetzten Hut.

1.4 Peter der Große. Er trägt einen polnischen *Kaftan*, der wegen seiner vertikalen Öffnung an der Vorderseite so bezeichnet wird. Der russische *Kaftan* wurde normalerweise schräg über der Brust geschlossen.

1.5 Prinz Pierre Repnine in einem dunkelrosa Kittel, der mit Perlen verziert ist. Darüber trägt er einen *Ferez*, der mit grüner Seide gefüttert ist. Der steife Stehkragen, der daran befestigt ist, heißt *Kozir* und ist in diesem Falle reichlich verziert.

1.6 Dieser *Boiar narischkine* trägt einen *Kaftan* aus persischem Stoff, der auf der Taille mit einem Gürtel derselben Herkunft gerafft wird. Seine *Pelisse* ist mit schwarzem Zobel gefüttert.

2 & **3** Frauen aus Torjok. Das Standardkleidungsstück ist ein gerade geschnittenes Gewand, das mit einem Gürtel asiatischen Ursprungs gerafft wird. Es ist ärmellos, so daß die Ärmel des Untergewandes, das *Braverie* genannt wird, sichtbar sind.

Laut De Rechberg wird das lange Kleid mit der Öffnung vorne im allgemeinen mit Metallknöpfen geschlossen. Er behauptet außerdem, daß die Gattinnen wohlhabenderer Geschäftsinhaber und Bauern eine Art *Mantelet* und eine Haube mit silberner und goldener Stickerei, die *Tchepatz*, tragen, die manchmal mit Spitze oder einem Strang feiner Perlen verziert ist.

Torjok ist ein im wesentlichen landwirtschaftliches Gebiet. Die Bauern tragen kurze Kleider aus grobem Tuch. Die Figur auf Bild **2**.4 bildet eine Ausnahme, da sie eine Robe ohne Ärmel trägt, die auf der Taille gerafft ist.

Diese Bäuerinnen mußten sowohl viele Schichten Kleider als auch äußerst dicke lange Strümpfe und große Schuhe tragen, um sich gegen die Kälte zu wappnen. Jedoch weit davon entfernt, diese plumpe Bein- und Fußbekleidung zu verbergen, tragen die Figuren auf Bild **1**.1 & 3 Kleider mit relativ hohen Säumen.

2.2 Eine Tartarin, deren Kostüm sich auffällig von den oben beschriebenen unterscheidet. Sowohl ihr Ober- als auch ihr Untergewand sind aus gestreifter Seide. Das erstere, eine Art umhüllender Schleier, ist so geschlitzt, daß die bestickten Ärmel des Untergewandes hindurchgeführt werden können. Tartarinnen tragen pluderige Pantalons. Arme Frauen trugen dieselbe Art von Kleidung wie in diesem Beispiel, jedoch waren diese eher aus Nanking als aus Seide.

3.1 Ein ungewöhnliches Kostüm, bei dem es sich vielleicht um eine Hochzeitsausstattung handelt. Eine Quelle behauptet, daß der große, durchscheinende Schleier, der mit kleinen Blumen bestickt und mit Seide eingefaßt ist, als Schutz vor Mücken dient. Es kann sich jedoch auch um einen Hochzeitsschleier handeln.

3.2, 4 & 5 Handwerkerfrauen, die große Schürzen tragen. Die Spitzen ihrer Hauben sind mit einem Stück Stoff, das um den Hals gewickelt ist, bedeckt. Sogar der kleine Junge in den Armen seiner Mutter trägt diese Kopfbedeckung. Die *Mantelets* werden manchmal ohne Ärmel und nur mit einer Öffnung für die Arme (2) getragen oder mit Ärmeln, die dieselbe Länge wie das Gewand selbst haben (5). Gewöhnlich haben sie überhaupt keine Ärmel (4) und ähneln Capes.

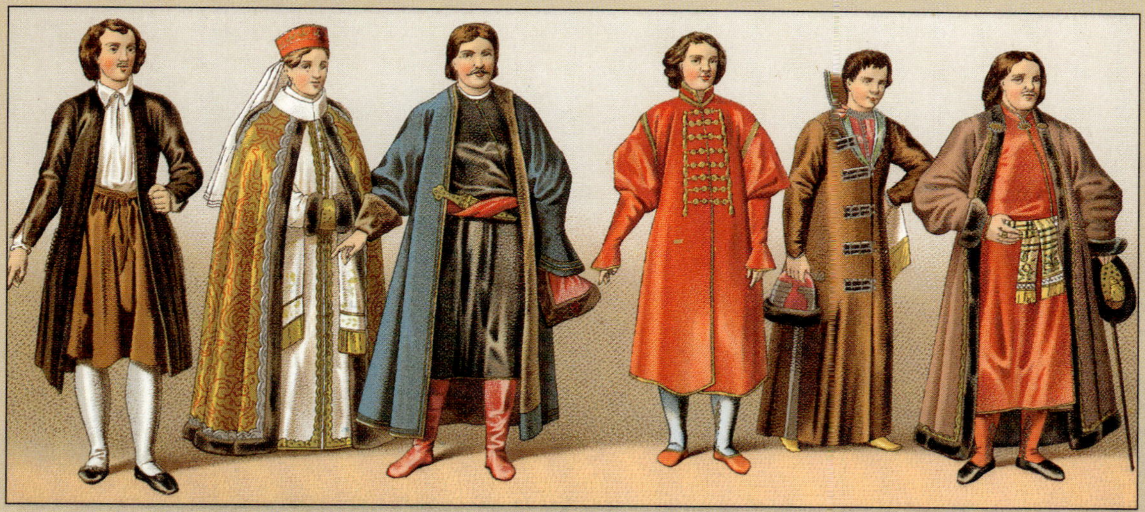

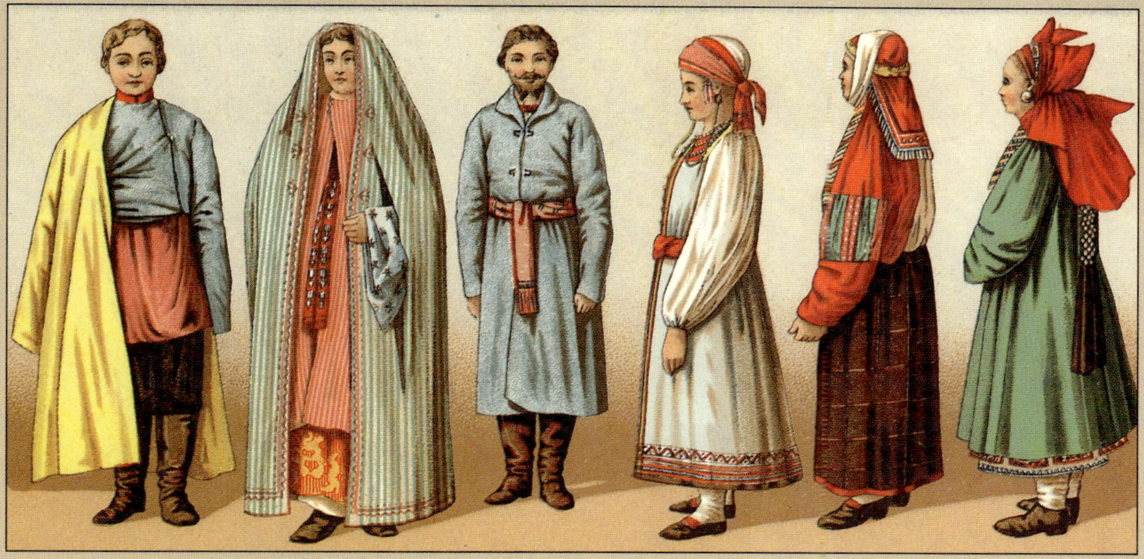

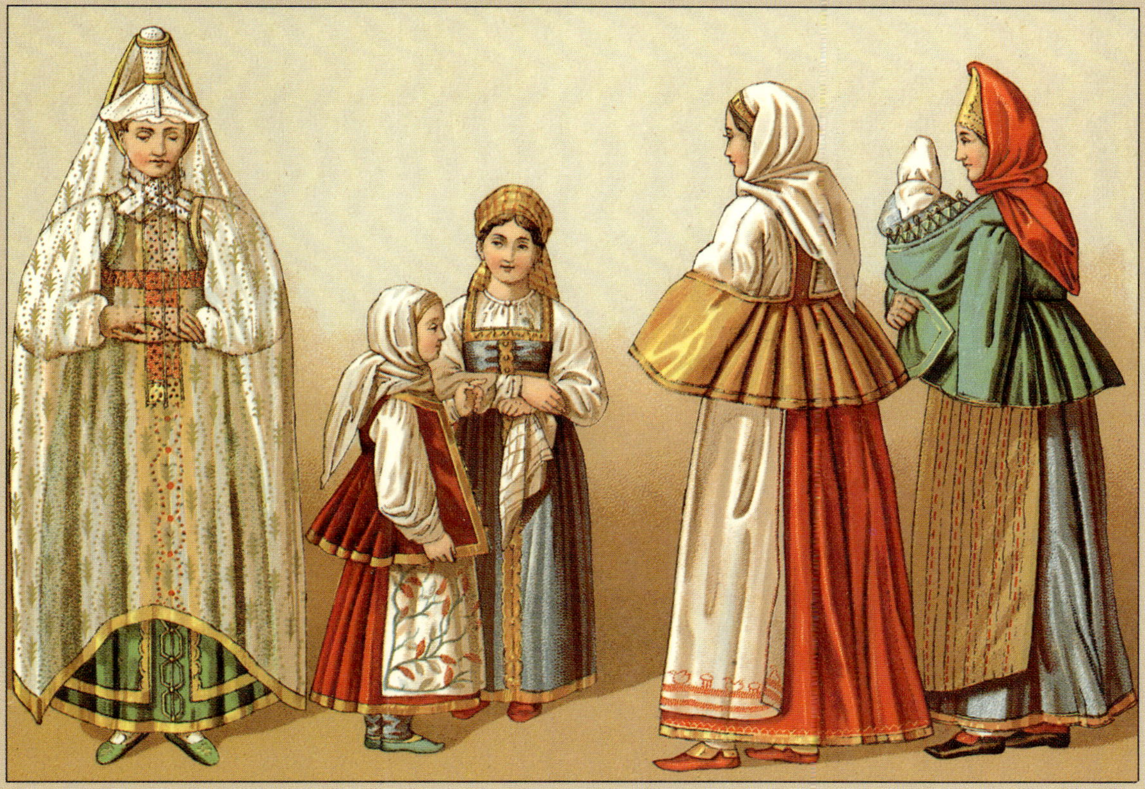

SLAWEN UND SIBIRER

Alle diese Arten von Kopfschmuck gehören russischen Slawinnen. Sie sind den Kostümen europäischer Würdenträger entliehen und zeigen Variationen des *Tschepatz*, einer Haube, die von den Bauers- und Händlerfrauen getragen wird. Die primitiven Stile im Bezug auf den Kopfschmuck sind wahrscheinlich die ältesten; derartiger Schmuck kann schon auf Herrscherbildnissen im Mittelalter gefunden werden.

1.3 und **2**.2 Hüte, die reichlich mit Rubinen, Topazen, Saphiren und großen Perlen verziert sind. Der erstere ist andersartig, da auf die Krone des *Tschepatz* neben die Falten über der Stirn farbige Ornamente genäht sind, die auch auf Bild **1**.1 zu sehen sind.

1.2 Ein Mädchen aus Bielozersk.

2.1 Die Spitze dieser Haube ist aus gewebtem Tuch. Sie ist mit silbernem Filigran und Perlen in der Form von Rosetten verziert. Die Verzierung über der Stirn ist ebenfalls aus Perlen. Der Kragen des Hemdkleides ist mit *Piqué* verziert und wird mit einem Saphir geschlossen. Die Ohrringe sind aus verschiedenen Perlen, die jeweils zu einem Bund Weintrauben auf Gold aufgesetzt sind.

2.3 Ein Hut ähnlicher Art, jedoch aufrechter auf dem Kopf und in die Stirn gezogen, mit Fransen aus verschiedenen Perlen. Er sieht sehr asiatisch aus und ist mit silbernen Blättern geschmückt. Die Halskette besteht aus acht Perlenschnüren.

2.2 Eine Frau aus Ustiug- Jelezepolski in der Gegend von Nowgorod.

3 Sibirer aus den unteren Gebieten des Irtysch und des Ob aus den Gegenden von Tobolsk, Beresowo und Surgut. Ihre Kleider sind aus Tierhäuten.

Die Männer tragen ein ledernes Gewand, das gerade bis zu den Knien reicht und das sowohl hinten als auch vorne geschlossen wird. Bei sehr kalter Witterung wird diesem ein zweites, größeres Gewand hinzugefügt. Dieses hat eine Kapuze, die Kopf und Hals warm hält, und kleine, an den Ärmelenden befestigte Beutel, die als Handschuhe dienen. Auf Bild **3**.2 & 3 sind die Kapuze und das Übergewand aus Wolle.

Die Frauen, auf denen die Last der ganzen Hausarbeit liegt und die oft wie Sklavinnen behandelt werden, tragen Kleider aus Pelz. Diese haben vorne Öffnungen und werden mit Gürteln geschlossen. Im Winter tragen sie lederne Beinlinge und ein Gewand mit Kapuze.

3.1 Ein Koloch oder Hinkit – ein Indianer aus Alaska, der von den Amerikanern im Jahre 1867 an die Russen verkauft wurde und seitdem als der "Russische Amerikaner" bekannt war. Sein Umhang ist aus Leder mit Applikationen und Fransen, die aus demselben Material wie seine Schürze sind. Diese Tierhäute sind so gut bearbeitet, daß sie wie Samt aussehen.

Das leichte, fast durchsichtige Hemd ist wasserdicht, da es aus den Gedärmen von Seetieren gefertigt ist. Die Beine und Füße sind mit einem Material bedeckt, das ebenfalls wasserdicht und aus den Speiseröhren von Robben hergestellt ist.

3.4 & 5 Zwei Männer, der erste ein Tunguse aus der Stadt Nertchinsk und der andere ein nomadischer Tunguse. Die Tungusen enstammen einer anderen Rasse als die Tartaren und die Mongolen, da sie aus der Mandschurei kamen und sich in China und Rußland verbreiteten.

Der Nomade ist von Kopf bis Fuß in Leder gekleidet, auf das Verzierungen, einschließlich Metallteile genäht sind. Der Stadtbewohner trägt einen Hut aus Wollstoff und Pelz. Sein Übergewand ist aus Wollstoff, der mit Pelz gefüttert und mit Mustern aus Litze verziert ist.

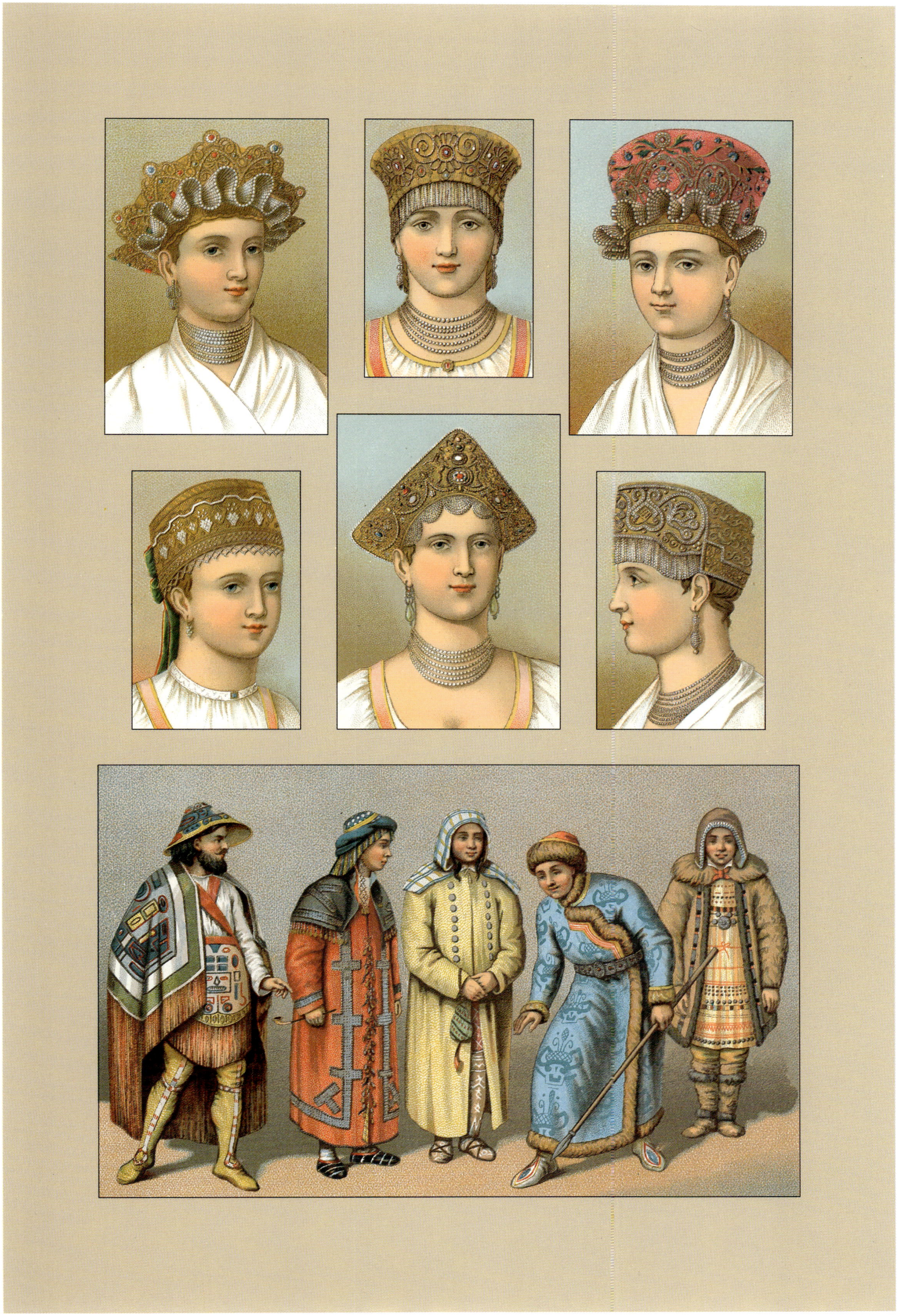

POLEN

ADELIGE UND BAUERN

Die Grundlage für die polnische Nationaltracht ist ein Übergewand mit geschlitzten Ärmeln, das *Kontousch* genannt wird. Dieses Gewand wurde in Polen schon gegen Ende des 15. Jahrhunderts aus Persien eingeführt, war aber erst gegen Ende des 16. Jahrhunderts häufig zu sehen. Zu dieser Zeit war es in größerem Umfang vom Adel und vom Bürgertum übernommen worden; der ursprüngliche Stil wurde jedoch abgeändert, um ihn dem polnischen Geschmack anzupassen.

Der *Kontousch* wurde über ein Untergewand angezogen, das *Joupane* genannt wird und war so tief ausgeschnitten, daß das letztere, mit seiner Knopfleiste von sechs Knöpfen, zu sehen war. Es überkreuzte sich ein kleines Stück am Gürtel und war vorne glatt, während sich hinten von der Taille an große Falten befanden.

Die Ärmel waren von der Schulter bis zum Ellenbogen weit und verjüngten sich am Handgelenk, wobei sie vorne der ganzen Länge nach geschlitzt waren, um ein wenig vom Ärmel der *Joupane* zu zeigen. Die Arme konnten leicht aus den Ärmeln schlüpfen, die dann entweder an den Seiten herunterhängen (**1**.4) oder über die Schultern zurückgeworfen werden konnten (**1**.6). Letztere Trageweise war ein Privileg Adeliger gewissen Ranges.

Manchmal war der *Kontousch* bis zum Hals zugeknöpft (**1**.2) und hatte außer Knöpfen auch einen goldenen und silbernen Schnurbesatz. Er war mit Stoff in derselben Farbe wie das eigentliche Gewand aufgeputzt oder mit goldenem oder silbernem Stoff. Das Futter des *Kontouschs* hatte immer dieselbe Farbe wie die *Joupane*. Der Kragen war manchmal hochgeschlagen und manchmal am Halsausschnitt flach umgeschlagen (**1**.4). Der verwendete Grundstoff konnte aus Wolle, Samt oder Seide sein.

Die einzige Kopfbedeckung, die der Adel trug, war die Haube. Diese war, wenn nicht ganz aus Pelz, zumindest auf irgendeine Weise mit Pelzstücken verziert. Die *Konfederatka* tauchte zu Beginn der Regierungszeit des letzten Herrschers auf. Sie bestand aus vier rechteckigen Stoffstücken, die zur viereckigen Krone hin fast unmerklich größer wurden.

Die *Konfederatka* wird oft mit der *Krakovska* (**1**.5) verwechselt, die auch viereckig, dabei jedoch flach ist und nur von Bauern getragen wird, besonders in der Umgebung von Krakau, woher sie ihren Namen hat. Die *Konfederatka* ist aus Wollstoff oder Samt, kann jede beliebige Farbe haben und ist mit einem Pelzstreifen geschmückt.

2 Die Polinnen folgen eher ausländischen Modetrends und halten weniger als die Männer an ihrer Nationaltracht fest. Trotzdem erlebte das 17. Jahrhundert die Renaissance der alten *Amicula*, die auf der Trajansäule abgebildet ist. Bei dieser handelte es sich um einen ziemlich kurzen Übermantel, der mit Pelz aufgeputzt war (**1**.3).

Die Frauen tragen ebenfalls ein Übergewand, das dem *Kontousch* ähnelt und *Kontusik* genannt wird. Es hat geschlitzte Ärmel und war fast immer mit Pelz besetzt, wie auf Bild **2**.1.

3 Ein stattlicher Soldat. Seine Haube oder *Kolpak* ist ganz aus Pelz und mit einem Federbusch geschmückt. Er trägt eine weiße *Joupane* und einen bis zum Hals zugeknöpften *Kontousch* aus Brokat. Sein großer, mit Pelz gefütterter Umhang heißt *Deliura*.

Die traditionelle Bauerntracht bestand aus kurzen Tuniken, langen Hosen, einem langen Übermantel oder einer *Pelisse* aus Schaffell und Stiefeln oder Schuhen aus gewebten Baumrindestreifen. Die Bauernhüte waren kegelförmig und hatten eine schmale Krempe oder sie waren rund und niedrig. Die Gürtel waren aus Wolle oder Leder.

Diese Tracht hielt sich bis zum Ende des 15. Jahrhunderts. Gegen Ende des 18. Jahrhunderts wuchsen jedoch die regionalen Unterschiede in der Kleidung, obwohl alle Einzelteile zusammengenommen ein genaues Bild der alten Nationaltracht liefert.

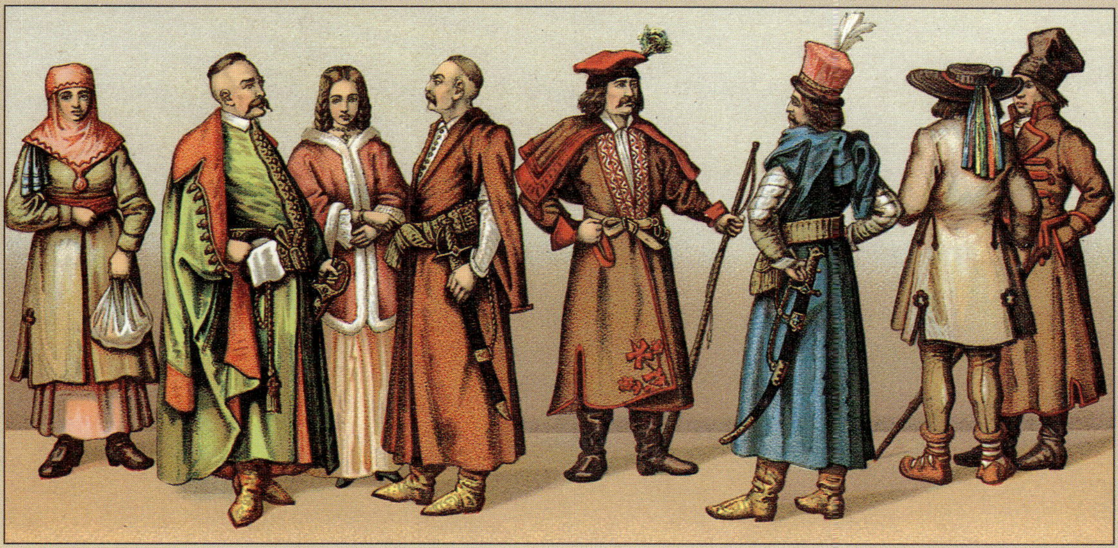

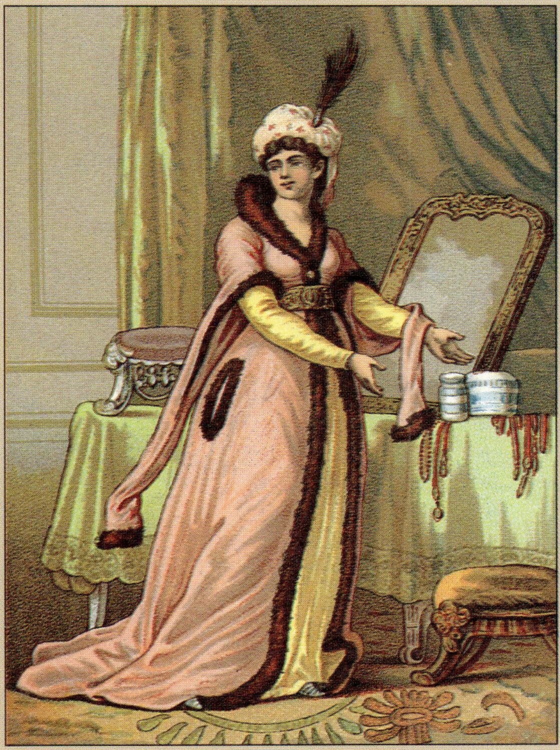

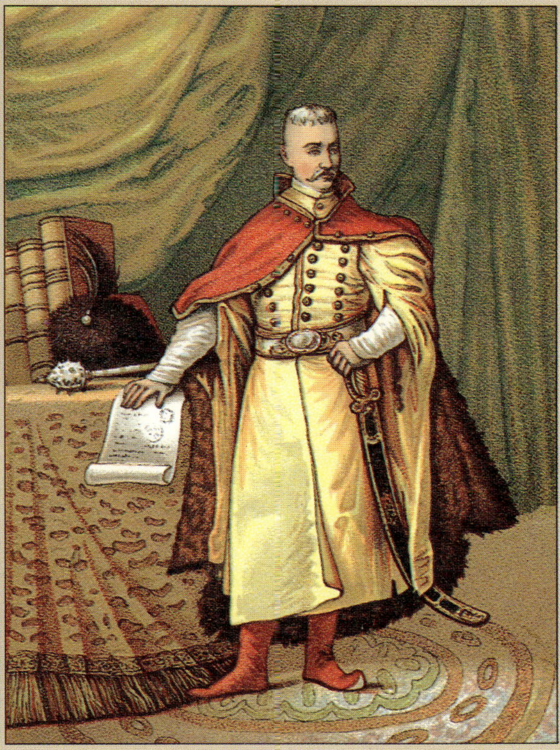

MILITÄRTRACHT

In seiner Anfangszeit besaß Polen keine reguläre Armee und für die Landesverteidigung sorgten Gruppen berittener Adeliger. Mit der Aufstellung einer Reiterarmee von 150 000 - 200 000 Soldaten organisierte Boleslaw der Große die erste Nationalstreitkraft. Trotzdem datiert die ständige reguläre Armee unter der Herrschaft von Sigismund August nur bis 1562 zurück. Er bestimmte, daß ein Viertel der königlichen Einnahmen für den Unterhalt einer regulären Verteidigungsstreitmacht auf die Seite gelegt werden sollten. Auf diese Weise erhielt sie ihren Namen *Woysko-Kwarciane* oder "Viertelarmee". Die traditionelle polnische Militäruniform wurde zum einen davon beeinflußt, daß man ausländische Truppen angestellt hatte, zum anderen davon, daß viele Feinde Polens asiatischen Ursprungs waren.

Die reguläre Armee war selbst zur Blütezeit Polens nie sehr umfangreich. Etienne Batory führte seinen Feldzug gegen die Russen mit nur 40 000 Mann und Karl Chodkiewicz standen für seine Chocim-Expedition auch kaum mehr zur Verfügung. Als Sobieski die europäischen Truppen vor den Stadtmauern von Wien zusammenzog, verfügte er dabei nur über 30 000 Polen.

Unter Sobieski bestand die Militärschule, die von den polnischen Königen finanziert wurde, aus 600 Fußsoldaten, 600 Kavalleristen und einem 600 Mann starken Infanterieregiment. Dem fügte Sobieski unter anderem als königliche Leibwache 500 Janitscharen hinzu.

Bei der Belagerung von Wien erstaunte es Sobieskis Begleiter, einen anderen christlichen König zu erblicken, der sich ihnen mit einer ähnlichen Eskorte näherte. Sobieski war besorgt, daß sich seine Janitscharen weigern würden, gegen ihre Landsleute zu kämpfen und schlug daher vor, daß sie, um dieser Pflicht aus dem Wege zu gehen, die Rückseite der feindlichen Formation angreifen sollten. Bis auf den letzten Mann hielten die Janitscharen zu ihrem polnischen König.

Durch die fortwährenden Kriege gegen die Tataren und die Türken stand Polen in ständigem Kontakt mit der asiatischen Welt, und es ist nicht erstaunlich, daß ihr Einfluß in allen Militäruniformen erkennbar ist. Die Kavallerie setzte sich aus Adeligen zusammen, was die feinen Uniformen und die schönen Pferde unterstreichen.

1.1 Billiepassi, ein Hauptmann und Befehlshaber der Musketiere der königlichen Wache. Er trägt einen Hut mit Federbusch, einen *Kontousch* und einen losen Umhang über der *Joupane*. In der Hand hält er den Offiziersstab.

1.2 Ein polnischer General, der einen *Kolpak* aus Pelz, der mit goldenen Broschen verziert ist und einen goldverzierten Küraß trägt. Er trägt einen großen Umhang, der mit Pelz gefüttert ist und *Deliura* genannt wird, und ist mit einem kurzen Säbel mit breiter Klinge bewaffnet. Der Kommandostab wurde im Kampf nicht verwendet; statt dessen wurde der General von einem Reiter begleitet, der eine Lanze schwang, an die der Schwanz eines Pferdes gebunden war. Diese war als *Boutschouk* bekannt.

1.3 Ottopasch Porrutschnik, ein Leutnant der Janitscharen der königlichen Wache. Sein Kopfschmuck ähnelt einem Turban.

2.1 Jeschemek, ein Unteroffizier der Janitscharen. Er trägt eine *Kulah*, eine hohe Filzhaube, die mit einem riesengroßen Federbusch geschmückt ist, eine türkische Jacke und pluderige Kniehosen.

2.2 Wieder Jeschemek, der eine Art Hellebarde trägt, die eine geschwungene Klinge und eine kleine Fahne aufweist, die im Wind flattert.

2.3 Wartapssi-Consqui, der Flaggenträger der Janitscharen.

2.4 Ein Janitschar der Wache vor dem Palast des Königs.

2.5 Beuraktar-Courougi, ein Fahnenträger der Janitscharen. Er trägt einen mit einem Federbusch geschmückten Turban. Sein Gürtel, der über einem *Kontousch* getragen wird, besteht aus einer Kordel, und er trägt eine Axt – eine in der polnischen Armee sehr beliebte Waffe.

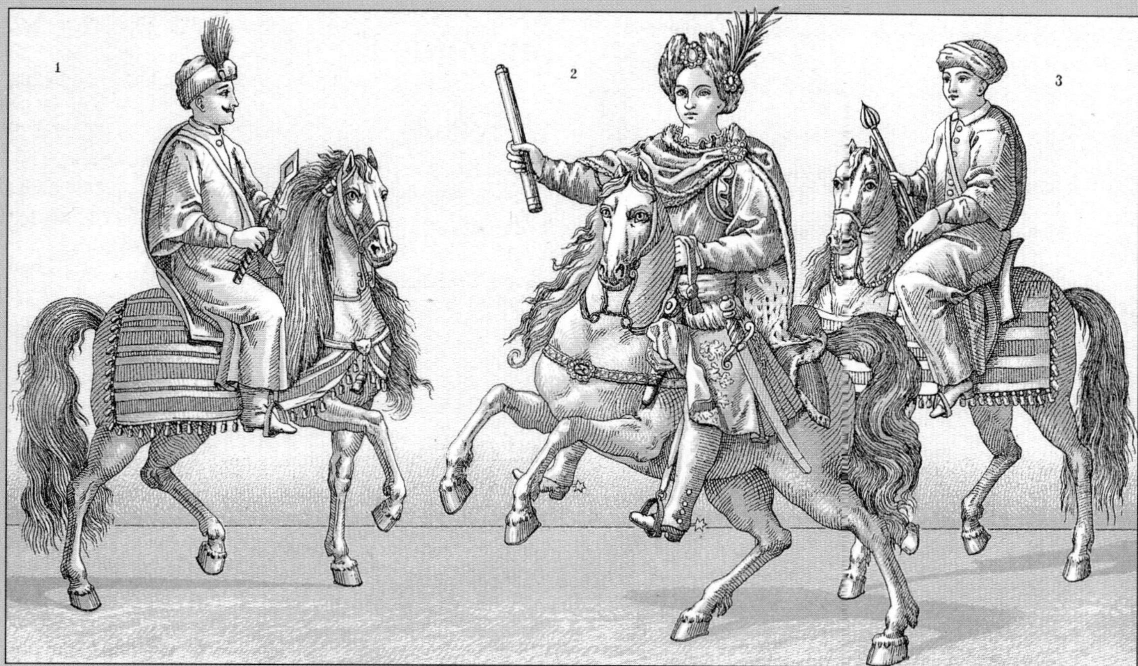
1
2
3

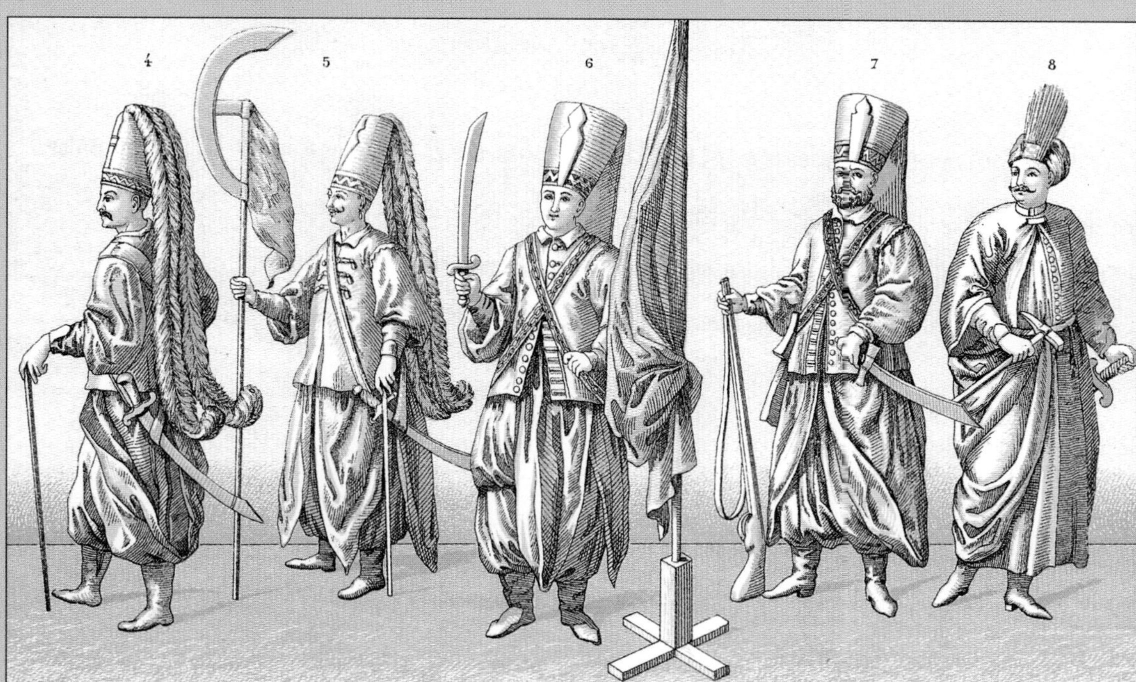
4
5
6
7
8

KNÖPFE UND STIEFEL

Im 16. Jahrhundert hatten das Untergewand und die *Joupane*, die von dem polnischen Adel getragen wurden, verschiedene Längen. Ihre Knöpfe waren im allgemeinen aus Gold oder Silber und entweder mit Edelsteinen verziert oder emailliert. Manchmal waren die Knöpfe aus Seide oder Litze, die teuersten jedoch waren aus Edelsteinen geformt und hatten die Form kleiner Heckenrosen. Die *Joupane* wurden des öfteren mit einem Schnurbesatz aus Seide, Gold oder Silber geschlossen, und manchmal wurden die Knöpfe auch durch Haken ersetzt, die sich unter den Kleiderenden verbargen.

Die Hosen wurden sehr lose, jedoch nicht so pluderig wie orientalische Pantalons getragen und waren aus Satin oder Damast; die Farbe war blau oder lila. Der niedere Adel gab sich mit Tuch zufrieden.

Die Hosen wurden in die Stiefel gesteckt und hingen einige Zentimeter über den Stiefelschaft herunter. Im Haus trugen die Adeligen Stiefel aus schwarzem Leder. In der Öffentlichkeit waren die Stiefel jedoch immer rot oder gelb – sie mußten einfarbig sein, und die Verzierungen auf Bild **2**.1, 3 & 5 sind inkorrekt.

Die Absätze wurden mit Eisen, manchmal sogar mit Silber verstärkt. Zum einen hielten sie so länger, zum anderen konnte man damit beim Tanzen der *Mazurka*, des Nationaltanzes, ein klapperndes Geräusch erzielen.

Der Übermantel, den der Mann auf Bild **1**.7 und König Batory auf Bild **2**.1 tragen, ist ein ärmelloses, pelzgefüttertes Gewand, das *Chouba* genannt wird. Eine Art von *Chouba*, taillierte ist auf Bild **2**.5 zu sehen. Der auf Bild **2**.3 abgebildete Mantel hat wieder einen anderen Stil und wird *Déelia* genannt. Alle diese pelzgefütterten Mäntel werden nur bei formellen Anlässen getragen.

Zwei Arten eines Gewandes ungarischen Ursprungs, das als *Bekiécha* bekannt ist. Dies wurde zur Regierungszeit Etienne Batorys in Polen eingeführt und ist auf Bild **1**.3 & 4 zu sehen. Die *Bekiécha* wurde auf der Taille ein wenig enger und war einige Zentimeter länger als die *Joupane*. Sie wurde entweder über der Brust mit Hilfe eines seidenen Schnurbesatzes oder mit Gold- und Silberstücken geschlossen, die durch Seidenschlaufen gezogen wurden.

Im 16. Jahrhundert und auch später ging ein Ehrenmann selten ohne einen *Oboukh* außer Haus. Dabei handelte es sich um einen Spazierstock, der oben mit einer birnenförmigen, metallenen Stockzwinge und unten mit einer Stahlspitze versehen war. Die eine Hälfte dieser Spitze ähnelte einem Hammer und die andere einem Falkenschnabel oder dem Kopf einer Axt. Obwohl er zu Schauzwecken getragen wurde, konnte er, wenn nötig, auch eine wirkungsvolle Waffe sein.

1.1 & 2 Litauische Bauern.

1.3, 4 & 5 Adelige aus dem letzen Viertel des 16. Jahrhunderts.

1.6 Ein Bauer aus der Umgebung von Kalisz.

1.7 Ein Ehrenmann, Ende des 16. Jahrhunderts.

2.1 Etienne Batory, König von Polen (1576-1586), auf einem zeitgenössischen Porträt.

2.2 Ein Ratsherr aus der Stadt Kazimierz im 16. Jahrhundert.

2.3 Stanislas Zolkiewski (1547-1620) auf einem zeitgenössischen Porträt.

2.4 Die Tochter eines bedeutenden Barons.

2.5 Roman Sanguszko, Feldmarschall des litauischen Feldlagers, Ende des 16. Jahrhunderts, auf einem zeitgenössischen Porträt.

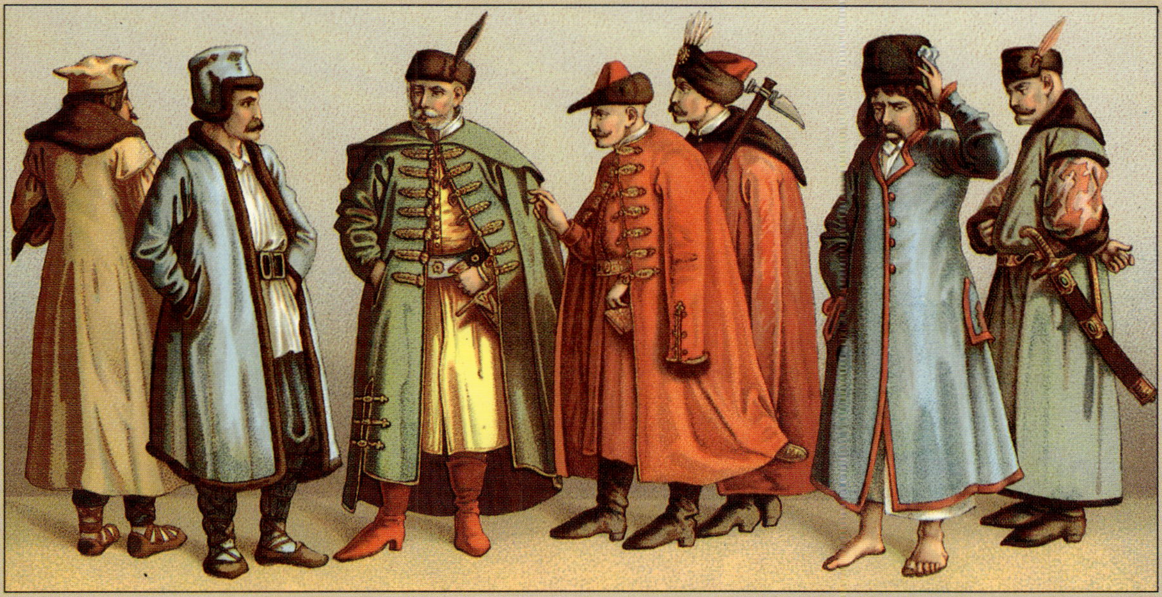

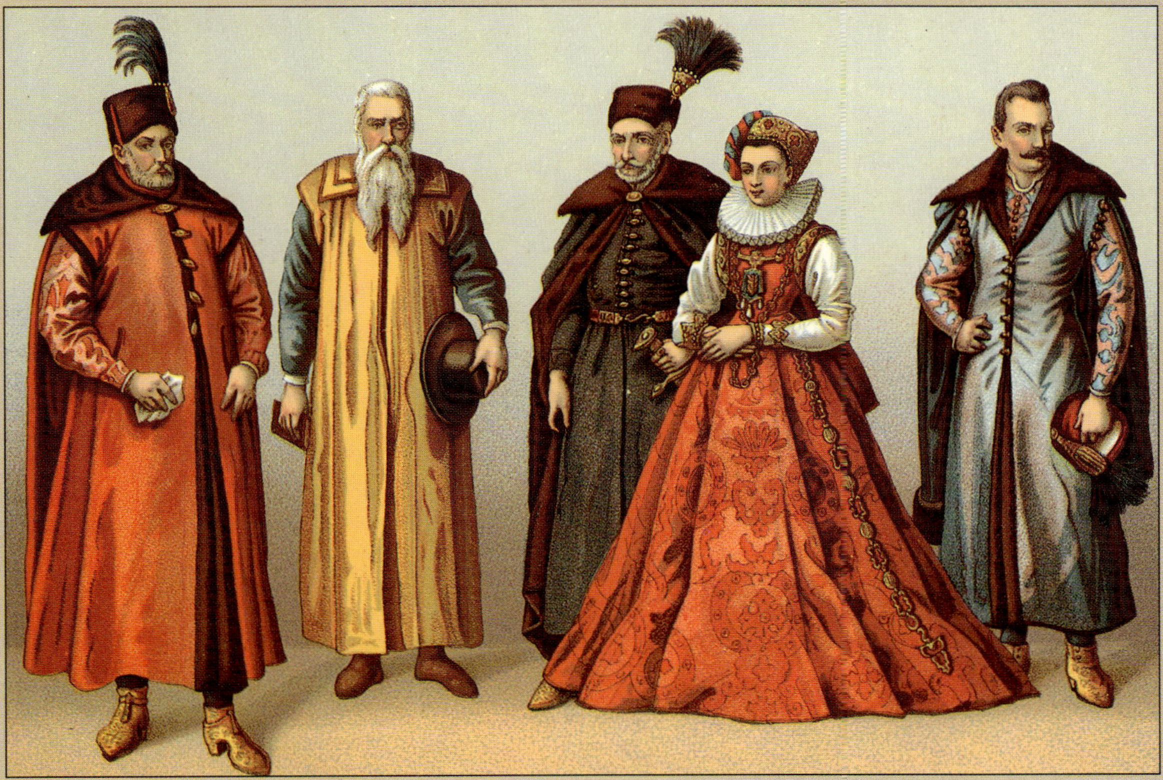

UNGARN UND KROATIEN

MAGYAREN, SLOWAKEN, RUMÄNEN UND KROATEN

Ungarn und Kroatien werden von mehreren Rassen bevölkert, wobei jede ihre eigenen, kennzeichnenden Bräuche und Sprachen hat. Die Magyaren oder Ungarn leben hauptsächlich an der Donau, während die Sachsen, die von den rheinländischen Deutschen abstammen, mit den Magyaren und den Rumänen in Transylvanien leben. Die Slowaken, die Hauptgruppe der Slawen, sind wie die Ruthenen, einer kleineren Gruppe von Slawen, in ganz Ungarn und Kroatien verstreut. Die Polen leben zwischen Galizien und Schlesien, und die Rumänen – eine Mischung aus Walachen und Moldauern – bewohnen das Donautal und die Südkarparten. Die Kroaten, das am wenigsten durchmischte Volk Ungarns und Kroatiens, sind Hügelbewohner.

1.1 Ein ruthenisches Mädchen, dessen Hut seitlich keck auf dem Kopf sitzt. Eine bestickte Lederjacke, die vorne mit Pelz besetzt ist, bedeckt den enganliegenden Rock und die Lederstiefel.

1.2 Ein polnisches Mädchen aus Krakau. Sie trägt eine niedrige, viereckige Bauernkappe, die *Krakovska* genannt wird. Ihre Halskette aus Koralle und Münzen ruht auf einer hochgeschlossenen Bluse und eine kleine bestickte Schürze bedeckt ihren Rock.

1.3 Ein sächsisches Mädchen im Hochzeitskleid. Ihr Schaffellmantel wurde sorgfältig bestickt; der Kopfschmuck aus schwarzem Samt ist hinten an langen, bunten Bändern befestigt.

1.4 Ein Kroate, der einen schwarzen Filzhut mit gelber Borte trägt. Seine lange weiße Jacke ist mit Goldfäden bestickt, und in einem Knopfloch trägt er das Sträußchen einer Dame. Seine Pantalons sind als *Gatyens* bekannt.

1.5 Ein typisch ruthenischer Bauer aus Marmaros mit langem Haar. Er trägt ein weitärmeliges Hemd mit einem wollenen Tuch um den Hals. Seine mit Pelz gefütterte Jacke hat eine Borte mit rot-grünem Zickzackmuster.

1.6 Ein junges Walachenmädchen aus Orsova mit einem Stirnband. Die lange, weitärmelige Robe, die den Hauptteil ihrer Tracht darstellt, ist unter dem Namen *Camisa* bekannt; dazu trägt sie einen wollenen, farbigen Gürtel, der eine Schürze in Position hält.

1.7 Eine Ruthenin mit einem typischen hohen Kopfschmuck, der vorne mit verknüpften Bändern bestickt ist. Die Stiefel ähneln denen, der Männern. Wenn eine Frau in die Heirat einwilligt, signalisiert sie das dadurch, daß sie es ihrem Verehrer gestattet, einen Stiefel auszuziehen.

1.9 Ein Slowake mit einem kleinen, mit Bändern, Federn und Blumen bedeckten Hut. Der Schnitt seiner Hosen ist charakteristisch für die ungarische Tracht.

2.10 Ein junger Kaposvar Magyar, der einen Filzhut zur Schau trägt, der oben mit Bändern und frischen Blumen versehen ist – er ist offensichtlich für ein Fest gekleidet. Er trägt ein besticktes Wams über seinem Hemd und hat, wie es der Brauch ist, ein Spitzentaschentuch oben in seine Kniehosen gesteckt.

2.11 Eine Frau aus dem Banat, deren langes Haar unter einer bestickten Kappe hervorquillt und auf ein Unterhemd fällt, das einer Brustplatte ähnelt, aber mit verschlungenen Mustern versehen ist.

2.12 Ein Mädchen aus Neutraer. Sie trägt eine mit Spitze geschmückte Haube, die mit einem Band auf der Seite gebunden wird. Ihre langärmelige Bluse ist in leuchtenden Farben bestickt, und an der Brust stecken frische Blumen.

2.13 Ein Mädchen in Bekeser Tracht. Ihr Haar ist mit Bändern geflochten, und sie trägt eine Korallenkette. Über ihrem geblümten Seidenrock befindet sich eine Spitzenschürze, die vorne mit einer weiten, bestickten Schärpe gebunden wird.

2.14 Ein Adeliger, der einen Hut aus Samt und Zobelfell – einen *Kucsma* – trägt, der vorne mit einem Strauß aus Adlerfedern geschmückt ist. Sein Samtmantel, ein *Attila*, ist mit Türkisknöpfen, die Seidenschlaufen haben, verziert, und die Schultern sind mit einem schwarzen Pelzcape bedeckt.

2.15 Ein Kostüm, das dem der Kaiserin von Österreich ähnelt. Es besteht aus einer weißen Satinrobe, einer Schürze aus feiner Spitze und einem roten Samtcape, das mit Zobelfell aufgeputzt ist.

2.16 Ein Tartar. Diese Menschen sind Bergbewohner und tragen wärmende Ziegenfelljacken und dicke Leinenhemden, die mit Kupfer oder Zinnbroschen geschlossen werden. Breitkrempige Hüte bedecken ihr eingeöltes Haar.

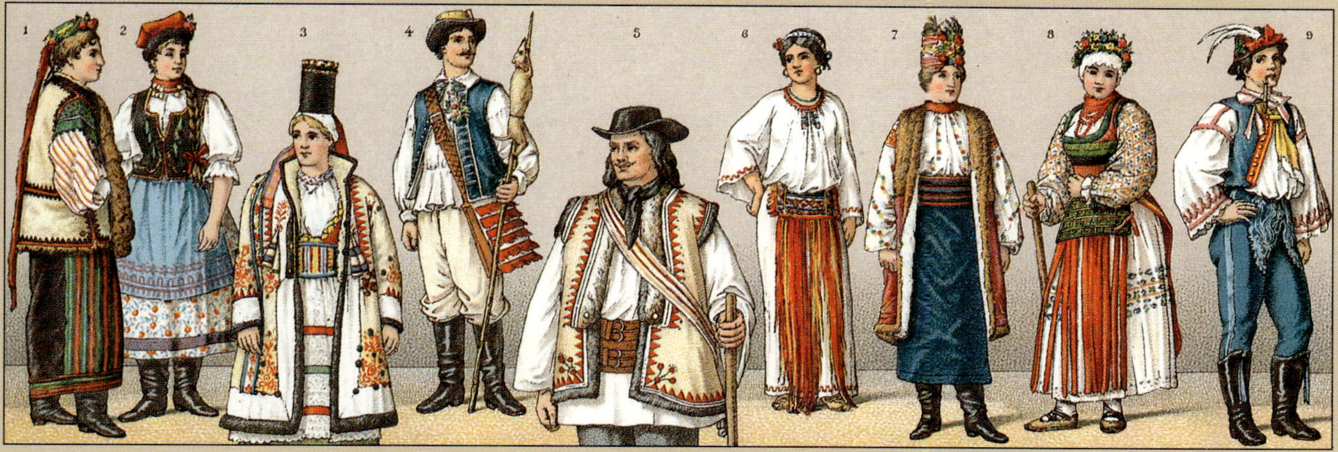
1
2
3
4
5
6
7
8
9

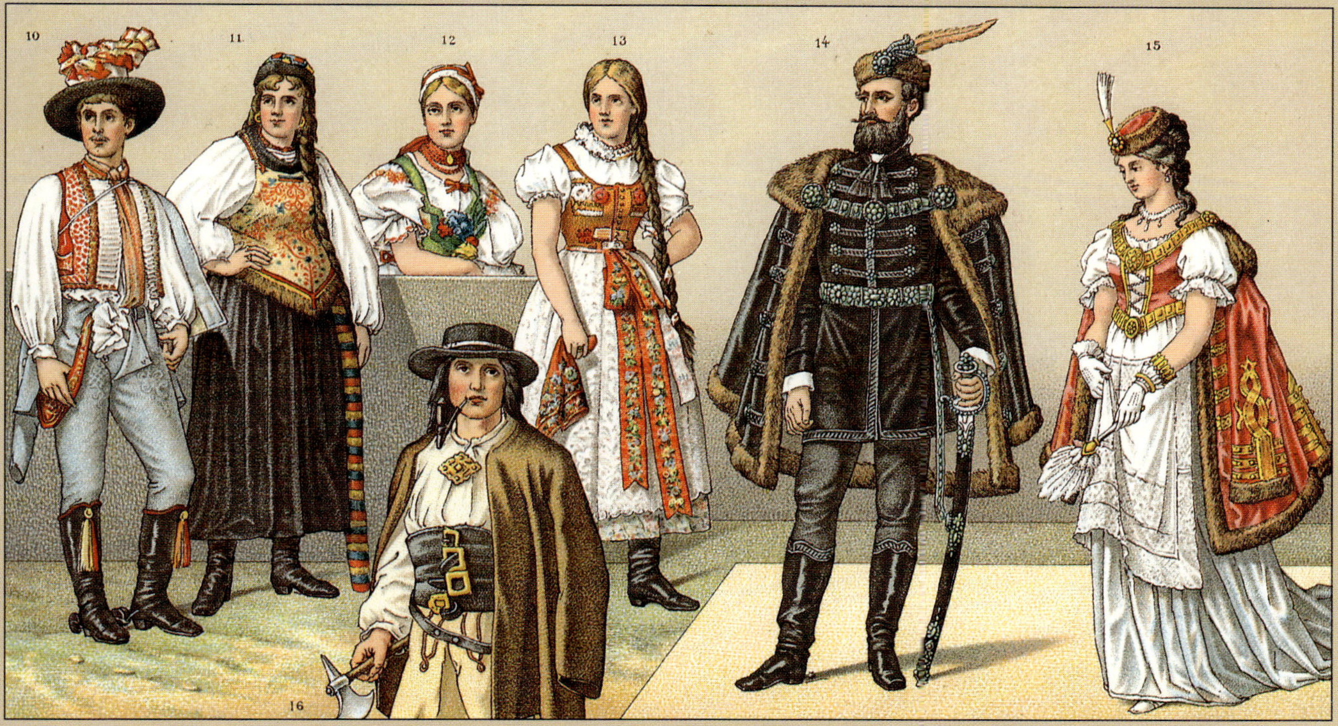
10
11
12
13
14
15
16

DAS OTTOMANISCHE KAISERREICH

TÜRKEI, GRIECHENLAND UND BULGARIEN

Bis vor kurzem beherrschte das ottomanische Kaiserreich – eigentlich die Türkei und ihre Herrschaftsgebiete – ganz Griechenland, Bulgarien und die Länder der Serben, Kroaten und der südlichen Slawen. In den letzten 100 Jahren wurde der türkische Einfluß schwächer: Griechenland zum Beispiel wurde unabhängig. Zumindest in der Tracht hielt sich der türkische Einfluß jedoch bis zum heutigen Tag.

1.1 Eine Bäuerin aus Baidjas, deren Haar durch das Hinzufügen von Flachs, der mit Ziermünzen und Glasperlen beschwert ist, künstlich verlängert wurde. Sie trägt einen kleinen Fes, um den ein Stück Wollstoff gewickelt ist, das unter dem Kinn gebunden wird. Ihr Hemdkleid – das hier verdeckt ist – ist bestickt, und der Gürtel ist aus Filz.

1.2 Eine Bulgarin aus Roustchouk. Ihr Kopfschmuck besteht aus einem einfachen Stück Stoff, das um den Kopf gewickelt ist und dessen Enden reizvoll über die Schultern fallen. Ihr Hemdkleid ist aus bestickter Wolle, und sie trägt zwei Gürtel, von denen der eine die Schürze hält. Ihr Mantel ist ärmellos, mit Pelz gefüttert und mit Aufschlägen aus feinem Fell versehen. Ihre Tracht wird von wollenen langen Strümpfen und Schuhen mit nach oben gebogenen Spitzen ergänzt.

1.3 Eine Bulgarin aus Ali Tchelebi, die lange Strümpfe aus gestreifter Wolle und Beinlinge trägt, die so in Falten gelegt sind, daß sie sich bis zu den Füßen bauschen. Ihre Pantoffeln sind aus Filz.

1.4 Eine Griechin aus Hasskeui, die einen Kopfschmuck trägt, der *Bachlik* genannt wird. An ihm hängt ein Stück Stoff, das im Stil einem Schleier oder einer *Mantille* ähnelt. Ihre Perlen sind aus Glas. Sie trägt eine Jacke mit V-Ausschnitt, einen Mantel, eine Schürze und zwei Gürtel, von denen der obere aus Silber ist und mit Haken geschlossen wird. Ihre langen Strümpfe sind gestreift, sie trägt jedoch keine Schuhe.

1.5 Ein griechischer Bauer aus Bitola mit einem Kopfschmuck aus Astrachanfell. Seine Jacke, Hosen und Gamaschen sind aus Filz und seine Schuhe marokkanisch.

2.1 Eine Bäuerin aus Scutari. Ihr Kopfschmuck besteht aus einem bestickten Hut ohne Krempe, mit einer Bedeckung für den Nacken. Ihr loses Leinenhemdkleid ist länger als ihr Rock und hat weite Ärmel, die nicht mit Manschetten gerafft sind. Ihre ärmellose Jacke ist aus Filz, und an ihrem silbernen Gürtel ist eine wollene Schürze befestigt.

2.2 Ein Einwohner Sofias in Wollkleidung, die mit seidener Litze verziert ist. Sein wollener Gürtel ist mehrere Male um den Körper gewickelt.

2.3 Ein bulgarischer Christ aus Widdin mit einem Kopfschmuck aus schwarzem Lammfell. Er trägt eine kurze Baumwollrobe und einen wollenen Gürtel. Seine *Pelisse* ist ebenfalls mit der Fellseite nach innen getragenes Schaffell und ist mit Stücken farbiger Wolle, Baumwolle und seidener Litze verziert. Seine Schuhe sind aus Tierhäuten und werden mit Wollfäden gebunden.

2.4 Eine griechische Bäuerin aus Bitola. Ihr Kopfschmuck aus bemaltem Stoff ist aus zwei Teilen gefertigt: einer im Stil eines *Fichu* und der andere wie ein Schleier, der hübsch über die Schultern fällt.

Ihr Hemdkleid ist aus grobem Leinen und die ärmellose Jacke aus Filz. Die Schürze ist aus Teppichstoff. Zwei Gürtel sind um ihre Taille gewickelt, von denen einer fast bis zum Boden reicht. Marokkanische Schuhe schützen ihre Füße.

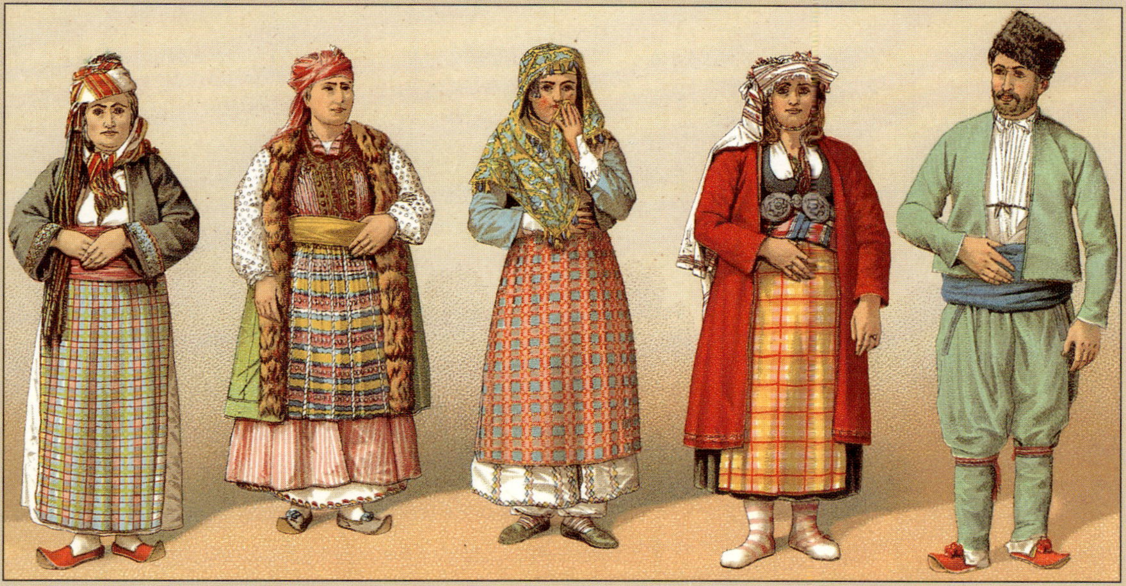

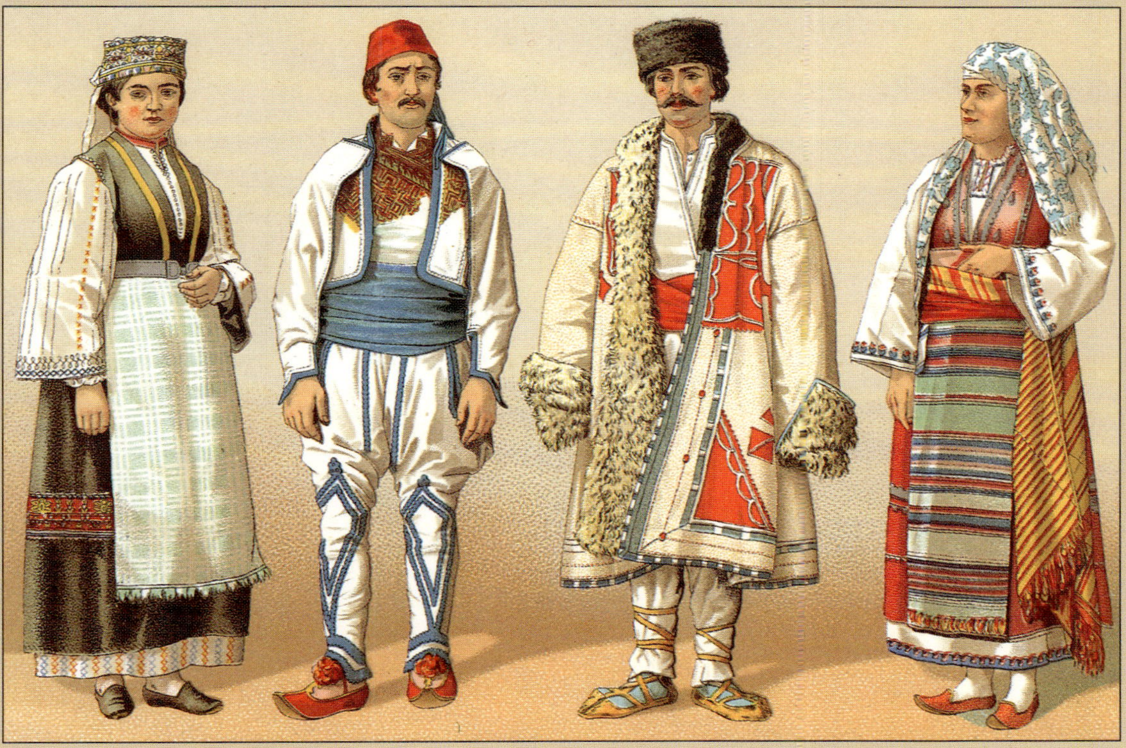

Die ältesten slawischen Traditionen zeigen sich in der Tapisseriekleidung und in farbigen Seidenstickereien. Die Applikationsmuster entstammen dem Brauch, die Säume von Lederkleidung zu bedecken – sie sind kaum jemals auf alten Monumenten zu sehen.

1.2 Das Kostüm dieser Bäuerin aus Malissor ist aus Tapisserie. Es besteht aus 29 Einzelteilen: das *Gueuchluk* oder enge Leibchen; der *Dubliten* oder gestreifte Rock ohne Falten; die Schürze; die *Terba* oder Arbeitstasche; dicke, lange Strümpfe, die bis zur Mitte der Oberschenkel reichen und normalerweise anstelle von Schuhen getragen werden, und zuletzt ein Gürtel ganz aus feinster Wolle, der mit Stickereien und Fransen geschmückt ist.

Kleine Ketten, übersät mit Ziermünzen, bedecken die Stirn, und der Kopf selbst ist mit einem großen *Bachlik* verschleiert, der mit Gold bestickt ist und lässig über die Schulter fällt.

Ein *Oustrougha* oder Umhang ist in Falten über die andere Schulter gelegt. Er hat Fransen, ist aber einfacher als der *Bachlik* gehalten. Die Arbeitstasche und das Scherenetui weisen darauf hin, daß diese Frau mit der Herstellung von Tapisserie beschäftigt ist.

1.3 Eine Christin, die wie die Hohummedaner bauschige Pantalons trägt.

Ihr Kopfschmuck ist ein einfaches Stück Baumwollstoff, das mit Seide bestickt und mit dicker Litze umwickelt ist. Die Ohrringe sind wie die Halskette, an der ein Kruzifix befestigt ist, aus silbernem Filigran. Ein breiter versilberter Gürtel wird über einem anderen Gürtel aus Gaze getragen – dieser hält den *Chavtar* aus feinem, glänzenden Stoff auf der Taille.

1.1 & 4 Eine Mohammedanerin mit einem Kopfschmuck aus Stoff, der mit Goldfäden durchwirkt ist. Er hat einen vergoldeten Federbusch, der auf eine feingearbeitete Silberplatte geschraubt ist. Vorne hängen Fransen, die aus drei Reihen von Ziermünzen bestehen, welche zwischen kleinen Ketten glitzern.

Das Hemdkleid oder *Bourundjuk* ist durchscheinend; die Jacke ist aus Seide und hat geschlitzte Ärmel.

2.1 Ein wohlhabender Kaufmann aus Bitola. Er trägt nicht den dicken warmen Stoff, der in den Provinzen gewebt wird, sondern einen teureren aus Österreich. Sein Fes ist dick und widerstandsfähig wie ein europäischer Hut.

2.2 Ein *Haham-bachi* – ein jüdischer Doktor der Theologie – aus Selanik. Sein Kostüm ist einfach gehalten: ein *Entari* aus gestreifter Seide und ein dunkler Übermantel, der *Binich* genannt wird.

2.3 Ein Bauer aus der Gegend von Ioannina. Der *Fistan* erscheint in dem Kostüm dieses Feldarbeiters nicht mehr, und die Gamaschen werden durch den *Caltchoun* ersetzt.

2.4 Eine Mohammedanerin aus Saloniki in einem Kostüm wie es auch in Istanbul getragen wird: ein Musselinschleier, der *Jaschmak* genannt wird, Gesicht und Kopf bedeckt und der ihr gerade noch das Sehen ermöglicht. Sie trägt außerdem einen kurzen *Entari* und lange *Chalvars* oder Beinlinge.

2.5 Ein *Hodja* aus Selanik. Er trägt einen weißen *Saryk* über seinem Fes.

3.1 Ein armer Arnaout mit einer Haube anstelle eines Fes. Das Kostüm ist dasselbe wie das der reicheren Leute zu seiner Rechten es ist jedoch eher aus einer Art Filz als aus Wolle und wird *Aba* genannt.

32 Ein wohlhabender Arnaout aus Ioannina, der einen hohen Fes aus rotem Filz mit einem langen blauseidenem *Puskul* trägt; eine Wickelweste oder *Djamadan* und darüber eine geradegeschnittene Weste oder *Yeleck*; eine Jacke oder *Tchepken* mit langen offenen Ärmeln und einen Ledergürtel. Die Spitzen seiner eleganten Schuhe sind unter einem weißen *Fistan* nach oben gebogen.

3.3 Eine Arnaoutin aus Ioannina, die einen niedrigen Fes trägt, dessen roter Filz und blauseidener *Puskul* mit Goldfäden verziert sind, an denen kleine goldene Kugeln hängen. Ihre Jacke, *Centari* genannt, hat lange offene Ärmel.

3.4 Ein Arnaout des Mittelstands, der die *Djamadan* abgelegt hat. Er trägt eine *Yeleck*, einen *Tchepken* und *Dizliks* oder Gamaschen, die alle aus feiner Wolle und mit Seide bestickt sind.

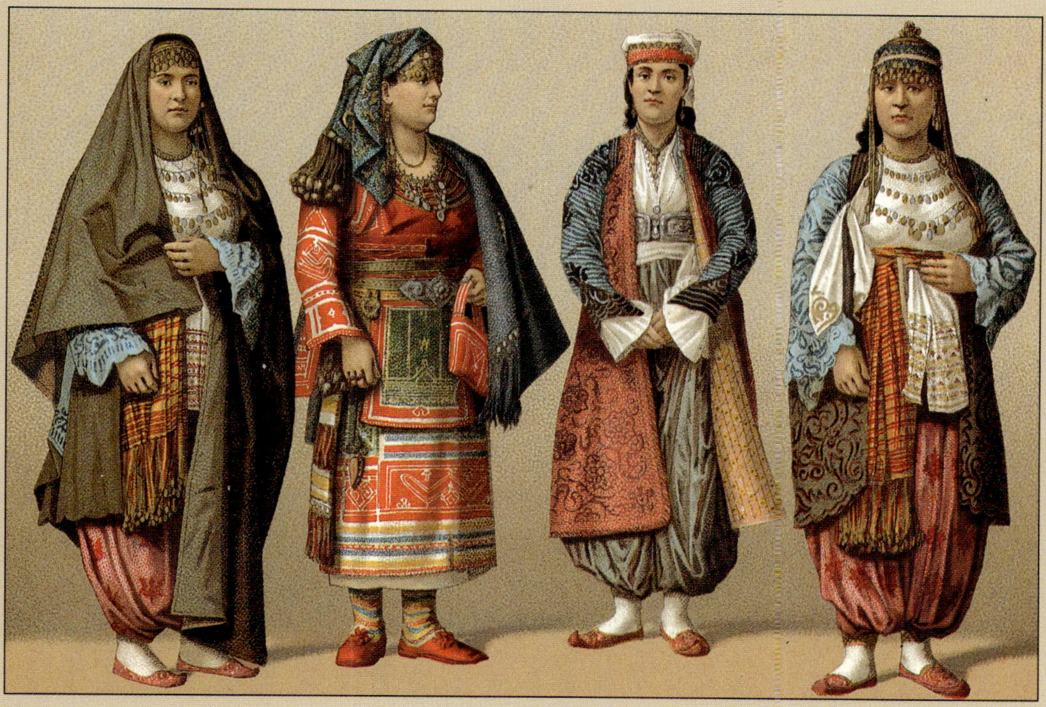

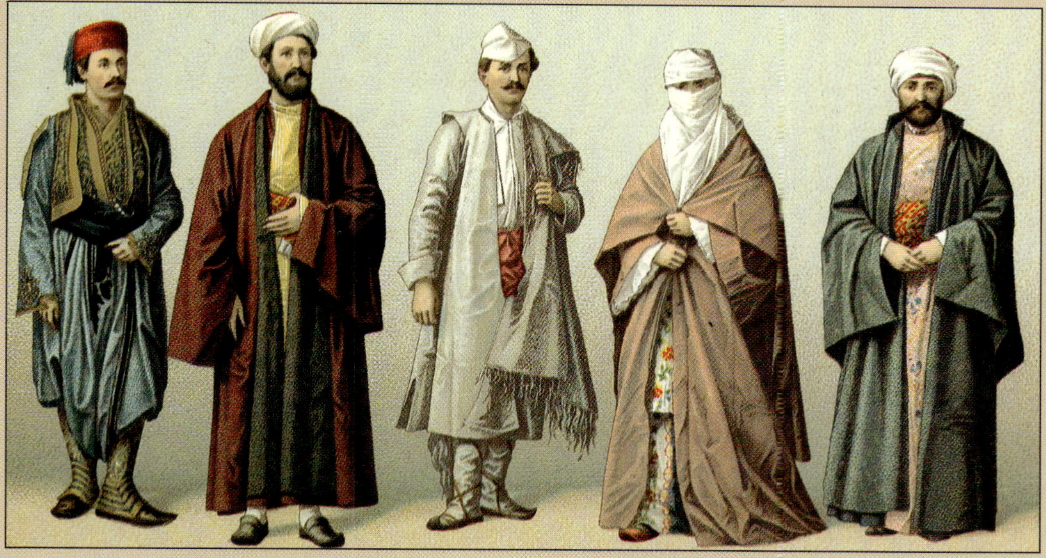

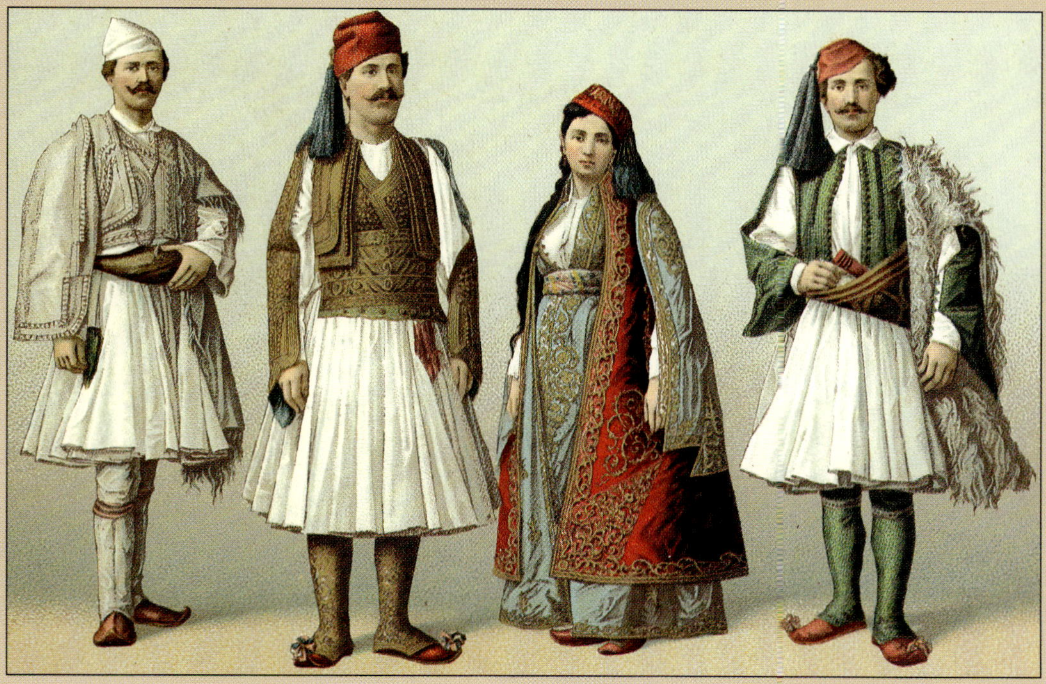

ITALIEN

DIE WAHREN NACHKOMMEN DER RÖMER

Bartolommeo Pinelli, ein vielbeschäftigter Kunststecher, war in der ersten Hälfte des 19. Jahrhunderts einer der beliebtesten Künstler in Niederitalien. Er wurde in dem Vorort Trastevere in Rom geboren und ist immer noch der genaueste Porträtist und beste Historiker seines Volkes, der Arbeiter, Gärtner und Weinpflanzer im Gebiet oberhalb des Tibers, die glaubten, sie alleine wären die wirklichen Nachfahren der Römer.

Die elf Beispiele für Kopfschmuck (**1**) stammen aus einer Reihe von 52 Kunststichen, die im Jahre 1823 erschienen, als Pinelli das römische Gedicht *Meo Patacca* – eine Satire, die bis zum Jahr 1685 zurückdatiert illustrierte. Mit dieser Arbeit wandte Pinelli sich natürlich jedoch mehr an seine Zeitgenossen.

Meo Patacca ist voll ironischer Kritik an der örtlichen Gesellschaft, die lebensnah dargestellt wird. Dadurch läßt sich auch die anhaltende Popularität dieses Gedichtes beim einfachen Volk erklären. Es wurde von Guiseppe Bernari im Volksdialekt Roms geschrieben und ist eines jener humoristischen Gedichte, in denen die Charaktere über genug Einsicht verfügen, um über ihre eigenen Ausschreitungen lachen zu können.

Thema ist die Unruhe in Rom, die durch die türkische Belagerung Wiens verursacht wurde. Die Nachricht wird durch das falsche Gerücht, daß Mohammeds Standarte bereits über Wien aufgezogen und bald in ganz Europa erscheinen würde, noch verschärft.

Rom befindet sich in Aufruhr, der hauptsächlich von dem Trasteverer Meo Patacca geschürt wird. Er ergreift die Gelegenheit, ruft nach Freiwilligen und kleidet sich in eine großartige Militäruniform. Er will gerade dem wie er behauptet, sicheren Sieg entgegenmaschieren, als die Nachricht von der Befreiung Wiens seinen Plänen ein Ende setzt. Das Gedicht endet in der glücklichen Hochzeit von Patacca und der schönen Nuccia.

1.1 Einer der Trauzeugen Pataccas. Er trägt eine Haube, die mit verknüpften Bändern um das Haar gebunden ist.

1.2 Ein junger Mann mit einem geflochtenem Haarstrang, der ein *Chignon* bildet, der mit einer Haarnadel befestigt und mit wenigen verknüpften Bändern verziert ist.

1.3 Marco Pepe, Pataccas Rivale. Er trägt dieselbe bebänderte Haube wie die auf Bild **1**.1 und außerdem eine kleine, in die Stirn gezogene Baumwollkappe, die vielleicht die Wunde, die Patacca ihm in einem Kampf zugefügt hat, verbergen soll.

1.4 Nuccia, Pataccas Braut. Einige Haarsträhnen sind geflochten, andere werden offen getragen. Die ganze Haartracht ist auf dem Kopf aufgetürmt und wird von einem Kamm und einem Knäuel von Bändern in Position gehalten. Sie trägt lange, baumelnde Perlenohrringe.

1.5 Meo Patacca.

1.6 Ein Arbeiter, der unter einem Hut bolivarischen Stils ein langes Haarnetz trägt. Dieses Haarnetz ist mit zwei Kordeln verlängert, an denen sich kleine Quasten befinden und die bis zum Gürtel herunterhängen.

1.7 Eine Arbeiterin, die einen hohen *Chignon* – wie üblich mit einem Kamm hochgesteckt – und lange Perlenohrringe trägt.

1.8 Ein junger Mann mit einer Blume, die sich nicht auf dem Revers seiner offenen Jacke, sondern am Halsauschnitt seiner Weste befindet.

1.9 & 10 Zwei Arten von Hüten.

1/11 Die Rückenansicht des *Chignons* einer Frau.

Die Kostüme auf den Bildern **2** und **3** sind die von Frauen der Mittel- und Unterschicht.

2.1 Eine Frau aus der Gegend von Fronsolone.

2.2 Eine Frau aus Neapel.

2.3 & 6 Bedienstete aus Neapel.

2.4 Eine Frau aus Trastevere in Rom.

2.5 Eine Frau aus Rom.

3.1 Eine Frau aus Padua.

3.2 Eine venezianische Arbeiterin.

3.3 & 5 Bedienstete aus Fondi.

3.4 Eine Frau aus Mailand.

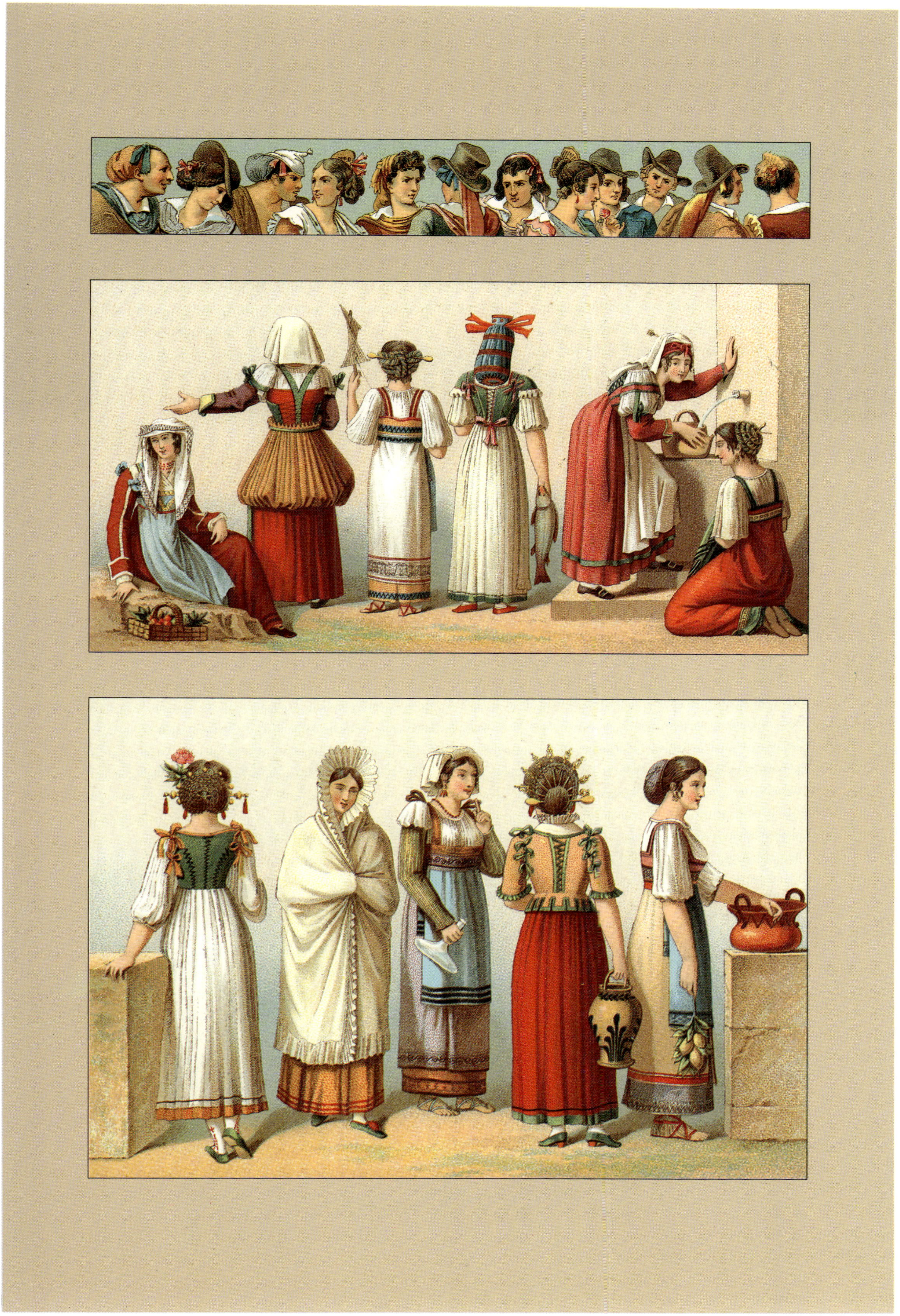

DIE BAUERN IN DEN PROVINZEN

Die folgenden Illustrationen zeigen italienische Bäuerinnen aus den Provinzen außerhalb Roms. Ihre Tracht ist teilweise von der der Böhmen beeinflußt, mit denen sie Aberglauben an Omen und die unheimliche Fähigkeit, die Zukunft vorherzusagen, teilen.

1 Diese Frauen tragen die Nationaltracht. Gewöhnlich besteht diese aus einem steifen Kopfschmuck, einer einfachen weißen Bluse, einem Leibchen und einem farbigen Rock. Das Leibchen ist ein schlichtes Stofftuch, das die Brüste bedeckt, unter den Armen durchführt und hinten geschnürt wird. Hier werden einige interessante Variationen gezeigt.

Die Röcke sind fast immer im gleichen Stil gehalten und unterscheiden sich nur in der Art, wie sich ihre leuchtenden Farben gegen die weißen Schürzen abheben, oder in ihrer Stickerei.

Selbst die ärmsten Frauen mögen glänzenden Schmuck und sind selten ohne goldfarbene Ketten und lange Ohrringe, die *Navicella* genannt werden, zu sehen. Das Haar ist normalerweise mit einer Klammer im klassischen Stil hochgesteckt.

2 Drei Landmädchen aus der Terra di Lavoro, einem fruchtbaren Gebiet, das von den Römern als das reichste und schönste Land der Welt gepriesen wird. Die Mädchen aus dieser Gegend sind oft fast überwältigend schön. Sie sind Nachfahren der ursprünglichen Lucanier, die während des zweiten Punischen Krieges rebellierten und zu Sklaven erklärt wurden. Sie halten sich jedoch noch immer an die alten Traditionen, was den Kleidernamen entnommen werden kann: zum Beispiel, *Vestes* für Röcke und *Scindae* für Gürtel.

1.1 Eine Frau, die cerveranische Kleidung trägt, mit einem kleinen karierten Schal über Schultern und Leibchen.

1.2 Eine Frau aus Sonnino, die einen Kopfschmuck trägt, der mehrere Male so gefaltet ist, daß er einen langen Stoffstreifen bildet. Eine kleine Verstärkung gibt dem oberen Teil, wo er den Kopf bedeckt, Halt.

Sowohl diese als auch die Dame auf Bild**1**.1 tragen schwere Schuhe – die für einen Fußmarsch über Land zwar nützlich, jedoch häßlich sind. Deshalb wurden diejenigen, die sie trugen, Kuhhirtinnen genannt.

1.3 & 5 Die Schuhe, die diese beiden Bäuerinnen aus Cociare tragen, wurden nach ihrem Herkunftsort benannt: *Cocie*. Sie bestanden aus einem Stück Tierhaut, das man mit Lederschnüren am Fußgelenk befestigte.

1.4 & 5 Zwei Frauen, die einfache Kopfbedeckungen aus schlichtem Leinen tragen, stilistisch denen ähnlich, die die vestalischen Jungfrauen des alten Rom trugen.

Die Dame auf Bild **1**.4 trägt eine Bluse mit Rundausschnitt und langen Ärmeln. Das ist typisch für die Gegend von Agnani.

2.1 & 3 Das lange Kleid, das *Camisa* genannt wird , mit seinen weiten, losen Ärmeln, war ionischen Ursprungs und kam zur Zeit der Römer nach Italien. Das Mädchen links trägt eine gewebte Schürze, die sie wohl selbst hergestellt hat. In der Herstellung dieser Gewänder wurde, ob bei der Stickerei oder bei Applikationen, eine derartige Kunstfertigkeit an den Tag gelegt, daß sie als *Scenales*, "Theater-Teile", bekannt waren.

2.2 Damit die weiten Ärmel bei der Bewegung nicht hinderlich waren, wurden sie oft aufgeschlagen und mit einem Stoffband in Position gehalten. Dieses Band wird *Manec* genannt und ist ein kennzeichnendes Element italienischer Kleidung.

2.3 Hier sieht man deutlich das steife Leibchen oder Mieder, das vorne mit Fischbein verstärkt ist und hinten geschnürt wird.

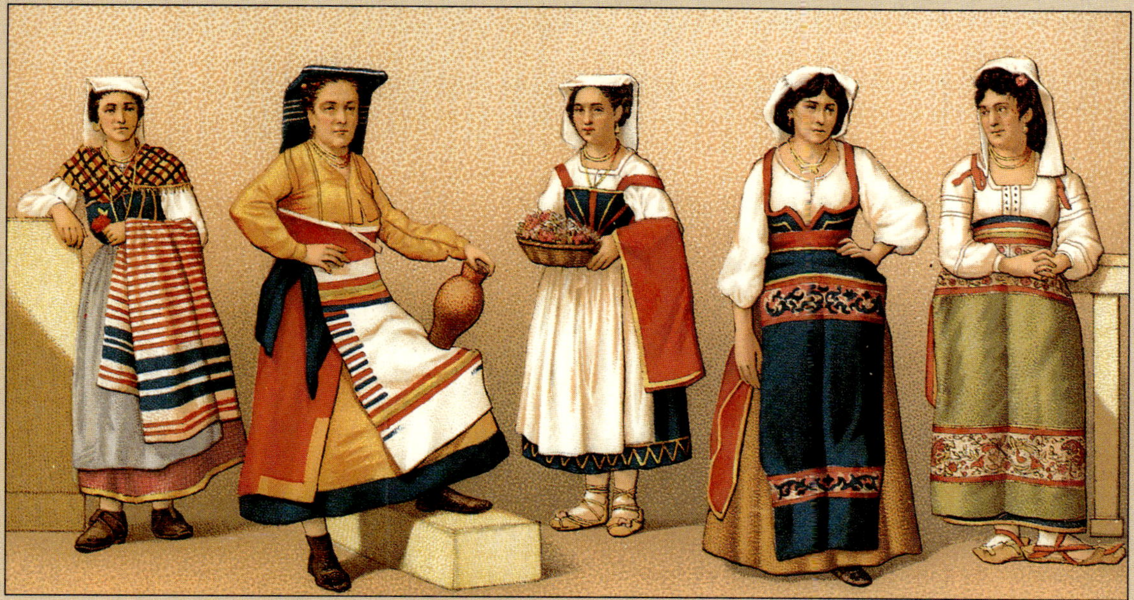

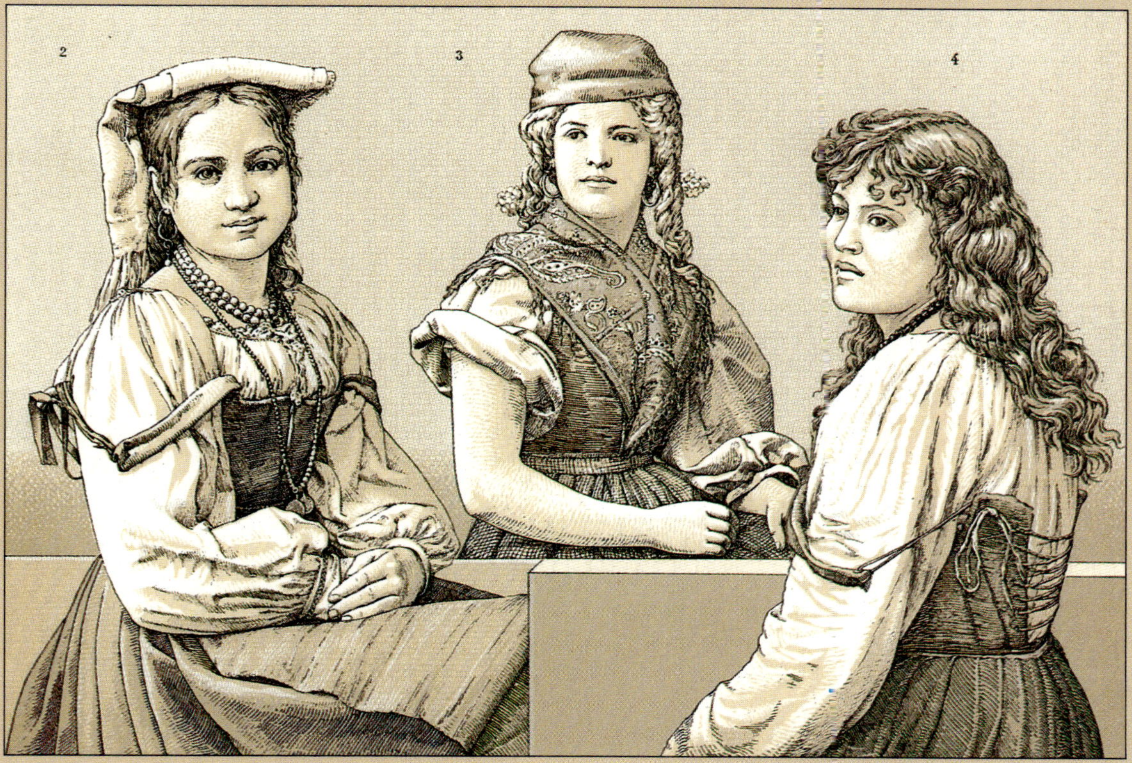
2
3
4

SPANIEN

STIERKÄMPFER UND DAMEN

Der Stierkampf ist seit langem eine der beliebtesten Unterhaltungsformen in Spanien. Während des 16. Jahrhunderts war er der Sport der Adeligen, die dem Stier alleine, mit einem Pferd und einer Lanze entgegentraten. Am Ende des 18. Jahrhunderts gab es jedoch vier Arten von Stierkämpfern: Picadors, Banderillos, Chulos und zuletzt die Espadas, die den Stier mit einem Schwert zu töten versuchten. Die Trachten der Matadore aus dem Jahre 1778, die gegenüber gezeigt werden, werden heute noch getragen.

1 Alle Stierkämpfer tragen eine geschmackvolle Jacke mit Epauletten, enganliegende Kniehosen und eine schmale Schärpe, die wie ein enganliegender Gürtel getragen wird. Lose und flatternde Kleidung wäre nachteilig in der Stierkampfarena, wo die kleinste Bewegungsbehinderung tödlich sein kann.

Das rote Cape, das *Muleta* genannt wird und mit dem der Matador den Stier anlockt, ist an einem Stab befestigt.

1.1 Pierre Romano, ein berühmter Matador, mit einem toten Stier zu seinen Füßen. Wie es Brauch ist, befindet sich das Schwert in der linken Hand, so daß er sein Publikum mit der rechten Hand grüßen kann.

1.2 Im Jahre 1804 war das Kostüm bereits einfacher und übersichtlicher. Bei diesem Matadoren handelt es sich um den unglücklichen Pepe Illo, der – trotz seiner Theorie, daß der Stierkampf eine sichere und vergnügliche Art der Familienunterhaltung sei – auf entsetzliche Weise auf der Madrider Plaza den Tod fand, wo er von den Hörnern eines Stieres durchbohrt wurde.

1.3 Ein *Torero* des auslaufenden 18. Jahrhunderts.

1.4 Der berühmte Matador Joachim Rodriguez, der zärtlich "Costillares" genannt wurde. Er erfand viele Schwertstellungen, die Teil des offiziellen "Tanzes" in der Stierkampfarena wurden.

2 Damen aus Asturien und Salamanca, einem Teil des Königreichs von Leon, und aus Segovia und Avila, einem Teil Kastiliens.

2.1 Eine Frau aus Segovia, die für ein Fest gekleidet ist. Sie trägt ein wollenes Leibchen, das mit Spitze eingefaßt ist, mit passender Spitzenarbeit auf Rock und Schürze. Eine lange Korallenkette, an der sich eine Reihe von Kreuzen und Anhängern befindet, ist mehrmals um den Hals geschlungen. Das Gewicht des Schmucks vermittelt den Eindruck, als trüge sie bis zu ihrem Gürtel einen Waffenpanzer.

2.2 Die Gattin eines reichen Bauern aus Salamanca. Sie gehört zu einem der einfachen und patriarchalischen Völker, die als die Charras bezeichnet werden, von dem spanischen Wort für "Pflug".

Diese Frauen sind für ihre Schönheit berühmt, wie auch für ihre Kostüme, die sie an Feiertagen tragen. Der Tradition entsprechend tragen sie schweren Schmuck um den Hals und im Haar. Diese Frau trägt einen kleinen Seidenschal um den Hals, der ihr seidenes Leibchen bedeckt. Ihr scharlachroter Rock ist aus feinem Leinen und mit einer Schürze aus Seide und Samt bedeckt. Beide haben Samtapplikationen, die mit Goldfäden hervorgehoben sind.

2.3 & 4 Bäuerinnen aus Avila. Ihre Hüte sind aus schwarzem Stroh und oben mit Samtbändern versehen – manchmal wird statt dessen ein kleiner Strauß Schnittblumen verwendet. Die farbenfrohen Röcke aus grobem Stoff sind mit schwarzem Samt aufgeputzt, ihre Unterröcke schauen darunter hervor. Die Schürzen sind weit und schlicht und am Rand mit samtener Litze und goldfarbener Seide verziert.

2.5 Eine Frau des Mittelstands aus Asturien, die ein schlichtes Kleid trägt, das von einer großen Schürze mit einer Samtborte bedeckt ist. Ein *Rebozillo* oder Baumwollschal ist locker um ihre Schultern gebunden.

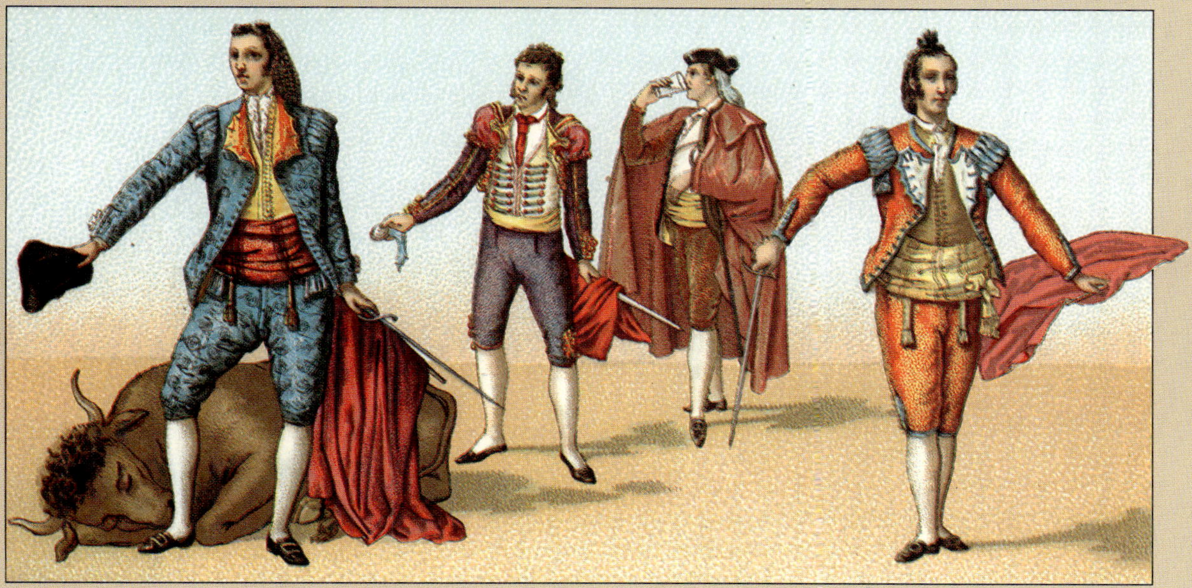

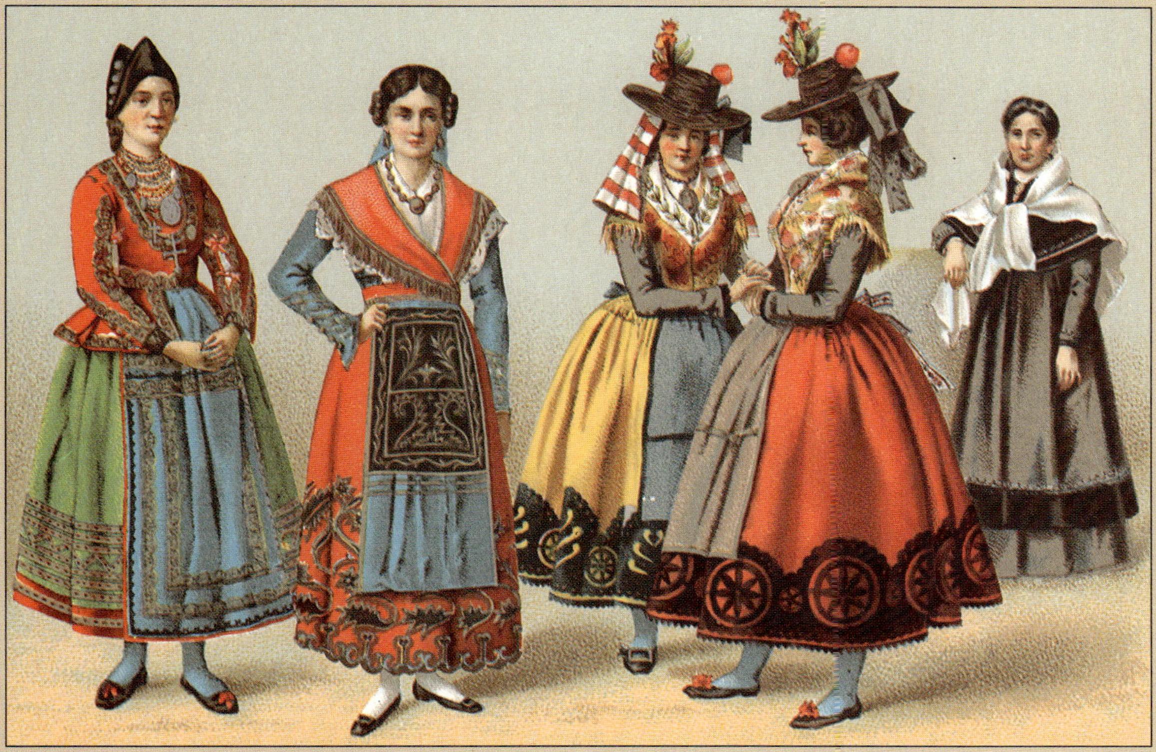

1.1 Ein Maragato – Mitglied einer autarken Rasse von Bergbewohnern aus der Provinz von Leon. Viele dieser Menschen sind Eseltreiber. Die Jacke ist auf der Taille mit einem Gürtel straff gezogen, und die weiten Knickerbocker reichen bis zum Knie. Wie üblich ist sein breitkrempiger Hut mit einer Kordel und nicht mit einem Band umwickelt.

1.2 Ein Bauer aus Orense in Galicien. Seine Kleider sind dem warmen, feuchten Klima der Gegend angemessen (man beachte den Schirm aus Baumwolle). Seine rote Weste ist hinten verziert, und seine ungeknöpfte Hose gibt den Blick auf Unterhosen unter seinen Kniehosen frei. Sein steifer Kragen ist über dem Westenkragen hochgeschlagen.

1.3 Ein junger Bauer aus Lugo in Galicien. An seiner *Mantera*, dem Hut, befinden sich Pompons, die nach rechts gedreht sind – ein Zeichen, daß er noch Junggeselle ist.

1.4 Eine Asturierin in warmer Wollkleidung, die bei kalter Witterung in den Bergen nötig ist. Ihr Haar ist unter dem Kopftuch zu einem Knoten gebunden. Der dicke Schal, ein *Denque*, ist mit prächtigem Samt eingefaßt.

1.5 Ein Stadtausrufer aus Aragon in einem Hemd mit offenem Kragen und einer Jacke, ledernen Kniehosen und blauen, langen Strümpfen, die bis zu den Knien heraufgezogen sind. Diese waren manchmal am Fußgelenk abgeschnitten, um den Fuß unbekleidet zu lassen. Seine Schuhe, die *Alparagatas* genannt werden, sind aus gewebtem Hanf und werden mit schwarzen Riemen um den Fuß gehalten.

2.1 Die Militärtraditionen Kastiliens sind in den Trachten erkennbar. Die *Montera* dieses Bauern hier ähnelt dem Soldatenhut. Das Cape gleicht dem eines Soldaten aus dem 17. Jahrhundert, und sogar die ledernen Gamaschen ähneln einer Rüstung.

2.2 Eine Asturierin in Sonntagskleidung. Viele dieser Frauen waren Dienerinnen, und diese hat einen Baumwollschal um den Kopf gebunden. Ihr Wollschal ist in verschiedenen Farben bestickt, und die Ärmel ihres Leibchens sind mit Samt eingefaßt.

Ihre kurze, schmale Schürze ist aus Samt, der mit silbernen Bändern verziert ist, und ihr Rock ist entweder aus indischer Baumwolle oder aus Wolle.

2.3 Ein älterer Galicier, der ein Kostüm trägt, das dem des Junggesellen auf Bild **1** ähnelt: eine mit Aufschlägen versehene Jacke mit Taschen, unter der sich eine traditionelle, rot-schwarze Weste befindet. Seine dicken, pluderigen Kniehosen sind am Knie aufgeknöpft, um Bewegungsfreiheit zu gewähren, und zeigen seine Unterhosen.

2.4 Eine alte galicische Bäuerin mit einem großen Tuch über dem Kopf, einem bestickten Schal über den Schultern und einem Rock, der nicht zu ihrem Leibchen paßt. Eine große Schürze oder *Manteo* bedeckt ihren Rock fast völlig.

2.5 Ein Mann aus Maragato, die Rückenansicht der Figur auf Bild **1**.1.

3.1 Eine Katalanin mit einer bemerkenwerten langen, weißen Kapuze.

3.2 Ein reicher Bauer, der einen rotwollenen Hut, eine kurze Jacke, die *Marsille*, und blaue Kniehosen aus Samt trägt. Seine Krawatte aus bedrucktem Baumwollstoff ist durch einen silbernen Ring gesteckt. Die ledernen gelben Gamaschen sind an einer Seite zugeknöpft und seine Füße mit Espadrilles beschuht. Ein auffällig gestreiftes Cape ist an seinen Schultern befestigt.

3.3 Eine Frau aus Aragon, die ein charakteristisches Kopftuch trägt, das sie auf ihre Schultern heruntergezogen hat. Das unbedeckte Haar ist oft mit einer einzelnen Blume geschmückt.

Ihr schwarzes Samtleibchen ist vorne mit Spitze aufgeputzt und an der Taille in den Rock gesteckt; ihr kurzer, ausgestellter Rock ist aus Wolle und mit einem schwarzen Seidenband eingefaßt. Darüber befindet sich eine seidene Schürze.

3.4 Ein Dorfbürgermeister, der einen *Gambeto* oder Übermantel und einen Wollhut, der *Gorro* genannt wird, trägt.

3.5 Ein Mann aus Aragon, dessen *Capa de muestra* aus grauer Wolle ist, oft auch mit schwarzen Streifen im Stil einem einfachen maurischen Cape ähnelt. Wie hier ist das Hemd selten zugeknöpft, und die Brust bleibt unbekleidet. Sein Gürtel wurde entfaltet und bedeckt seine Oberschenkel. Seine kurzen Kniehosen sind aus enganliegendem Samt.

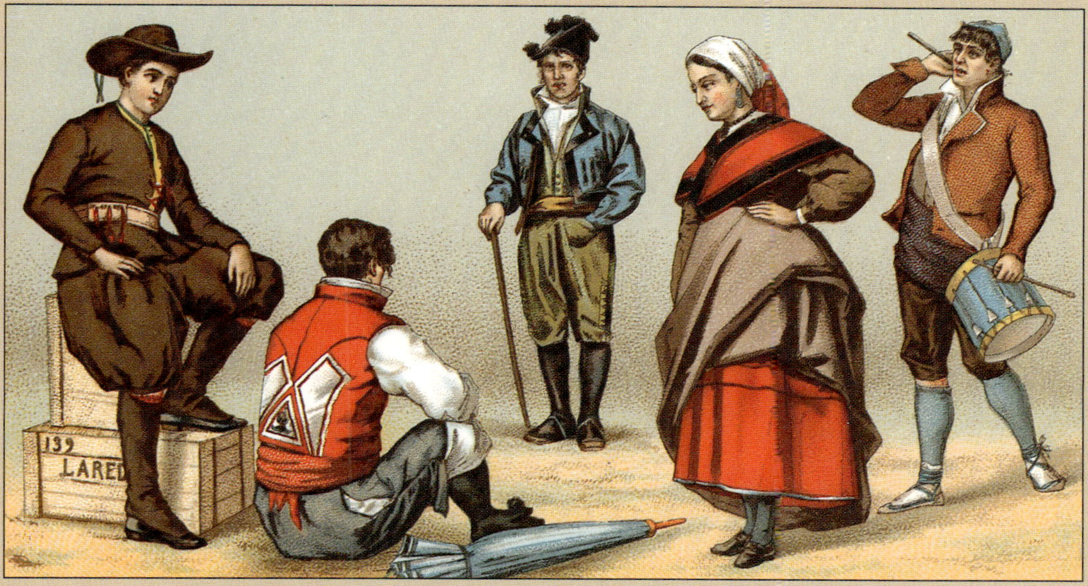
139
LARED

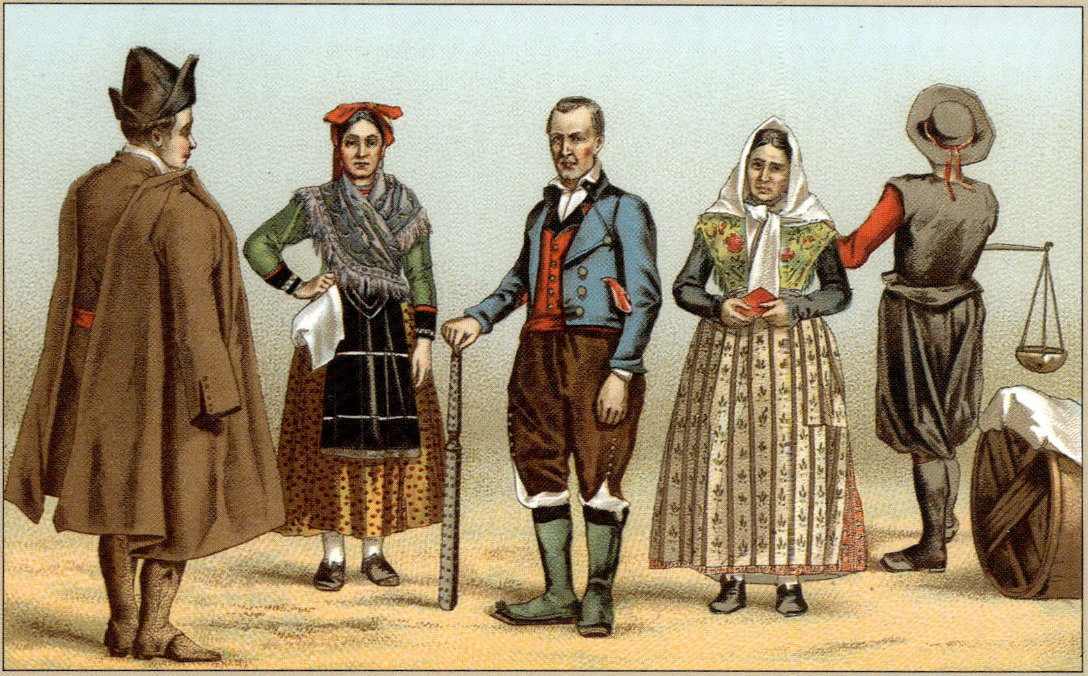

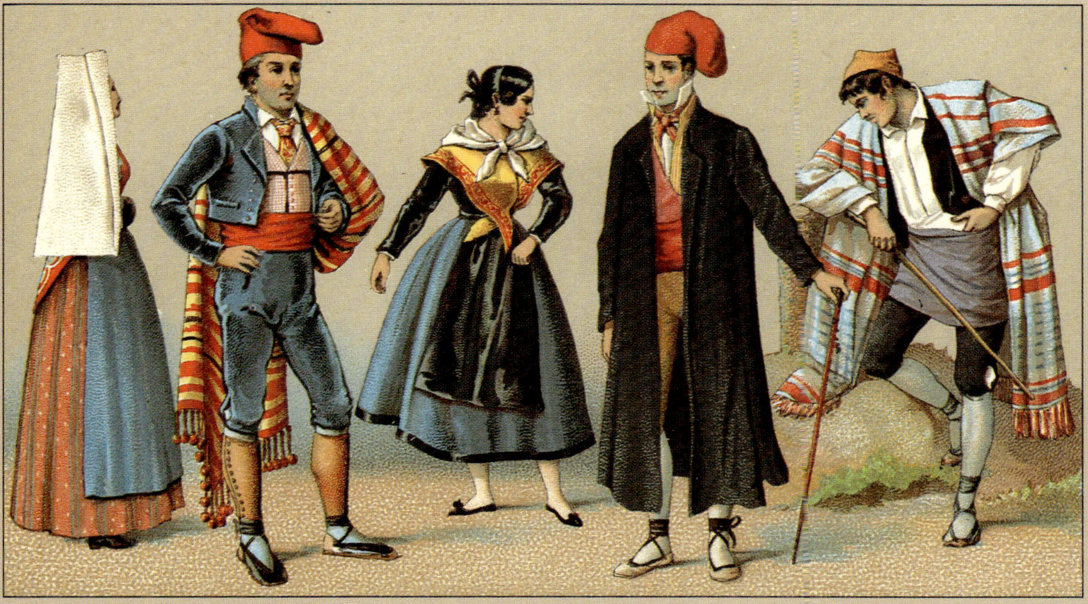

KATALONIEN, ARAGONIEN UND GALICIEN

Die nachfolgenden Illustrationen zeigen oben Kostüme aus Katalonien, in der Mitte aus Aragon und unten aus Orense, einem Teil von Galicien. Die galicischen Bauern führen den traditionellen *Muynura*, den Tanz der Müllersfrau auf, und werden von einem Tamburin, einer Trommel, Kastagnetten und einem Instrument, das dem Dudelsack ähnelt, begleitet.

1.1 Eine Frau aus Agramunt, einer katalanischen Marktstadt, mit einem Kopftuch und einer goldenen Halskette. Das Leibchen ist aus Samt oder Seide und hat gerade Ärmel; am Ellenbogen befindet sich ein Schlitz dort, wo der obere Ärmel aufhört und der untere anfängt.

1.2 Ein jesuitischer Beamter, der bei ernsteren Gelegenheiten, etwa, wenn er einen Übeltäter zur Rede stellt, eine spitze Kappe mit zwei Augenschlitzen tragen würde.

1.3 Ein reicher Bauer aus der Nachbarschaft von Barcelona. Er trägt Hut und Gürtel aus violetter Wolle. Weste und Kniehosen sind aus schwarzer Merinowolle und die halbhohen Stiefel aus schwarzem Leder.

1.4 Eine Katalanin mit einer weißen Kapuze.

1.5 Ein Bauer aus Tarragon, der einen braunen Wollhut trägt. Unter einer wollenen Weste befindet sich ein roter Gürtel und ein gestreiftes blaues Hemd. Er trägt eine Leinenjacke über der Schulter, Baumwollsocken und Espadrilles.

1.6 Eine junge Frau aus Tarragon, deren Haar mit einem schwarzen Haarnetz zurückgehalten wird. Sie trägt Ohrringe aus Gold und Smaragden. Ihr Samtleibchen hat ähnliche Ärmel wie das auf Bild **1**.1 hinter ihr. Die Frauen dieser Gegend haben oft üppige Brüste, die sie aus Gründen der Zurückhaltung mit Spitzenschals halten, die fest in ihre Gürtel gesteckt werden.

1.7 Neben der jungen Frau befindet sich ein junger Mann mit einer karminroten Seidenweste, die mit weißer Litze versehen ist. Unter den Kniehosen aus Samt befinden sich blaue lange Baumwollstrümpfe mit Ledergamaschen. Sein Gürtel ist aus purpurner Wolle, und seine Jacke hängt über der Schulter.

2.1 & 2 Zwei Frauen, die Kleider aus grobem Leinen tragen. Ihr Haar ist lässig mit einem Baumwollschal bedeckt, unter dem Zöpfe hängen. Ihre aufrechte Haltung resultiert aus dem Tragen schwerer Körbe auf dem Kopf.

2.3 Ein junges Mädchen aus dem Dorf Alteca.

2.4 & 5 Braut und Bräutigam. Die Braut trägt eine seidene Mantille, die mit Samt eingefaßt ist. Unabhängig von der Jahreszeit trägt der Bräutigam immer ein schweres schwarzes Cape.

2.6 Ein Mann aus der Gegend von Vascongada. Er trägt ein Barett und ein Hemd mit einem großen Kragen, der auf den Aufschlägen seiner Weste ruht. Ein breiter Gürtel hält die bestickten Hosen, auf die Samtstreifen appliziert sind.

3.1, 2 & 3 Die Galicier tragen große Hüte mit dreieckigen Vorderseiten, Ohrenklappen an beiden Seiten und zwei Pompons, wobei sich einer oben und einer auf halber Höhe befindet. Die Position der Pompons gibt ihren Familienstand an. Die übrige Kleidung ist leger – ärmellose, kurze Westen werden über hohen Kragen getragen, und die Kniehosen reichen bis unters Knie.

3.4 Eine Frau, die einen *Denque* trägt, ein Stück roten Stoff, das mit Samt eingefaßt ist, ihre Schultern bedeckt und sich vorne auf der Brust kreuzt. Ein geschickt arrangierter Schal dient als Kopfbedeckung, und eine große Schürze mit einer breiten Schleife hinten bedeckt den Rock fast völlig. Der Rock selbst ist ziemlich kurz und zeigt die Fußgelenke.

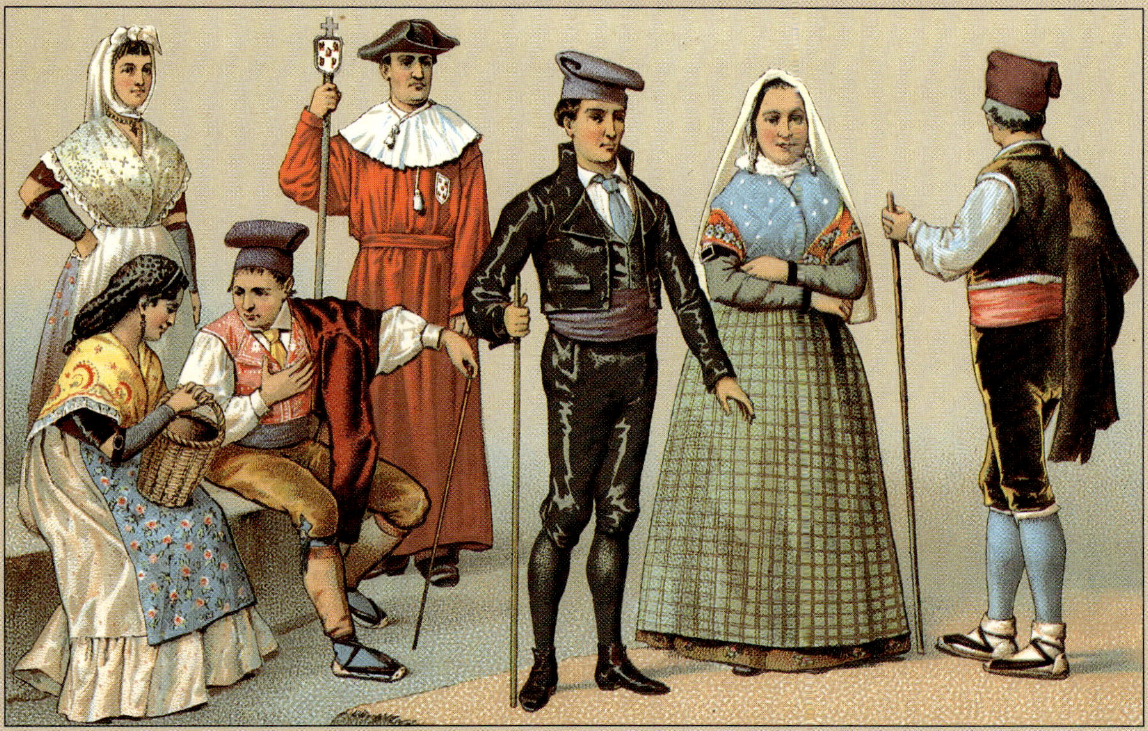

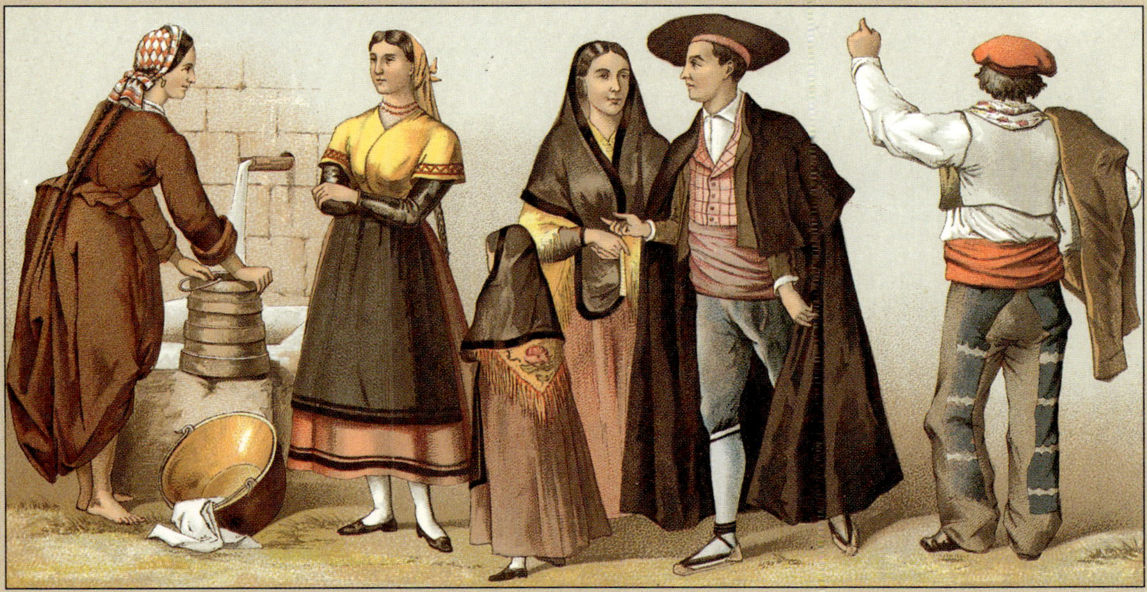

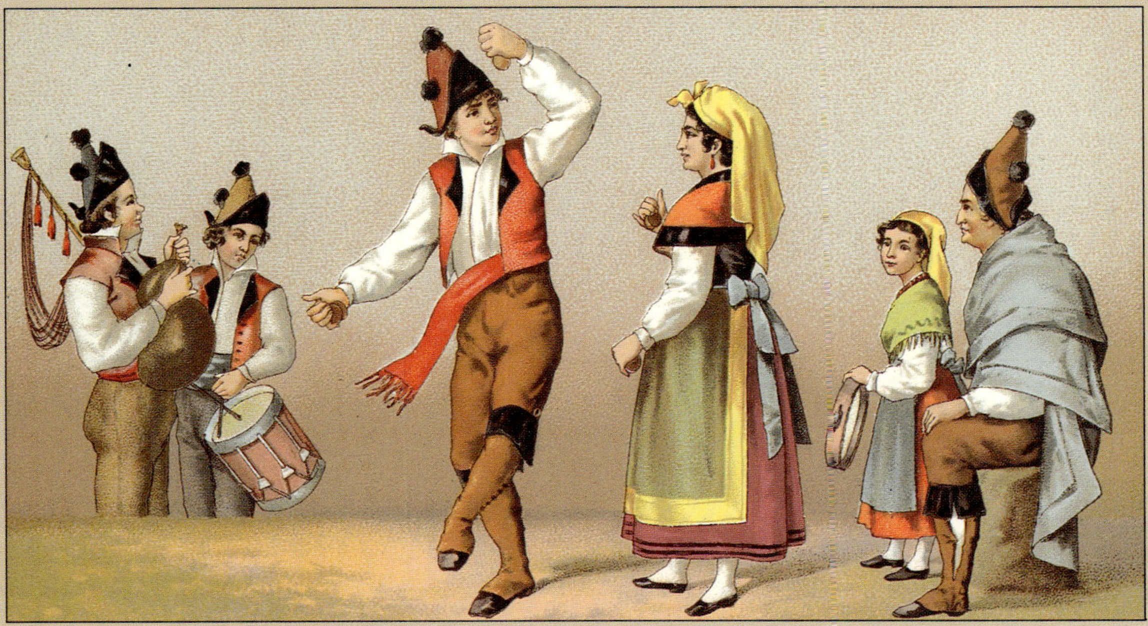

DIE INSEL MALLORCA

George Sand bemerkte in ihrem *Winter in Mallorca, 1837,* daß die Trachten der Frauen und Bauern Mallorcas noch immer die Naivität und die Unschuld der Inselbewohner zeigten. Die Stadtbewohner dagegen waren vom reichen Bürgertum korrumpiert und änderten ihre Kleidung dementsprechend. Diese Illustrationen zeigen Trachten Mallorcas, wie sie von Bauern, Dienern und reicheren Frauen getragen werden.

1 Die Frau links trägt einen *Rebozillo,* ähnlich einer Jagdmütze und aus einer doppelten Guimpe hergestellt. Der obere Teil bedeckt den Kopf bis zum Kinn, wobei er nur das Gesicht unbedeckt läßt; der untere Teil bedeckt die Schultern.

Die zwei Frauen ganz rechts tragen Variationen dieses Gewands. Alle tragen Kleider mit Leibchen, die mit Fischbein verstärkt sind, und engen Ärmeln, die bis zum Ellenbogen reichen; daneben Halsketten, Ringe, Armbänder, Uhren und andere Schmuckgegenstände.

Die Schuhe, die die Einwohnerinnen Mallorcas tragen, sind immer von guter Qualität und haben oft einen hohen Absatz. Kurze bis mittellange Röcke reichen bis zu den Waden, und Schürzen werden nur von Dienerinnen und Bäuerinnen getragen.

1.1 Wie die Frauen auf dem Festland tragen die Einwohnerinnen von Mallorca außerhalb des Hauses immer eine Mantille und halten einen Fächer.

1.2 & 5 Frauen einer höheren Schicht zeigen hier in ihrer Kleidung sowohl traditionelle Einflüsse als auch Einflüsse der zeitgenössischen Mode in den zwanziger Jahren des 18. Jahrhunderts.

2.1 Ein Bauer in Sonntagskleidung im späten 19. Jahrhundert. Sein Kostüm weist viele arabische Einflüsse auf: er trägt ein Halstuch und eine lange, gegürtete Robe, unter der Hosen, die bis zum Fußgelenk reichen, zu sehen sind. Ein großes rotes Cape ist in Falten über die Schultern gelegt.

2.2 & 4 und **3**.1 Ein Landarbeiter trägt einen Filzhut, ein makellos weißes Hemd, eine Weste und eine *Sayo,* eine kurze, enganliegende Leinenjacke. Pluderige Knickerbocker wurden manchmal mit einem Gürtel aus einer gedrehten Kordel (**3**.1) hochgehalten, und die Schuhe hatten weder Schnallen noch Schnürsenkel.

2.3 & 5 Frauen von Landarbeitern mit Spitzen-*Rebozillos,* wieder aus zwei Stoffteilen gefertigt – der eine bedeckt den Kopf und führt unter dem Kinn entlang, wie die Guimpe einer Nonne; der andere bedeckt die Schultern. Ein mit Fischbein verstärktes schwarzes Seidenleibchen mit engen, ellenbogenlangen Ärmeln wird über einem Rock aus indischer Baumwolle oder Batist getragen. Anders als frühere Generationen tragen sie Fächer und keinen Schmuck.

3.2 Ein Bauer in Sonntagskleidung. Er trägt einen Hut aus dem Fell einer Wildkatze mit an beiden Seiten hochgeschlagener Krempe. Eine weiße Tunika unter seinem großen Kragen ist bis zu seinem Gürtel geknöpft und darunter zu einem Rock geschnitten, der den oberen Teil der Kniehosen bedeckt. Ein schwarzes Cape ist über seine Schultern geworfen.

3.3 Ein Bauer aus Palma. Er trägt einen breitkrempigen Hut, der zeigt, daß sein Haar im mittelalterlichen Stil geschnitten ist und daß sein Gesicht glattrasiert ist. Unter einem zugeknöpften Cape trägt er gestreifte Knickerbocker, blaue Strumpfhosen und offene Schuhe.

3.4 Ein Bauernjunge mit einem Tuch, das wie ein Turban um seinen Kopf geschlungen ist.

3.5 Ein Schäfer mit bloßem Nacken und mit zwei verschiedenfarbigen Tuniken, die auf der Taille mit einem Gürtel mit großer Schnalle gebunden werden. Seine Beine sind mit ledernen Gamaschen und seine Füße mit geschnürten Schuhen geschützt.

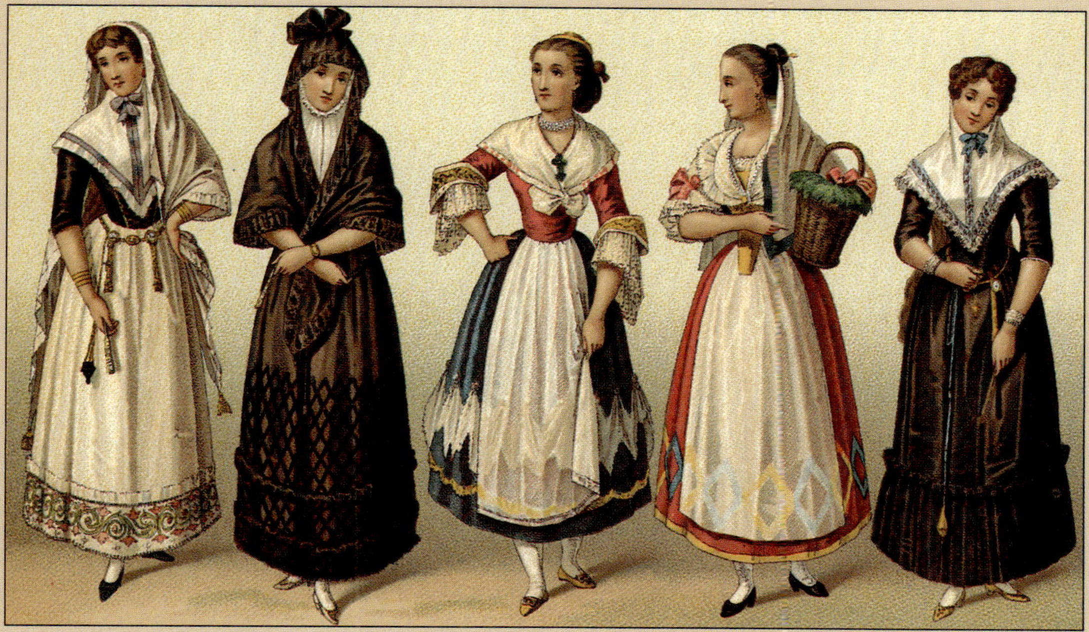

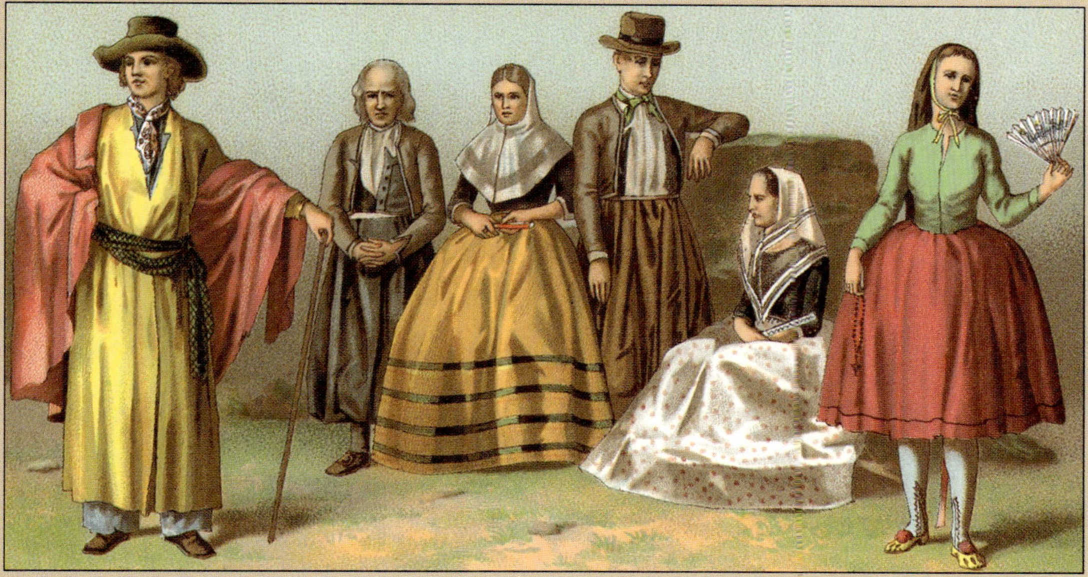

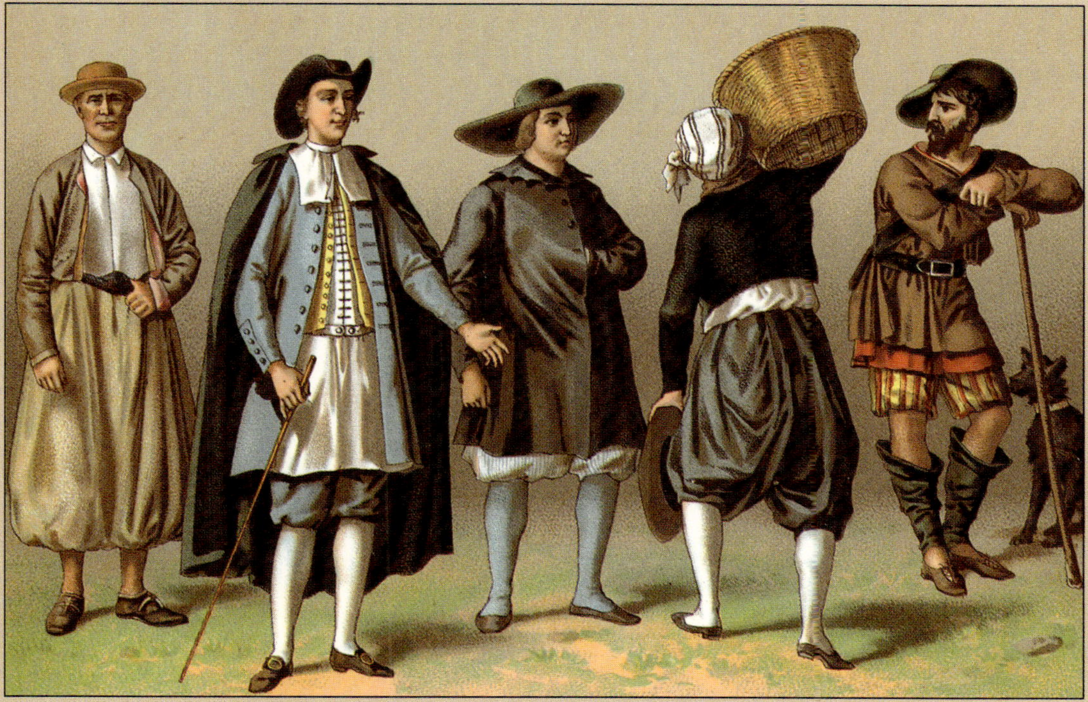

PORTUGAL

EINFLÜSSE DER EROBERER

Die keltischen und iberischen Volksstämme des alten Lusitanien kämpften tapfer gegen Eindringlinge, unterwarfen sich jedoch schließlich – erst den Römern, dann den Mohammedanern. Diese hinterließen, zusammen mit afrikanischen Einflüssen, in der Tracht und der Gesellschaft ihre Spuren. Demzufolge ähnelt der Stil der portugiesischen Kleidung dem Spaniens und Südfrankreichs. Die Frauen tragen die kurzen Röcke und die großen Filzhüte mit Anmut. Obwohl sie nicht über die feurige Schönheit der Spanierinnen verfügen, verleihen ihnen ihr dickes Haar und die blitzenden Augen ein lebhaftes Aussehen.

1, 3 & 6 Bäuerinnen aus Minho in Festtagskleidung. 3 und 6 tragen schwarze Filzhüte mit aufgeschlagener Krempe, die mit Pompons verziert sind. Unter ihren Hüten befinden sich *Lencos*, Stoffstücke, deren Falten sich über Hals und Schultern ausbreiten.

Die Ärmel des Hemdkleides, das an Festtagen getragen wurde, waren immer lang. Es war der Brauch, den Rock anzuheben, um den Unterrock zu zeigen. Die Dame auf Bild 3 trägt ein faltiges Cape, und alle drei halten Sonnenschirme.

2 Eine Bäuerin aus Minho. Sie trägt ein Kostüm aus der Zeit des Bürgerkriegs. Sie trägt ein *Lenco* unter ihrem Filzhut, und die weiten Ärmel ihres Hemdkleides sind aufgekrempelt. Ihr Leibchen ist *dekolletiert* und ihr kurzer Rock gefältelt. Sie trägt lange Ohrringe und Schuhe mit hölzernen Sohlen.

4 Ein Hirte, der einen Hut mit breiter Krempe trägt, die an den Seiten flügelartig absteht. Seine Jacke und Weste sind kurz und sein Hosenrock und *Alpargatos* bedecken die Spitzen seiner Schuhe.

5 Eine Geflügelverkäuferin, deren *Lenco* einen hübschen Kopfschmuck bildet. Ihr Leibchen ist *dekolletiert*, und sie trägt ein *Fichu* um den Hals. Ihr Rock ist mit einer großen Schürze bedeckt.

7 Ein Schäfer, der einen breitkrempigen Hut und ein Hemd unter einer Weste und Jacke trägt.

8 & 12 Fischverkäuferinnen. Das Fischen ist ein sehr wichtiges Gewerbe in Portugal. Man beachte die aufgeschlagenen Ärmel ihrer Hemdkleider und die Leibchen, die nicht mit den Röcken verbunden sind.

9 & 10 Muschelhändlerinnen mit goldenen Knöpfen an ihren Leibchen. Eine hat ihren Rock in den Gürtel gesteckt, und die andere hat ein Cape um die Schultern gewickelt.

11 Ein Ferkelverkäufer, der eine kleine Haube und ein Übergewand trägt, das um seinen Körper gewickelt ist. Seine Beine sind unbekleidet.

13 Eine Krabbenverkäuferin, die ihre Waren in einem Korb auf dem Kopf trägt, wie es Brauch war. Sie hält einen Schal in der Hand. Ihr Leibchen hat enge Ärmel und bedeckt das *Fichu*, das sich auf der Brust kreuzt.

14 Ein Fischer, der genau dasselbe Kostüm trägt wie ein Fischer aus Neapel: eine kleine Haube, ein offenes Hemd mit aufgekrempelten Ärmeln, einen Gürtel, der die pluderigen Shorts oben hält, und unbekleidete Beine und Füße.

15 Ein Gemeindepriester mit einer langen Soutane, Schnallenschuhen und einem *Birett*.

16 Ein Viehhändler, der ein offenes Hemd, einen Hosenrock und *Alpargatos* trägt. Sein etwas grell gefärbter Umhang wird *Houra de Miranda* genannt.

17 Ein Mönch des Ordens von Sankt Antonius, der einen sehr großen Filzhut trägt, wie ihn die meisten religiösen Orden in Portugal und Spanien bevorzugten. Er trägt außerdem ein Skapulier und eine lange Kapuze.

18 Ein Dominikaner mit einem dreieckigen Hut und einer schwarzen Kapuze über einer weißen Robe. Der Rosenkranz, der am Gürtel hängt, ist ein besonderes Zeichen des Ordens.

19 Ein Karmeliter, der eine doppelte schwarze Robe und ein Cape mit Kapuze trägt. Das Kruzifix hängt an einer Perlenschnur am Hals. Dieser Mönch trägt den Hirtenstab, der zeigt, daß er eine hohe Stellung im Orden einnimmt.

20 Ein Benediktiner, der ein schwarzes Übergewand aus Sersche trägt, das das Habit aus einer schwarzen Robe und einem Skapulier ganz bedeckt.

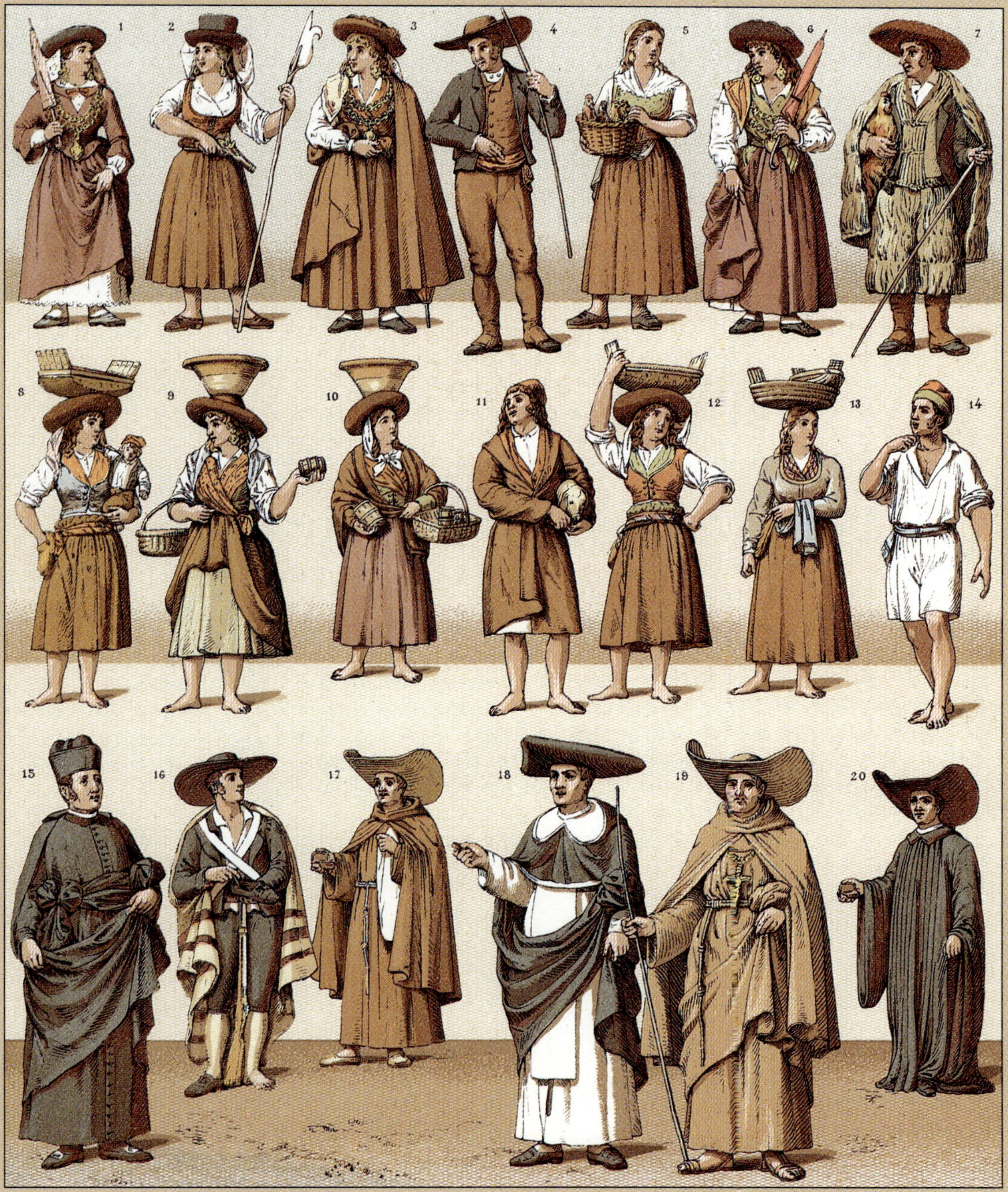
1
2
3
4
5
6
7
8
9
10
11
12
13
14
15
16
17
18
19
20

FRANKREICH

TRACHTEN DER EINWOHNER VON LANDES

Das Volk von Landes siedelt in einem Gebiet, das im Westen vom Atlantik, im Süden von Bayonne und im Norden von Bordeaux begrenzt wird. Man belegt es mit verschiedenen Namen: in Bordeaux werden die Einwohner *Parents,* in Mont-de-Marsan *Cocizates* und in Saint- Sever *Lanusquets* genannt; in Dax und Bayonne sind sie unter dem Namen *Maransins* bekannt.

1.1, 2, 3 & 4 *Lanusquets,* die auf Stelzen gehen und lange Stäbe tragen, an deren Enden sich Knochenstücke befinden. Von diesem Aussichtspunkt konnte ein Schafhirte die umliegende Landschaft überblicken und streunende Schafe wiederfinden.

Sein Stab kann als Spazierstock oder als Hilfsmittel benutzt werden, um Schafe aus Dorngestrüpp und Sümpfen zu retten. In dieser Gegend, in der es wenig Straßen gibt, werden Frauen, Kinder und sogar die älteren Leute als Träger verwendet.

Der Schafhirte (**1**.1) benutzt seinen Stab als Sitz, während er strickt. Er trägt Winterkleidung, einschließlich einem *Dolman* und *Camauo* aus Schaffell an seinen Beinen; seine Füße bleiben unbekleidet. Seine *Pelisse,* die auch als "Umhang Karls des Großen" bekannt ist, hat eine weite Kapuze, an der Stoffbänder im Zickzack auf die Schultern herunterhängen. Diese Bänder sind unten mit Roßhaar aufgeputzt. Unter seinem Umhang trägt der Schäfer zwei Westen und einen Hosenrock. (**1**.2 zeigt die Rückenansicht desselben Schäfers.)

1.3 zeigt eine Frau, die ein Unterhemd und einen Rock trägt, der so kurz ist, daß er den *Camauo* zeigt, der ihre Füße bedeckt. Sie trägt eine Schürze, und ein *Fichu* kreuzt sich über der Brust. Ein gefaltetes Tuch dient als Haube. An Festtagen tragen die Frauen Hauben mit Federbüschen aus roter Spitze.

1.4 zeigt einen Schäfer in Sommerkleidung mit einer flachen Kappe aus gestrickter Wolle, einem kleinen *Dolman* und einem *Camauo* aus Schaffell. Man kann gerade noch die Feldflasche an seiner Hüfte sehen.

2 Kostüme aus drei Gebieten: Haute-Garonne, einschließlich Languedoc und Guyenne und den oberen und unteren Pyrenäen; alle liegen am Westrand der Pyrenäen.

2.1 Ein junges Mädchen aus Bugard in den oberen Pyrenäen. Es trägt eine leuchtend rote Mütze, die lebhaft mit dem weißen *Cornet* kontrastiert. Ihr Rock ist aus Wolle, und um den Hals hängt ein Band mit einem kleinen silbernen Kreuz. Ihr *Fichu* und ihre Schürze sind aus Leinen.

2.2 Ein Bauer aus dem Gebiet Bagnères-de-Luchon. Überall in den Pyrenäen besteht das Kostüm der Männer aus denselben Einzelteilen: eine Jacke, eine Wickelweste, Hosenröcke, hohe Gamaschen – die traditionelle Kleidung der Bergbewohner. Dieser Mann hier trägt außerdem einen schiefsitzenden Hut.

2.3 Eine Frau aus dem Louróntal. Ihre Kapuze wird über einer gerüschten Haube getragen, und ihr Schal ist über dem Leibchen ihres Flanellkleides gekreuzt. Sie trägt eine Schürze und hat eine *Pelisse* über dem Arm.

2.5 Eine junge Frau aus der Gegend von Bagnères-de-Bigorre. Ihre Kapuze ist aus feinem Kaschmir und mit einem Samtstreifen verziert. Diese Frau ist im Pariser Stil von etwa 1820 gekleidet.

2.6 Eine junge Frau aus dem Auretal. Ihre Kapuze wird über einem *Cornet* getragen, dessen Enden über das Leibchen hängen. Sie hat ein silbernes Kreuz um den Hals und trägt ein*Fichu* und eine karierte Schürze. Ihr Rock ist aus Wolle, und die Spitzen ihrer Schuhe sind nach oben gebogen.

Baskische Kleidung ähnelt der der Pyrenäen. Sie besteht aus einem großen Leinenhemd, das am Hals geschlossen wird und einem einfachen Rock aus schwarzem Barchent. Manchmal werden wollene lange Strümpfe ohne Füße mit Fransen an den Fußgelenken getragen.

1.5 & **2**.4 Diese Baskinnen tragen beide Körbe, die *Tistets* genannt werden. **1**.5 trägt ein Kopftuch als Mütze auf dem Kopf, außerdem ein Leinenhemd und einen Wollrock. Ein fransiges Cape ist um die Taille gebunden, wie es der Brauch ist, wenn es nicht um die Schultern gewickelt wird. **2**.4 trägt eine Haube, deren Enden hinten gebunden werden, ein kurzärmeliges Hemdkleid und einen Wollrock.

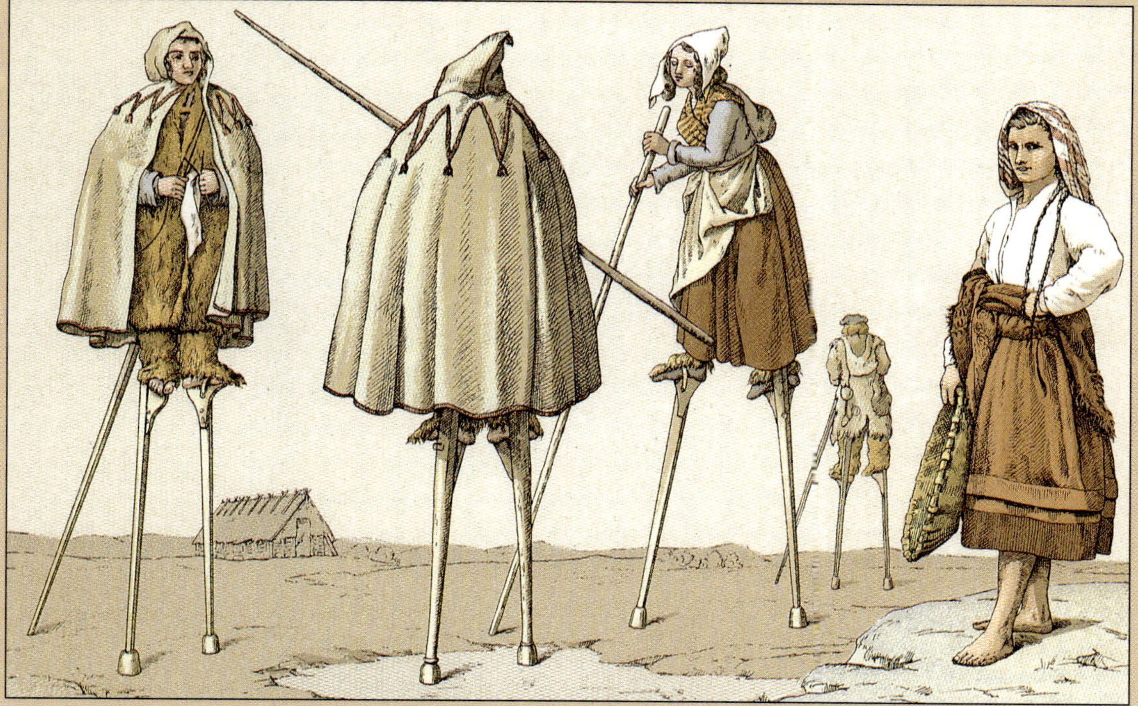

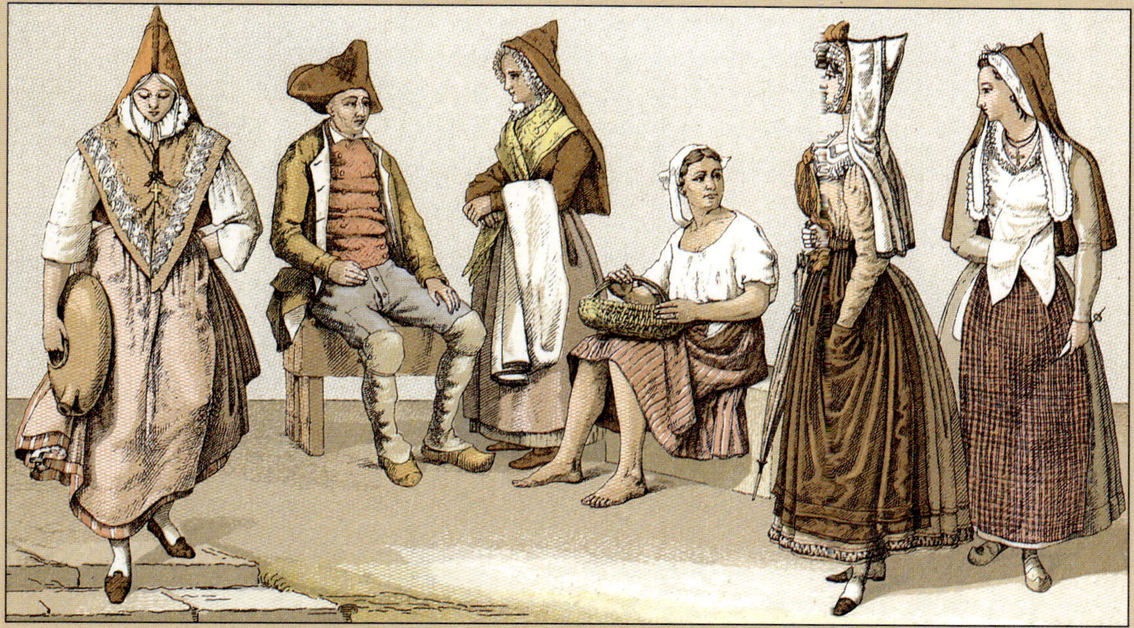

BOURBONNAIS, BOURG UND SAÔNE

Die Leute von Saône-et-Loire und seinen Städten Autonois, Maconnais, Chalonnais und Charolais haben viele ihrer Traditionen und Bräuche am Leben erhalten. Die Tracht der Frauen von Maconnais, zum Beispiel, wurde kaum durch moderne Einflüsse verändert; die alte Mütze wird immer noch getragen. Sie kann zwei Formen haben: manchmal ist sie mit Spitze in der Form eines Fächers geschmückt; manchmal ist sie mit einem riesigen Schleier in der Art von Bresse in Falten gelegt. Der Schmuck, der die Zeiten der spanischen Herrschaft in Erinnerung ruft, ist ein Merkmal der Frauentracht.

1.9 Eine Frau aus der Gegend von Bourbonnais. Sie trägt den traditionellen Kopfschmuck, der *Bourbonnichonne* genannt wird. Bei diesem handelt es sich um einen Stohhut, der mit blauer Seide gefüttert ist und sich im Nacken nach oben biegt.

1.10 Eine Festtagstracht. Eine Spitzenhaube ist unter dem Kinn mit einem Seidenband gebunden, und ein weiteres, breites Seidenband hängt hinten am Rücken herunter. Der Hut sitzt schräg und ist mit einem Band gesichert, das hinter den Ohren um den Nacken herumführt. Spitzenrüschen verzieren den Hut.

Sie trägt lange Ohrringe und eine dreireihige Halskette mit verzierten Medaillons. Ihr rosa Seidenkleid hat eine kleine, seidene Jacke, deren Ärmel mit Armbinden aus bestickter weißer Seide verziert sind. Das Leibchen der gewebten Schürze und die Jacke sind hinten mit Spitzenbändern gebunden. Sie trägt fingerlose Handschuhe und enge Pumps.

1.11 & 13 Traditionelle Kostüme der Gegend von Bourg. Üblicherweise sind hier die Kleider entweder aus Wollstoff oder aus blumiger Seide. Die Leibchen, ebenfalls aus Wollstoff, sind mit silbernen Verzierungen bedeckt. Eine große Schürze ist mit Goldketten an der Schulter befestigt. Je nach Jahreszeit werden entweder Holzpantinen, Schuhe oder Filzpantoffeln getragen.

1.12 Ein zeremonielles Kostüm. Das schwarze Seidenkleid wird unter einer Schürze aus blasser Seide mit Ärmeln und einem bestickten Leibchen getragen. Die Dame trägt Spitzenhandschuhe ohne Finger, und ihr Leibchen ist mit Ketten und Medaillons bedeckt. Ihr Hut ist rundherum mit Spitze verziert, und eine goldene Quaste hängt an einer Seite eines großen Schleiers herunter. Eine Uhr ist an einer Halskette befestigt, die in der Schürzentasche steckt.

1.14 Eine Hausfrau im frühen 19. Jahrhundert. Weiter unten im Saônetal, nimmt die Größe des Hutes ab, bis er sich in einen kleinen schwarzen Filzhut verwandelt hat, der mit Bändern bedeckt ist. Das Kleid ist aus blaßgrüner Wolle, hat ein dekolletiertes Mieder und eine schützende Schürze.

Dieppe und sein Vorort Le Pollet werden von Matrosen und Fischern bewohnt. Es wird angenommen, daß die Venezianer im 12. und 13. Jahrhundert Le Pollet als Zwischenhafen auf ihren Fahrten nach Holland und ins Baltikum benutzt haben. Mit Sicherheit kann der venezianische Einfluß an der bunten Farbenpalette und dem Schmuck erkannt werden, die Teil der Tracht der Bewohner von Le Pollet bleiben, wie in **2** und **3** gegenüber gezeigt wird.

Trachten des 18. Jahrhunderts:

2.2 Eine Gruppe von Bäuerinnen.

2.3 Ein Elfenbeinhändler.

2.5 Ein Fischer aus Le Pollet in Arbeitskleidung.

Trachten des 19. Jahrhunderts:

3.1 & 5 Frauen in Sonntagskleidung.

3.2 & 3 Ein Fischer und sein Kind. Die Tracht des Fischers aus dem 19. Jahrhundert ist unverändert aus dem 18. Jahrhundert übernommen. Das kleine Mädchen trägt das gleiche Kostüm wie seine Mutter, außer daß die Enden ihrer Haube über die Schultern zurückgeworfen sind.

2. 1, 4 & 6 Fischer und eine Frau aus der zweiten Hälfte des 19. Jahrhunderts. Die Kleidung der Männer ist wasserdicht. Die Fischersfrau trägt eine Jacke aus grobem, geteertem Stoff, die sich auf der Brust kreuzt und auf der Taille mit einer einfachen Kordel gebunden ist.

3.4 & 6 Männer in Festtagskleidung in Le Pollet. Jeder trägt einen Samthut mit wollenen und silbernen Verzierungen und einem Seidenknoten, der einen gläsernen Federbusch hält. Außerdem werden seidene, mit Blumen bestickte Jacken und pluderige wollene Hosenröcke mit seidenen Verzierungen und Ohrringe getragen. Seidene lange Strümpfe und Lederschuhe mit silbernen Schnallen ergänzen die Ausstattung.

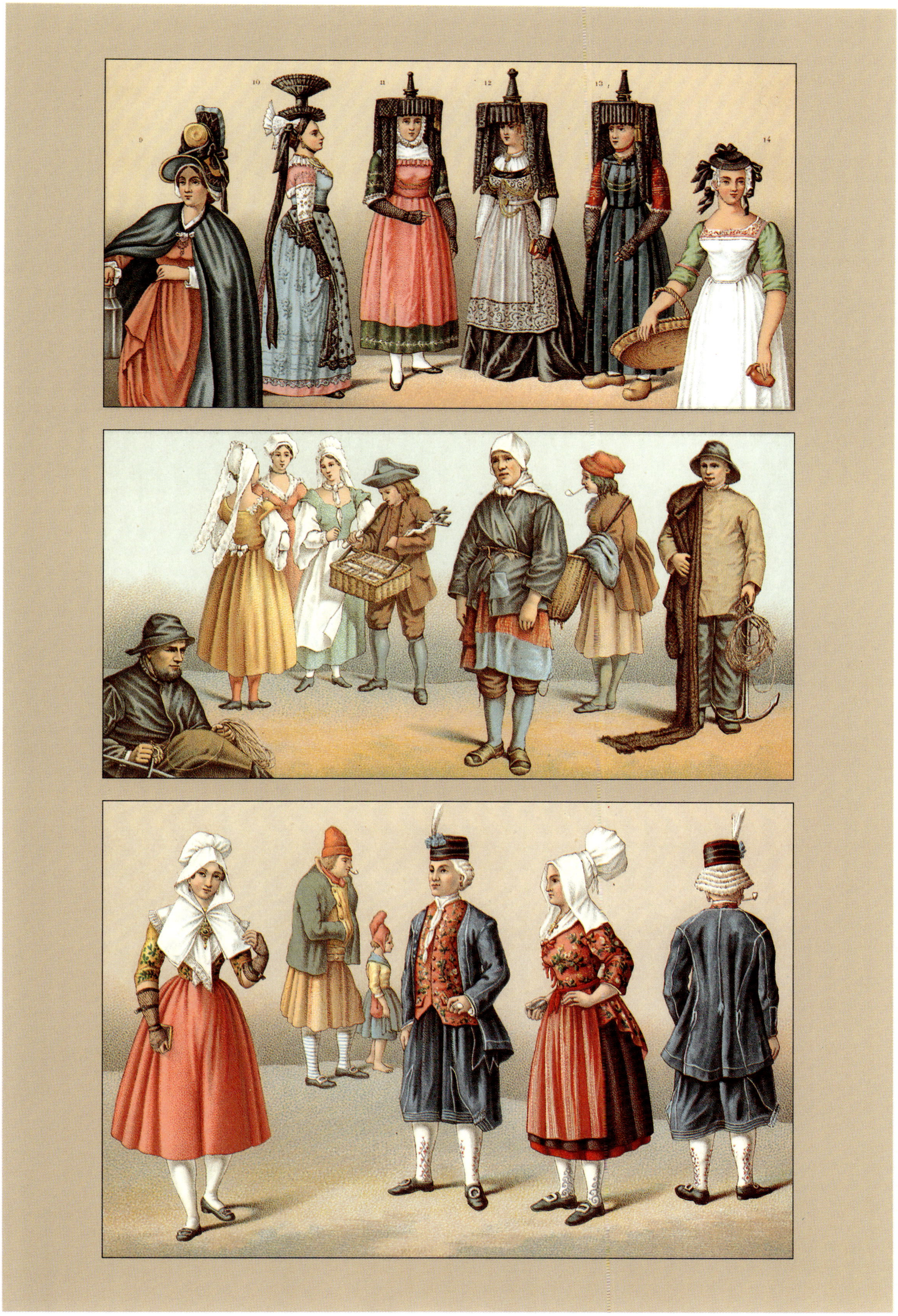
9
10
11
12
13
14

ELSASS – LOTHRINGEN

Als Folge des Vertrags von Westfalen wurde das Elsaß im Jahre 1648 ein Teil Frankreichs, die freie Stadt Straßburg wurde erst 1681 an Frankreich angeschlossen. Einige Jahre vor dieser Vereinigung herrschte in der elsässischen Gesellschaft eine sehr strenge Klassenstruktur. Gesetze regelten die Qualität von Seide, Samt, Bändern und Pelz und sogar den Wert der Juwelen, die getragen werden durften. Es gab sogar Richtlinien für Perücken.

Es gab sechs verschiedene Klassen, die vom reichen elsässischen Adel angeführt wurden – den Senatoren, Ratsherren und Ratsmitgliedern. Mitglieder dieser Gruppe konnten sich nach Belieben kleiden, aber es wurde ihnen nahegelegt, in der Wahl ihrer Kleider Vorsicht walten zu lassen, um nicht den Neid der unteren Schichten zu erwecken.

Derselbe Rat wurde dem Mittelstand gegeben, obwohl dieser ohnehin schon verhältnismäßig schlicht gekleidet war.

Diese Regelung in Sachen Kleidung vermittelt eine Vorstellung von dem Reichtum dieser Gesellschaft. Ein Kopfschmuck, der *Beudel* genannt wurde, bestand aus einer Art Tiara, die je nach der gesellschaftlichen Stellung der Trägerim einfach aber auch stattlich sein konnte; für den Adel konnte sie mit Silber oder Gold bestickt und mit Perlen und Edelsteinen geschmückt sein. Daher stellte schon der Kopfschmuck einer Adeligen allein einen Schatz dar. An Festtagen war es Pflicht, einen solchen Kopfschmuck zu tragen.

Als Straßburg ein Teil Frankreichs wurde, folgten die Männer der französischen Mode, aber die Frauen, besonders die des Mittelstands, blieben ihrer Nationaltracht treu. Dieser Umstand änderte sich dann mit der Revolution.

Die Tracht der Landbevölkerung war während des Mittelalters sehr schlicht, aber als sich die Gesetze etwas milderten, durfte sie einige feinere Gewänder tragen. Daraus resultierte eine Tracht, die über Generationen hinweg erhalten und ergänzt wurde.

Heutzutage sieht man im Alltag die traditionelle Tracht selten, obwohl einige Bäuerinnen im frühen 19. Jahrhundert immer noch in kleinen, weißen Schürzen und mit Seidenbändern im Haar zu sehen waren. Lange Zöpfe, Strohhüte, scharlachrote Unterröcke und seidene Schürzen gehören jedoch der Vergangenheit an.

1 Eine Straßburgerin in ihrem Garten im frühen 19. Jahrhundert. Sie trägt einen Kopfschmuck aus rosafarbener Seide, der mit einem großen, vorne ge knoteten Band gesichert ist. Ein dekolletiertes Leibchen gibt den Blick auf ein besticktes Hemdkleid frei, und ihre Schultern sind mit einem leichten *Fichu* aus Musselin bedeckt, dessen Enden in dem Leibchen stecken. Sie trägt außerdem einen blaugestreiften Rock und weiße Handschuhe.

2 Eine Bäuerin aus der Gegend von Colmar. Ihr Kopfschmuck besteht aus einer bestickten Haube mit einem geknoteten Band im Nacken. Vorne war sie zur Umrahmung des Gesichtes mit gerüschtem Tüll versehen. Ein großes *Fichu* kreuzt sich über Leibchen und Oberteil einer blauseidenen Schürze.

3 & 5 Bauernmädchen aus Kochersberg. Die erste ist eine junge Katholikin, was an ihrem Kostüm in leuchtenden Farben zu erkennen ist, die letzte ist eine junge Lutheranerin. Die Lutheranerinnen trugen ihre grünen Röcke aus Sersche kürzer als die Katholikinnen.

4 Eine Seidenhaube mit farbenfrohen Verzierungen und silberner Stickerei.

6 & 7 Eine runde Haube aus dem 17. Jahrhundert, von zwei Seiten gesehen. Die Rückseite ist mit vier Kokarden und einem Goldknopf verziert.

8 Ein Kopfschmuck aus der zweiten Hälfte des 19. Jahrhunderts. Er besteht aus riesigen gestreiften Seidenbändern, die auf dem Kopf zu einer großen Schleife gebunden sind.

9, 10, 11 & 12 Eine goldbestickte Haube von vorne und von hinten gesehen, mit Details ihrer Verzierung.

13 Eine Haube, völlig mit goldenem Filigran bedeckt. Die darunter abgebildeten Teile sind Details von Verzierungen von Kopfbedeckungen.

21 Ein Würdenträger aus dem 17. Jahrhundert.

20 Die Freifrau Marie-Sabine Krezni, geborene Kieterin de Kornburg, (1603-1657) trägt eine Art Pelzhut, die als *Pelzkappe* bekannt ist.

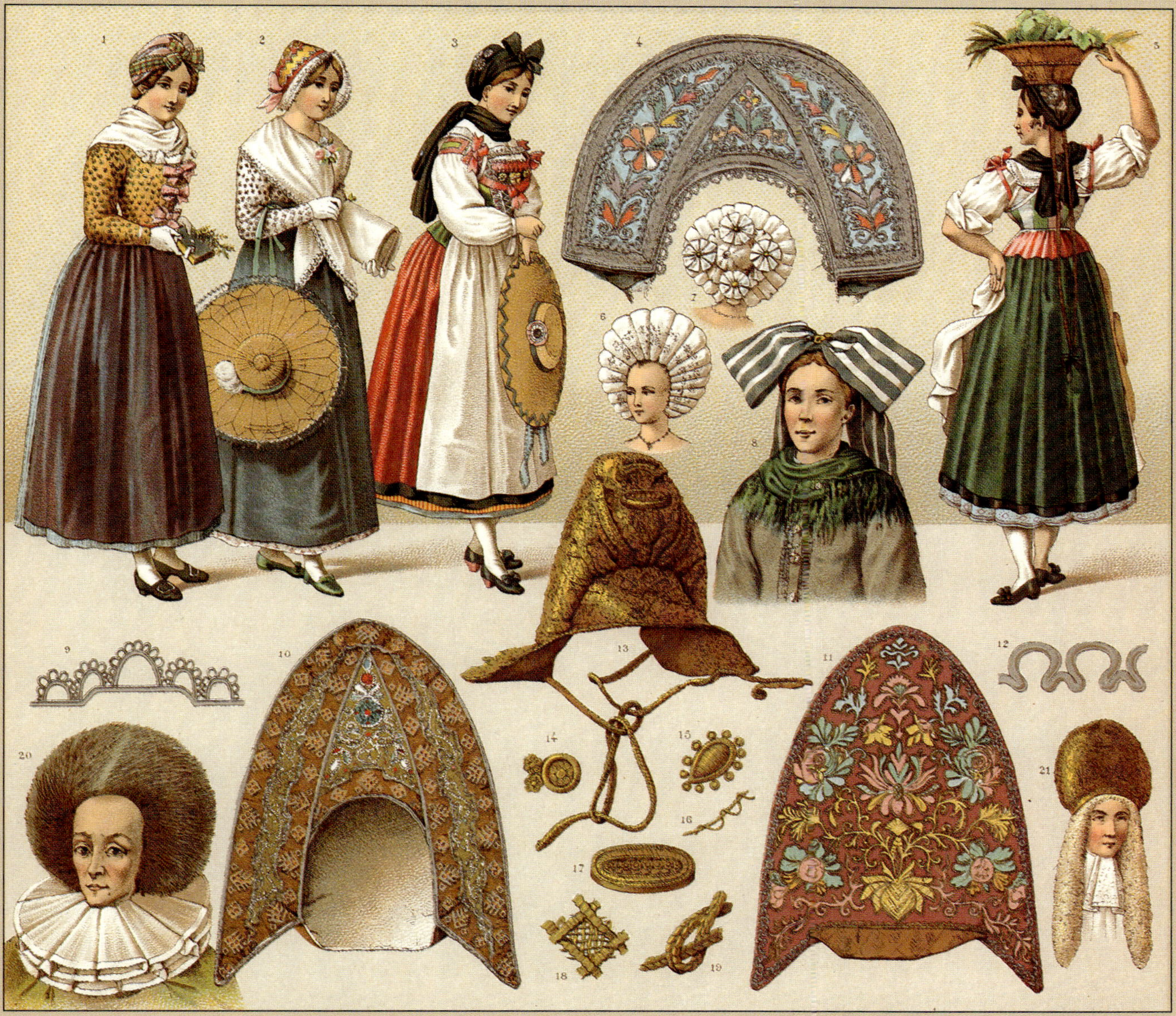

DIE BRETAGNE: EINE TRADITION FÜR SICH

Die Bretagne befand sich immer abseits des französischen Kulturstroms. Die Ursprünge dieser einzigartigen Kultur liegen in der Vergangenheit begraben, entstammen jedoch den brythonischen Kelten, die sowohl Britannien als auch der Bretagne vor der Ankunft der Römer ihren Namen gaben. Heute überleben die brythonischen Kelten in den Walisern in Britannien und in den Bretonen in Frankreich. Beide verfügen über eine ähnliche Sprache, die viele Wörter gemeinsam hat und die immer noch häufig gesprochen wird. Viele andere alte Traditionen einschließlich der Trachten werden heute noch beachtet, wie die Illustrationen auf den folgenden Seiten zeigen.

1.1 Eine Frau aus Bannalec.

1.2 Eine Frau aus Locmariaquer, im Bezirk von Lorient.

1.3 Ein junges Mädchen von der Ile-des-Batz, im Bezirk von Morlaix. Mit der unterm Kinn gebundenen Haube und dem geschnürten Leibchen hat sie fast das Aussehen einer Frau aus dem 15. Jahrhundert.

1.4 & 6 Frauen aus Pont-l'Abbé in einfachen Ausstattungen, obwohl sie die typischen Elemente dieses traditionellen Kostüms beibehalten haben.

1.5 Eine Frau aus Douarnenez in einem ähnlichen Kostüm wie das vorhergegangene.

1.6 Eine Frau aus Saint-Thégonnec im Bezirk von Morlaix. Ihre Haube und ihr Kragen sind denen auf Bild 1.1 ähnlich.

1.7 Eine Frau aus Ploudaniel aus dem Bezirk von Chateaulin. Das Hemdkleid hat einen gefältelten Halsausschnitt, und das mit Fransen versehene *Fichu* kreuzt sich auf der Brust wie ein Schultertuch und ist in die Schürze gesteckt – das deutet das 16. Jahrhundert an.

2.1 Eine verheiratete Frau aus der Gegend von Quimperlé. Sie trägt eine wollene Haube, ein Wollkleid und eine seidene Schürze. Das Leibchen, der Gürtel und die Schürze sind mit Gold- und Silberfäden bestickt, und ihr doppelter Kragen ist aus Samt.

2.2 Ein Mann aus Bannalec in der Nähe von Quimperlé. Seine blaue Wolljacke wird über einem wollenen Gürtel getragen. Das Hemd, die langen Socken, Kniehosen und Gamaschen sind aus Wolle und der Hut aus Filz.

2.3 Eine Frau aus Pont-L'Abbé, in der Nähe von Quimperlé. Die Vorderseite ihres Kopfschmucks ist aus weißer Baumwolle und sitzt auf einer Kappe aus bestickter Seide, so daß sie nur teilweise ihr Haar bedeckt. Ihr Baumwollhemdkleid schaut am Hals hervor, und die Ärmel sind unter den zwei Gewändern zu sehen. Eines von diesen ist aus Wolle und vorne am Leibchen und am Saum mit Seide bestickt; auf dem anderen ist seidene und wollene Stickerei dort zusehen, wo die Ärmel aufgerollt sind.

2.4 Ein Mann aus Saint-Goazec im Bezirk von Chateaulin. Sein Hemd mit dem weiten Kragen ist aus Baumwolle, und seine wollene Weste hat eine doppelte Leiste von Messingknöpfen und ist oben herum mit Samt aufgeputzt.

2.5 Eine Frau aus Melguen in der Nähe von Quimperlé, die eine Musselinhaube trägt. Ihr Kleid ist aus Wolle, und die Schürze mit den vorne sichtbaren Taschen ist aus Seide.

3.1 Ein Einwohner Faouets in der Nähe von Morbihan, mit einem Filzhut mit Bändern. Seine blau-weiße Weste ist mit schwarzen Fransen aus Wolle aufgeputzt und wird mit Messingknöpfen geschlossen.

3.2 Ein junger Mann aus Quimperlé. Er trägt eine kurze Jacke im Matrosenstil und eine doppelte Weste. Sein weiter Ledergürtel hat eine große Messingschnalle.

3.3 Eine Frau aus dem Bezirk von Qimperlé in Sonntagskleidung. Ihr wollenes Kleid hat vorne eine weite Öffnung und zeigt darunter ein Leibchen; dieses kreuzt sich über der Brust und wird an den Seiten wie eine Männerweste befestigt.

3.4 Eine Frau aus Pont-L'Abbé, in der Nähe von Quimperlé. Sie trägt eine kurze, vorne offene Bluse mit zurückgeschobenen Ärmeln. Das Hemdkleid, das am Hals geknöpft ist, wird mit weißen Manschetten gerafft.

3.5 Ein Mann aus Ploaré, im pluderigen Kniehosen, die am Knie mit Gamaschen gerafft werden.

3.6 Ein Einwohner Gombrits, der einen Filzhut, Holzschuhe mit schwarzen Spitzen und pluderige Wollhosen trägt.

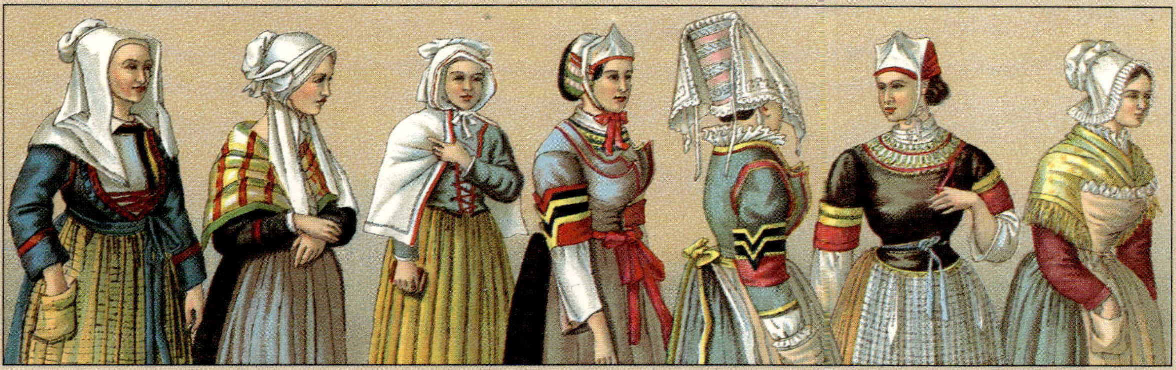

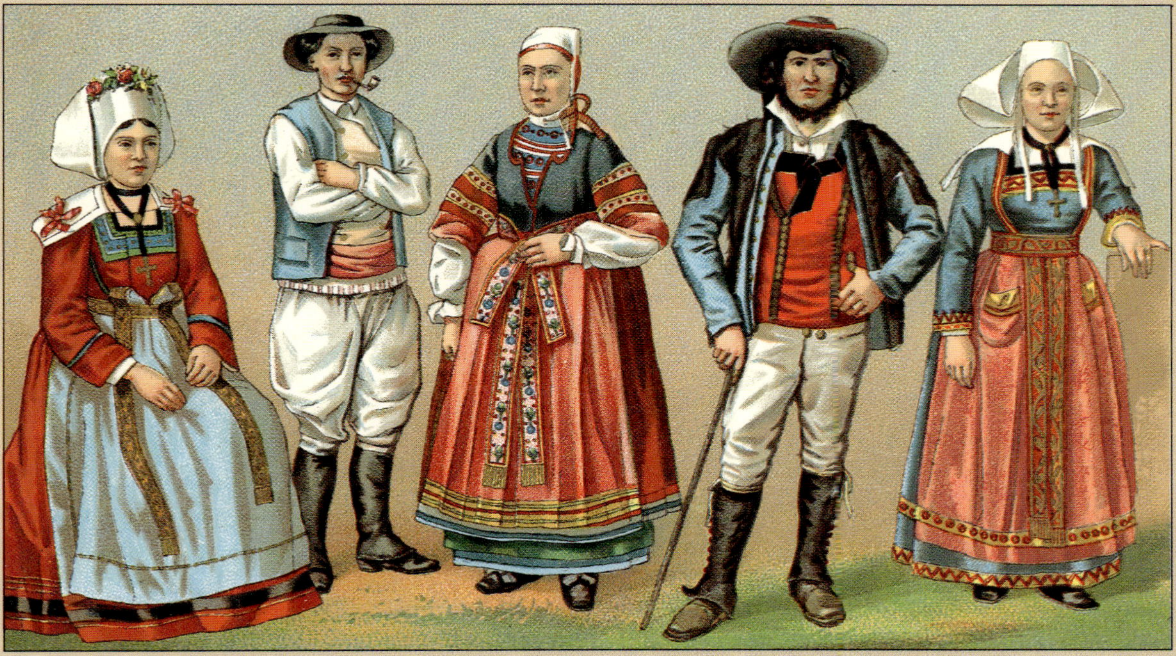

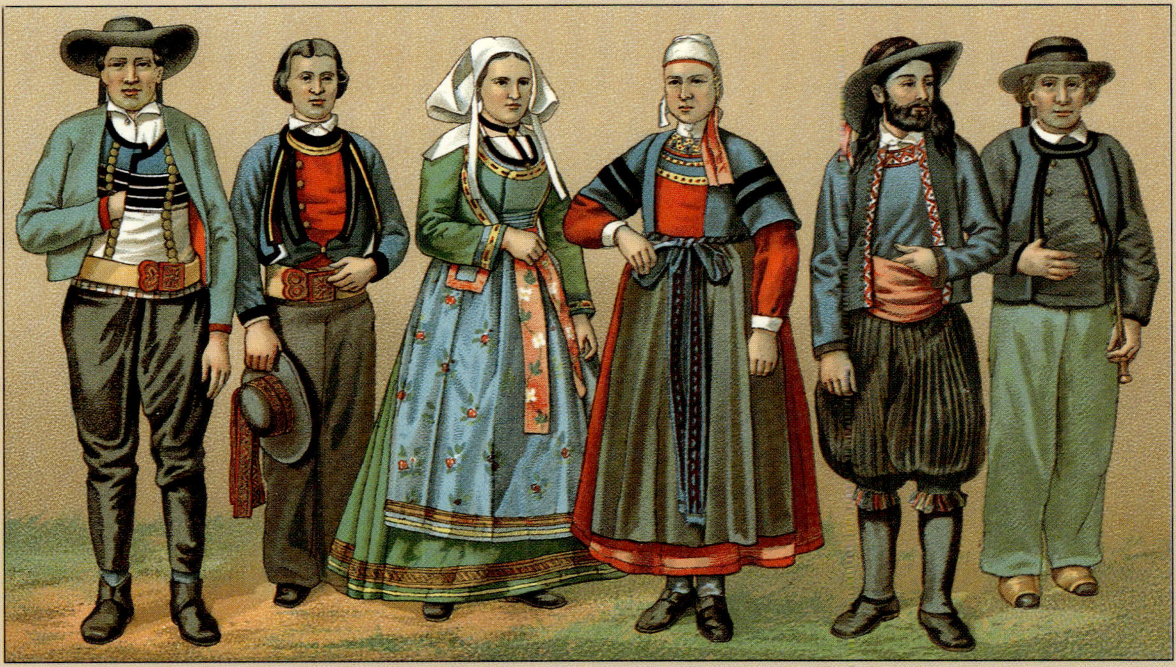

1.1 Ein Einwohner Plouvenez-le-Faous im Bezirk von Chateaulin.

1.2 Ein Arbeiter aus Kerlahan, in der Nähe von Brest. Seine Weste ist aus Wolle und sein Hemdkleid aus Baumwolle. Der breite gestreifte Gürtel ist aus Wolle.

1.3 Ein Bergbewohner aus Feuillé, der eine mit langhaarigem Pelz gefütterte Jacke trägt. Die wollene Weste kreuzt sich vorne und ist auf der Taille in den Gürtel gesteckt. Er trägt außerdem einen großen Filzhut.

1.4 Eine Tracht aus Kerlahan in der Nähe von Brest. Der Mann trägt eine Musselinkrawatte und eine doppelreihige Weste, die um den Hals mit Seidenstickerei aufgeputzt ist. Sein Gürtel ist aus Seide, und seine Jacke mit den Taschen ist aus Wolle und an den Rändern mit Litze versehen. Der Hosenrock ist aus gestreifter Wolle.

1.5 Ein Einwohner Bannalecs im Bezirk von Quimperlé. Seine kurze Jacke ist mit Litze verziert und seine Weste am Hals mit Seide bestickt. Ein Gürtel mit einer Schnalle wird über einem Stoffgürtel getragen. Im Sommer wird eine zweite Weste getragen, die in den Ledergürtel gesteckt und oben herzförmig ausgeschnitten ist. Eine ärmellose Jacke zeigt die Ärmel des Unterhemdes.

2.1 Eine Bäuerin aus Plougastel-Daoulas in der Nähe von Brest. Sie trägt einen Kopfschmuck aus Leinen, dessen bebänderte Enden herunterhängen. Das Unterhemd mit Ärmeln ist aus blauem Tuch, das mit der roten Weste kontrastiert. Eine braune Bluse läuft hinten spitz zu, und ihr Wollrock ist mit einem Gürtel aus gelben Bändern gebunden. Ihr *Fichu* ist aus gelb-blau gestreifter Baumwolle.

2.2 Eine Frau aus Plouvenez-le-Faou im Bezirk von Chateaulin. Ihr Kopfschmuck aus Leinen ist über einer kleinen rotwollenen Kappe gefaltet und ihr weißer Leinenkragen leicht gestärkt. Ihr Unterhemd ist auf der Taille gerafft und in ein wollenes Hemd gesteckt, über dem sie eine Schürze mit Tasche trägt. Der Gürtel ist aus einem Streifen roter Wolle.

2.3 Eine Frau aus Douarnenez in der Nähe von Quimper. Sie trägt einen Kopfschmuck, der entweder aus Baumwolle oder aus Leinen ist. Der Rock ist grau, und das Leibchen hat die Form einer farbenfroh verzierten blauen Weste.

2.4 Eine Frau aus Carhaix im Bezirk von Chateaulin. Sie trägt einen blaßgelben Rock und eine Schürze und einen Kopfschmuck aus Leinen.

2.5 Eine Frau aus Kerlahan im Bezirk von Chateaulin. Ihr baumwollener Kopfschmuck fällt über ihre Schultern und ihr *Fichu*, ebenfalls aus Baumwolle, ist mit Spitze verziert. Sie trägt eine Schürze aus Baumwolle über einem Kleid und einem Leibchen aus hellblauem Tuch.

2.6 Eine junge Dienerin aus Quimper, die eine Tracht aus Rosporden trägt. Ihr Kopfschmuck aus Musselin hat eine gestärkte Guimpe. Über einem blauen *Justin* trägt sie ein blaues Leibchen mit bestickten Knöpfen. Ihre Ärmel sind falsch.

3.1 & 4 Arbeiter aus Plougastel-Daoulas in der Nähe von Brest. Sie tragen eine Tracht, die aus einem Wollhemd, einer Weste aus Wollstoff, einer Jacke, Hosen aus grobem Stoff, einer Haube und einem Gürtel aus Wolle besteht.

3.2 Eine Tracht aus Saint-Goazec, wo der Kleidungsstil dem von Chateaulin ähnelt; auch hier ist die Kleidung aus Wollstoff und schließt Gamaschen ein.

3.3 Ein Mann aus Pleyben im Bezirk von Chateaulin. Dieses gesetzte Kostüm ist aus Wollstoff und schließt lange Gamaschen ein. Der Gürtel ist aus Wolle und der Hut aus Filz.

3.5 Ein Mann aus Pont-Croix im Bezirk von Chateaulin, der ein ärmelloses Wams über den anderen Kleidern trägt. Seine dicken Wollsocken sind knapp unterm Knie in seine Beinlinge gesteckt.

3.6 Ein alter Mann aus der Umgebung von Quimper. Pluderige Beinlinge aus Tuch treffen mit den langen Socken knapp unterm Knie zusammen.

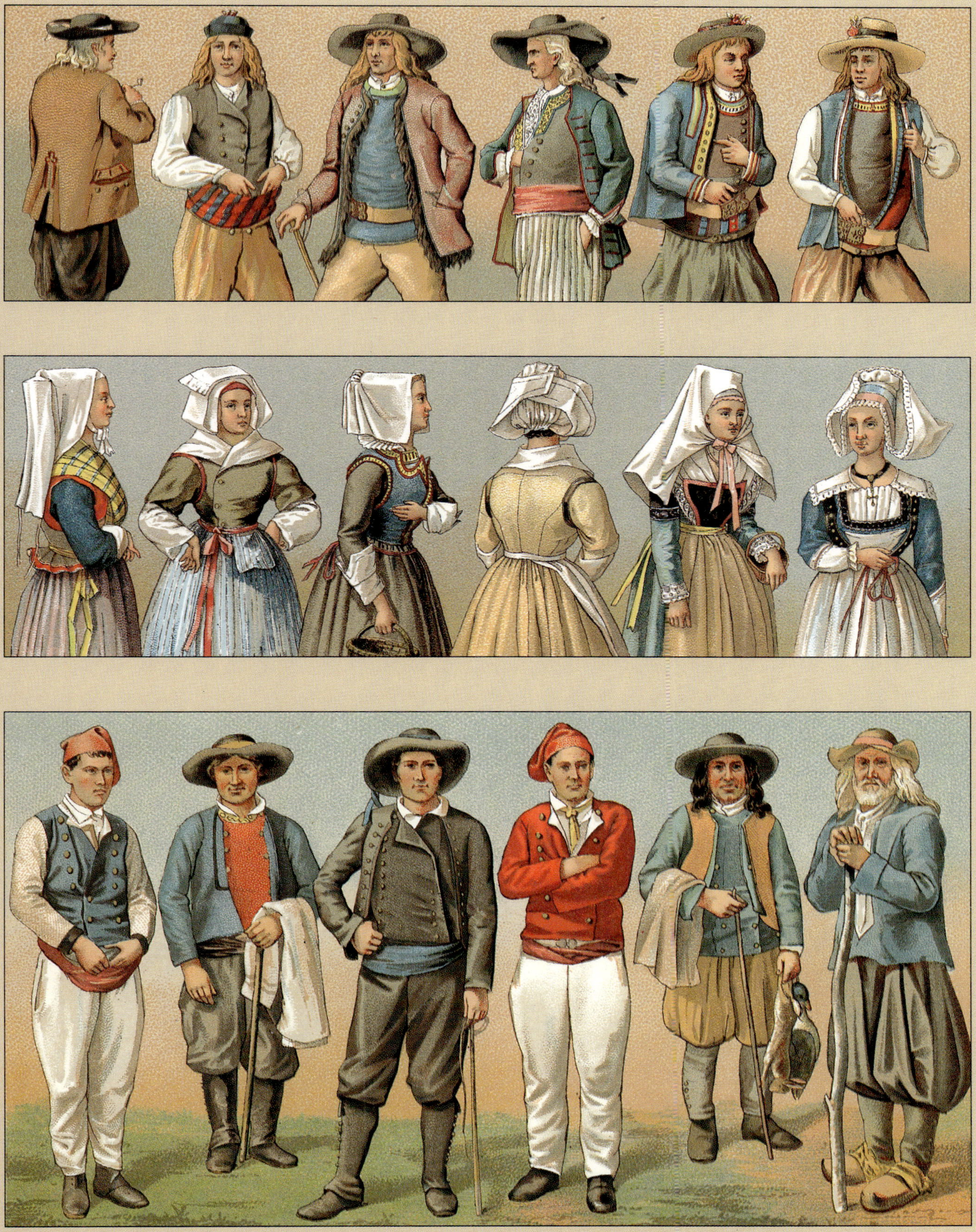

1.1 & 6 Bauern aus der Umgebung von Chateauneuf-du-Faou im Bezirk von Chateaulin. Ihre Tracht besteht aus einem Filzhut, der mit bunter Chenille verziert ist, einer Jacke, die *Corquen* genannt wird, einer bestickten Weste, *Rokedennon*, und einer weiteren Weste, die vorne offen getragen wird, mit vielen rot aufgeputzten Knopflöchern. Ein *Bragou-braz* ist um einen Ledergürtel gefaltet, der als *Gouriz* bekannt ist. 1.6 trägt einen bestickten Hemdkragen zur Schau; diese Art von Kragen, der manchmal auch rot oder schwarz bestickt ist, wird fast nur von Bergbewohnern getragen.

1.2 Ein Bauer aus Carantec, in der Nähe von Morlaix, der einen Filzhut mit farbenfroher Chenille trägt. Seine Weste ist braun, hat himmelblaue Ärmel und Knöpfe aus schwarzem Horn. Seine Hosen aus weißem Leinen werden auf der Taille von einem roten Musselingürtel gehalten.

1.3 Ein Bauer aus Landivisian, nahe bei Morlaix. Seine Ausstattung besteht aus einem großen mit Samt verzierten Hut. Er trägt eine lange Jacke und eine Weste mit zahlreichen Knöpfen, die im baskischen Stil gehalten ist.

1.4 Ein Mann aus Douarnenez im Bezirk von Quimper. Sein Hut ist mit einem Samtband und farbenfroher Chenille geschmückt. Er trägt eine *Corquen*, eine ärmellose Jacke, die mit Litze in leuchtenden Farben aufgeputzt ist. Seine Weste ist mit Wolle verziert, und er trägt einen breiten Gürtel aus roter Wolle.

1.5 und 2.1 *Guenedouriener* oder "Weiße" aus dem Bezirk von Quimperlé. 1.5 trägt eine Jacke aus weißem Leinen mit roter Stickerei. Der Saum seiner blauen Weste ist länger als seine Jacke, und er trägt einen pluderigen Hosenrock aus Leinen. 2.1 gehört zu einer *Avant Garde*-Gruppe, die in der zweiten Hälfte des 19.Jahrhunderts als "Junge Bretagne" bekannt war – jedes Jahr trugen die Mitglieder dieser Gruppe ihre Kniehosen länger und ihr Haar kürzer.

2.2 Ein Mann aus Quimper, der einen Filzhut, eine bestickte Jacke und eine doppelreihige Weste trägt. Die bretonischen Bauern tragen nur an Festtagen Lederschuhe. Normalerweise tragen sie *Botou-Coad*, wörtlich "Hölzerne Schuhe".

2.3 Ein Mann aus Plonevez-Porzay im Bezirk von Chateaulin. Er trägt faltige Kniehosen im alten Léoner Stil. Seine Strumpfbänder sind mit roten und gelben Wollkugeln verziert.

2.4 Ein Bergbewohner aus der Umgebung von Scaer in der Nähe von Quimperlé. Er trägt einen runden Hut mit einer schmalen Krempe. Seine Gamaschen sind aus Wollstoff und seitlich geknöpft. Er trägt zwei Westen, eine offen und die andere zugeknöpft.

2.5 Ein Mann aus Plogonnec im Bezirk von Quimper. Er trägt pluderige Kniehosen im alten Stil. Seine Strumpfbänder werden unten am Bein von fünf oder sechs Messingknöpfen gehalten.

2.6 Ein Bauer aus Langolen im Bezirk von Quimper. Er sieht genau wie ein Einwohner aus Cornwall aus. Er trägt einen kleinen Hut und eine kurze Jacke, zwei Westen, faltige Kniehosen aus grobem Stoff und einen ledernen *Gouriz* mit einer Schnalle. Sein Stock, der *Penbas* genannt wird, ist aus der Wurzel einer Eiche geformt.

3.1 Eine Frau aus Gouezec im Bezirk von Chateaulin. Sie trägt einen Kragen und Kopfschmuck aus stark gestärktem Leinen, ein hübsches blaues Kleid und eine hellere Schürze aus Baumwolle.

3.2 Ein junges Bauernmädchen aus Ploaré im Bezirk von Quimper. Ihr Kopfschmuck ist aus Spitze und besticktem Tüll und ihr Kragen aus geriffelter Baumwolle. Ihre Schuhe sind aus mit farbiger Seide besticktem Tuch. Ihre Schürze wird *Tavanger* genannt und ist aus geflammter Seide.

3.3 Ein Bauer aus Saint-Yvi im Bezirk von Quimper. Sein Hut heißt *Toc* und seine blaue Weste *Rokedennou*. Seine Hosen haben einen modernen Schnitt.

3.4 & 5 Ein Ehepaar aus Kerfeunteun im Bezirk von Quimper. Ihr Leibchen und Rock sind aus rotwollenem Tuch und mit Samtbändern verziert. Ihre *Tavanger* ist aus geflammter Seide mit aufgestickten Drachen aus Goldfäden. Ein Skapulier hängt zu beiden Seiten an ihrer Brust herunter.

Die blaue *Rokedennou* des Mannes hat eine doppelte Knopfleiste, und seine Jacke aus blauem Wollstoff ist mit schwarzem Samt aufgeputzt und mit blaßgelber Stickerei verziert. Sein *Bragou-braz* (Hosenrock) bauscht sich über den Oberschenkeln unter den Taschen und wird über dem Knie enger.

3.6 Eine Frau aus Plonevez-Porzay im Bezirk von Chateaulin. Ihre *Tavanger* (Schürze) ist aus Seidenbrokat.

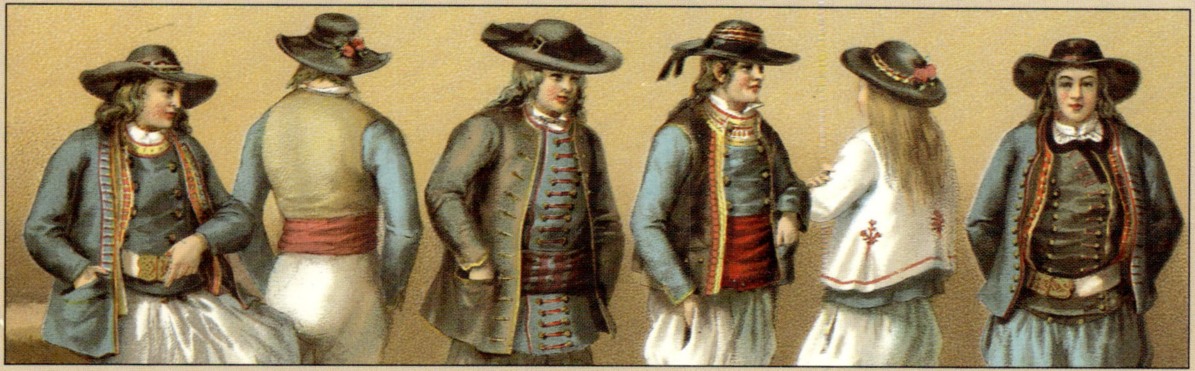
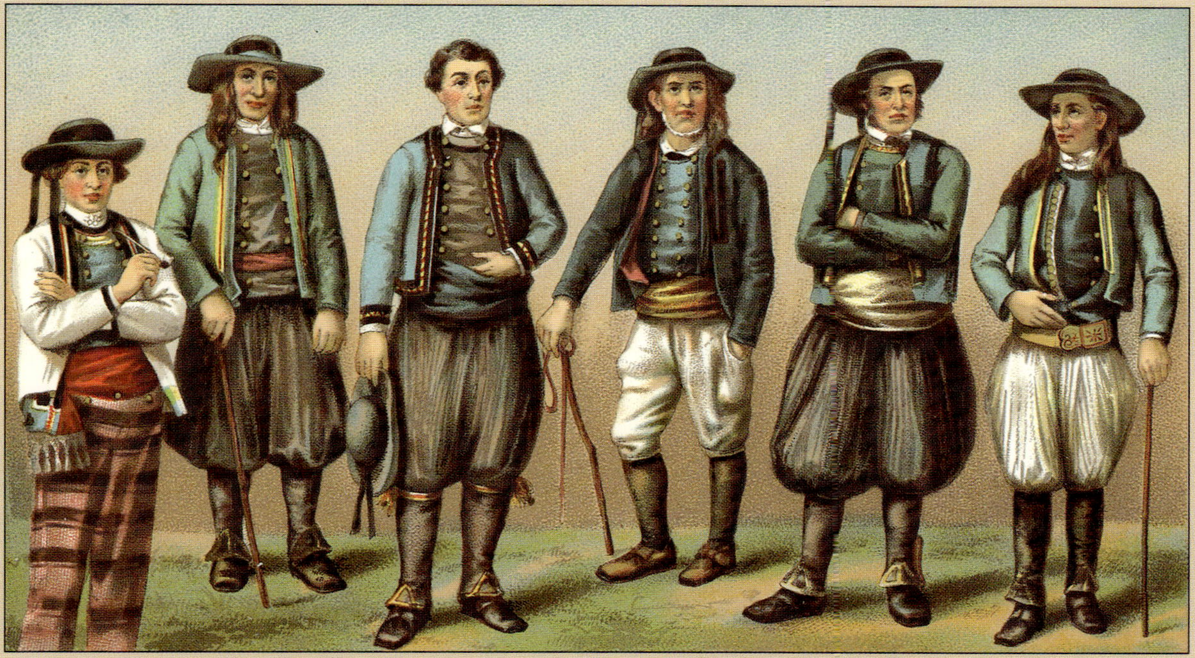
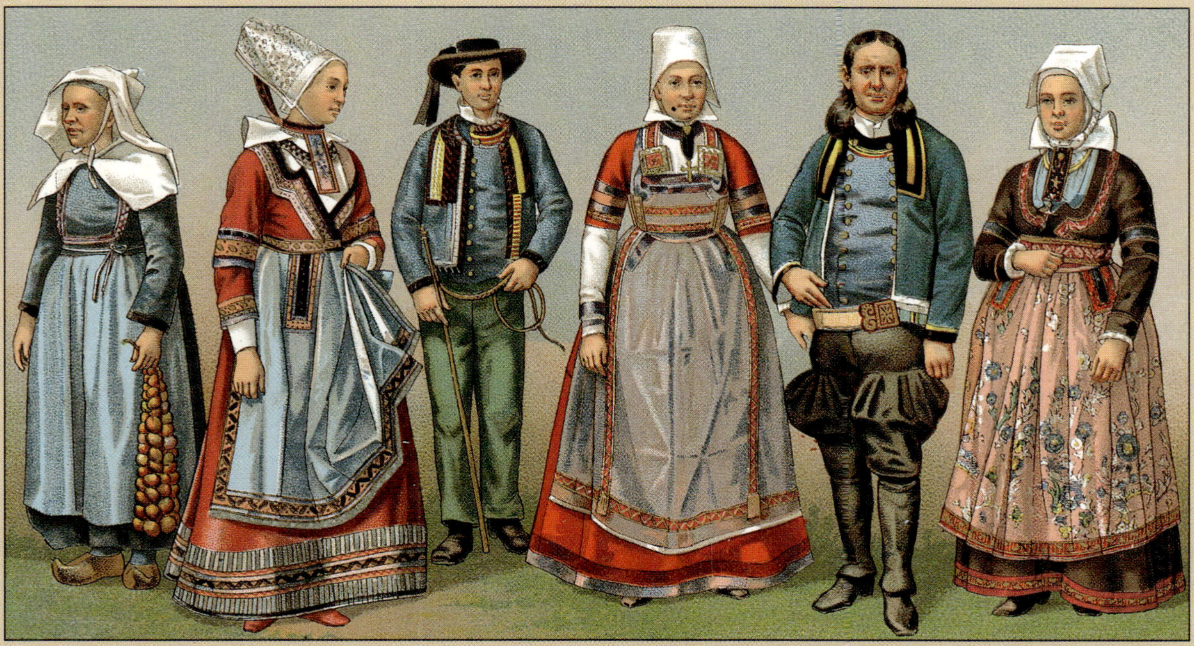

EINE INNENEINRICHTUNG AUS DER BRETAGNE

Das bretonische Haus besteht aus einem Erdgeschoß, und einem Speicher darüber. Die Kamine sind riesig und von großen Simsen umgeben, an denen sich oft eine Vorhangleiste befindet. Auf dem eigentlichen Sims selbst befindet sich ein sehr primitiv geschnitztes Kruzifix aus schwarzem Holz oder eine Statue der Jungfrau Maria in grellen Farben. Die Feuerstelle ist eine Art Plattform aus großen Steinen, auf die *Chipots*, Stühle für den Kamin, gestellt werden. Das ist ein Ehrenplatz, und einen Gast aufzufordern, dort Platz zu nehmen, ist ein Zeichen der Großzügigkeit und des Respektes von Seiten des Gastgebers. An dunklen Winterabenden sitzen die Alten aus dem Ort dort, um alte Geschichten zu erzählen oder jungen Mädchen weiszusagen, ob sie im folgenden Jahr heiraten werden.

Bretonische Möbel datieren nicht weiter als 1600 zurück, und man findet selten Gegenstände, die vor 1630 hergestellt wurden.

Das Mobiliar dieser Gegend wird nicht wie anderwo von Kunsttischlern angefertigt. Es ist eher die Arbeit eines *Malvunuzeins*, eines Drechslers oder Schreiners des Landes. Es mag manchem unausgearbeitet und naiv erscheinen, hat jedoch eine gewisse persönliche Eigenart und Vitalität.

Das Mobiliar, das in der Bretagne am meisten verbreitet ist, ist gewöhnlich aus Eichenholz, das geschwärzt und gewachst wird. Das Bett wird immer von der Frau als Teil ihrer Mitgift mitgebracht. Oft ist es geschlossen wie hier, mit Leisten, die übereinandergeschoben werden. Wenn es geschlossen ist, hat das Bett die Form einer viereckigen Truhe und geschnitzte Leisten, die wie ein "H" aussehen.

Alle Betten in der Bretagne haben außerdem eine niedrige Truhe, in der Kleider und oft auch Brot, Butter und Milch aufbewahrt werden.

Der Schrank oder *Armel* wurde einst zur Aufbewahrung von Waffen verwendet, ist heute jedoch für Kleider gedacht. Der zweite Schrank ist eine Wäschetruhe, die neben der *Armel* am Fenster steht. Der Eßtisch steht fast immer so, daß er volles Licht vom Fenster bekommt.

Normalerweise befindet sich am Ende des Tisches eine Schublade für Besteck und Holzlöffel. Bei diesem Beispiel jedoch werden die Küchengeräte in einem *Cliquet* oder Löffelhalter aufbewahrt, der in der Mitte des Zimmers von der Decke hängt.

Neben dreibeinigen Hockern sind Bänke die häufigste Sitzgelegenheit. *Kadors* oder Stühle sind erst kürzlich eingeführt worden, und viele Höfe besitzen nur zwei oder drei davon. Sie sind meistens grob gepolstert oder einfach mit einer Holzplatte bedeckt.

Die gegenüberliegende Szene zeigt Hochzeitsvorbereitungen. Ein Bauernmädchen rührt einen *Crêpe*-Teig in einer riesigen Messingschüssel an, während es darauf wartet, daß die Braut für den Kirchgang bereit ist. Ihr Kopfschmuck ist vorne bestickt der übrige Kopf ist mit einer kleinen Haube bedeckt (was zeigt, daß sie aus Pont-L'Abbé stammt).

Währenddessen macht der Mann, der mit einer Pfanne am Feuer sitzt, Anstalten, einen *Crêpe* zu backen. Der Mann und seine Frau sind auf Besuch: er trägt einen großen Filzhut, mehrere Jacken übereinander und einen Umhang. Sie hat ein Andachtsbuch in der Hand.

Der Bräutigam sitzt vor dem Tisch. Er trägt eine rote Jacke und einen Hut, der mit bunter Chenille verziert ist. Der Mann neben ihm ist ein Dudelsackpfeifer; seine Tracht zeigt, daß er aus Pleyben kommt.

Neben diesen beiden Männern legt eine kniende Bäuerin aus Plougastel-Daoulas letzte Hand an die Toilette der Braut. Die Braut trägt einen Kopfschmuck aus Spitze, ein seidenes Leibchen mit zwei Skapulieren, einen roten Rock, der mit Goldfäden aufgeputzt ist, eine *Tavanger* (Schürze) aus Musselin und Pantoffeln aus Tuch mit godenen Schnallen.

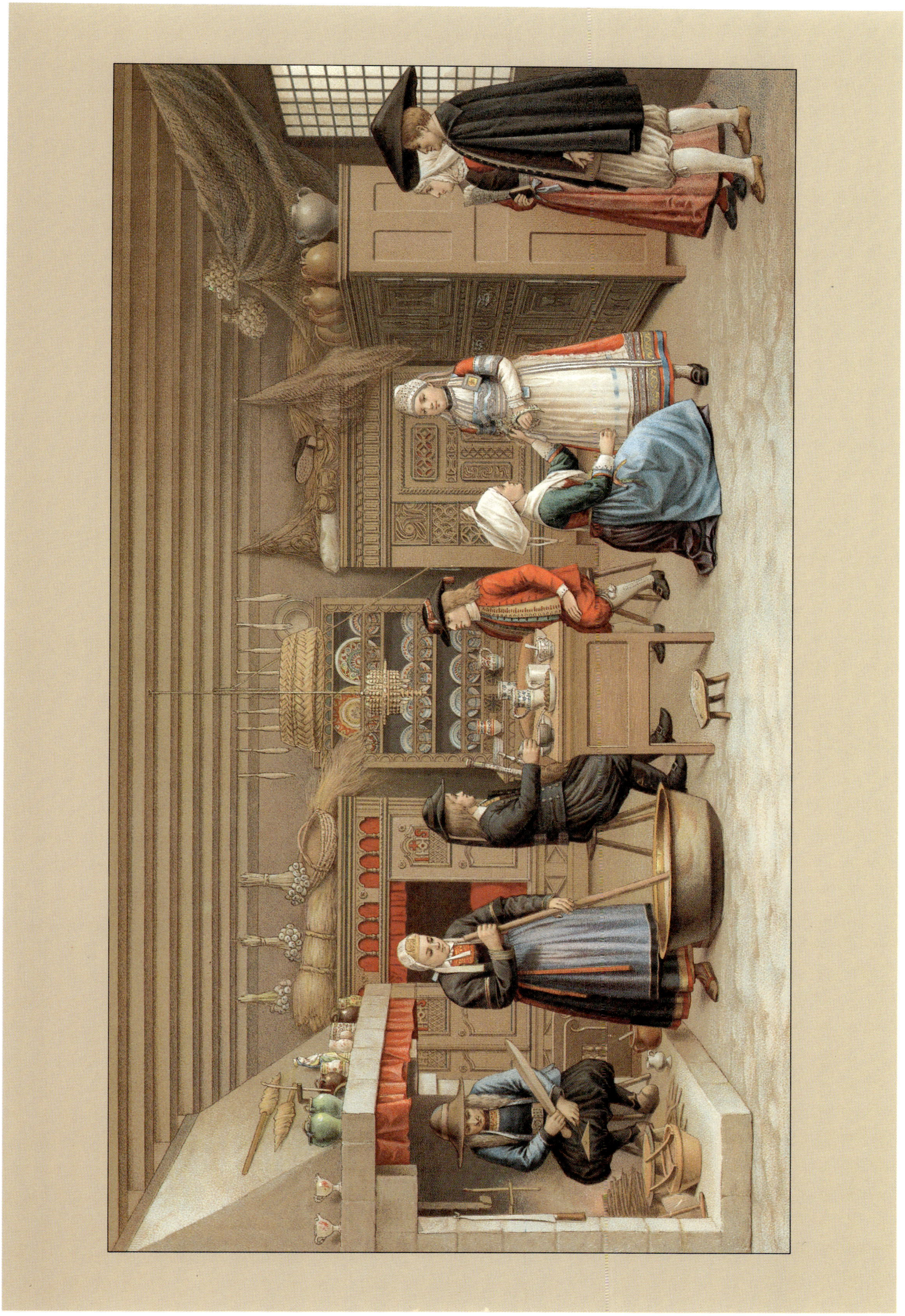

REGISTER

A

B

C

D

E

F

G

H

I

J

K

L

M

N

O

P

Q

R

S